# August Krogh

Anatomie und Physiologie der Capillaren

Reprint

Springer-Verlag Berlin Heidelberg GmbH 1970

Library of Congress Catalog Card Number 71-131546

Titelnummer 1176

MONOGRAPHIEN AUS DEM GESAMTGEBIET DER PHYSIOLOGIE DER PFLANZEN UND DER TIERE

HERAUSGEGEBEN VON

M. GILDEMEISTER-LEIPZIG · R. GOLDSCHMIDT-BERLIN
C. NEUBERG-BERLIN · J. PARNAS-LEMBERG · W. RUHLAND-LEIPZIG

FÜNFTER BAND

ANATOMIE UND PHYSIOLOGIE DER CAPILLAREN

VON

AUGUST KROGH

ZWEITE AUFLAGE

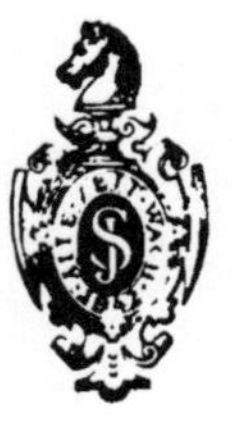

SPRINGER-VERLAG BERLIN HEIDELBERG GMBH
1929

ANATOMIE UND PHYSIOLOGIE DER CAPILLAREN

VON

AUGUST KROGH

PROFESSOR DER ZOOPHYSIOLOGIE
AN DER UNIVERSITÄT KOPENHAGEN

ZWEITE AUFLAGE

INS DEUTSCHE ÜBERTRAGEN

VON

Dr. WILHELM FELDBERG

VOL. ASSISTENT AM PHYSIOLOGISCHEN INSTITUT
DER UNIVERSITÄT BERLIN

MIT 97 ABBILDUNGEN

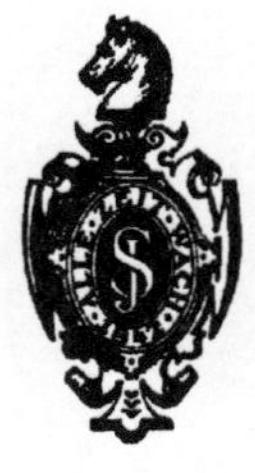

SPRINGER-VERLAG BERLIN HEIDELBERG GMBH
1929

ISBN 978-3-540-05174-9   ISBN 978-3-642-85596-2 (eBook)
DOI 10.1007/978-3-642-85596-2

Vorwort zur ersten Auflage.

Die vorliegenden Vorlesungen wurden auf Einladung der Universität Yale im Herbst 1922 als „Silliman Memorial Lectures“ gehalten und schon im selben Jahre in Amerika veröffentlicht. Sie enthalten viele neue Beobachtungen und experimentelle Resultate, die zunächst nur auf diese Weise publiziert worden sind, und es ist mir sowohl deshalb wie aus mehr allgemeinen Gründen eine große Freude, daß sie jetzt auch in deutscher Sprache erscheinen. Hierfür bin ich ganz besonders meinem Freunde und Vorgänger im Studium der Capillarprobleme, Herrn Professor U. Ebbecke, der sich der großen Mühe unterzogen hat, das Buch zu übersetzen, zu Dank verpflichtet, und möchte auch der Verlagsbuchhandlung Julius Springer, die trotz aller Schwierigkeiten der Zeit die Veröffentlichung auf sich genommen hat, meinen aufrichtigen Dank aussprechen.

Kopenhagen, im Dezember 1923.

August Krogh.

Vorwort zur zweiten Auflage.

In der ersten Ausgabe dieses Buches prophezeite ich, daß das Studium der Capillaren und ihrer Reaktionen eine schnelle Zunahme erfahren würde. Diese Voraussage hat sich in einem Grade erfüllt, der selbst meine Erwartungen übertroffen hat. Die Folge davon ist, daß diese zweite Ausgabe in vieler Hinsicht ein neues Buch darstellt. Eine Fülle neuer Erfahrungen über die in Frage kommenden Probleme mußte eingefügt werden; aber von noch größerer Bedeutung war es, daß sich durch die Arbeiten von Thomas Lewis und seiner Mitarbeiter und durch die von E. M. Landis neue Gesichtspunkte ergeben haben. Die Wissenschaft von den Capillaren hat einen entscheidenden Schritt vorwärts gemacht und ist aus dem beschreibenden Stadium in das der exakten Messungen getreten.

Ich habe den Autoren und Verlegern zu danken, welche mir freundlich gestattet haben, ihre veröffentlichten und unveröffentlichten Abbildungen zu benutzen. Herr Professor T. R. PARSONS hat das Manuskript durchgesehen und mir viele wertvolle Hinweise gegeben; Herr Dr. REHBERG hat mir in jedem Stadium von dem ersten Sammeln der Literatur an, durch Kontrollbeobachtungen und viele Besprechungen schwieriger Punkte, bis zur schließlichen Durchsicht des Sachverzeichnisses geholfen. Ihnen allen danke ich aufrichtig.

Ich möchte weiter meinem Übersetzer Herrn Dr. FELDBERG und der Verlagsbuchhandlung JULIUS SPRINGER danken. Sie haben die Übersetzung so schnell und gut durchgeführt, daß die deutsche Ausgabe, welche zuerst erscheint, in jeder Hinsicht der englischen ebenbürtig ist. Herrn Dr. FELDBERG verdanke ich manche wertvolle Hinweise.

Kopenhagen, im November 1928.

AUGUST KROGH.

Vorwort des Übersetzers zur zweiten Auflage.

Der Aufforderung von Herrn Professor A. KROGH, die Übersetzung der zweiten Auflage seines Buches zu übernehmen, bin ich mit großer Freude nachgekommen. Die aus der ersten Auflage übernommenen Abschnitte sind in der von Herrn Professor U. EBBECKE übersetzten Form nahezu unverändert wiedergegeben.

Herrn Professor M. GILDEMEISTER und Herrn Professor E. SCHILF danke ich für ihre freundlichen Hinweise beim Lesen der Fahnen.

Berlin, im Dezember 1928

WILHELM FELDBERG.

Inhaltsverzeichnis.

Zwölfter Vortrag.

Dreizehnter Vortrag.

Vierzehnter Vortrag.

Fünfzehnter Vortrag.

Anhang.

Einleitung. — Die Blutströmung in den mikroskopisch kleinen Gefäßen.

Das Kreislaufsystem des Menschen und der Wirbeltiere kann man als aus einigen wenigen Organen oder Untersystemen zusammengesetzt ansehen, die leicht anatomisch zu erkennen und deren Leistungen im ganzen völlig verschieden sind. Wir haben ein Pumporgan, das Herz; ein Verteilungsorgan, das Arteriensystem; ein Organ für den Stoffaustausch zwischen Blut und Geweben, die Capillaren, und ein Organ zum Sammeln und Rückleiten des Blutes, das Venensystem. Es ist klar, daß die Organe zum Antreiben, Verteilen und Rückleiten alle im Dienste der Austauschleistungen stehen, die sich in den Capillaren vollziehen, und obwohl natürlich jedes der großen Organe für den Gesamtbetrieb unbedingt nötig ist, wird man kaum bestreiten können, daß die Capillaren den wesentlichsten Teil des ganzen Kreislaufsystems darstellen. Es ist daher einigermaßen überraschend, daß die Capillaren nicht, wie man erwarten sollte, ein besonders bevorzugtes Gebiet anatomischer und physiologischer Untersuchungen gewesen, sondern sogar in ungewöhnlichem Grade vernachlässigt worden sind. Obgleich seit Entdeckung der Capillaren etwa 200 Jahre vergangen sind, konnte man sie bis vor kurzem in den meisten Lehrbüchern der Physiologie in wenigen Zeilen abgehandelt finden, und was in den Lehrbüchern der Histologie über ihre Struktur gesagt wurde, trug gleichfalls einen höchst summarischen Charakter.

In den letzten zwölf Jahren aber sind die Capillaren als lohnender Gegenstand für die experimentelle Forschung sozusagen „wiederentdeckt" worden. Das Interesse an ihnen muß „in der Luft" gelegen haben, denn die Untersuchung wurde unabhängig und fast gleichzeitig in verschiedenen Ländern in Angriff genommen und in rascher Folge durch eine Reihe neuer Forscher gefördert. Es ist daher heute möglich und erwünscht, die gegenwärtige Lage zu überblicken, die gewonnenen Ergebnisse zusammenzufassen, sie, wenn auch nur vorläufig, in eine Art System zu ordnen und dadurch die Gebiete zu finden und aufzuzeigen, in denen weitere Arbeit besonders erforderlich ist, und die Richtungen anzudeuten, in denen ein Fortschritt zu erwarten ist. Dies soll meine Aufgabe in den folgenden Vorträgen sein, und um Mißverständnissen vorzubeugen, möchte ich gleich sagen, daß es nicht meine Absicht ist, eine Monographie zu geben, die eine vollständige Darstellung der Literatur anstrebt, sondern eben Vorträge, in denen vorwiegend meine persönliche Anschauung zum Ausdruck kommen soll, und die Literatur nur insofern herangezogen ist, als ich sie, ohne sie erschöpfen zu wollen, kennengelernt habe, und insofern sie mir für die behandelte Frage bedeutungsvoll scheint.

Einleitend möchte ich etwas eingehender die Beobachtungen beschreiben, die man unter dem Mikroskop an geeigneten Teilen lebender Tiere ohne besonderen experimentellen Eingriff machen kann. Dies soll dazu dienen, eine vorläufige Vorstellung von den Problemen zu geben, die in den folgenden Vorträgen ausführlicher behandelt werden.

Beobachtungen über den Capillarkreislauf sind schon sehr früh gemacht worden. Die außergewöhnliche Schönheit und Mannigfaltigkeit der lebenden Bilder, die viele Organe bei dieser Art der Betrachtung ergeben, haben gerade viele erfahrene Beobachter stärker gefesselt als den gelegentlichen Zuschauer, der sie zum erstenmal sieht. Zahlreiche Tatsachen sind festgestellt worden, und wenn die Methode auch als Mittel zur Analyse der ursächlichen Zusammenhänge ihre deutlichen Grenzen hat, muß man doch zugeben, daß sich durch einfache Inspektion ein tiefer Einblick in die Zirkulationsvorgänge gewinnen läßt.

Im Anhang (S. 3) habe ich Methoden für die Anordnung zur mikroskopischen Untersuchung für eine Anzahl von Organen angegeben. Hier brauchen wir nur auf den Unterschied im Aussehen hinzuweisen, den einerseits durchsichtige Organe oder Membranen im durchfallenden Licht und andererseits undurchsichtige Organe, deren Oberfläche im auffallenden Licht beobachtet werden muß, bieten. Nur im ersten Fall ist es möglich, den ganzen Kreislauf von den (mikroskopisch kleinen) Arterien bis zu den entsprechenden Venen zu untersuchen, und die eigentlichen Beobachtungen an den Capillaren selber mit Veränderungen, die an größeren Gefäßen stattfinden, in Beziehung zu bringen. Im zweiten Fall sind die Abschnitte des Kreislaufsystems, die man klar übersehen kann, im allgemeinen zu klein, um bestimmte Deutungen zuzulassen.

Untersucht man bei zirka 50 facher Vergrößerung durchsichtige Organe, wie die Schwimmhaut, die Zunge, die Harnblase oder die dünnen Muskeln von Fröschen, die Ohren kleiner weißer Säugetiere, die Flügel der Fledermaus und von verschiedenen Tieren das Mesenterium mit seinen kleinen Drüsen, so bemerkt man zuerst ein Maschenwerk von Capillaren, in welchem die Blutkörperchen mit sehr verschiedener Geschwindigkeit strömen. Die Capillaren vereinigen sich zu kleinen Venchen und Venen, welche für gewöhnlich sehr deutlich sind. Wenn das Gewebe nicht durch irgendeinen Eingriff gereizt worden ist und sich im Ruhezustand befindet, so sind die entsprechenden Arterien und besonders die Arteriolen im allgemeinen sehr eng und manchmal schwer aufzufinden. Das Lumen einer Arteriole kann so eng sein, wie das einer einzelnen Capillare, für gewöhnlich ist es jedoch doppelt so weit wie das einer normalen Capillare. Die verhältnismäßig dicken Wände und die schnelle Strömung sind die Ursache, daß sie nicht so deutlich zu sehen sind wie die kleineren Gefäße.

Nach den Grundsätzen der Hydrodynamik ist die Strömungsgeschwindigkeit umgekehrt proportional dem Querschnitt des Strombettes, und übereinstimmend mit den eben angeführten Beobachtungen ist die Strömungsgeschwindigkeit in den Capillaren langsam im Vergleich zu der in den Arteriolen. Andererseits ist der Unterschied zwischen der Strömung in den Capillaren und den Venchen nicht ausgesprochen, obgleich in den meisten Systemen die Strömung in den Venen bestimmt schneller ist als in den Capillaren. Das allgemeine Bild unterscheidet sich ganz wesentlich von dem, welches ein Injektionspräparat bietet. Man wird oft an einen ziemlich breiten Strom erinnert (der zuerst in einer Anzahl getrennter Kanäle fließt), der von einem Röhrensystem — den Arteriolen — gespeist wird. Zweifellos liegt der Hauptwiderstand, der überwunden werden muß, in den Arteriolen, in denen daher der Hauptdruckabfall stattfinden muß.

In einem späteren Kapitel, das über Druckmessungen handelt, werde ich quantitativ zeigen, daß dies im allgemeinen der Fall ist. Es gibt jedoch Ausnahmen, wie sie z. B. an der Zunge und am Mesenterium des Frosches beobachtet werden, wo die Arteriolen weiter, das Capillarbett enger und die Strömungsgeschwindigkeit von den Arterien nach den Venen zu gleichmäßiger ist.

1. Der Puls in den kleinen Gefäßen. Betrachtet man eine ziemlich große Arterie bei schwacher Vergrößerung, so kann man manchmal die durch den Puls hervorgerufenen Veränderungen im Durchmesser beobachten. Auf derselben Ursache beruhen die an geschlängelten Arterien häufig vorkommenden deutlichen Bewegungen der Schlingen. In dem in meinem Institut aufgenommenen Film, der diese Vorträge veranschaulichen soll, sind diese Bewegungen wiedergegeben (KROGH und REHBERG). In den kleineren Arterien und Arteriolen bewirkt der Puls keine sichtbare Bewegung der Wände, sondern nur Änderungen der Strömungsgeschwindigkeit. Obgleich diese Änderungen oft sehr beträchtlich sind, ist die mittlere Strömungsgeschwindigkeit für gewöhnlich jedoch so groß, daß die Blutkörperchen während des ganzen Herzzyklus nur als Stromlinien erscheinen, so daß es nicht gelingt, die Änderungen der Strömungsgeschwindigkeit festzustellen.

In der Regel bewirkt der Puls in den Capillaren keine Veränderungen im Gefäßdurchmesser, dagegen kann man Änderungen der Strömungsgeschwindigkeit oft sehr deutlich beobachten. Sie sind praktisch immer vorhanden, auch wenn die Strömung so schnell ist, daß sie nicht sichtbar sind. HEIMBERGER (1925) hat dies für die Capillaren des menschlichen Nagelwalles gezeigt. Das Pulsieren der Strömung wird im allgemeinen in den kleinen Venen ausgeglichen, weil die capillaren Wege verschieden lang sind. Die Phasen der ankommenden Pulswellen sind verschieden, und der Puls wird durch Interferenz vernichtet. Gelegentlich jedoch ist das capillare Netzwerk so gleichförmig, daß der Puls bis zu den kleinen Venen durchdringen kann. Dies ist besonders der Fall, wenn die Pulsamplitude außergewöhnlich hoch ist[1].

---

[1] Siehe Anhang unter a) S. 16.

2. Der Achsenstrom der Blutkörperchen. Wenn bei ziemlich starker Vergrößerung die Wände der kleinen Gefäße deutlich sichtbar sind, so sieht man in allen Gefäßen, die einen Durchmesser von der Größenordnung zweier Blutkörperchen oder mehr haben, die roten Blutkörperchen in einem scharf umgrenzten Achsenstrom fließen, der von einer klaren Plasmaschicht umgeben ist. In den etwas größeren Gefäßen sieht man die gelegentlich auftretenden weißen Blutkörperchen außerhalb dieses Stromes. Sie befinden sich im allgemeinen in rollender Bewegung.

Es ist bekannt, daß die Strömungsgeschwindigkeit einer in einer Röhre oder in einem Kanal fließenden Flüssigkeit von der ruhenden Wandschicht bis zur Achse der Röhre regelmäßig zunimmt. Partikelchen, die in der Flüssigkeit suspendiert sind, werden daher in der Röhre um so schneller fließen, je näher sie der Achse sind. Sie pflegen in rollender Bewegung zu sein und nach der Mitte der Röhre hingezogen zu werden. Dies läßt sich experimentell zeigen, indem man Blut oder künstlich hergestellte Suspensionen durch capillare Glasröhren fließen läßt (SCHKLAREWSKY 1868, FÜLLEBORN 1925, FÅHRAEUS 1928).

Die Breite der klaren Plasmazone hängt von der Strömungsgeschwindigkeit, von der Größe der Blutkörperchen und von der des Gefäßes ab. Sobald die Röhren weiter sind als der Durchmesser der roten Blutkörperchen, berühren diese im allgemeinen beim Hindurchfließen die Wände nicht, vorausgesetzt, daß die Strömungsgeschwindigkeit ein gewisses Minimum überschreitet[1]. In größeren Gefäßen wird die Plasmazone breiter; sie kann beinahe so breit werden wie der größte Durchmesser der Blutkörperchen.

Über die Strömung fadenförmiger Strongyloideslarven in Glasröhren und in Arterienstücken mit Verästelungen nach verschiedenen Richtungen hin hat FÜLLEBORN (1925) einige interessante Versuche gemacht. Die Larven sind 530 μ lang und 15 μ dick. Durchfließen sie eine Röhre von 1,5 oder von 1 mm Durchmesser, so bilden sie einen Achsenfaden von 0,95 resp. 0,45 mm und lassen dementsprechend in beiden Fällen eine Plasmazone von 275 μ übrig. Durchfloß die Suspension eine Arterie, so traten nur sehr wenige Larven in die kleinen, im rechten Winkel abgehenden Seitenäste ein. Die Hauptmenge blieb für die Endzweige, in die sich die Arterie aufspaltete, vorbehalten. Ähnliche,

---

[1] Siehe Anhang unter b) S. 16.

wenn auch nicht so ausgesprochene Veränderungen finden in bezug auf die Verteilung der Erythrocyten in den kleineren Arterien statt. Man muß sie berücksichtigen, wenn man Blutproben zur Zählung der roten Blutkörperchen entnimmt[1].

Eine besondere Verringerung in der Zahl der Blutkörperchen, die sogar so weit gehen kann, daß sie aus einem bestimmten Capillarfeld ganz weggewaschen werden, wird zuweilen durch einen Vorgang herbeigeführt, den ich als Leerwaschen („plasma skimming": wörtlich Abrahmen des Plasmas) bezeichnet habe (KROGH). Wenn eine kleine Arterie, die von einem größeren Gefäß abzweigt, teilweise contrahiert ist, wie es die schematische Abb. 1 zeigt, so kann es den Anschein haben, als ob der sie durchfließende Blutstrom vollkommen aufhört. Gleichzeitig werden die Blutkörperchen aus den entsprechenden Capillaren ausgewaschen; diese werden leer und können leicht contrahiert erscheinen. Unter günstigen Umständen kann man beobachten, wie sich die Blutkörperchensäule bei jedem Pulsschlag in die Mündung der Seitenarterie vorwölbt und gleich darauf wieder zurückzieht unter Hinterlassung nur weniger Blutkörperchen, die sich losgelöst haben

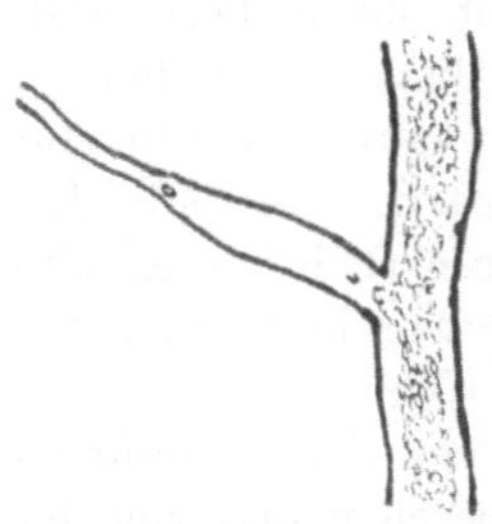

Abb. 1. Leerlaufen durch Contraction eines Arterienastes.

und rasch die zusammengezogene Arterienstrecke entlang getrieben werden. Das Leerlaufen der Capillaren ist eine weitere Folge der obenerwähnten ungleichen Verteilung. Zwischen einem Arterienast, der klares Plasma aufweist, und einer Endarterie mit einer das Normale weit überschreitenden Blutkörperchenzahl sind natürlich alle Übergänge möglich.

3. Die Formveränderungen der roten Blutkörperchen in den Capillaren. Der Durchmesser der Capillaren wechselt in einem mikroskopischen Feld beträchtlich. Benutzt man eine ziemlich starke Vergrößerung, so daß die Capillarwände deutlich sichtbar sind, so findet man einige Capillaren, durch die die Blutkörperchen in kontinuierlichem Strom hindurchfließen. Diese zeigen im allgemeinen einen deutlichen Achsenstrom mit umgebender Plasmazone, in der hier und da ein weißes Blutkörperchen hinrollt. Andere

---

[1] Siehe Anhang unter c) S. 17.

sind so eng, daß die Blutkörperchen eines hinter dem anderen folgen müssen und dauernd mit der Wand in Berührung kommen. Andere sind noch enger, so daß die Blutkörperchen nur in deformiertem Zustande hindurch können. Die einfachste Deformierung beobachtet man in Capillaren von $4-5\ \mu$ Durchmesser (bei Säugetieren), in welchen die flachen, scheibenförmigen Blutkörperchen an den Rändern zusammengerollt werden (Abb. 2e), während der Längendurchmesser des Blutkörperchens bei seinem

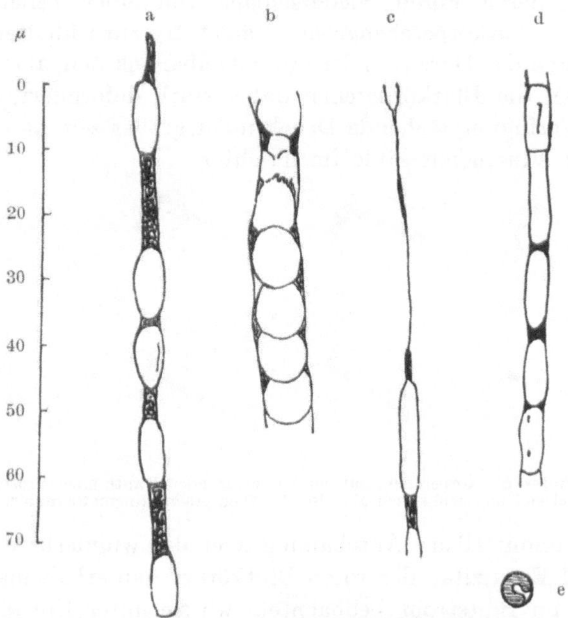

Abb. 2a—e. Muskelcapillaren vom Meerschweinchen, vital mit chinesischer Tusche injiziert. Capillarwände selbst nicht zu sehen.

Durchtritt derselbe bleibt wie im freien Zustande. In noch engeren Capillaren werden die roten Blutkörperchen stark deformiert und wurstförmig zusammengepreßt, ihr Längendurchmesser kann doppelt so lang werden wie normal. Abb. 2 zeigt derartige Blutkörperchen von Meerschweinchen in vital mit chinesischer Tusche gefärbten Muskelcapillaren. Wenn sie aus derartig engen Capillaren herausschlüpfen, nehmen sie sofort wieder ihre normale Form an; freie deformierte Blutkörperchen werden nie beobachtet.

Dabei muß der zum Hervorbringen der Deformation in engen Capillaren erforderliche Druck verhältnismäßig klein sein, da in einer einzelnen engen Capillare die Strömung nicht zum Stillstand kommt, selbst wenn dieselbe Arteriole mehrere andere Capillaren versorgt, durch welche die Blutkörperchen frei hindurch können; eine zahlenmäßige Schätzung läßt sich allerdings so nicht gewinnen.

Bekanntlich gehen rote Blutkörperchen durch Filtrierpapier hindurch, deren Poren Niederschläge von einer Teilchengröße weit unter Blutkörperchengröße quantitativ zurückhalten. Zwar hat niemand das Durchwandern unmittelbar gesehen, aber zweifellos werden die Blutkörperchen dabei stark deformiert, obgleich der zur Verfügung stehende Druck nicht größer sein kann als die Höhe der Flüssigkeitssäule im Trichter.

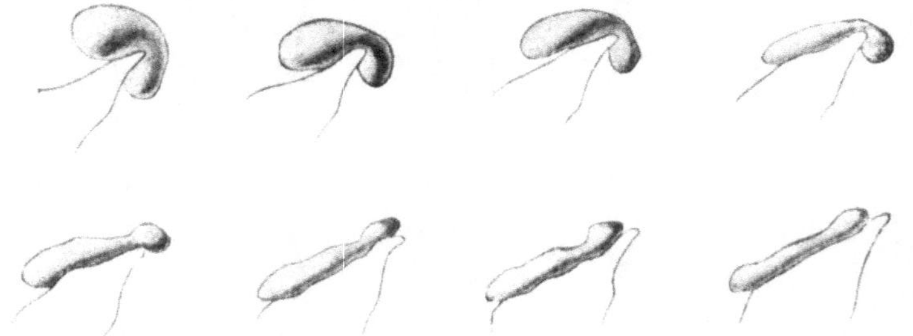

Abb. 3. Rotes Blutkörperchen, auf der vorspringenden Kante einer Froschlungencapillare reitend und schließlich abgleitend. Nach einem kinematographischen Film.

Eine unmittelbare Anschauung von der wunderbaren Plastizität und Elastizität der roten Blutkörperchen erhält man, wenn man sie im Blutstrom beobachtet, wo sie unter Umständen an der vorspringenden Kante einer Gefäßverzweigung hängen bleiben und vom Druck der an ihnen vorbeifließenden Strömung abgebogen werden. Dies geschieht sehr oft in den Lungen, deren Kreislauf eine besondere Eigenart und ein besonderes Aussehen aufweist. Die kleinen Arterien münden an der Alveolenoberfläche durch Löcher oder sehr kurze Zweige in ein engmaschiges Netzwerk von verhältnismäßig weiten Capillarkanälchen. Diese Kanäle nehmen einen großen Prozentsatz der Oberfläche ein; in den Maschen befinden sich kleine, ganz verschieden geformte celluläre Inseln. Bei jedem Herzschlag wird die Strömung in den Capillaren stark beschleunigt und nimmt in den Pausen zwischen den Schlägen allmählich wieder

ab. Bei einer kinematographischen Aufnahme der Alveolar-
capillaren in der Froschlunge fanden wir ein Blutkörperchen, das
sich gerade an einem scharfen Vorsprung gefangen hatte, wie die
dem Film entnommene Abb. 3 zeigt. Es bleibt so während
4 Sekunden (70 Bilder) hängen. Zuerst reitet es ungefähr auf
seiner Querachse, und beide Enden sind in Richtung des Stroms
umgebogen, aber der Druck ist nicht groß genug, um den Inhalt
des Körperchens nach seinen beiden Enden auszudrücken. Etwas
später gleitet es mehr nach dem einen Ende hin und wird ziemlich scharf in einen größeren und einen kleineren Sack um-
geknickt. Wenn schließlich in der Zeit zwischen zwei Herz-
schlägen die Strömung nachläßt, gleitet das Körperchen von
der Kante ab. Die vier unteren Bildchen zeigen vier aufeinanderfolgende Stadien dieses Vorgangs mit einem Abstand von
0,06 Sekunden. In dem letzten Bildchen, etwa 0,3 Sekunden nach
der Freigabe, ist die Form infolge der elastischen Eigenschaften
des Blutkörperchens schon wieder so gut wie normal geworden.

4. Das Nichtvorhandensein von „Vasa serosa“. Die Capillaren
können zuweilen so eng sein, daß sie rote Blutkörperchen selbst
bei äußerster Komprimierung nicht einlassen. Solche „leeren“
Capillaren wurden bereits im Beginn des vorigen Jahrhunderts
beobachtet. Sie haben in der Diskussion des peripheren Kreislaufs unter der Bezeichnung „Vasa serosa“ eine wichtige Rolle
gespielt. Noch im Jahre 1888 beschrieben COHNHEIM und ZUNTZ
die Vasa serosa als normale Bestandteile der Froschschwimmhaut. In neueren Arbeiten (SMITH, ARNOLD und WHIPPLE 1921)
wird die Möglichkeit ihres Vorkommens zur Erklärung von
Unterschieden in Blutkörperchenzählungen angeführt. Demgegenüber ist zu betonen, daß Capillaren nur in Ausnahmefällen und für
kurze Zeit einen langsamen Plasmastrom hindurchlassen, ohne
Blutkörperchen einzulassen. Das ist eine unvermeidliche Folge
davon, daß die roten Blutkörperchen so sehr weich sind. Contrahiert sich eine Capillare, die ein oder mehrere rote Blutkörperchen
enthält, bis zu einem Grade, daß die Körperchen nicht mehr weiter
können, so werden sie in eine Form gequetscht, die das Gefäß-
lumen völlig ausfüllt und ein Durchfließen von Plasma verhindert.
Nur wenn eine Capillare zufällig im Augenblick ihres Engwerdens
keine Blutkörperchen enthält und keine andern mehr durch-

gepreßt werden können, kann eine Zeitlang noch ein Plasmastrom fließen, der notwendigerweise sehr langsam ist. Selbst dann wird es gewöhnlich nicht lange dauern, bis ein Blutkörperchen in die Gefäßmündung getragen wird und den Durchgang versperrt. Bei meinen Beobachtungen über den Kreislauf an vital mit chinesischer Tusche injizierten Objekten habe ich gefunden, daß die submikroskopischen Tuschepartikelchen in der Regel nur durch jene Capillaren hindurch können, die auch für den Durchgang der Blutkörperchen offen sind.

5. Die Unregelmäßigkeiten der Blutströmung in den kleineren Gefäßen. Betrachtet man eine Zeitlang ein mikroskopisches Feld irgendeines Organs, so sieht man im allgemeinen viele leichte Änderungen der Strömungsgeschwindigkeit. Diese rühren von lokalen Zusammenziehungen und Erweiterungen her, die oft zu gering sind, um direkt gesehen oder gar gemessen zu werden. Die Strömung kann in einzelnen Capillaren ohne sichtbare Ursache verlangsamt oder beschleunigt werden; in capillaren Anastomosen kann sich die Strömungsrichtung ab und zu ändern. Ähnliche Änderungen in der Strömungsrichtung beobachtet man zuweilen in arteriellen Anastomosen und noch häufiger in Venen. Der Mechanismus aller dieser anscheinend spontanen Veränderungen ist unbekannt; in seiner Wirkung stellt er jedoch sicherlich eine außergewöhnlich feine Anpassung an die allgemeine Gleichförmigkeit des Kreislaufs dar. Spannt man ein Organ, wie die Zunge des Frosches, auf, so wird sie in verschiedenen Teilen verschieden stark gedehnt, und man müßte erwarten, daß einzelne Teile von der Blutversorgung abgeschnürt werden. Dergleichen ist meines Wissens nie beobachtet worden; ob eine Membran gespannt, gefaltet oder scharf abgeknickt wird, das Blut findet seinen Weg zu allen Teilen, in denen der vorhandene Gewebsdruck den in den Arterien verfügbaren nicht überschreitet. Bei gewissen Kranken sind, besonders an den Nagelcapillaren, Fälle beschrieben worden (HINZELMANN, OTTFRIED MÜLLER), in denen die Strömung in ganz unregelmäßigen Abständen mehrmals in der Minute vollkommen aufhört, um nach einer oder mehreren Sekunden wieder zu beginnen. Zuweilen stoppt die Strömung gleichzeitig in allen Capillaren eines Nagels, zuweilen hört sie nur in einer kleinen Gruppe von Capillaren auf. Es handelt sich hier um die weitere, und zwar pathologische Entwicklung eines Vorganges, den wir für gewöhnlich an fast allen Geweben ebensogut wie an den Nägeln des Menschen beobachten können, nämlich um unregelmäßige Tonusveränderungen in verschieden großen Arterien. Einige Autoren bezeichnen den Zustand, der bei vollkommenem Zusammenziehen einer Arterie erhalten wird, als Stase. Doch ist dies eine sehr unglückliche Bezeichnung, da sie dazu führt, die einfache Aufhebung der Strömung mit dem anderen Zustand der echten Stase zu verwechseln, der durch eine Zusammenballung von Blutkörperchen charakterisiert ist und gleich beschrieben wird[1].

Bei Beobachtungen an Säugetieren und besonders am Menschen wird die Strömung in den Capillaren und kleinen Venen bei genügender Verlangsamung oft als granulär bezeichnet, und wenn die Strömung aufhört, sieht man die Blutkörperchen zu großen Klumpen agglutinieren, zwischen denen Abschnitte mit klarem Plasma liegen. Diese Erscheinung veranschaulicht in vivo die Agglutination, die an entnommenem Blut eintritt; durch seine schönen Untersuchungen über die Senkungsgeschwindigkeit des Blutes hat FÅHRAEUS (1921) diese Erscheinung der Vergessenheit entrissen. Bei schneller Strömung reicht die Bewegung aus, um der gegenseitigen Anziehung und Adhäsion der Blutkörperchen, die im ruhenden Blut die Agglutination herbeiführen, entgegenzuwirken.

Selbst wenn die Agglutination voll ausgebildet ist, bieten die anscheinend massiven Blutkörperchensäulen der wiedereinsetzenden Strömung nur geringen Widerstand und werden in die Venen fortgeschwemmt und auseinandergetrieben (TANNENBERG III, 1925). Die echte Stase, die mit der beschriebenen vollkommenen Agglutination insofern eine auffallende Ähnlichkeit aufweist, als man die roten Blutkörperchen ganz nahe aneinander gepackt sieht, bietet der wiedereinsetzenden Strömung einen ganz anderen und stärkeren Widerstand dar.

6. Die Konzentration der roten Blutkörperchen und die Stase. Zuweilen kann man bei ziemlich starker Vergrößerung beobachten, wie die roten Blutkörperchen bei Passieren einer langen Capillare konzentriert werden. An der Eintrittsstelle kann man die einzelnen Blutkörperchen in gewissem Abstand voneinander

---

[1] Siehe Anhang unter d) S. 18.

sehen, und an den Wänden zeigt sich eine deutliche Zone klaren Plasmas. In ihrem weiteren Vorrücken wird der Abstand zwischen ihnen immer geringer, und sie nähern sich beträchtlich den Wänden. Dieses ist das erste Stadium, das schließlich zu dem entschieden pathologischem Zustande der Stase führt.

Die Entwicklung der Stase läßt sich am einfachsten an der Zunge oder am Mesenterium des Frosches oder am Mesenterium von Säugetieren studieren (FLOREY 1926, TANNENBERG). Die Blutkörperchen werden im ersten Stadium am venösen Ende der Capillare so eng aneinandergeballt, daß sie die Strömung verhindern; im weiteren Verlauf beobachtet man, wie das Blut mit einer deutlichen pulsatorischen Strömung in die Capillare eintritt. Der flüssige Anteil des Blutes verschwindet im weiteren Verlauf, und die Blutkörperchen werden der bereits vorhandenen Säule angelagert; diese wächst, bis die ganze Capillare angefüllt ist. Der Vorgang läßt sich an den kinematographisch aufgenommenen Capillaren nach Anwendung von Urethan auf die Froschzunge gut zeigen. Die Blutkörperchensäule ist im allgemeinen durchsichtig, was zeigt, daß die Blutkörperchen so eng aneinandergepackt sind, daß die Lichtstrahlen hindurchkönnen, ohne an den Oberflächen der einzelnen Körperchen gebrochen zu werden. Bei den Hämatokritröhrchen wird diese Durchsichtigkeit als Zeichen für die vollkommene Trennung des Plasmas von den Blutkörperchen angesehen; die Länge einer derartig aneinandergepackten Blutkörperchensäule nimmt durch weiteres Zentrifugieren nicht ab. Das in dieser Weise bestimmte Blutkörperchenvolumen entspricht nahezu dem mit indirekten Methoden gefundenen; man muß daher schließen, daß in einer solchen Säule praktisch kein Plasma vorhanden ist, trotz der Zweifel von TANNENBERG, der annimmt, daß im wesentlichen die Agglutination der Blutkörperchen und nicht der Plasmaverlust für die Stase verantwortlich ist.

Die Stase scheint für gewöhnlich ein irreversibler Vorgang zu sein; doch hatte FLOREY in recht vielen Fällen Gelegenheit, die Lösung der Stase in einigen Capillaren des Rattenmesenteriums zu beobachten. Ein Hauptfaktor scheint die Capillarpulsation zu sein, die ein allmähliches Lockern der Blutkörperchenmasse am arteriellen Ende der Säule bedingt. Sie verliert ihre Durchsichtigkeit, und gleichzeitig werden Blutkörperchen durch die

pulsierende Flüssigkeit einzeln oder in kleinen Klümpchen losgelöst. In anderen Fällen wird die ganze Länge der Säule mit
Flüssigkeit durchsetzt, und anscheinend zwingen eine Reihe von
Contractionen den Inhalt allmählich über den Rand der in Stase
befindlichen Capillaren in den Blutstrom, der die befreiten Blutkörperchen fortschwemmt.

7. Die Diapedesis der roten Blutkörperchen. Betrachtet man
den Kreislauf im entzündeten Gewebe, wo die Blutströmung
langsam und die Capillaren im allgemeinen weit sind, so kann
man den Vorgang der Diapedesis einzelner roter Blutkörperchen
oder von Teilen derselben gemeinsam mit der gleich zu besprechenden Leukocytenauswanderung beobachten.

Beide Vorgänge wurden vor langer Zeit sehr sorgfältig von
COHNHEIM untersucht, und ich verweise besonders auf die Be-
schreibungen, die er in seinen Vorlesungen über allgemeine
Pathologie (1877 S. 120—125, 197—200) gegeben hat.

Die roten Blutkörperchen dringen zuweilen ganz leicht, wie
durch ein Loch, durch die Capillarwand; gelegentlich treten zwei
oder mehr Blutkörperchen hintereinander an derselben Stelle aus.
Oft kann jedoch ein Blutkörperchen eine Zeitlang in der Wand
steckenbleiben; die Folge davon ist, daß ein Teil vom Blutstrom
fortgeführt wird, während der andere Teil schließlich außerhalb
des Gefäßes abgelagert wird. In Capillaren, in denen Stase eingetreten ist, kann sich die Gefäßwand allmählich an einer oder
(im allgemeinen) an mehreren Stellen vorbuchten, und plötzlich
sieht man, daß die Blutkörperchen, die in diesen varikösen
Erweiterungen enthalten waren, außerhalb der Gefäße liegen[1].
Am interessantesten ist, daß die Unverletztheit der Gefäßwand
in allen Fällen sehr schnell wieder hergestellt wird. Selbst wenn
einige Blutkörperchen hintereinander austreten, folgen ihnen
keine weiteren, obwohl die Diapedesis gleich danach ganz in der
Nähe stattfinden kann. Wenn der Kreislauf in einer Capillare,
welche während der Stase ihre Blutkörperchen an vielen Stellen
verloren hat, wieder normal wird, so scheint das Gefäß nicht nur für
Blutkörperchen, sondern auch für die Plasmaflüssigkeit undurchlässig zu sein. DRINKER, DRINKER und LUND geben an, daß im
Knochenmark der umgekehrte Vorgang stattfindet und daß die

---

[1] Siehe Anhang unter e) S. 18.

neugebildeten roten Blutzellen in die Lichtung der Capillaren gestoßen werden, während die Wände sich hinter ihnen schließen.

8. Der Kreislauf und die Auswanderung der weißen Blutkörperchen. Die im Blut kreisenden weißen Blutkörperchen sind immer rund. Da ihre Zahl verhältnismäßig gering ist, lassen sie sich für gewöhnlich in den schnell strömenden Arterien schwer nachweisen. Gelegentlich sieht man sie beim Durchgang durch Capillaren, wo der von ihnen beim Durchtritt durch Gefäße mit geringerem Durchmesser als ihrem eigenen zu überwindende Widerstand größer zu sein scheint, als bei den Erythrocyten.

Am leichtesten und häufigsten sieht man die Leukocyten in den kleinen Venen, in denen ein deutlicher Achsenstrom und keine zu schnelle Strömung vorhanden ist. Hier findet man sie in der plasmatischen Randzone an den Wänden entlang rollen, manchmal in mehr oder weniger gerader Richtung, manchmal in Spiralen, aber immer ohne daß sie in den Achsenstrom der schneller strömenden Erythrocyten gelangten. SCHKLAREWSKY (1868) hat durch Versuche in Glasröhren gezeigt, daß das Ausstoßen der weißen Blutkörperchen aus dem Achsenstrom deshalb zustande kommt, weil ihr spezifisches Gewicht zwischen dem der Erythrocyten und dem des Plasmas liegt. Infolge der zunehmenden Strömungsgeschwindigkeit von der Peripherie nach der Mitte des Gefäßes zu, befinden sie sich in rollender Bewegung. Anscheinend spielt jedoch eine gewisse geringe Adhäsion zwischen dem Endothel und der Oberfläche der weißen Blutkörperchen bei der eigenartigen Bewegung auch eine Rolle. Wenigstens beobachtet man oft, daß sie sich viel langsamer als das Plasma vorwärts bewegen und für kurze Augenblicke, während sie die Wand berühren, vollkommen stillstehen. Befindet sich das Gewebe im entzündlichen Zustande, so haften die weißen Blutkörperchen besonders deutlich an den Gefäßwänden der Venchen, aber auch, obgleich im allgemeinen erst in einem etwas späteren Stadium, an den Capillarwänden. Nach TANNENBERGS (IV, 1925) Beschreibung werden sie dann durch den Strom pyramiden- oder keilförmig mit gegen den Strom gerichteter Spitze abgeflacht. Anfänglich genügt ein geringer Stoß, wie z. B. das Zusammentreffen mit einem anderen Blutkörperchen, damit der Halt gelockert und ein Weiterrollen der anhaftenden weißen Blutkörperchen bewirkt wird; ein wenig später jedoch haftet es fester, und die Auswanderung kann stattfinden. Die Spitze der Blutkörperchen krümmt sich und durchdringt die Wand. Langsam bewegt sich das ganze weiße Blutkörperchen durch das Endothel, indem es pseudopodienartige Fortsätze von beträchtlicher Länge auszustrecken vermag.

Unter den Umständen, welche die Auswanderung bedingen, findet eine starke Anziehung der Leukocyten an die Gefäßwände und darüber hinaus statt; die inneren Wände der kleinen Venen können mit einer mehrzelligen Schicht von Leukocyten bedeckt sein, während viele Capillaren mehr oder weniger vollkommen verschlossen werden. Es scheint, daß beinahe alle Leukocyten, die an einen Entzündungsherd gelangen, durch die Anziehung angehalten werden, bis sie schließlich in die Gewebsspalten gelangen[1]. Ebenso wie bei der passiven Diapedesis der roten Blutkörperchen bleibt auch bei dem aktiven Durchtritt der Leukocyten das Endothel im wesentlichen unversehrt, d. h. die Öffnung, die zweifellos während des Durchtritts vorhanden sein muß,

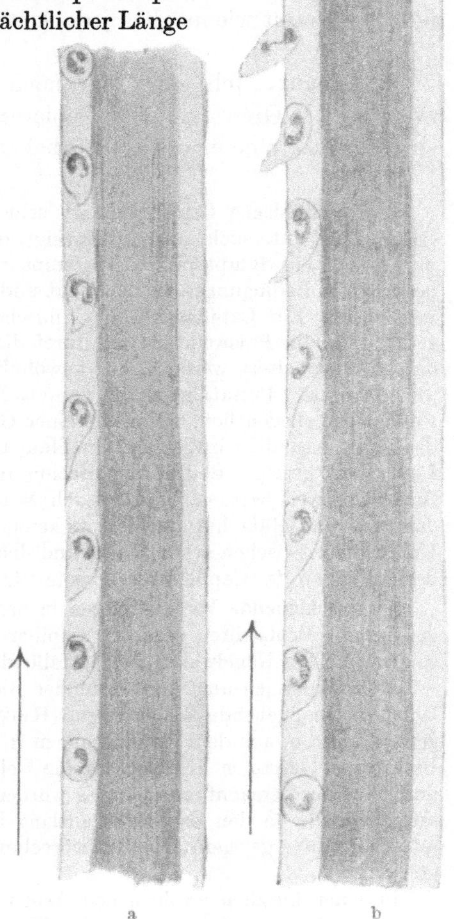

Abb. 4 a, b. Verschiedene Stadien beim Auswandern von weißen Blutkörperchen; halbschematisch. (Nach TANNENBERG.)

schließt sich unmittelbar danach wieder entweder infolge der Elastizität oder durch Contraction der in Frage kommenden Zelle oder Zellen.

------

[1] Siehe Anhang unter f) S. 19.

Ich habe in diesem Vortrag versucht, eine einfache, objektive Beschreibung von einigen der hervorstechendsten Erscheinungen des Kreislaufs in den kleinen Gefäßen zu geben, wie sie sich unterm Mikroskop darstellen. Da viele dieser Erscheinungen in den folgenden Vorträgen noch einmal zur Sprache kommen werden, habe ich soweit wie möglich jede Analyse der Ursachen vermieden.

9. Anhang. Ich gehe hier noch auf einige Punkte ein, die zwar an der Grenze meines Gebietes liegen, aber so interessant sind, daß sie eine etwas ausführlichere Behandlung rechtfertigen.

a) Der klinische Capillarpuls ist sehr eingehend von THOMAS LEWIS (1928 s. 266) untersucht worden. Er zeigt, daß er nicht, wie früher angenommen wurde, ein Symptom von Aorteninsuffizienz ist, sondern daß er unter bestimmten Bedingungen an der Haut und den Lippen normaler Menschen vorkommt. Ein Capillarpuls im klinischen Sinne wird dadurch herbeigeführt, daß die Pulswelle so stark durch die Capillaren zu den Venen dringt, daß diese erweitert werden. Für gewöhnlich reicht der Druck nicht aus, um spontane Pulsationen zu verursachen. Die Druckveränderungen werden jedoch deutlich, wenn mit einer Glasplatte ein leichter Druck auf die Haut ausgeübt wird, so daß die Haut in der Diastole gerade blaß wird. LEWIS hat gezeigt, daß Hautpulsation immer dann entsteht, wenn die Arteriolen weit werden, z. B. durch Wärmeeinwirkung. Das Verhalten der größeren Gefäße hat andererseits keinen sichtbaren Einfluß. Ein großer Unterschied zwischen systolischem und diastolischem Druck wird natürlich das Auftreten des Capillarpulses begünstigen.

b) Anscheinende Veränderungen in der Weite der menschlichen Hautcapillaren. Beobachtet man die Capillaren der menschlichen Haut, besonders die des Nagelwalles, bei auffallendem Licht, so bleiben die Gefäßwände vollkommen unsichtbar, nur der Blutkörperchenstrom ist zu sehen. Obgleich maßgebende Beobachter (HEIMBERGER 1925) sehr oft davor gewarnt haben, aus den Veränderungen in der Weite der sich bewegenden Blutkörperchensäulen Schlüsse auf die Gefäße zu ziehen, ist dieser Fehler immer wieder gemacht worden. Es wurden z. B. peristaltische Wellen beschrieben, die an den Capillaren entlang liefen. Es handelte sich hierbei jedoch nur um gelegentliche Unterbrechungen im Strom der roten Blutkörperchen.

In einer kürzlich erschienenen Arbeit hat CRAWFORD unter Anwendung einer schönen kinematographischen Technik unregelmäßige örtliche Veränderungen im Durchmesser der Nagelwallcapillaren beschrieben, die so schnell stattfanden, daß sich ausgesprochene Unterschiede zwischen zwei aufeinanderfolgende Bilder feststellen ließen. (Bildfolge $^1/_{15}$ bis $^1/_{20}$ Sekunde.) Wie bei direkter Betrachtung kann man auch nur die sich bewegende Blutkörperchensäule aufnehmen und im Film messen. Bei den Untersuchungen handelte es sich um Unregelmäßigkeiten in dieser Säule.

c) Die Zählung der roten Blutkörperchen im „Capillarblut". FÅHRAEUS
(1928) hat darauf aufmerksam gemacht und experimentell nachgewiesen,
daß eine interessante Folge der großen Axialgeschwindigkeit die ist, daß
das Blut, welches in einer Capillarröhre entlang fließt, blutkörperchen-
ärmer ist als das in den größeren Gefäßen. Der Unterschied ist in allen Gefäßen ausgesprochen, die einen geringeren Durchmesser haben als $^1/_2$ mm
bis hinunter zu den Capillaren mit einem Durchmesser von einem Blutkörperchen oder weniger. Fließt Blut von einem Behälter durch ein Capillarrohr in einen anderen, so wird die Zusammensetzung in beiden natürlich
dieselbe sein, aber das in der Capillare zu jeder Zeit vorhandene Blut wird
verdünnter sein. FÅHRAEUS fand eine Verminderung der roten Blutkörperchenzahl von 5 auf 4 Millionen bei einer Röhre mit einer Öffnung von
0,1 mm und auf 3,5 Millionen bei einer Öffnung von 0,05 mm.

Es ist sehr wichtig festzustellen, daß nur das in den kleinen Gefäßen
fließende Blut sich von dem in den größeren Arterien und Venen unterscheidet. Beim Ausfließen aus einer Schnittwunde z. B. wird das Blut
wieder normal. SMITH, ARNOLD und WHIPPLE (1921) und ebenso FÅHRAEUS
haben angenommen, daß dieser Unterschied die Bestimmung des Gesamt-
blutvolumens beeinflussen kann, doch ist die Wirkung nach meiner Meinung
zu gering, um sich bemerkbar zu machen. Aber grundsätzlich wird hierdurch die Zusammensetzung der aus kleinen Einschnitten entnommenen
Proben sog. capillaren Blutes nicht beeinflußt.

Dennoch ist bei der Entnahme der Proben eine gewisse Vorsicht notwendig.

Wird mit einem scharfen Instrument plötzlich ein Schnitt in ein Ohrläppchen gemacht, so wird das Blut hauptsächlich aus den angeschnit-
tenen Arterien ausfließen, während der Anteil der Capillaren und Venen
nur unbedeutend ist, da der Druck in Capillaren und Venen von Bezirken,
die höher als das Herz gelegen sind, für gewöhnlich äußerst niedrig ist.
Im Augenblick des Anschneidens wird in den betroffenen Arterien eine
plötzliche Drucksenkung hervorgerufen, und der ausfließende Blutstropfen
bildet sich hauptsächlich aus dem blutkörperchenreichen Achsenstrom.
Es ist immer wieder beobachtet worden, daß Blutproben von dem ersten
Tropfen leicht zu hohe Zahlen für die roten Blutkörperchen ergaben. Es
besteht daher, in Dänemark wenigstens, die allgemeine Regel, diesen
Tropfen nicht zu verwerten.

Einige Sekunden nach dem Schnitt beginnt die Reaktion der durchtrennten Gefäße. Es wurde beobachtet, daß die normale Reaktion in einer
Contraction besteht, die von der Wunde ausgehend nach dem größeren
Gefäß fortschreitet, von dem der durchschnittene Ast abgegeben wird.
Die Contraction verursacht oft ein Leerwaschen; die sich ergebenden Blutkörperchenzählungen weisen daher leicht zu niedrige Werte auf. Dies ist
besonders der Fall, wenn der Blutstrom schnell abnimmt. Übereinstim-
mende und richtige Resultate kann man erhalten, wenn eine aktive Hyperämie am Ohr hervorgerufen wird, und der Einschnitt mit einem sehr scharfen
Instrument gemacht wird, wodurch der die Arteriencontraction aus-
lösende Reiz auf ein Minimum herabgesetzt wird. Das Blut muß frei ab-

fließen, und es ist weiter viel besser, nach der Methode von ELLERMANN und ERLANDSEN (1910) Proben von 0,1 cm³ zu entnehmen und in einem kleinen Reagensglas zu mischen, als die besonderen THOMA-ZEISSschen Mischpipetten mit nur einigen Kubikmillimeter Blut zu benutzen.

Aus den in einer Arbeit von DUKE und STOFER (1922) angegebenen Zahlen geht hervor, daß bei perniziöser Anämie das „Capillarblut" stark konzentriert wird. Sie verglichen Zählungen aus den Ohrläppchen mit gleichzeitigen Zählungen aus einer Armvene und fanden im Capillarblut ihrer Patienten ein Mehr von 0,3—1,3 Millionen roter Blutkörperchen pro Kubikmillimeter (im Mittel 0,8 Millionen), während bei Gesunden oder Patienten mit sekundären Anämien keine wesentlichen Unterschiede beobachtet werden konnten. Die Autoren führen den Unterschied auf Sedimentierung der Blutkörperchen in den kleinen Venen zurück. Dies schien mir jedoch nicht in Frage zu kommen. Ich ließ daher ihre Beobachtungen wiederholen. Dr. E. MEULENGRACHT vom Bispebjaerg-Hospital in Kopenhagen untersuchte freundlicherweise einige Patienten mit perniziöser Anämie und führte beinahe gleichzeitig eine Reihe von Zählungen und Hämoglobinbestimmungen aus den rechten und linken Ohren, aus den Fingern und der Cubitalvene aus. Die Resultate zeigten in keinem Fall bedeutende Unterschiede. Die allgemeinen Mittelwerte waren für die Ohren 48% Hgb. und 1,80 Mill., für die Finger 47% Hgbl. und 1,80 Mill., für die Venen 46% Hgb. und 1,79 Mill. rote Blutkörperchen. Auf Grund von Dr. MEULENGRACHTS Untersuchungen können wir daher mit Bestimmtheit sagen, daß man bei sorgfältiger Entnahme und Behandlung der Blutproben verläßliche Blutkörperchenwerte und Hämoglobinbestimmungen aus dem Capillarblut sowohl bei perniziöser Anämie sowie bei anderen Fällen erhält.

d) Etymologisch bezieht sich das Wort **Stase** auf eine Strömung, die durch ein Hindernis und nicht durch das Nachlassen der treibenden Kraft zum Stillstand gebracht wird. Es ist seit langem bekannt, daß Stase in der Entzündung auftritt und, wie gezeigt wurde, auf einer Zusammenballung roter sowohl als auch weißer Blutkörperchen in den kleinen Gefäßen beruht. In diesem Sinne ist das Wort seit COHNHEIM (1867) gebraucht worden. Die Anwendung auf das einfache Aussetzen des Blutstroms scheint ganz neu zu sein.

e) Das Schicksal ausgestoßener Erythrocythen. Es muß hier auf die schönen Beobachtungen von E. R. und E. L. CLARK (1909—1926) hingewiesen werden. Diese Autoren verursachten geringe Blutungen in dem durchsichtigen Schwanz junger Kaulquappen. Sie konnten beobachten, wie aus den Lymphgefäßen in unmittelbarer Nachbarschaft derartig ausgestoßener Erythrocyten Sprossen nach ihnen hinwuchsen, die die Blutkörperchen in ihr Lumen aufnahmen, von wo sie dann mit dem Lymphstrom ins Blut zurückbefördert wurden. Dieser Vorgang beginnt einige Stunden nach dem Blutaustritt. Bei der größten Entfernung (76 μ), die beobachtet wurde, dauerte es 48 Stunden, bis der lymphatische Ausläufer das Blut erreichte, welches dann im Laufe von 5 Stunden aufgenommen wurde.

Während der ersten 15—24 Stunden sind die ausgestoßenen Blutkörperchen gegen die Angriffe der pigmentierten Wanderzellen immun;

nach Verlauf dieser Zeit aber werden sie aufgenommen und verdaut. So ergeht es allen Erythrocyten, die zu weit von einem Lymphgefäß entfernt liegen, um dieses zur Sprossenbildung anzuregen. In ganz jungen Larven (bis zu einer Woche) werden die Blutcapillaren selber durch außerhalb der Gefäße liegende rote Blutkörperchen gereizt und können Sprossen aussenden, die sie absorbieren. Diese Fähigkeit geht jedoch bei etwas älteren Tieren verloren.

f) Die Auswanderung weißer Blutkörperchen. Zahlreiche Untersuchungen sind unternommen worden, um den Durchtritt weißer Blutkörperchen als Folge relativ einfacher physikalischer oder physikalisch-chemischer Vorgänge zu erklären, wie z. B. Veränderungen des Blutdrucks, der Viscosität des Plasmas, des spezifischen Gewichts und der Oberflächenspannung der Leukocyten. Tannenberg (IV, 1925) hat eine lehrreiche Erörterung dieser Möglichkeiten gegeben. Abgesehen davon, daß die geforderten Veränderungen in Wirklichkeit bisher überhaupt hypothetisch sind, muß betont werden, daß das Kernproblem dieses Vorganges hierbei vollkommen verkannt wird, nämlich die „chemotaktische" Anziehung der Leukocyten durch gewisse Substanzen, besonders durch bakterielle Stoffwechselprodukte. Wenn wir bei mikroskopischer Betrachtung von Blut in vitro, welches lebende Leukocyten und Bakterien enthält, einen Leukocyten in einem gewissen Abstand von einem Bakterium plötzlich aktiv werden und sich direkt auf das Bakterium zu bewegen sehen, indem es die im Wege befindlichen Blutkörperchen nach rechts und links beiseite stößt, so beobachten wir den Vorgang, der hauptsächlich für die Auswanderung der Leukocyten aus den Gefäßen verantwortlich ist. Ehe dieses Problem nicht durch Zurückführung auf bekannte chemische oder physikalische Vorgänge gelöst ist, verlohnt es nicht, über den noch verwickelteren Vorgang der Auswanderung aus dem Blutstrom durch die Gefäßwände hindurch zu theoretisieren.

Zweiter Vortrag.

Die Verteilung und Zahl der Capillaren in einzelnen Organen.

Im ersten Vortrag gab ich eine ganz allgemeine Beschreibung des Capillarkreislaufs, wie er unter dem Mikroskop zu sehen ist. Ich möchte jetzt auf die zahlreichen und komplizierten Probleme eingehen, die sich bei einer Analyse dieser einfachen Beobachtungen ergeben. Dies kann auf verschiedene Weise geschehen. Die physiologischen Probleme sind eng untereinander und mit den anatomischen und pathologischen Problemen verknüpft. Es besteht jedoch keine bestimmte Reihenfolge, in der sie aufgeführt werden müssen, damit ein logisches und zusammenhängendes Bild entsteht. Die Reihenfolge hängt vielmehr immer

nur von der persönlichen Wahl ab, und jede Wahl hat ihre ernsten
Nachteile, bedarf der Vorwegnahme von erst später zu besprechen-
den Erklärungen und führt zur Trennung von Gebieten, die in
Wirklichkeit so eng miteinander verbunden sind, daß sie sich
bei der Beschreibung eigentlich nicht ungestraft trennen lassen.
Wiederholungen werden nötig sein, um einige der auffallenderen
Mängel im Laufe der Erörterung zu mildern.

Da diese Vorträge, wie gesagt, einen persönlichen Charakter
tragen, halte ich es für das beste, im wesentlichen denselben Weg
einzuschlagen, den ich selber gegangen bin. Ich beginne daher,
indem ich die Aufgabe kurz so skizziere, wie sie vor zwölf Jahren
vor mir lag, als ich die Physiologie der Capillaren ernsthaft in
Angriff nahm. Mich beschäftigte die Sauerstoffzufuhr zu den
Fasern des quergestreiften Muskels, der Mechanismus, der sie
gewährleistet, und besonders die Art und Weise ihrer Regulierung.
Der Sauerstoff wird den Muskelfasern vom Blute geliefert, das
in den Capillaren fließt, welche das Gewebe durchziehen. Wie
auch immer der Transport des Sauerstoffs aus den Capillaren
zu den Muskelelementen zustande komme, so ist doch klar, daß
die Leichtigkeit des Transports zur Zahl und Verteilung der
Capillaren und weiterhin zur Durchlässigkeit der Capillarwände
und der Gewebe für Sauerstoff in Beziehung steht. Es mußte
daher ein wesentlicher Teil meiner Aufgabe sein, möglichst über
diese Punkte Aufschluß zu gewinnen.

Muskeln verbrauchen Sauerstoff nicht in gleichbleibendem
Maße. Was BARCROFT in seinem bewundernswerten Buch: „Die
Atmungsfunktion des Blutes" ihren Sauerstoffhunger („call for
oxygen") genannt hat, schwankt in weiten Grenzen. Während
schwerer Arbeit können sie 10—20 mal mehr Sauerstoff aufnehmen
als während der Ruhe, und gewisse Beobachtungen legen sogar
den Gedanken nahe, daß ihre Leistungsfähigkeit durch die Sauerstoffversorgung beschränkt würde, die sie sich zu verschaffen imstande wären. Wie dem auch sei, es schien mir klar, daß ein
Mechanismus zur Regulierung der Versorgungsbedingungen vor-
liegen müsse. Bei Konstanz der Bedingungen müßten die Trans-
portverhältnisse entweder in vollkommenen Mißverhältnis zu
den Ansprüchen der ruhenden Muskeln stehen oder unglaublich
schlecht geeignet sein, die Bedürfnisse bei schwerer Arbeit zu
befriedigen.

Wie Sie ohne weiteres sehen und wie ich nicht noch besonders zu betonen brauche, bildet die Frage, die ich soeben ungefähr skizziert habe, den Ausschnitt einer allgemeineren Frage: Welche Kräfte und welche Mechanismen dienen der Leistung der Capillaren, nämlich dem Stoffaustausch zwischen Blut und Gewebe oder Gewebsflüssigkeit, und wie reguliert der Organismus diese Leistung, paßt sie seinen immer wechselnden Bedürfnissen an und stellt zwischen seinen vielseitigen Fähigkeiten eine geregelte Beziehung her?

Um diese allgemeine Frage zu beantworten oder ihren bescheideneren Teil, der mir im Jahre 1915 vorschwebte, gilt es recht verschiedenartige Kenntnisse zu sammeln; aber, wie schon gesagt, kommt es zu allererst darauf an, sich von der Zahl, Verteilung und Oberfläche der Capillaren in den Geweben, die uns angehen, einen Begriff zu machen.

Hierüber suchen wir naturgemäß zunächst Aufschluß in der anatomischen Literatur, aber ich muß leider sagen, daß sie in der Hauptsache enttäuscht. Die quantitativen Daten die wir brauchen, können wir dort nicht finden. Wir stoßen zwar auf einige Arbeiten, welche die Verteilung der Capillaren in verschiedenen Organen beschreiben, und finden zahlreiche Abbildungen, welche die Verteilung veranschaulichen, aber die Capillaren sind so gut wie nie gezählt, und die Abbildungen, aus denen sich wenigstens schätzungsweise die Zahlen in vielen Fällen ableiten ließen, haben einen Fehler in dem Punkt, auf den es für unsere Zwecke hauptsächlich ankommt: Die Vergrößerung ist entweder gar nicht oder so zweideutig angegeben, daß man unmöglich sagen kann, ob die wirkliche Vergrößerung der gedruckten Abbildung oder die Vergrößerung der Originalzeichnung (die bei der Reproduktion meist willkürlich verkleinert wird) oder nur die Vergrößerung des verwendeten Mikroskops gemeint ist. Es ist sehr schade, daß so viele schöne, ausgezeichnete anatomische und histologische Zeichnungen, die oft eine recht große und mühsame Arbeit gekostet haben, für physiologische Zwecke fast wertlos werden, gerade weil die Möglichkeit fehlt, sich über die wirkliche Größe der abgebildeten Strukturen oder Elemente zu vergewissern; das ist um so bedauerlicher, als dem Mangel so leicht hätte abgeholfen werden können, wenn man nur daran gedacht hätte. Wir wissen alle, daß es, wenn ein technisches Bauwerk seinen

Zweck erfüllen soll, nicht allein auf seine Form, sondern auch auf seine tatsächliche Größe ankommt und daß die Konstruktionen, die für die Überbrückung eines Grabens ausreichen, für einen großen Fluß ganz ungeeignet sind. Wollte man die Dimensionen eines Hauses und seiner Wohnungseinrichtung gleichmäßig um sagen wir 20% vergrößern, so würde das Wohnen für menschliche Wesen außerordentlich unbequem werden. Wohl sehr wenige Menschen machen sich klar, daß dasselbe auch für die mikroskopischen Strukturen des Organismus zutrifft, die überhaupt nicht funktionieren könnten, wenn sie den in unseren vergrößernden Abbildungen gegebenen Umfang hätten, und daß sie großenteils in ihrer Funktion durch eine nur kleine Abweichung von ihrer tatsächlichen Größe schon erheblich beeinträchtigt würden. Ich werde später über diesen wichtigen Punkt noch mehr zu sagen haben und beeile mich jetzt, hinzuzufügen, daß ich natürlich nicht die von den Anatomen geleistete Arbeit herabsetzen, sondern nur den quantitativen Gesichtspunkt hervorheben und eine Erklärung dafür geben möchte, warum man zur Zeit nur wenige und ziemlich rohe Beispiele für die Anwendung quantitativer Grundsätze geben kann. Wie man weiter hinzufügen muß, ist die Anordnung der Capillaren in den meisten Geweben so kompliziert, daß die Schwierigkeiten, die sich einer auch nur angenäherten Messung in den Weg stellen, erschreckend groß sind.

Teils aus der Literatur, teils aus Untersuchungen, die in meinem Laboratorium ausgeführt worden sind, habe ich die quantitativen Daten — alles nur vorläufig und unvollkommen — einiger Capillarsysteme zusammengestellt, die physiologisch von Bedeutung sind und auf deren Leistungen ich später im Laufe dieser Vorträge zurückkommen werde. Ich will nun damit beginnen, das Capillarsystem der quergestreiften Muskeln zu beschreiben, das verhältnismäßig einfach und verhältnismäßig gut bekannt ist.

1. Die Blutgefäße der Muskeln. Die Anordnung der Blutgefäße in quergestreiften Muskeln hat W. SPALTEHOLZ (1888) sehr sorgfältig untersucht und abgebildet. Die Arterien, die einen Muskel versorgen, verzweigen sich reichlich; zwischen den Zweigen befinden sich zahlreiche Anastomosen, die ein primäres Netzwerk bilden. In die Maschen dieses Netzes werden in regelmäßigen Abständen kleine Arterien abgegeben, und diese anastomosieren

wiederum reichlich und bilden ein sekundäres räumliches Netz
von großer Regelmäßigkeit. Von den Fäden dieses Netzwerkes
zweigen die Arteriolen ab, gewöhnlich rechtwinklig zu den Muskelfasern und in sehr regelmäßigen Abständen (ca. 1 mm beim
Warmblüter); diese Arteriolen spalten sich schließlich in eine
große Zahl von Capillaren, die längs den Fasern und im ganzen

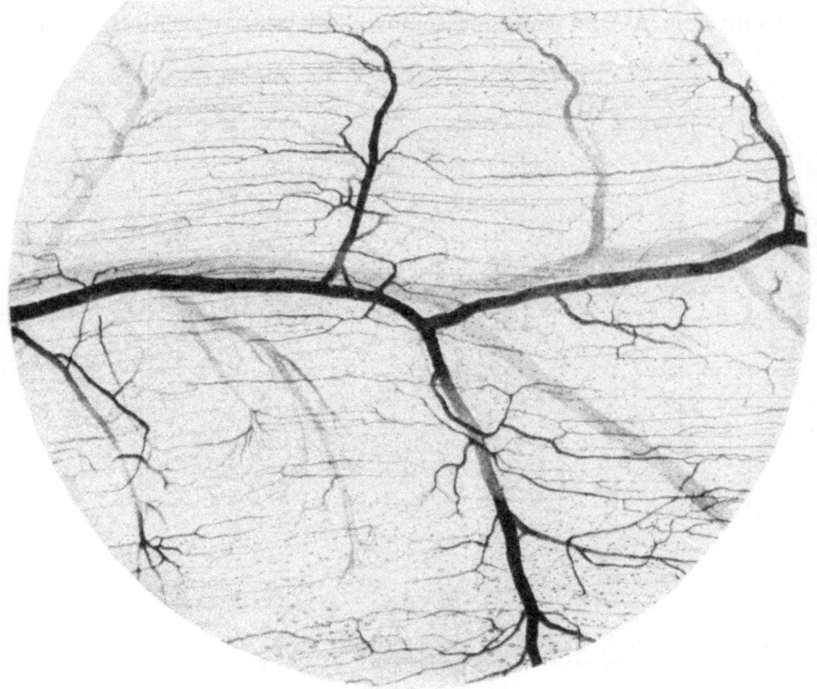

Abb. 5. Kleine Arterien (schwarz), Capillaren und Venen im quergestreiften Muskel;
57 fache Vergrößerung. (Nach SPALTEHOLZ.)

ihnen parallel verlaufen, aber zahlreiche Anastomosen haben, so
daß sie lange schmale Maschen um die Fasern bilden. Die Capillaren sammeln sich in Venchen, die regelmäßig zwischen die
Arteriolen eingeschaltet sind; das ganze Venensystem begleitet
und wiederholt fast genau das Arteriensystem. Alle Venen, bis
herab zu den kleinsten Zweigen, sind mit Klappen versehen, so
daß das Blut nur in der Richtung zum Herzen fließen kann.
Abb. 5, die der Arbeit von SPALTEHOLZ entnommen ist, zeigt

kurze Stücke sekundärer Arterien und Venen mit Arteriolen, Venchen und Capillaren.

Bei einer Zusammenziehung ändert der Muskel seine Gestalt insofern beträchtlich, als die Fasern viel kürzer und entsprechend dicker werden. Diesen Änderungen ist das ganze Gefäßsystem jedoch gut angepaßt; die arteriellen und venösen Netzwerke sichern Zufuhr und Ableitung beinahe für jeden Punkt, selbst wenn eine Anzahl von Anastomosen zeitweise verschlossen sind.

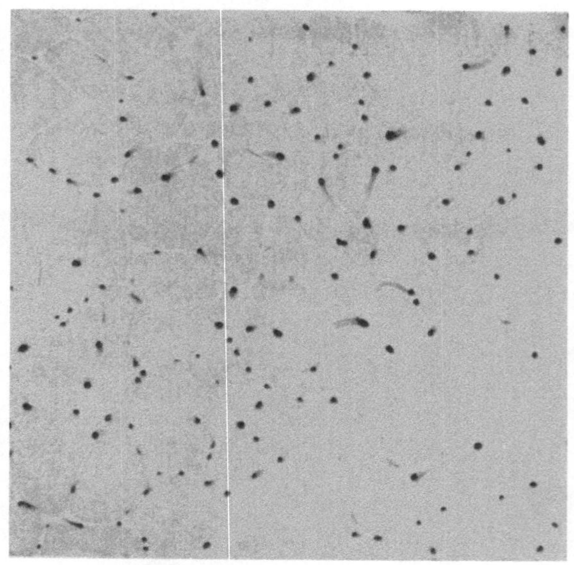

Abb. 6. Querschnitt vom injizierten M. gastrocnemius eines Pferdes; 340 fache Vergrößerung. (Nach SPALTEHOLZ.)

Die Capillaren, die im ruhenden Muskel so gut wie gerade sind, verlaufen dann stark gewunden. Durch den Druck wird das Blut aus mehreren venösen Zweigen ausgetrieben, und wenn der Muskel erschlafft, können sie sich nur von ihrem peripheren Ende her wieder füllen. Da Muskelcontractionen gewöhnlich mehr oder weniger regelmäßig mit Erschlaffungen abwechseln, macht das Klappensystem aus den Venen jedes Muskels eine sehr wirksame Pumpe, die für niedrigen Druck in den Muskelcapillaren sorgt. Die Bedeutung dieser Einrichtung werden wir noch später zu betrachten haben; einstweilen beschäftigen wir uns weiter mit den

Capillaren. Aus der Abb. 5 geht hervor, daß rechtwinklig zu den Muskelfasern geführte Schnitte die Capillaren als Pünktchen zeigen müssen, deren Zahl und Verteilung sich feststellen lassen muß. Solche Querschnitte sind in Abb. 6 und 7 dargestellt, und ein Blick auf sie zeigt, daß die Capillaren in sehr großer Zahl vorhanden und mit auffallender Regelmäßigkeit zwischen den Muskelfasern verteilt sind. Man erhält eine quantitative Probe für die Regelmäßigkeit der Anordnung, wenn man die Capillaren in vielen kleinen, gleich-

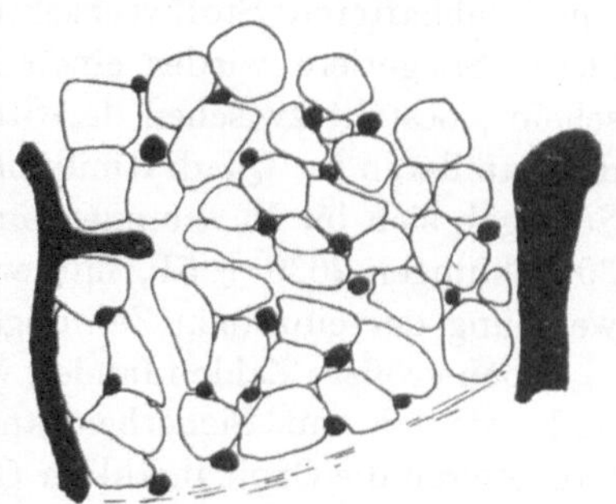

Abb. 7. Querschnitt eines injizierten Muskels aus der Katzenzunge; 268 fache Vergrößerung.

großen, beliebig ausgewählten Bezirken an Schnitten desselben Muskels zählt. Als Beispiel gebe ich eine Reihe von Zahlenwerten, die für je einen 0,03 cm² großen Bezirk aus fünf verschiedenen Querschnitten des M. gastrocnemius eines Pferdes gelten.

1	2	3	4	5
45	34	38	38	31
40	34	42	43	33
42	40	43	47	43
41	46	41	49	39
44	44	46	33	36
36	41	—	—	—
49	38	—	—	—
Durchschnitt 42	39	42	42	36

Ein Blick auf die Tabelle zeigt die bemerkenswerte Regelmäßigkeit der Verteilung, und, mathematisch behandelt, ergibt sich als Durchschnittszahl der Capillaren im gemessenen Bezirk 40,5 ± 5, also eine Streuung von nur 12%. Indem wir mit 0,03 dividieren, erhalten wir für die Zahl der Capillaren im Quadratmillimeter des Querschnitts nicht weniger als 1350 mit einem mittleren Fehler von ± 31. Der Querschnitt einer gewöhnlichen Stecknadel beträgt ca. ¹/₂ mm². Es ist nicht leicht, sich vorzustellen, wie in so einer Stecknadel für etwa 700 parallele blutführende Röhrchen und außerdem noch für etwa 200 Muskelfasern Platz sein kann.

In anderen Tieren kann die Zahl der Capillaren im Quadratmillimeter sogar noch größer sein. Bekanntlich haben Säugetiere einen lebhafteren Stoffwechsel als kaltblütige Wirbeltiere und kleine Säugetiere wieder einen lebhafteren als größere; wie es scheint, besteht zwischen der Stoffwechseltätigkeit und der Zahl der Capillaren im Quadratmillimeter des Muskels eine Beziehung. So ergab sich im M. semimembranosus des Hundes als Wert aus 30 Zählungen 2630 $\pm$ 51, mit einer Streuung oder mittleren Abweichung der einzelnen Zählungen von nur 10,6%.

Noch größere Zahlen fanden wir für Meerschweinchenmuskeln, und, wie ich mit Sicherheit annehme, kann bei den kleinsten Säugetieren die Capillarzahl im Quadratmillimeter noch über 4000 hinausgehen. Bei Kaltblütlern dagegen, wie beim Dorsch oder Frosch, finden sich viel kleinere Werte von durchschnittlich nur 400.

STOEL (1925) hat die Zahl der Capillaren in weißen und roten Muskeln beim zahmen Kaninchen miteinander verglichen. Die von ihm angeführten Zahlen sind auffallend niedrig. Er findet für den roten Musculus semitendinosus nur 790 Capillaren pro Quadratmillimeter und für den weißen Musculus adductor magnus 1550, während er im Herzmuskel 3230 gezählt hat. Die als Durchschnittswerte angegebenen Durchmesser sind sehr klein, z. B. 5,2, 2,5 und 5,0 μ. Ich bin jedoch nicht überzeugt, daß die an injizierten und fixierten Präparaten gewonnenen Durchmesser zuverlässig sind. In neuester Zeit haben DUYFF und BOUMAN STOELS Zählungen wiederholt und auf mehrere andere Muskeln des Kaninchens ausgedehnt. Sie erhielten höhere Zahlen; etwa 1000—2700 Capillaren pro Quadratmillimeter (nicht Quadratzentimeter, wie sie schreiben); sie führen ihre Zahlen jedoch nur als relative Werte an [1].

---

[1] *Anmerkung.* Nach Beendigung des Manuskripts erhalte ich eine Arbeit von WEARN (1928, 1), in welcher er sehr viele und sehr sorgfältige Capillarzählungen an Kaninchen, Katzen und Menschenherzen ausgeführt hat. Seine Zahlen sind viel höher als die von STOEL. Die Capillaren verlaufen im wesentlichen an den Fasern entlang, doch sind schräge und quere Anastomosen viel häufiger als in Skelettmuskeln. Sie bilden ein Netzwerk, dessen Maschen 3—4 mal so lang als breit sind. Die Capillarzahl für 1000 Muskelfasern ist in allen Herzen für beide Kammern, Septum und Papillarmuskeln, ungefähr die gleiche, nämlich 1000 bis 1100. In den Aurikeln und PURKINJEschen Fäden ist sie niedriger (500—560).

Um einen Einblick in den Sinn solcher Zahlen zu bekommen, wie sie sich bei meinen Zählungen ergaben, wollen wir ganz kurz die Frage betrachten, wie der Sauerstoff den Muskelgeweben zugeführt wird. Die Sauerstoffmoleküle müssen aus den Capillaren herauswandern, und die längste Strecke, die ein Molekül zurückzulegen hat, muß die halbe Entfernung zwischen benachbarten Capillaren sein. Diese beträgt beim Froschmuskel (400 Capillaren im Quadratmillimeter) $R = 28\,\mu$ (vom Mittelpunkt jeder Capillare aus gerechnet) und beim Hundemuskel (2600) $11\,\mu$. Später werde ich näher darauf eingehen, wie man diese Zahlen für eine Schätzung des für die Versorgung der Muskeln erforderlichen Sauerstoffdrucks verwerten kann. Betrachten wir den Austausch gelöster Stoffe zwischen Blut und Muskellymphe, so kommt es dabei ersichtlich auf die zur Verfügung stehende Capillaroberfläche an, und wenn wir den mittleren Durchmesser der Capillaren $(2\,r)$ dem Durchmesser eines roten Blutkörperchens gleichsetzen, so erhalten wir für die gesamte Oberfläche der Capillaren in 1 cm³ Muskel folgende Zahlen:

	Tiergewicht kg	Zahl der Muskelcapillaren im mm²	R μ	2 r μ	Capillaroberfläche im cm² pro cm³	Capillarvolumen Prozent	Oberfläche eines cm³ Blut cm²
Frosch .	0,05	400	28	15	190	7,1	2700
Pferd .	500	1400	15	5,5	240	3,3	7300
Hund .	5	2600	11	7,2	590	10,6	5600

Unter der gleichen Voraussetzung berechnet sich das Blutvolumen in den Muskelcapillaren auf 3,3 (Pferd) bis 10,6 (Hund) Prozent des Muskelvolumens und die Oberfläche von 1 cm³ Blut, das in den Capillaren enthalten ist, auf 2700 cm² (Frosch) bis 7300 cm² (Pferd). Man sieht, welch großer Stoffaustausch in kurzer Zeit durch so enorme Oberflächen stattfinden kann. Rechnen

Die Zahlen weichen stärker voneinander ab, wenn man sie pro Quadratmillimeter Querschnitt berechnet. Für die Ventrikel des Herzens erhält man beim Menschen 5200—5700, bei der Katze 4000 (3940—4340) und beim Kaninchen 5600—6100.

Die Gegenwart von Anastomosen zwischen der Coronararterie und den Venae thebesianae erschwert eine vollständige Injektion, ausgenommen bei Anwendung einer besonderen Durchströmungstechnik, und ich zweifle nicht, daß STOELS vorher besprochene Injektionen unvollständig sind.

wir das Muskelgewicht eines Menschen mit 50 kg und seine Capillarzahl mit 2000 in 1 mm², so haben alle diese Röhrchen, aneinandergelegt, eine Gesamtlänge von 100 000 km oder $2^1/_2$ mal rund um die Erde und eine Gesamtoberfläche von 6300 Quadratmetern.

Es könnte und sollte noch viel mehr auf diesem Gebiet gearbeitet werden, das ich die quantitative Anatomie der Muskelcapillaren nennen möchte. Verschiedene Tiere und von jedem Tier verschiedene Muskeln wären zu untersuchen. Es wäre festzustellen, wie regelmäßig oder unregelmäßig die Anordnung der Capillaren ist, und es wären bestimmte Beziehungen herzustellen, zwischen der Capillarversorgung und der Arbeit, welche die Muskeln zu leisten haben. So würde ich beispielsweise vorschlagen, die Capillaren in den Muskeln der Hinterbeine und den Herzen von Hasen und zahmen Kaninchen zu vergleichen.

2. Die Capillaren des Zentralnervensystems. In einer Reihe von wertvollen Arbeiten hat E. H. Craigie (1920, 1921, 1924, 1925) die Gefäßversorgung einer großen Zahl von Bezirken im Zentralnervensystem der Ratte untersucht und sehr anregend die Entwicklung des Gefäßreichtums nach der Geburt mit der Ausbildung der Leistung der verschiedenen Abschnitte in Beziehung gebracht. Die Methode, die sich anscheinend auf alle Gewebe mit unregelmäßigem und kompliziertem Netzwerk anwenden läßt, wird im Anhang (s. S. 306) beschrieben. Wir geben hier die korrigierten Werte, in denen die Gesamtlänge der Capillaren in Millimeter auf einen Kubikmillimeter angegeben wird. Die Zahl kann direkt mit der Zahl der Capillaren pro Quadratmillimeter Querschnitt des quergestreiften Muskels verglichen werden. Es ist gezeigt worden, daß bei der Geburt kaum ein Unterschied zwischen den verschiedenen Bezirken und sogar nicht zwischen der weißen und grauen Substanz besteht. Im Kubikmillimeter Gewebe findet man, daß die Capillaren überall eine Gesamtlänge von 400 mm haben. Beim Wachstum setzt eine Differenzierung ein. Zwischen dem 10. und 21. Tag bilden sich die Unterschiede im Gefäßreichtum verschiedener Zentren aus, die für den ausgewachsenen Organismus charakteristisch sind. Später nimmt der Gefäßreichtum in einigen Zentren des Hirnstammes wieder ab, die Capillarversorgung der Großhirnrinde nimmt dagegen weiter zu. Die

mittleren Zahlen für die Gesamtlänge der Capillaren pro Kubikmillimeter Rinder sind bei der Geburt 430, im Alter von 10 Tagen 530,
von 21 Tagen 1200, von 90 Tagen 1400 und von 390 Tagen 1470 mm.
Die schnelle Entwicklung fällt mit der Zeit der Entwöhnung
zusammen, wo die sensorische und motorische Hirntätigkeit auch
schnell fortschreitet. Die Zahlen für die Rinde des erwachsenen
Tieres bleiben zwar hinter denen für den Muskel zurück, sind aber
auffallend hoch und weisen daher auf einen hohen Stoffwechsel hin.

3. Die Blutversorgung der menschlichen Haut. Das Gefäßsystem
der Haut hat SPALTEHOLZ (1893, 1927) sehr sorgfältig untersucht
und durch zahlreiche Abbildungen mit richtiger Angabe der Vergrößerung veranschaulicht.

Die Haut wird vom daruntergelegenen Gewebe her durch viele
kleine Arterien versorgt. Überall, wo die Haut beweglich ist, ver-

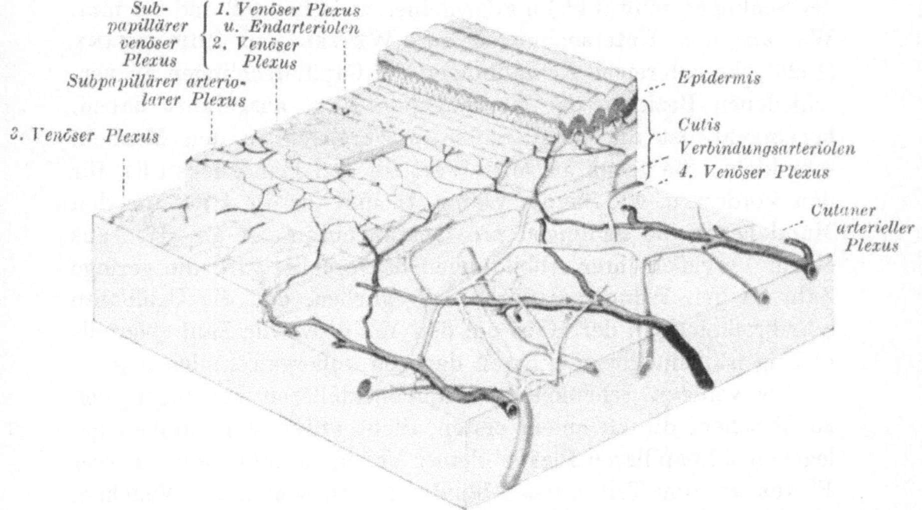

Abb. 8. Die Gefäßversorgung der Haut; schematisch. (Nach SPALTEHOLZ.)

laufen diese Arterien stark geschlängelt und lassen sich erheblich
dehnen, ohne daß die Blutzufuhr beeinträchtigt wird. In der
untersten Schicht der Cutis bilden die Arterien einen reichlich
anastomosierenden unregelmäßigen Plexus, von dem kleine Arterien senkrecht zur Haut emporsteigen, um etwas unterhalb
der Papillen den subpapillaren arteriellen Plexus zu bilden. Der

Plexus bildet in der Regel längliche Maschen, die den Papillenleisten im allgemeinen parallel laufen. Die Größe der Maschen ist an verschiedenen Hautstellen etwas verschieden und schwankt zwischen 0,2 und 2 mm². Am kleinsten sind die Maschen an Hand und Fuß, wo die Haut für gewöhnlich dem äußeren Druck ausgesetzt ist.

Vom subpapillaren Plexus entspringen noch kleinere Arterien zur Versorgung der Papillencapillaren. Diese anastomosieren nicht, und jede versorgt eine kleine Anzahl Papillen. Dabei schwankt, wie SPALTEHOLZ gefunden hat, die Größe des versorgten Bezirks an der Fußsohle zwischen 0,04 und 0,27 mm².

In der Regel ist jede Papille mit einer zentralen Capillarschlinge versehen, deren arterieller Schenkel gewöhnlich sehr dünn ist, während die Schlingenspitze und der venöse Schenkel oft einen Durchmesser von 0,02 mm und mehr haben. Die Länge der Schlingen schwankt im allgemeinen zwischen 0,2 und 0,4 mm. Wie aus den Untersuchungen von WETZEL und ZOTTERMANN (1926), die zahlreiche Auszählungen der Capillarschlingen an verschiedenen Bezirken der menschlichen Haut ausgeführt haben, hervorgeht, ist die Capillarzahl im Vergleich zu den Muskeln sehr klein. Sie geben als Mittelwert für den Handrücken 64, für den Vorderarm 47, für die Wange 16 und für die Haut um den Mund herum 20 Schlingen pro Quadratmillimeter an. Wie aus einem Vergleich ihrer Abbildungen hervorgeht, wird die geringe Zahl an den Wangen dadurch ausgeglichen, daß die Capillaren sehr groß sind; in der Haut um den Mund, wo die Zahl ebenfalls niedrig ist, sind die Capillaren dagegen außergewöhnlich eng.

Die venösen Schenkel der Papillencapillaren vereinigen sich zu Venchen, die zu einem ersten, dicht unter den Papillen gelegenen subpapillaren Plexus kleiner Venen zurückkehren. Dieser Plexus ist zum Teil in den Abbildungen zu sehen. Die Venchen, die diesen Plexus zusammensetzen, haben in allen Bezirken ungefähr die gleiche Größe und sind für gewöhnlich nur wenige hunderstel Millimeter breit.

Der erste subpapillare Venenplexus steht durch zahlreiche kurze Anastomosen mit einem zweiten engmaschigen Netzwerk in Verbindung, das ungefähr in der Höhe des arteriellen subpapillaren Plexus liegt und wie das erste aus sehr engen Venchen besteht.

Tiefer durch die Haut gehend, finden sich nach SPALTEHOLZ' Beschreibung zwei weitere Geflechte mit größeren Maschen aus zumeist größeren Venen. In dem unteren von beiden, das an der Grenze zwischen Cutis und Subcutis liegt, treten Klappen auf, während sonst in allen Venen der Haut selbst Klappen fehlen.

Es ist eine charakteristische Eigentümlichkeit der Blutversorgung in der menschlichen Haut, daß kein sehr scharfer Unterschied zwischen den kleinsten Arteriolen (SPALTEHOLZ' „capillare Arterien"), den eigentlichen Capillaren und den Venchen (capillare Venen), vorhanden ist. LEWIS (1928 s. 3) wendet daher für diese Gefäße die Bezeichnung „kleinste Gefäße" an und unterscheidet sie von den „kräftigen Arteriolen" und „tiefen Venen".

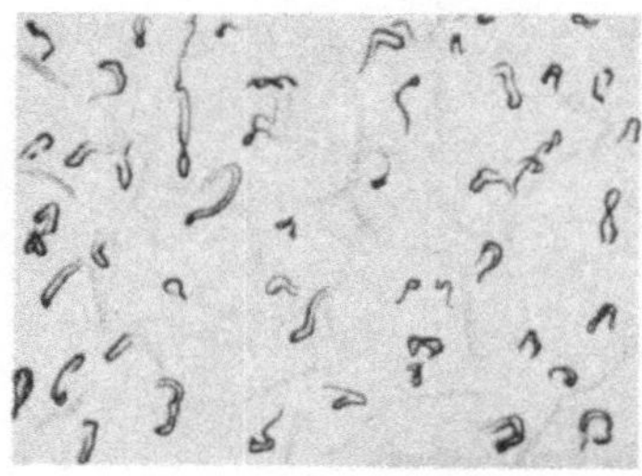

Abb. 9. Hautgefäße vom Unterarm.
(Nach WETZEL und ZOTTERMANN.)

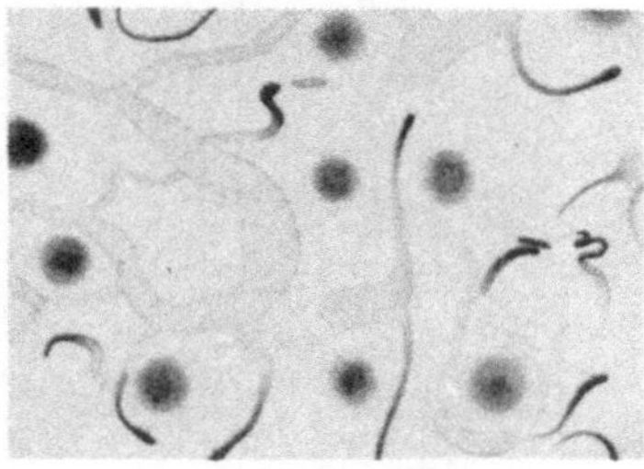

Abb. 10. Hautgefäße von der Wange.
(Nach WETZEL und ZOTTERMANN.)

Der wesentliche Punkt, der im vierten Vortrag noch ausführlicher erörtert werden wird, ist der, daß die Venchen im äußeren Teil der Haut die Funktion der Capillaren, z. B. den Stoffaustausch, so gut wie übernommen haben. Von den größeren Venen in den tieferen Hautschichten zweigen zahlreiche kleinere Gefäße ab, welche neben den größeren einherlaufen und sich mit denselben in einer tieferen Lage wieder verbinden. Diese erfüllen natürlich die gleiche capillare Funktion des Stoffaustausches.

Über die Gefäßoberflächen, die für den Stoffaustausch in der menschlichen Haut zur Verfügung stehen, ist nichts Genaueres bekannt. Die Gesamtoberfläche der eigentlichen Capillaren ist äußerst klein und beträgt etwa 1—2 cm² pro Quadratzentimeter Hautoberfläche. Selbst wenn man die ganze Venenoberfläche für den Austausch hinzurechnet, bleibt die Gesamtoberfläche hinter der Capillaroberfläche, die den Muskeln zur Verfügung steht, weit

zurück; die mittleren Entfernungen zwischen den Gewebselementen und den Gefäßen sind viel größer. Zweifellos ist das der
anatomische Ausdruck für die Tatsache, daß der Stoffwechsel
der Haut niedrig und vermutlich lange nicht so wechselnd ist.
Hierauf kommen wir noch im XII. Vortrag zu sprechen.

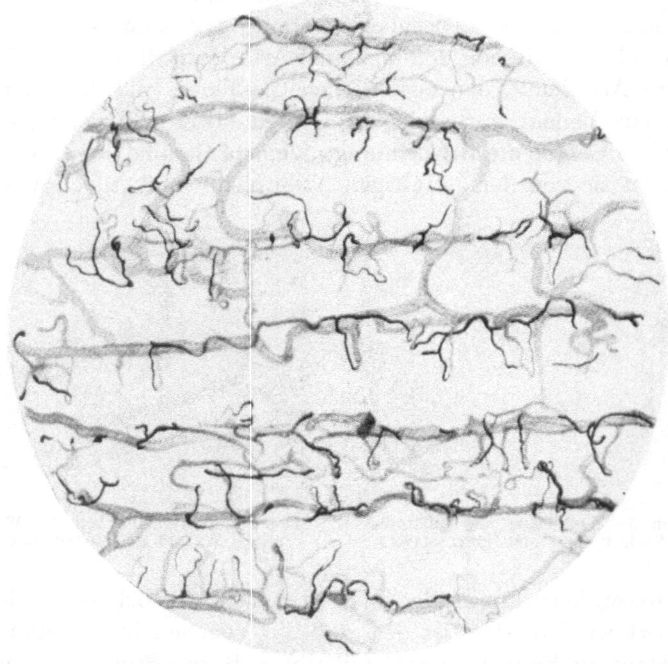

Abb. 11. Erster subpapillärer Venenplexus mit einigen engen Arterienästen
und Capillarschlingen; 55 fache Vergrößerung. (Nach SPALTEHOLZ.)

4. Das Capillarsystem in den Darmzotten. Durch das Zylinderepithel, das die Oberfläche der Zotten im Dünndarm bedeckt,
wird nahezu unsere gesamte tägliche Nahrung hindurchbefördert.
Einmal jenseits des Zottenepithels, kann die absorbierte Lösung
der Nährstoffe zwei Wege einschlagen. Die gelösten Substanzen
können entweder in das Netzwerk der Capillaren unter der Oberfläche gehen oder in das Lymphsystem, das in jeder Zotte durch
das zentrale Chylusgefäß verkörpert ist. Die Verteilung der Stoffe
zwischen diesen beiden Kanälen muß großenteils von der Ober-
flächenentwicklung des Capillarsystems und ihrem Verhältnis zur

Epitheloberfläche der Zotte abhängen. Man kann in die physiologischen Vorgänge keinen wahren Einblick erhalten, bevor diese Oberflächen nicht mindestens annäherungsweise bestimmt sind.

Einen Versuch in dieser Richtung hat vor längerer Zeit MALL (1887) gemacht, aber es läßt sich nicht leugnen, daß seine Schätzungen ziemlich summarisch und seine Ergebnisse nur grobe Annäherungswerte sind.

MALL hat im Hundedünndarm 16 Zotten pro Quadratmillimeter gefunden. Diese sind ungefähr zylindrisch, 0,5—0,6 mm hoch und 0,2—0,25 mm breit. Ich schätze die Oberfläche jeder Zotte auf ungefähr 0,43 mm².

Wie MALL beschreibt, tritt in jede Zotte eine kleine Arterie und läuft stracks bis oben zur Spitze; dort zerteilt sie sich plötzlich in 15—20 Capillaren, die längs der inneren Oberfläche des Epithels hinabziehen und dabei ein engmaschiges Netzwerk bilden (Abb.12). Der mittlere Durchmesser der einzelnen Capillaren wird mit 8 μ angegeben. An einem gewissen Punkt, in drittel bis halber Zotten-

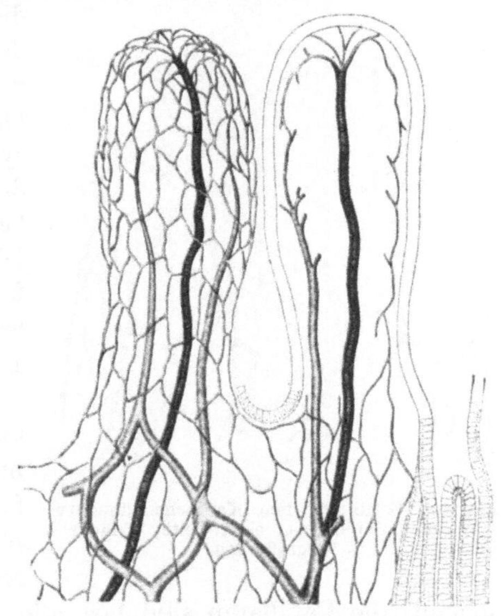

Abb. 12. Zotten aus dem Hundedünndarm. Zottenhöhe ungefähr 0,5 mm. (Nach MALL.)

höhe, wird ein Teil des Capillarblutes von Venen aufgenommen, aber das capillare Netzwerk erstreckt sich noch weiter abwärts mit dem Unterschied, daß es nun weniger Capillaren sind, die einen mittleren Durchmesser von nur 5 μ haben.

Nach MALL läßt sich das Capillarsystem in den oberen zwei Dritteln der Zotte durch 30 parallele, 0,4 mm lange und 8 μ breite Röhrchen, im unteren Drittel durch 15 0,2 mm lange und 5 μ breite Röhrchen darstellen. Aus diesen Werten ergibt sich als gesamte Capillaroberfläche in jeder Zotte 0,35 mm² oder 82% der Epitheloberfläche.

Für jedes Quadratmillimeter der Innenfläche des Darms finden wir eine Epitheloberfläche der Zotten von 7 mm² und eine Capillaroberfläche von 5,6 mm².

In meinem Laboratorium hat Dr. VIMTRUP eine vorläufige Untersuchung über die quantitative Anatomie des absorbierenden Systems im Kaninchendarm angestellt. Ich gebe hier nur die Messungen für eine einzelne Zotte des Duodenums, die Abb. 13 zeigt. Wie auf dem Bilde zu sehen ist, sind die Zotten in diesem Teil des Kaninchendarms nicht zylindrisch, sondern haben einen elliptischen Querschnitt. Das Capillarsystem ist im Vergleich zu dem von MALL beschriebenen sehr unregelmäßig. Die Zuleitung übernehmen 2 kleine Arterien, die Ableitung in der Hauptsache 4 Venen.

Die größeren Gefäße verlaufen in einiger Entfernung von der Epitheloberfläche, aber, was vom physiologischen Standpunkt recht bedeutungsvoll erscheint, die Capillaren sind fast alle sozusagen an die Basis der Epithelzellen angekittet.

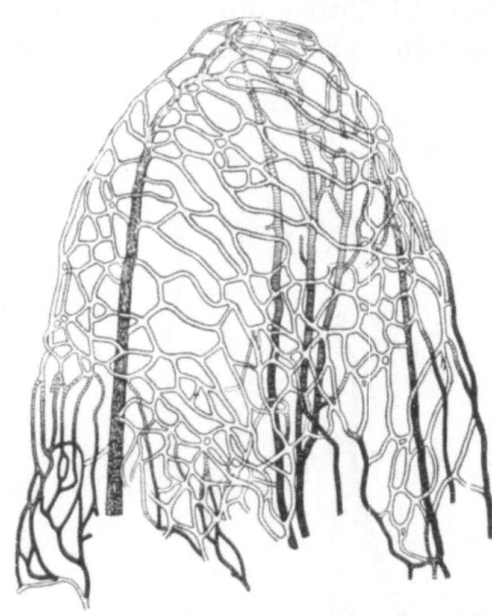

Abb. 13. Zotte aus dem Kaninchendünndarm mit dem Capillarnetz einer Seite; 45fache Vergrößerung.

Auf einer Zeichnung in großem Maßstab, auf der nur die Capillaren einer Zottenseite durch einfache Striche wiedergegeben sind, läßt sich die gesamte Capillarlänge leicht bestimmen, indem man ein kleines Meßrad an ihnen entlang führt. Auf eine Oberfläche von 0,84 mm² kommt eine gesamte Capillarlänge von 2,47 mm. Als mittlerer Durchmesser jeder Capillare fand sich am injizierten Objekt 12 μ, was eine Gesamtoberfläche von 0,93 mm² oder 109% der Epitheloberfläche ergibt. Multiplizieren wir die Gesamtlänge der Capillaren mit ihrem mittleren Durchmesser statt mit ihrem Umfang, so erhalten wir als Projektion der Capillaren auf die Epitheloberfläche 0,295 mm² oder 34%, was bedeutet, daß ungefähr ein Drittel der Epithelzellen die durch sie hindurchgewanderten Stoffe unmittelbar an die Capillaren abgeben, während zwei Drittel sie zunächst den Intercapillarräumen überliefern.

Die Gesamtoberfläche einer Zotte berechnet sich auf 2,2 mm² mit einer Capillaroberfläche von 2,4 mm² und einer Capillarprojektion von 0,75 mm². Bei 6—40 (durchschnittlich etwa 8) Zotten pro Quadratmillimeter innerer Oberfläche des Duodenums finden wir pro Quadratmillimeter eine Epitheloberfläche von 17,6 mm² und eine Capillaroberfläche von 19,2 mm², Werte, die beide über doppelt so groß sind, als die von MALL für den Hund gefundenen.

Eine Anwendung dieser Befunde wird der letzte Vortrag bringen, wo der Mechanismus der Verteilung resorbierter Stoffe zwischen Blut und Lymphe zur Besprechung kommt.

5. Die capillären Oberflächen in den Glomeruli. VIMTRUP (1928) hat eine außerordentlich interessante und wertvolle quantitative Untersuchung über den glomerulären Apparat der Niere gemacht. REHBERG hat seine Ergebnisse bereits in seinen Untersuchungen über die Nierenfunktion verwertet (1926). VIMTRUP hat mir die folgenden Resultate über Glomerulizählungen zur Verfügung gestellt. In 3 Fällen wurde jeder einzelne in einer Niere vorhandene Glomerulus gezählt, während in den anderen Fällen die Gesamtzahl aus Zählungen abgeleitet wurde, die von 3—31% der ganzen Niere gemacht wurden.

Tier	Nierengewicht	Ausgezählte Glomeruli	Gesamtzahl der Glomeruli in einer Niere
Ratte 205 g	1,05 g	33 826	33 826
Katze 2,8 kg	—	202 813	202 813
Katze ca. 3 kg	12 g	7 342	173 800
Katze ca. 3 kg	12 g	5 576	171 100
Hund 8 kg	29 g	126 856	407 150
Hund 12 kg	38 g	34 836	507 900
Mensch, erwachsener Neger	—	49 565	834 000
Mensch, Kind	—	71 281	900 000
Mensch, Kind	—	955 251	955 251
Mensch, Erwachsener	143 g	30 374	980 000
Mensch, Erwachsener	165 g	73 176	1 233 360

Ein ungefähres Maß der capillaren Längen und Oberflächen beim menschlichen Glomerulus erhält man nach Vimtrup auf folgende Weise. Der Glomerulus ist kugelförmig und hat einen Durchmesser von 200 μ. Das Volumen stellt sich daher auf 0,0042 mm³. Vimtrup hat auf Grund einer histologischen Untersuchung, über die in einem späteren Vortrag ausführlicher berichtet werden wird (s. S. 80), gefunden, daß der Glomerulus aus verschieden vielen Capillarschlingen besteht, die nicht miteinander anastomosieren, sondern nur, wie aus der schematischen Abbildung 14 hervorgeht, von der afferenten bis zur efferenten Arterie sehr gewunden verlaufen. Im Durchschnitt sind ungefähr 50 solcher Schlingen vorhanden, ihre Länge ist schätzungsweise $2^1/_2$ mal so groß wie der Glomerulusdurchmesser oder 0,5 mm; das bedeutet eine gesamte capillare Länge von 25 mm in jedem Glomerulus oder für

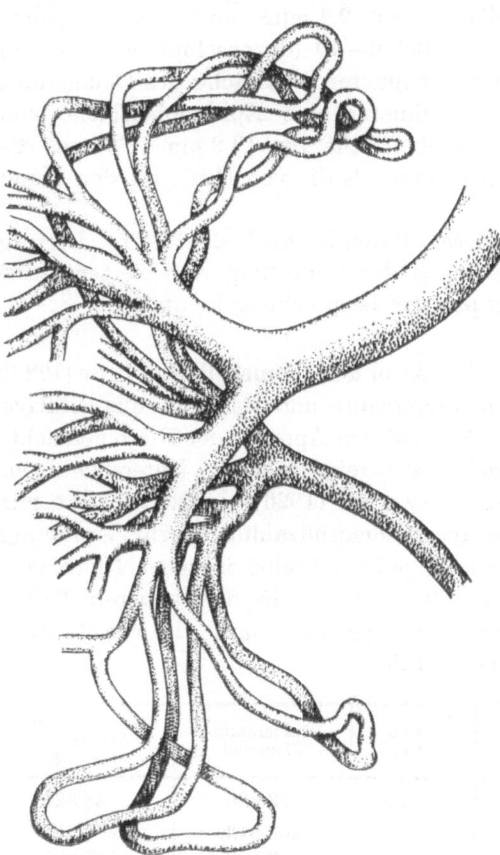

Abb. 14. Verteilung von Glomeruligefäßen.
(Nach Vimtrup.)

die ganze Niere mit 1 Million Glomeruli 25 km. Der mittlere Capillardurchmesser ist ungefähr 10 μ. Das Volumen einer 25 mm langen Röhre mit einem Durchmesser von 10 μ beträgt 0,002 mm³ oder ungefähr das halbe Glomerulusvolumen, was annehmbar erscheint. Die vorhandene Oberfläche beträgt

0,78 mm² für einen Glomerulus oder für die beiden Nieren des
Menschen ungefähr 1,5 Quadratmeter, was einem Capillarvolumen
von 4 cm³ entspricht.

6. Das Rete mirabile an der Sauerstoffdrüse des Aals. Zum
Schluß beschreibe ich nun noch kurz eine recht eigenartige Anordnung von Capillaren, ein wirkliches Wundernetz, das sich
in der Schwimmblase von Fischen findet und die stärkste Entwicklung einer Capillaroberfläche darstellt, die ich kenne.

In der Wand der Schwimmblase der meisten Fische befindet
sich eine Sauerstoffdrüse, deren Aufgabe es ist, Sauerstoff vom Blut
aufzunehmen und in die Schwimmblase zu sezernieren, wo der
Sauerstoffdruck sehr hoch werden kann. Das Organ, von dem ich
spreche, ist zwischen den Gefäßen der Sauerstoffdrüse und dem
allgemeinen Kreislauf eingeschaltet. Seine Gestalt ist sehr wech-

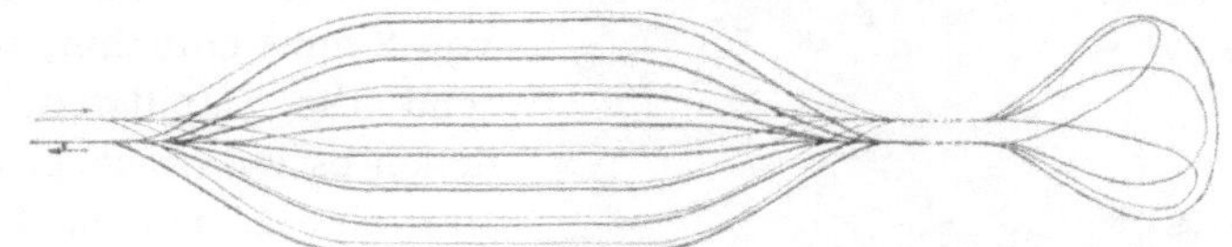

Abb. 15. Schematische Darstellung des Rete mirabile und der
Capillarschlingen aus der Schwimmblase des Aals.

selnd, aber seine wesentliche Struktur ist nach WOODLAND (1911)
überall die gleiche. Meine Beschreibung bezieht sich im besonderen auf das Organ des Aals und wird durch die schematische
Abb. 15 veranschaulicht. Die Arterie, welche die Drüse versorgt, teilt sich an einer bestimmten Stelle in viele Zweige, die
sich weiterhin in eine enorme Zahl paralleler Capillaren aufteilen.
Diese Capillaren laufen eine Strecke lang als gerade Röhrchen,
vereinigen sich dann plötzlich wieder und bilden eine Arterie,
die zur Drüse geht. Dort versorgt sie ein gewöhnliches Netzwerk
von Arteriolen, Capillaren, Venchen und Venen, die schließlich
in eine oder einige wenige Venen sich vereinigen, welche zum
distalen Ende des Arteriennetzes zurücklaufen. Auch diese Vene
zerteilt sich ganz wie die Arterie in gerade parallele Capillaren,
welche mit erstaunlicher Regelmäßigkeit zwischen den arteriellen
Capillaren eingeordnet sind und schließlich am proximalen Ende
des Rete zu einer einzigen Vene zusammenlaufen.

Eröffnet man die Gefäße zwischen Drüse und Rete und führt in die proximale Arterie und Vene Kanülen ein, so kann man leicht das Rete mit zwei verschieden gefärbten Gelatineflüssigkeiten injizieren und Präparate erhalten, die, passend in mikroskopische Schnitte zerlegt, Bilder wie das untenstehende geben. Die arteriellen Capillaren sind grau, die venösen schwarz, und man sieht, wie jede venöse Capillare regelmäßig von mehreren, etwas engeren arteriellen Capillaren umgeben ist.

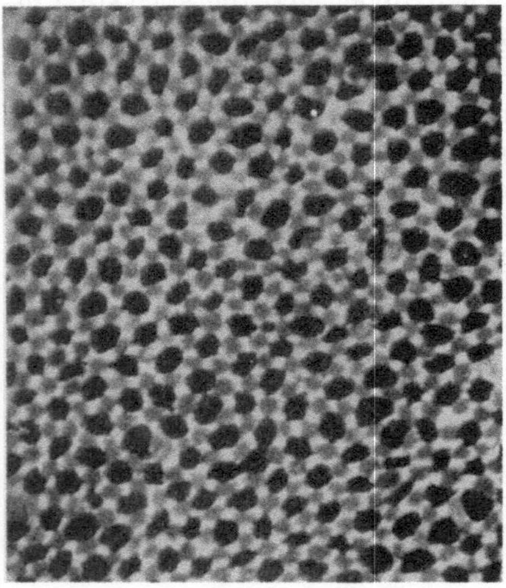

Zählungen und Messungen haben bei einem mittelgroßen Aal folgende Befunde ergeben. Es bestanden zwei parallele Netze, deren jedes im Querschnitt einen Bezirk von 8 mm² einnahm, während die Capillaren, aus denen es zusammengesetzt war, eine Länge von 4 mm hatten, eine recht beträchtliche Länge, wenn man bedenkt, daß die Muskelcapillaren, die sonst zu den längsten gehören, selten länger als $^1/_2$ mm sind. Das Gesamtvolumen der beiden Capillarsysteme beträgt daher nur 64 mm³.

Abb. 16. Querschnitt des Rete mirabile aus der Schwimmblase des Aals. Arterielle Capillaren grau, venöse Capillaren schwarz.

Welche Oberflächen werden nun wohl in einem Volumen von 64 mm³, der Größe eines Wassertropfens, unterzubringen sein? Da die Capillaren mit größter Regelmäßigkeit über das Gebiet verteilt sind, habe ich sie nur in zwei benachbarten kleinen, 0,33 mm langen und 0,033 mm breiten Rechtecken zu zählen brauchen. In einem fand ich 60 venöse und 77 arterielle, im andern 60 venöse und 81 arterielle Capillaren, was zusammen 120 venöse und 158 arterielle Capillaren in einem Bezirk von 0,0218 mm² gibt, oder pro Quadratmillimeter des Querschnitts 5500 venöse und 7250 arterielle Capillaren. Für beide Organe im ganzen macht das 88000 venöse und 116000 arterielle Capillaren, denen eine Gesamtlänge von 352 und 464 m zukommt.

In einem andern Bezirk wurden die Capillaren mittels eines Zeichenprismas bei starker Vergrößerung gezeichnet, um das Verhältnis zwischen den Querschnitten der venösen und arteriellen Capillaren und des Zwischengewebes einschließlich der Capillarwände zu bestimmen. Der so gemessene Bezirk war nur $0{,}00386$ mm^2 groß. Er enthielt 21 venöse Capillaren, die eine Fläche von $0{,}00149$ mm^2 oder $38{,}6\%$ des ganzen Bezirks einnahmen, und 34 arterielle mit einer Fläche von $0{,}00108$ mm^2 oder $28{,}1\%$. Für das Zwischengewebe berechnet sich gerade $33{,}3\%$ des Ganzen. Auf Grund der vorher angeführten Zählungen wären in dem Bezirk 21 venöse und 28 arterielle Capillaren enthalten, eine recht befriedigende Übereinstimmung.

Wenn wir mit der Durchschnittszahl dividieren, finden wir 71 und 39 μ^2 als mittlere Querschnittsfläche einer venösen bzw. arteriellen Capillare. Nehmen wir diese Querschnitte als Kreise, was, wie Sie sehen, nicht ganz richtig ist, so finden wir für den Durchmesser $9{,}5$ bzw. $7{,}1$ μ und für den Umfang (mit einer Korrektur, da es keine Kreise sind) 30 bzw. $22{,}5$ μ. Multiplizieren wir diese Werte mit den zugehörigen Längen, so kommen wir zu dem bemerkenswerten Ergebnis, daß die venösen und arteriellen Capillaroberflächen in diesen Organen gleich sind, nämlich 106 bzw. 105 cm^2, während das Gesamtvolumen der venösen Capillaren etwa 25 und das der arteriellen etwa 18 mm^3 beträgt.

7. Eine Anregung, quantitative Anatomie zu treiben. Die soeben angeführten Messungen und Schätzungen wurden unternommen, weil sie für die physiologischen Untersuchungen, die in meinem Laboratorium ausgeführt oder geplant wurden, unmittelbar erforderlich waren. Aber sie sind sämtlich roh und nicht sehr genau, da die Arbeit ganz außerhalb unserer gewohnten Beschäftigung lag und wir nicht weitergehen mochten, als gerade für unsere nächsten Zwecke nötig war. Doch das Feld der quantitativen Anatomie wird sich, wie ich glaube, als reich und fruchtbar erweisen, wenn es von zuständiger anatomischer Seite ernsthaft in Angriff genommen wird.

Viele Bestimmungen von Gefäß- und Drüsenoberflächen sind als Grundlage für quantitative physiologische Arbeiten dringend erwünscht. Zum Beispiel erwähne ich nur die wirksamen Oberflächen verschiedener Drüsen und die Dimensionen und Zahlen der Sarkomeren in Muskelfasern. Ganz abgesehen aber von den Bedürfnissen der Physiologie kann ich nur meinen, daß quantitative Anatomie schon um ihrer selbst willen ein sehr anziehendes Gebiet sein muß, besonders wenn sie als vergleichende Wissenschaft betrieben wird.

Dritter Vortrag.

Die unabhängige Contractilität der Capillaren.

Im vorhergehenden Vortrag beschrieb ich die bewundernswerte Anordnung der Capillaren und versuchte klar zu machen, welche gewaltige Oberflächen für den Stoffaustausch zwischen Blut und Geweben sie darstellen. Ich deutete schon ganz kurz die Frage an, vor der wir jetzt stehen. Nehmen wir an, daß diese für den Austausch zur Verfügung stehenden Einrichtungen nötig und gerade ausreichend sind, um den Bedarf eines Organs zu decken, wenn es maximale Arbeit leistet, wie kann ein verschwenderischer Überfluß verhindert werden, wenn das Organ vollkommen oder doch teilweise ruht?

Die allgemeine Ansicht über den Capillarkreislauf war, wenigstens noch vor einigen Jahren, die, daß die Capillaren nur passiv seien, daß beständig Blut durch sie alle hindurchfließe mit einer Geschwindigkeit, die durch den Zustand von Zusammenziehung oder Erweiterung der entsprechenden Arteriolen bestimmt würde, daß ferner die Erweiterung einer Arteriole eine Steigerung des Druckes in den entsprechenden Capillaren hervorbringe, die passiv gedehnt würden, um sich bei Verminderung des Druckes durch ihre eigene Elastizität wieder zusammenzuziehen.

Durch den wechselnden Widerstand in den Arterien und Arteriolen kann die Blutzufuhr zu einem Organ zweifellos in Übereinstimmung mit seinen Bedürfnissen reguliert werden. Hierbei muß eine Strömungsbeschleunigung jedoch immer mit einer entsprechenden Zunahme des Capillardruckes einhergehen, und wenn der Bedarf klein ist, würde die dauernd vorhandene Blutmenge in einem großen Teil der Capillaren nutzlos sein. Eine viel wirksamere Verteilung würde sich augenscheinlich ergeben, wenn die Capillaren selbst contractil wären, wenn im ruhenden Organ nur eine beschränkte Anzahl von Capillaren, in passenden regelmäßigen Abständen verteilt, dem Zutritt des Blutes und der Herstellung der für den Stoffaustausch nötigen Oberfläche offengehalten wurden. Dieser hypothetische Gedanke war für mich persönlich Ausgangspunkt und Leitmotiv für die experimentelle Untersuchung der Capillarcontractilität. Da ich jedoch keineswegs der erste war, der die unabhängige Contractilität der Capillaren entdeckte oder auch nur bewies, wird es am besten sein, wenn ich die Beweise in der Reihenfolge ihrer Veröffentlichung anführe.

1. Ältere Versuche über Capillarcontractilität. In einer kürzlich erschienenen wertvollen Arbeit hat STEGEMANN (1927) die Bücher und Abhandlungen aus dem ersten Jahrzehnt des 19. Jahrhunderts zusammengefaßt. In diesen werden Beobachtungen und Versuche beschrieben, die denen ähneln, welche heute die Grundlage der Lehre bilden, daß die Capillaren sich unabhängig zusammenziehen und eine wichtige Rolle in der Regulierung der Blutversorgung der Gewebszellen spielen.

Man muß jedoch daran denken, daß die physiologischen und pathologischen Fragen in der damaligen Zeit andere waren, als die heutigen; die alten Forschungen können nur im Lichte viel späterer Arbeiten auf unsere Probleme Anwendung finden. Die damals wichtige Frage war die, ob das Herz wirklich die hauptsächlich treibende Kraft für den Kreislauf liefern könne. Diejenigen, die der Ansicht waren, daß das Herz dies nicht vermöge, suchten nach Beweisen für peripher wirkende Triebkräfte. Hierbei entdeckten sie, daß die kleinen Blutgefäße, die unter dem Mikroskop beobachtet werden konnten, die Fähigkeit hatten, sich zusammenzuziehen und daß sie durch Reize auf verschiedene Weise zur Zusammenziehung oder Erweiterung gebracht werden konnten (PHILIP 1804 und 1826, HASTINGS 1820). Sie unterschieden nicht klar zwischen Capillaren und kleinen Arterien, sondern benutzten ihre Beobachtungen als Beweis dafür, daß die kleinen Gefäße den Blutstrom bis zu einem gewissen Ausmaß ohne Hilfe des Herzens aufrecht erhalten könnten.

Ihre Gegner (WEDEMEYER 1828, JOHANNES MÜLLER 1834), ob sie die Contractilität der kleineren Gefäße zugaben oder leugneten, schlossen richtig, daß die beobachteten Contractionen nur eine Verminderung des Blutstroms in den betroffenen Teilen bewirken könnten.

Wedemeyer und Dollinger, die unter dem Mikroskop gesehen hatten, wie sich capillare Bahnen öffneten (vgl. Abb. 20), glaubten, daß die meisten Capillaren keine eigentlichen Wände haben, sondern vom Blut gebildet werden, während es von den Arterien zu den Venen fließt; sie nahmen an, daß die große Zunahme im Blutgehalt, die z. B. bei der Entzündung beobachtet wird, auf einer Anziehung (Blutgefühl) von dem entzündeten Gewebe her beruht.

Es ist seltsam, daß die Theorien über „periphere Herzen" und „Blutgefühl" immer wieder aufgetaucht sind und sogar heute ernsthaft erörtert und abgelehnt werden (s. S. 191), während die damaligen Beobachtungen über die Capillaren und den Capillarkreislauf schnell vollkommen in Vergessenheit gerieten.

Bei seiner Arbeit über die experimentell an der Schwimmhaut des Frosches hervorgebrachte Entzündung beobachtete Lister (1858), daß Capillaren mächtig erweitert werden konnten; er betont jedoch ausdrücklich, daß nach seiner Meinung die Erweiterung durch den gesteigerten Druck zustande kommt, der auf ihre Wandungen durch die Erweiterung der Arterien ausgeübt wird; der erste, der, soviel ich habe ausfindig machen können, von einer unabhängigen Contractilität der Capillaren sprach, war Stricker (1865), der an der ausgeschnittenen Nickhaut des Frosches arbeitete und an ihr unregelmäßige spontane Zusammenziehungen und Erschlaffungen einzelner Capillaren beobachtete. Er versuchte auch Zusammenziehungen durch passende Reize hervorzurufen, was ihm aber nur in sehr seltenen Fällen gelang. Da die Nickhaut ausgeschnitten war, konnte der Blutdruck nichts mit den beobachteten Bewegungen zu tun haben, anderseits aber konnte die scheinbare Unbeständigkeit der Bewegungen und der Umstand, daß die Bedingungen, unter denen sie zur Beobachtung kamen, nicht als physiologisch anzusehen waren, kein rechtes Vertrauen einflößen. Seine Befunde wurden von mehreren Autoren bestritten (Cohnheim, J. 1867), von andern aber bestätigt und etwas erweitert; bis zur Veröffentlichung der schönen Untersuchungen von Roy und Graham Brown (1879) kam jedoch kein bestimmter Beweis zustande. Diese Autoren konstruierten den sinnreichen in Abb. 17 wiedergegebenen Apparat, durch den sie auf ein durchscheinendes Gewebe wie die Froschschwimmhaut einen Druck ausüben und dadurch den Blutdruck in den Gefäßen jenes Gewebes messen konnten. Der Apparat besteht aus einer Kammer (*a*), die unten durch eine Glasplatte (*b*) und oben durch eine zarte und sehr nachgiebige, aber unelastische Membran (*d*) verschlossen ist. Der Luftdruck innerhalb der Kammer läßt sich mittels der Röhre (*c*) auf jede gewünschte Höhe steigern und durch ein passendes Manometer messen. Das durchscheinende Gewebe wird zur Untersuchung oben auf die Membran gebracht und gegen das verstellbare Deckglas (*h*) gedrückt.

Bei ihren Versuchen mit dem Apparat fanden Roy und Brown, wie zu erwarten war, daß der Druck, der gerade hinreichte, um eine Capillare zum Zusammenfallen zu bringen, oft für die unmittelbar benachbarten Capillaren nicht ausreichte, sie beobachteten aber außerdem, daß die Druckverhältnisse immerfort wechselten. „Wenn wir beispielsweise einen curari-

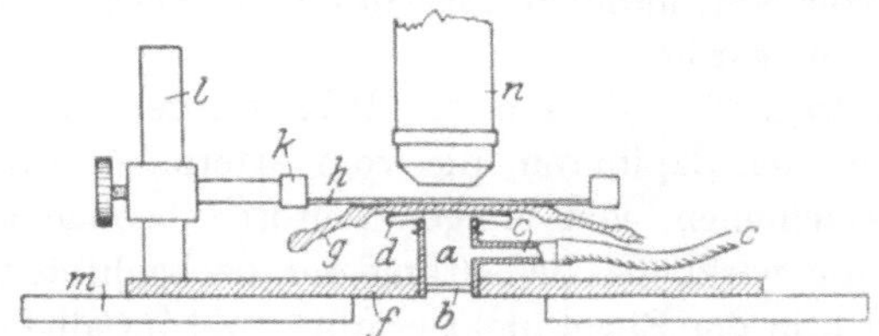

Abb. 17. Roy und Browns Apparat zur Messung des Capillardrucks.

sierten Frosch nehmen und zunächst den Druckapparat in der beschriebenen Weise anbringen und Lage und Beziehung der verschiedenen Capillaren, die im mikroskopischen Gesichtsfeld zu sehen sind, roh skizzieren und dann in unserer Zeichnung die Reihenfolge angeben, in der die Capillaren bei allmählicher Steigerung des extracapillaren Druckes aufhören, rote Blutkörperchen durchzulassen — wenn wir das getan haben und nun den Druck, dem der Gewebsteil unterworfen ist, auf Null herabsetzen und, nachdem wir alles für, sagen wir, eine halbe Stunde unberührt gelassen haben, wiederum die Reihenfolge feststellen, in der die Capillargefäße des gleichen Teils bei langsamer Zunahme des Drucks undurchgängig werden, so finden wir in der Regel in dieser Hinsicht zwischen den beiden Beobachtungen einen mehr oder weniger deutlich ausgesprochenen Unterschied. Gelegentlich findet man, daß jene Capillargefäße, die bei einer Beobachtung schon bei verhältnismäßig niedrigem Außendruck ver-

schlossen wurden, bei einer anderen Beobachtung gerade diejenigen waren, welche am längsten für den Blutfluß durchgängig blieben; und zwar, obgleich jede erdenkliche Vorkehrung getroffen war, um gleichbleibende Bedingungen zu sichern." Diesen Wechsel erklären sie richtig als spontane Kaliberschwankungen der einzelnen Capillaren. In einigen Fällen haben sie diese Schwankungen auch unmittelbar messen können. Weiter finden sie, daß ein extracapillarer Druck, sofern er eine Capillare nicht ganz zum völligen Kollabieren bringt, keinen nennenswerten Einfluß auf ihren Durchmesser hat; das heißt, die dadurch veranlaßte Verengerung beträgt höchstens 15%, woraus hervorgeht, daß eine elastische Dehnung durch Binnendruck an den Bedingungen, die den Capillardurchmesser bestimmen, nur einen verhältnismäßig unbedeutenden Anteil hat. Noch deutlicher kommt das dadurch zum Ausdruck, daß eine plötzliche Verminderung des Innendrucks auf ungefähr Null keine nennenswerte Zusammenziehung normaler oder sogar ungewöhnlich erweiterter Capillaren zur Folge hat.

Während der späteren Jahre des neunzehnten Jahrhunderts wurde die Lehre von der unabhängigen Capillarcontractilität, soweit ich festzustellen in der Lage gewesen bin, von vielen Pathologen und Klinikern stillschweigend oder ausgesprochenermaßen angenommen, da sie sicherlich sehr oft Fällen von Hyperämie gegenüberstanden, welche auf Grund irgendeiner anderen Theorie, vorsichtig ausgedrückt, schwer verständlich wären; die allgemeine Haltung der Physiologen, die über Kreislaufsfragen mittels Blutdruck-, plethysmographischer und anderer Methoden arbeiteten, war während derselben Zeit recht skeptisch und blieb auch so trotz des neuen und meines Erachtens bündigen Beweises, den STEINACH und KAHN (1903) in bezug auf diesen Gegenstand erbrachten.

STEINACH und KAHN untersuchten wiederum ausgeschnittenes Gewebe, die Nickhaut und andere Häute vom Frosch und das Netz junger Katzen. Durch geeignete elektrische Reizung waren sie imstande, in allen diesen Geweben Contractionen echter Capillaren herbeizuführen. Die Contractionen waren zuweilen scharf lokalisiert, zuweilen dehnten sie sich über lange Strecken aus. Durch Veränderung der Reizintensität konnten sie den Grad der Contraction von eben erkennbarer Verengerung zu völligem Verschluß der Capillare abstufen. Wie sie fanden, wirkten die Reize nach einer Latenz von einigen Sekunden, nach Aufhören

der Reizung erweiterten sich die zusammengezogenen Capillaren langsam, und dieselbe Capillare konnte wiederholt, 10- oder sogar 20 mal, zur Zusammenziehung gebracht werden.

Wurde die Nervenverbindung der Nickhaut mit dem Körper unversehrt gelassen und nur ihre natürliche Zirkulation aufgehoben, *so konnten sie auch durch Reizung des sympathischen Grenzstranges Contractionen herbeiführen.* In diesem Fall war die Latenzzeit verlängert, und die Capillaren reagierten erst, nachdem die Arterien von demselben Reiz zur Zusammenziehung gebracht worden waren.

Es ist einigermaßen erstaunlich, daß die Versuche von STEINACH und KAHN kein lebhaftes Interesse für die Physiologie der Capillaren erweckten und bei den Physiologen im ganzen unbeachtet blieben, obgleich ihre Befunde in ein physiologisches Lehrbuch von Ruf, nämlich *Tigerstedts Lehrbuch der Physiologie,* aufgenommen wurden.

In den folgenden Jahren bis 1917 wurden Änderungen im Durchmesser der Capillaren, die vom arteriellen Blutdruck unabhängig erschienen, von einigen Autoren beobachtet und beschrieben, die wirkliche Bedeutung der beobachteten Tatsachen wurde jedoch in der Regel nicht erfaßt[1], und im allgemeinen sind die Fehlerquellen, die bei der mikroskopischen Beobachtung der Capillaren unterlaufen, nicht berücksichtigt oder nicht genügend ausgeschlossen worden.

2. Die neuesten Untersuchungen über die Capillarcontractilität. Im Jahre 1917 veröffentlichte EBBECKE seine Arbeit über die lokale vasomotorische Reaktion der Haut und der inneren Organe, das Ergebnis mehrjähriger sorgfältiger Beobachtungen, Versuche und tiefgründigen Denkens; diese Veröffentlichung bedeutet den Anfang einer neuen Epoche im Studium der Capillaren, weil er der erste war, der die volle Bedeutung der neuen Tatsachen klar erkannte. EBBECKES Arbeit enthält eine Fülle von Mitteilungen, auf die ich im Laufe dieser Vorträge noch oft zu sprechen kommen werde, aber einstweilen geht uns nur das an, was die Unabhängigkeit der Capillarreaktionen von den Reaktionen der Arterien beweist.

---

[1] Auf die Versuche eines einzelnen Autors aus dieser Zeit, HEUBNER (1907), kommen wir in einem folgenden Vortrag zu sprechen.

Ebbecke beschreibt folgenden Versuch an Fröschen: die Tiere werden curarisiert und feuchtgehalten, während die Schwimmhaut eines Fußes ausgespannt und einer langsamen, in ihrer Geschwindigkeit beliebig zu variierenden Austrocknung ausgesetzt ist. Wie er findet, ist der Kreislauf zuerst sehr langsam, die Arterien sind eng und viele Capillaren völlig verschlossen, während andere nur von Zeit zu Zeit ein einzelnes rotes Blutkörperchen hindurchlassen. Während der ersten halben Stunde erweitern sich die Arterien, eine Anzahl neuer Capillaren erscheinen, und der Blutstrom wird in allen Gefäßen sehr rasch. Soweit könnten die Beobachtungen für die Ansicht sprechen, daß die Capillaren durch den Blutdruck passiv gedehnt werden; in diesem Stadium fangen die Arterien jedoch an, sich wieder zusammenzuziehen und werden allmählich sehr eng, während die Capillaren mehr und mehr erweitert werden und die Zahl der sichtbaren Capillaren weiter zunimmt, bis es schließlich 3—4 mal soviele sind als im Anfang. Diese Eröffnung und Erweiterung muß natürlich von dem inneren Capillardruck, der zu dieser Zeit sehr niedrig ist, unabhängig sein.

Ebbecke weist darauf hin, daß die Röte und Blässe der menschlichen Haut von der Blutmenge abhängt, die in den Hautcapillaren und Venchen *vorhanden* ist, das heißt, von dem Zustand ihrer Erweiterung oder Zusammenziehung, während die Temperatur der Haut hauptsächlich von der Geschwindigkeit abhängt, mit der das Blut durch die Haut fließt. Weiter zeigt er, daß die Haut der Hand zum Beispiel sehr warm sein kann, ohne rot zu sein, während die Wirkung der Kälte einen Zustand ausgesprochener Hyperämie hervorrufen kann, der durch eine bläuliche Färbung gekennzeichnet ist; dies bedeutet, daß das Blut so langsam fließt, daß sein Sauerstoff in ungewöhnlichem Maße aufgebraucht wird. Hieraus schließt Ebbecke, daß wir in der warmen blassen Hand erweiterte Arterien und Arteriolen aber keine erweiterte Capillaren haben und daß andererseits in der kalten bläulichen Hand die Arterien stark contrahiert und die Capillaren (und Venchen) erweitert sind.

1917 wurde auch von Cotton, Slade und Lewis eine Arbeit veröffentlicht, in der wichtige Tatsachen vorgebracht werden, die zeigen, daß die Capillaren der menschlichen Haut imstande sind, sich unabhängig von den Arteriolen zu verengen und zu erweitern.

Diese Autoren untersuchten den Dermographismus der menschlichen Haut, über den ich später im Laufe der Vorträge noch mehr zu sagen haben werde.

Ein leichter Strich über die Haut mit einer stumpfen Spitze bringt bei den meisten Individuen einen weißen Streifen hervor, während ein starker Strich einen roten Streifen bewirkt, der von einem weißen Saum eingefaßt sein kann. Diese Reaktionen finden nach einer Latenzzeit von mehreren Sekunden statt, erreichen ihr Maximum in einer halben Minute oder mehr und schwinden nach mehreren Minuten; ihre Ränder sind sehr scharf und entsprechen genau dem unmittelbar gereizten Bezirk. COTTON, SLADE und LEWIS sind der Meinung, daß die scharfe Begrenzung der weißen und roten Streifen für ihre Entstehung durch Capillarreaktionen spricht, da Reaktionen der Arteriolen eine unregelmäßige Grenzlinie ergeben müßten; die in meinem ersten Vortrag gegebene Beschreibung des Gefäßsystems der Haut zeigt jedoch, daß die Maschen der Arteriolen und Venchen zu klein sind, um einen derartigen Schluß zu rechtfertigen.

Jedoch erbrachten die Autoren einen sehr klaren Beweis durch Untersuchung der Reaktionen nach plötzlichem Abschnüren der Blutzufuhr zu einem Arm, indem sie in einer Sphygmomanometermanschette den Druck über den arteriellen hinaus erhöhten. Es gelang ihnen auch noch nach vollständigem Stillstand des Kreislaufs, ganz deutliche Reaktionen nach der gewöhnlichen Latenzzeit zu erhalten; sie behaupten mit Recht, daß in diesem Falle gerade die Gefäße, die durch ihren Blutgehalt für die Farbe der Haut maßgebend sind, sich zusammengezogen oder erweitert haben müssen. Ohne Zweifel sind diese Gefäße die Capillaren und Venchen.

Sie vergleichen den weißen Fleck nach sanftem Streichen mit dem mechanisch durch sanften Druck bewirkten Erblassen. Letzteres beginnt abzuklingen, sobald der Druck nachläßt, und verschwindet völlig in wenigen Sekunden, weil das Blut von allen Seiten in die offenen Capillaren hineinläuft. Der weiße Fleck entwickelt sich erst *nach* dem Streichen und hält eine verhältnismäßig lange Zeit an. Es muß daher dem Blut nicht möglich sein, in die für die Färbung maßgebenden Gefäße zu gelangen: sie müssen aktiv verschlossen sein.

Die Arbeit von DALE und RICHARDS (1918) enthält einen eingehenden und sehr streng analysierten Vergleich über die Wirkung dreier pharmakologischer „Depressor"-Substanzen, der zu dem Schlusse führt, daß eine von ihnen eine Erschlaffung im Tonus der glatten Arterienmuskeln hervorruft, während die anderen beiden eine Erschlaffung der Capillarwand bewirken müssen. Ich beabsichtige, dem Gedankengang von DALE und RICHARDS in den Einzelheiten zu folgen, nicht nur, weil er ein besonders schönes Beispiel für die physiologische Analyse darstellt, sondern auch, weil er dazu dienen kann, den Fehler klarzustellen, welcher der Einteilung der auf den Kreislauf wirkenden Substanzen in „pressorische" oder „depressorische" anhaftet, ein Punkt, über den ich hernach noch mehr zu sagen haben werde.

Die Analyse nimmt ihren Ausgangspunkt von der Beobachtung, daß bei fleischfressenden Säugetieren verschwindend kleine Dosen

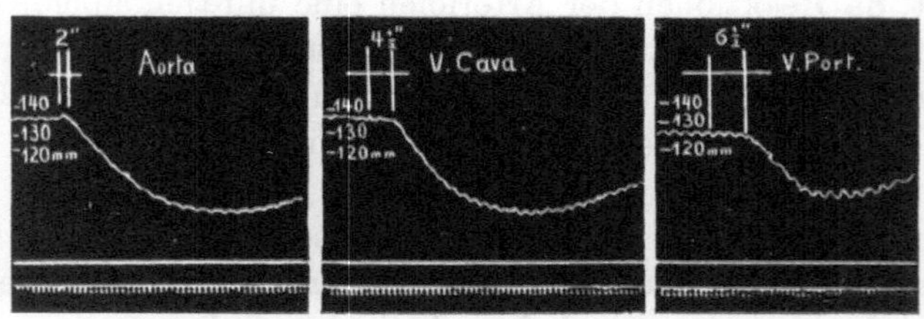

Abb. 18. Wirkung einer Histamininjektion (0,01 mg) in die Aorta, V. cava oder V. portae. (Nach DALE und RICHARDS.)

von Histamin, Adrenalin oder Acetylcholin in den Blutstrom injiziert ein vorübergehendes Absinken des arteriellen Blutdrucks bewirken.

In größeren Dosen hingegen hat Acetylcholin eine reine „depressorische" Wirkung, die einer Arterienerweiterung zuzuschreiben ist, Adrenalin zeigt den bekannten „pressorischen" Erfolg infolge von Arteriencontraction, und Histamin führt bei den Tieren, die für seine Wirkung empfänglich sind, zu dem charakteristischen Symptom des Shocks. DALE und RICHARDS zeigen zunächst durch Messung der Latenzzeit zwischen dem Augenblick der Injektion einer kleinen Histamindosis und dem Beginn der Blutdrucksenkung, daß dieses Gift wie die anderen hauptsächlich auf die peripheren Gefäße des Körperkreislaufes wirkt, da die Latenzzeit viel kürzer ist, wenn die Injektion in die Aorta, als wenn sie in die Cava oder Pfortader vorgenommen wird. Weiter gehen sie daran, die Wirkung kleiner Substanzmengen mittels gleichzeitiger Aufzeichnung des arteriellen Blutdrucks und der plethysmographischen Volumenschwankungen einzelner Organe, gewöhnlich eines Hinterbeins, zu untersuchen. Bei Tieren mit unversehrten Nerven finden sie, daß Acetylcholin immer Erweiterung hervorruft, während die anderen beiden Gifte viel wechselnder in ihrer Wirkung sind, bald Erweiterung, bald Zusammenziehung bewirken. Werden die Nerven des Beines durchschnitten, so erfolgt eine Volumenzunahme, die, zum mindesten in der Hauptsache, auf einer Erweiterung der Arterien beruht. Wenn die drei Substanzen nun unter diesen Bedingungen geprüft werden, so findet man, daß die erweiternde Wirkung des Acetylcholins während dieser Zeit geringer ist und erst wiederkehrt, wenn der arterielle Tonus wiedergewonnen wird, während die ganze Zeit über eine beträchtliche erweiternde Reaktion sowohl vom Histamin als auch vom Adrenalin zu erhalten ist. Dies weist darauf hin, daß der Sitz der Reaktion bei diesen beiden Drogen ein anderer ist als beim Acetylcholin. Wenn weiter ein Bein, und vorzugsweise ein entnervtes Bein, auf dessen Erweiterungsreaktion bei Injektion einer der Substanzen man mit Sicherheit rechnen kann, durch Verschluß der Gefäße anämisch gemacht wird, so stellt sich nach Freigabe des Blutzuflusses eine starke Volumzunahme ein, und in diesem Zustande ist die Wirkung sowohl von Histamin als auch von Acetylcholin eine Volumen-*abnahme*, und zwar als rein passive Folge der gleichzeitigen allgemeinen Blutdrucksenkung. Mit dem Verschwinden der Schwellung kehrt die normale erweiternde Wirkung wieder, für jede der drei Substanzen jedoch zu einer anderen Zeit. Man findet ein Stadium, in welchem Acetylcholin schon eine Erweiterung bewirkt, während Histamin noch die passive Schrumpfung zeigt, die durch die Blutdrucksenkung entsteht. Dies ist ein weiterer Beweis dafür, daß der Sitz der Reaktion bei den beiden Drogen ein verschiedener ist.

Es war bereits allgemein bekannt, daß die Depressorwirkung des Acetylcholins auf Erschlaffung des arteriellen Tonus beruht. Wir müssen daher schließen, daß die erweiternde Wirkung von Histamin und Adrenalin in einem anderen Teile des Kreislaufsystems und wahrscheinlich in den Capillaren zu lokalisieren ist.

Dieser Schluß wird durch eine Reihe von Durchströmungsversuchen gestützt. Wie sich herausstellte, läßt sich zwar die er-

weiternde Wirkung des Acetylcholins an einem mit Sauerstoff-
Gummi-Ringer durchströmten Bein plethysmographisch leicht
zeigen, solange die Arterien ihren Tonus behalten; sie geht mit
starker Zunahme der Ausflußmenge aus dem durchströmten Glied
einher, dagegen kommt es zu einer erweiternden Wirkung des
Histamins nur, wenn durch Hinzufügen roter Blutkörperchen
zur Durchströmungsflüssigkeit für eine ausreichende Sauerstoffzufuhr gesorgt ist und wenn in ihr genügend Adrenalin enthalten
ist (in einer Konzentration von $1 : 10^4$ bis $1 : 10^7$). Unter solchen
Bedingungen geht eine starke Volumzunahme
des durchströmten Gliedes mit einer nur
kleinen Zunahme der Ausflußmenge einher.

Besondere Durchströmungsversuche an
einem Präparat der Art. mesenterica superior
mit allen Verzweigungen bis zu der Stelle,
wo diese in den Darm eintreten, zeigten
einwandfrei, daß die Wirkung des Histamins
an den Arterien unter allen Umständen eine
Zusammenziehung war, welche die Ausfluß-
geschwindigkeit herabsetzte.

Der aus diesen Durchströmungsversuchen
gezogene Schluß ist wiederum, daß die erweiternde Wirkung des Histamins jenseits
der Arterien auf die Capillaren ausgeübt sein
muß und nur ausgeübt werden kann, wenn
der Tonus dieser Gefäße durch genügende
Sauerstoffzufuhr und durch die Gegenwart
einer tonisierenden Substanz, wie Adrenalin
in passender Konzentration, aufrechterhalten wird.

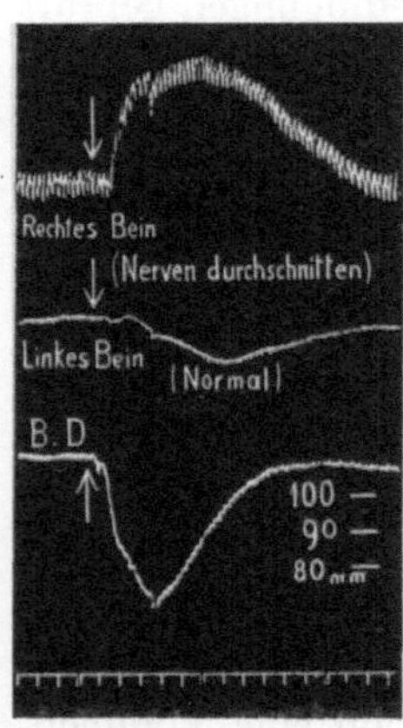

Abb. 19. Wirkung von
0,01 mg Histamin. Volum-
kurven eines Beines mit
durchschnittenen Nerven
und eines normalen Beines.
Blutdruck. Zeitmarkierung
10 Sek. (Nach DALE und
RICHARDS.)

DALE und RICHARDS stützen ihren Schluß durch eine noch
unmittelbarer beweisende, interessante und wichtige Tatsache. An
Katzen mit unpigmentierten Zehenballen haben sie beobachtet,
daß diese am entnervten Bein deutlich wärmer, aber gleichzeitig
blasser werden als die Ballen an der normalen Pfote. Indem sie
jeden Fuß in 10 Kubikzentimeter kaltes Wasser tauchten und die
Zunahme der Wassertemperatur ablasen, haben sie einwandfrei
gezeigt, daß die Blutströmung durch das entnervte Bein rascher
ist; die blasse Farbe muß also bedeuten, daß die Capillaren trotz
des erhöhten Druckes infolge der arteriellen Erweiterung zu-

sammengezogen sind. Bei einer solchen Katze bewirken 0,01 mg Histamin eine ausgesprochene Rötung (Capillarerweiterung) an der entnervten Pfote, während Acetylcholin auf die Farbe keinen deutlichen Einfluß hat.

Wenn ein mit 0,1% Histamin getränkter Wattebausch lokal auf die Oberfläche des Katzenpankreas gebracht wird, wo keine mit dem bloßen Auge sichtbaren Gefäße vorhanden sind, so läuft die Stelle in 10—20 Sekunden deutlich rot an, ein Zeichen, daß die kleinsten Gefäße erweitert werden.

DALE und RICHARDS sagen ausdrücklich, daß die von ihnen gefundenen Tatsachen keine scharfe Unterscheidung zwischen den eigentlichen Capillaren und den kleinsten Arterien zulassen, und man könnte daraus vielleicht folgern, daß die von ihnen beobachteten Reaktionen Reaktionen der Arteriolen sein könnten; das hieße allerdings, daß sich diese ganz anders verhielten als die größeren Arterienäste, die dem bloßen Auge sichtbar sind.

Mein eigner erster Beitrag zu der Frage der Capillarcontractilität wurde in dänischer Sprache im Jahre 1918, ungefähr einen Monat nach der Arbeit von DALE und RICHARDS, veröffentlicht und erschien etwas später im englischen Journal of Physiology (1919). Meine Absicht war, die Hypothese zu prüfen, ob eine Regulierung der Blutzufuhr zu den Muskeln durch das Öffnen und Schließen einzelner Capillaren stattfinde. Ich fand, daß es möglich ist, zum mindesten die oberflächlichen Muskelcapillaren sowohl beim Frosch wie bei Säugetieren mit einem Binokularmikroskop zu beobachten, wenn man starkes reflektiertes Licht als Beleuchtungsquelle verwendet. Ruhende Muskeln sind, so betrachtet, gewöhnlich ganz blaß, und das Mikroskop zeigt nur wenige Capillaren in ziemlich regelmäßigen Abständen. Diese Capillaren sind so eng, daß rote Blutkörperchen nur langsam hindurch können und dabei ihre gewöhnliche Form flacher Scheiben in die länglicher Würstchen ändern. Wird aber der betreffende Muskel durch Reize zur Contraction gebracht, so erscheinen sehr viele Capillaren, die erweitert sind und in denen die Strömungsgeschwindigkeit erheblich beschleunigt ist. Hat der Reiz nur wenige Sekunden gedauert, so kehrt der Kreislauf in einigen Minuten zum Ruhezustand zurück; die Capillaren werden wieder enger, und die meisten werden ganz leer, während eine kleine Zahl offenbleibt. Da sich selbst in einer Gruppe von Capillaren, die

4*

von derselben Arteriole gespeist werden, nicht alle gleich verhalten,
so können die Änderungen ersichtlich nicht auf Änderungen des
arteriellen Drucks beruhen.

In ruhenden Froschmuskeln wurde die mittlere Entfernung
zwischen offenen, gleichzeitig im Mikroskop gesehenen Capillaren
auf 200—800 μ geschätzt, nach Contractionen dagegen konnte
die Entfernung bis auf 70 oder 60 μ abnehmen. Am Meerschweinchen konnten durchschnittlich Abstände von etwa 200 μ in der
Ruhe beobachtet werden. Schon dadurch, daß die Muskeln der
Luft und dem starken Licht ausgesetzt wurden, nahm die Zirkulation jedesmal zu, und oft konnte man die Strömung in einer
Capillare nach der andern in Gang kommen sehen.

Man könnte einwenden, daß die eben erwähnten Beobachtungen sich als alleinige Folge von Arteriolenerweiterung erklären
ließen unter der Annahme, daß die Capillarbahnen einen graduell
verschiedenen Widerstand bieten, daß einige schon durch niedrigen
Druck eröffnet werden, während die meisten von denen, die zum
Gebiet einer Arteriole gehören, höheren Druck erfordern und nur
geöffnet werden, wenn jene Arteriole sich erweitert. Die Folge
einer derartigen Annahme müßte sein, daß eine Druckverminderung auf Null, wie sie beim Durchschneiden der Arterie entsteht,
zur elastischen Contraction und Leerung der postulierten Capillaren höheren Drucks führt. Nun haben aber zahlreiche Beobachtungen gezeigt, daß alle Capillaren offen bleiben können, wenn
ein Stück eines Muskels nach der Reizung ausgeschnitten wird.

Natürlich konnten die am lebenden Objekt vorgenommenen
Messungen der Entfernungen zwischen offenen Capillaren nicht
sehr genau sein, und der Grad von Regelmäßigkeit in ihrer Verteilung ließ sich durch einfache Inspektion nicht hinreichend
genau bestimmen. Ich hatte daher eine Methode ausfindig zu
machen, mit der man den Zustand der Gefäße zu irgendeinem
bestimmten Zeitpunkt auch noch nach der Fixierung untersuchen
konnte. Dies gelang mir durch Injektion von chinesischer Tusche,
die vorher gegen Ringerlösung dialysiert wurde, um sie mit dem
Blut isotonisch zu machen und sie ihrer giftigen Stoffe zu be-
rauben, die im käuflichen Präparate vorhanden sind. Wird
chinesische Tusche in passender Menge in den Kreislauf eines
lebenden narkotisierten Tieres gebracht, so mischt sie sich gleichmäßig mit dem Blut, und wenn das Tier nun plötzlich durch

Stillegen des Kreislaufes einige Minuten später getötet wird und Präparate von Muskeln und anderen Organen angefertigt werden, so zeigen diese die Capillaren, die zu der Zeit offen gewesen sind.

Mit dieser Methode fand ich bei Fröschen, daß zwischen den einzelnen Organen große Unterschiede in der Zahl der offenen Capillaren bestanden. Haut, Leber und Gehirn injizierten sich immer gut und hatten alle oder fast alle Capillaren offen. Die Zunge war in der Regel weiß und fast blutlos, wern sie nicht vor dem Herausnehmen gereizt war. Der leere Magen und Darm hatten nur wenige offene Capillaren. Die Injektion von Muskeln schwankte, aber bei den meisten ruhenden Muskeln waren nur wenige Capillaren offen, während Muskeln, die vor Stillstand des Kreislaufs tetanisiert waren, wegen der großen Zahl der injizierten Capillaren beinahe schwarz waren. Zählungen der offenen Capillaren auf derartig vital injizierten Muskelquerschnitten zeigten die recht regelmäßige Verteilung der offenen Capillaren. Bei gereizten Muskeln zählte ich in einem Fall (M. extensor tarsi) 195 Capillaren pro Quadratmillimeter, während der entsprechende ungereizte Muskel des andern Beins so wenig hatte, daß eine genaue Zählung nicht zu erhalten war. Sicher waren es nicht mehr als 5 im Quadratmillimeter. Andere ruhende Muskeln gaben freilich höhere Zahlen, besonders der M. rectus abdominis, der auch bei Betrachtung im lebenden Zustand sich immer gut mit Blut versorgt gezeigt hatte, und bei welchem drei Zählungen 115, 155 und 180 offene Capillaren im Quadratmillimeter ergaben; das entspricht 30—40% der Gesamtzahl. Bei Meerschweinchen zeigten sich erhebliche Unterschiede im Gefäßreichtum verschiedener ruhender Muskeln, wahrscheinlich in Zusammenhang mit der Zeit, die seit ihrer Tätigkeit vergangen war. Einige dünne Muskeln wurden in frischem Zustand einer vorläufigen Untersuchung unterzogen, indem die in einem Gesichtsfeld sichtbaren Capillaren ohne Benutzung der vertikalen Einstellung mit schwacher Vergrößerung gezählt wurden. Achtet man auf die Lage der Capillaren zu den Teilstrichen des Okularmikrometers, so kann man eine ziemlich gute Vorstellung von der Regelmäßigkeit ihrer Verteilung gewinnen. Ich gebe einige Zahlenbeispiele von Muskeln der Bauchwand und des Zwerchfells, wobei die Zahlen die Teilstriche angeben, bei denen sich Capillaren fanden.

Muskel aus der oberen Schicht der Bauchwand: 10, 13, 16, 21, 24, 28, 31, 33, 35, 38, 44, 50, 55, 61, 65, 67, 72, 75, 78. 1 Skalenteil = 21,8 μ.

Größter Abstand 6 Skalenteile, kleinster 2, mittlerer 3,8 = 83 μ.

Zwerchfell: 20, 22, 23, 25, 27, 30, 32, 35, 37, 39, 41, 42, 44, 46, 48, 50, 51, 53, 55, 57, 59, 62, 64, 66, 68, 70, 71, 73, 75, 77, 79, 81. 1 Skalenteil = 8,8 μ.

Größter Abstand 3, kleinster 1, mittlerer 1,96 = 17 μ.

Der erste Muskel war in Ruhe gewesen, aber das Zwerchfell, das ja der Hauptatemmuskel ist, hatte bis zum Tode des Tieres kräftig gearbeitet. Mehrere Zählungen an optischen Querschnitten derselben Muskeln, was natürlich eine genauere Methode ist, gaben für den Bauchwandmuskel die Werte 86, 70 und 92 Capillaren im Quadratmillimeter, entsprechend einem Abstand von 125 μ, und für das Zwerchfell 2700, 2550 und 2450, entsprechend einem Abstand von 18 μ.

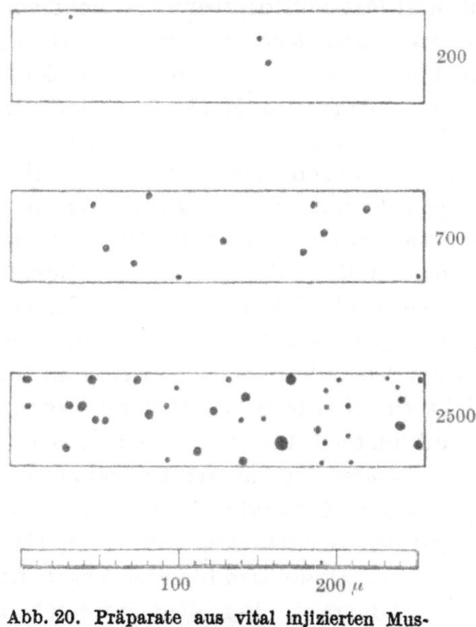

Abb. 20. Präparate aus vital injizierten Muskeln vom Meerschweinchen. Optische Querschnitte.

Abb. 20 zeigt gleiche optische Schnitte aus drei verschiedenen Muskeln, wobei die Zahl der Capillaren im Quadratmillimeter angegeben ist. Auf der Abbildung sind auch die schätzungsweise bestimmten Durchmesser der offenen Capillaren angegeben, und man achte darauf, daß ihre Größe im arbeitenden Muskel beträchtlich schwankt, während sie im ruhenden Muskel mit 200 offenen Capillaren alle äußerst eng sind. Die Tabelle auf Seite 55 gibt eine Anzahl Messungen in Mikromillimetern. Denkt man daran, daß die roten Blutkörperchen vom Frosch durchschnittlich 22 μ lang, 15 μ breit und in der Mitte 4 μ dick sind, während die vom Meerschweinchen 7,2 μ Durchmesser und etwa 2 μ Dicke haben, so scheint es fast unglaublich, daß sie durch Capillaren von den kleinsten angegebenen Dimensionen hindurch

| Frosch, M. sartorius | | | | Meerschweinchen | | | |
Ruhend		Gereizt		Bauchwand		Zwerchfell	
7,3	5,2	7,2	7,4	2,2	4,0	4,4	4,2
3,5	2,4	7,6	7,3	4,1	1,8	4,8	4,0
2,5	4,1	6,0	8,0	3,0	3,8	7,4	2,8
10,6	3,6	7,0	4,9	4,2	3,0	8,2	5,8
2,9	4,3	7,6	4,2	4,5	3,5	3,3	5,4
4,6	2,1	4,1	6,7	2,7	6,5	6,7	10,4
5,6	2,7	9,6	6,7	3,7	3,1	2,2	3,5
5,5	3,3	5,5	10,7	2,9	2,9	4,2	4,6
4,0	2,9	7,4	5,6	2,8	5,0	4,7	5,5
4,4	4,0	4,9	7,0	6,8	3,3	3,1	5,4

Durchschnitt   4,3 μ 6,8 μ 3,5 μ 5,0 μ

können, und sogar, daß sie die offenen Capillaren von Durchschnittsweite in ruhenden Muskeln passieren können. Daß sie es können, ist, wie bereits im ersten Vortrag erwähnt wurde, leicht an den lebenden Muskeln zu sehen.

Ich habe wohl schon genug gesagt, um es in jeder Hinsicht klarzumachen, daß Capillaren nicht bloß passiv durch arteriellen Blutdruck gedehnt werden, sondern einen eigenen Tonus besitzen und, unabhängig von den entsprechenden Reaktionen in den Arte-

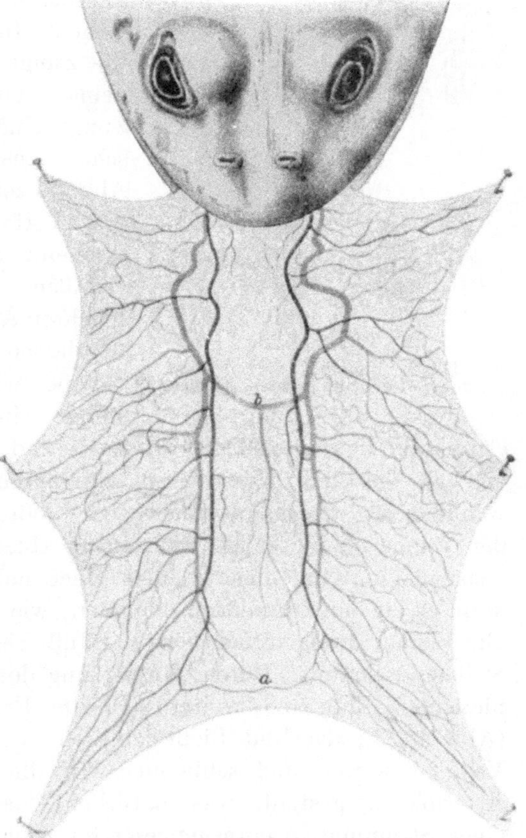

Abb. 21. Froschzunge, zur mikroskopischen Untersuchung ausgespannt; 2fache Vergrößerung. (Nach COHNHEIM.)

rien, Zusammenziehungen und Erschlaffungen zeigen können. Aber doch halte ich es für richtig, noch von einem Versuch zu berichten, der als Experimentum crucis zeigt, wie eine Capillare in ganzer Länge von der Arteriole an bis zum Venchen hin sich zusammenziehen kann, wie kein arterieller Druck sie zwingen kann, sich zu öffnen, wenn sie geschlossen ist, wie aber eine passende Reizung sie zur Erschlaffung bringt, so daß sie sich einem viel niedrigeren Drucke öffnet.

Die untere Oberfläche der Froschzunge ist von einer glatten Schleimhaut überzogen und zeigt bei richtiger Aufspannung ein sehr weitmaschiges Netzwerk von Capillaren, kleinen Arterien und Venen. In der Mundhöhle ist die Zunge gewöhnlich blaß und beinahe blutleer. Wenn aber die Zunge eines narkotisierten Frosches ausgespannt wird, wie Abb. 21 zeigt, so wird sie durch dies Verfahren gereizt, und es erscheint eine große Zahl von Gefäßen. Wird die Zunge in feuchter Atmosphäre sich selbst überlassen, so ziehen sich die Gefäße wieder zusammen, die Zunge wird blaß, und viele der

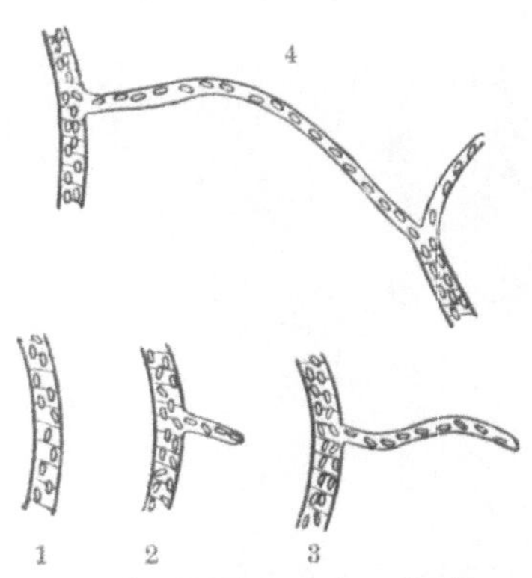
Abb. 22. Eröffnung einer Capillare durch wiederholte schwache Reizung.

Capillaren werden völlig verschlossen und bei der Vergrößerung, wie sie bei den binokularen aufrechten Mikroskopieren anwendbar ist, überhaupt unsichtbar. Wird jetzt die Oberfläche der Zunge ganz leicht mit einem Haar oder einer dünnen Glasnadel entlang einer kleinen Vene gekratzt (s. Abb. 22), so kann es zu einer Reaktion kommen, wie der in 2 abgebildeten. Ein kleiner Zweig öffnet sich und füllt sich mit Blut, das zum Stillstand kommt. Durch Fortsetzung des Reizes vor der stagnierenden Blutsäule breitet sich die Erschlaffung weiter aus (Abb. 22, 3), das Blut fließt langsam in der Richtung von der Vene her weiter, und schließlich wird die Verbindung mit einer Arteriole hergestellt, was natürlich das plötzliche Einsetzen einer Strömung in entgegengesetzter Richtung zur Vene hin zur Folge hat.

3. Die Wirkung des Binnendruckes auf die Capillarweite. Nach den alten Vorstellungen über den Regulationsmechanismus des Kreislaufes wurden die Arterien und Arteriolen beinahe ausschließlich für den Zustand der Capillarweite verantwortlich gemacht; diese würden durch den Druck geöffnet, der bei Erweiterung der arteriellen Gefäße auf sie übertragen wird. Nach unseren neueren Anschauungen wird die Weite der Capillaren hauptsächlich von ihrem eigenen Tonus bestimmt; aber sie müssen natürlich bis zu einem gewissen Ausmaße durch den Druck des Blutes auf ihre Wände beeinflußt werden.

Ich muß hier bemerken, daß die direkte Wirkung des Druckes auf die Capillarwände für gewöhnlich sehr gering und sogar zu vernachlässigen ist. Unter gewöhnlichen Umständen ist der Druck, der auf die Capillaren durch Arteriolenerweiterung ausgeübt werden kann, nur gering, weil der Gesamtquerschnitt des Capillarbettes und der Venen im Vergleich zu dem der normalen oder selbst stark erweiterten Arteriolen groß ist. Wir finden weiter, daß die meisten Capillaren beträchtlichem Druck widerstehen können, ohne nachzugeben.

Diese Gesichtspunkte werden in einem späteren Vortrage eingehend erörtert werden. Ich führe daher hier nur einige Beispiele an, die sich beim vorläufigen Studium des Capillarkreislaufes, dem Gegenstand dieses Vortrages, ergeben haben.

Wird die Hauptarterie, die eine Seite einer Froschzunge versorgt, vor Reizung eines Bezirks völlig abgeschlossen, so tritt, ehe nicht das Blut wieder zugelassen wird, keine sichtbare Erweiterung ein. Wird der arterielle Druck durch Zusammendrücken der Arterie stark herabgesetzt, so tritt die Erweiterung nach mechanischer Reizung nur langsam ein und geht nach Freigabe der Arterie noch etwas weiter, wobei einige bis dahin verschlossene Capillaren sich noch nachträglich öffnen können.

In der Froschschwimmhaut lassen sich die Arterien durch Aufbringen eines Tropfens Acetylcholin zur Erweiterung und durch Adrenalin teilweise zur Zusammenziehung bringen; achtet man während dieser Änderungen auf die Capillaren, so zeigt sich, daß die Wirkung auf ihre Weite sehr gering und zuweilen kaum merklich ist.

Wenn Muskeln, besonders die von Säugetieren und Fischen, künstlich im frischen Zustand injiziert werden, so stellt es sich als sehr schwierig heraus, eine vollkommene Injektion zu erhalten; bei mikroskopischer Untersuchung einiger der injizierten Exemplare wird offenbar, daß trotz des hohen angewandten Druckes von allen zur selben Arteriole gehörigen Capillaren nur der kleinere Teil injiziert worden war.

Die Widerstandsfähigkeit einem Innendruck gegenüber ist bei den Capillaren verschiedener Gewebe verschieden groß. Sie erscheint sehr groß in Muskeln, aber verhältnismäßig klein in Haut und Schwimmhaut des Frosches. Die Hautcapillaren und Venchen am menschlichen Arm werden etwas weiter, wenn der venöse Druck mittels einer Recklinghausenmanschette auf etwa 30 cm Wasserdruck erhöht wird. Dabei scheinen sie dem Druck einige Minuten zu widerstchen, bevor sie nachgeben.

Vierter Vortrag.

Der Bau der Capillarwand.

Nachdem wir die Tatsache der unabhängigen Capillarcontractilität festgestellt haben, erhebt sich wieder eine Frage, diesmal hauptsächlich histologischer Art: Welche Elemente bewirken diese Contraction? Wenden wir uns um Auskunft an die histologischen Lehrbücher, so geben sie uns eine ziemlich enttäuschende Antwort. Die Wände der Arteriolen und kleinen Venen bestehen im allgemeinen aus drei histologisch verschiedenen Schichten, nämlich einem Innenrohr aus flachen polygonalen Endothelzellen, einer Außenschicht aus Bindegewebsfasern mit eingestreuten Zellen und einem Mittelteil, der aus einer oder mehreren Schichten glatter ringförmiger Muskelzellen besteht. Nähern wir uns den Capillaren, so verschwindet zuerst der Außenmantel, die Muskelfasern nehmen an Zahl ab und bilden keine zusammenhängende Schicht mehr, schließlich bleibt nur das Endothelrohr übrig. Es ist aus sehr dünnen Zellen von vieleckiger oder gewöhnlich länglich rhombischer Gestalt aufgebaut; STÖHR vergleicht die Zellen mit Stahlfedern, die an beiden Enden zugespitzt sind. Sie sind an ihren Rändern zusammengekittet, so daß sie eine völlig geschlossene Röhre bilden. Die Zellgrenzen lassen sich durch Behandlung mit Silbernitrat und darauffolgende Reduktion sehr deutlich mikroskopisch sichtbar machen (Abb. 23); die Kittsubstanz erscheint dann als schwarze Linie. Durch passende Färbung läßt sich in jeder Endothelzelle ein Kern nachweisen, der gewöhnlich eine ovale Form hat und sowohl nach innen wie nach außen etwas über die Zelloberfläche vorspringt.

Ein Bau wie dieser läßt leichter begreifen, warum e die meisten Physiologen lange Zeit abgelehnt haben, die Beweise für die Capillarcontractilität anzuerkennen; er führt, wenn der Beweis unbestreitbar wird, zu der Annahme eines Contractionsmechanismusses, der von dem in den größeren Gefäßen ganz verschieden ist. Der von STRICKER (1876) auf

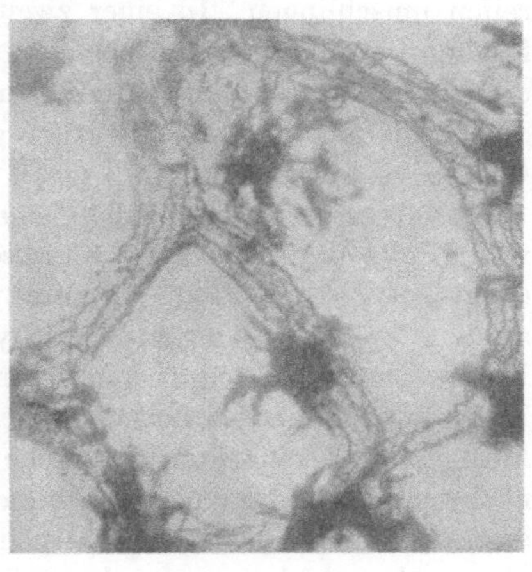

Abb. 23.   Capillaren der Froschschwimmhaut. Grenzlinien der Endothelzellen versilbert. Schwarze Pigmentzellen; 285 fache Vergrößerung.

Grund seiner Beobachtung angenommene Mechanismus, daß sich der äußere Durchmesser der Capillaren nicht nennenswert ändere, selbst wenn das Lumen erheblich kleiner wird, hat, soviel ich weiß, bei den meisten Physiologen, welche selbst die Contractilität beobachtet haben, Anklang gefunden (HOOKER 1920). Aus der Beobachtung ergibt sich der zwingende Schluß, daß die Abnahme des inneren Durchmessers durch eine Protoplasmaschwellung · zustande gekommen sein muß, daß mit anderen Worten osmotische Vorgänge oder Imbibitionsvorgänge für die Schwankungen des inneren Capillardurchmessers verantwortlich sind.

1. Das Vorhandensein contractiler Zellen in der Capillarwand.

Es gibt aber noch eine andere Anschauung über den Contractionsmechanismus der Capillaren.

Wenige Jahre nach STRICKERS erster Mitteilung untersuchte ROUGET (1873), der unabhängig die Capillarcontractilität an jungen Kaulquappen beobachtet hatte, die histologische Beschaffenheit der Capillaren an der Membrana hyaloidea des Froschauges und fand an der Außenseite der Endothelröhren gewisse längliche, in der Richtung des Rohres angeordnete Kerne. Um sie herum liegt ein Protoplasmasaum mit verästelten Verlängerungen, welche die Capillare an mehreren Stellen wie ebenso viele Faßreifen umschlingen. In einer zweiten Mitteilung (1874) stellt er fest, daß er auch an den lebenden Capillaren junger Molchlarven diese Zellen gesehen und ihre Zusammenziehung beobachtet habe.

Er glaubt, daß sie mit den glatten Muskelzellen größerer Gefäße verwandt sind.

ROUGETs Arbeiten blieben eigentlich völlig unbeachtet und waren, scheint's, bald ganz vergessen. Fast 30 Jahre später entdeckte SIGMUND MAYER (1902) zum zweitenmal die verästelten Zellen an den Capillaren der Membrana hyaloidea und auch an denen des Darms bei Amphibien und hob hervor, daß sich zwischen diesen Zellen und den gewöhnlichen spindelförmigen Zellen der arteriellen Muskelschicht eine kontinuierliche Reihe von Übergangsformen nachweisen ließ. Immerhin flößte es kein Zutrauen ein, daß diese interessanten Elemente nur durch Vitalfärbung mit Methylenblau und auch dann nur gelegentlich sichtbar zu machen waren, und die weitere Feststellung, daß ein System verästelter Zellen, ähnlich denen an Capillaren, oder sogar isolierte Zellen der gleichen Art sich gelegentlich auch an Stellen fanden, wo überhaupt keine Capillaren zu sehen waren, mußte den Verdacht erwecken, daß sie in Wirklichkeit keine Beziehung zu den Capillaren hätten. Wahrscheinlich wurden die Histologen in ihrer zweifelnden Stellungnahme dadurch noch bestärkt, daß MAYER zwar seine vorläufige Mitteilung mit der Ankündigung schloß, daß eine ausführliche Veröffentlichung mit beigegebenen Abbildungen in kurzem erscheinen werde, dieses Versprechen aber niemals erfüllte.

SIGMUND MAYERs Arbeit gab jedoch den unmittelbaren Anstoß zu den physiologischen Untersuchungen, die STEINACH und KAHN anstellten, und obgleich diese Autoren keinen positiven Beitrag zu der histologischen Frage lieferten, haben sie durch Messung erweiterter und contrahierter Capillaren endgültig gezeigt, daß die gegnerische Theorie einer Capillar-„Contractilität" durch Imbibition der Endothelzellen nicht richtig sein kann, da sie finden, daß der äußere Durchmesser sich contrahierender Capillaren, weit entfernt davon, konstant zu bleiben oder gar zuzunehmen, wie jene Theorie fordert, sehr erheblich verkleinert wird. Sie führen zahlreiche Beispiele an, von denen ich einige wiedergebe.

Äußerer Durchmesser von Capillaren in der Froschnickhaut

Erweitert μ	Contrahiert μ	Lumen in contrahiertem Zustand
26	12	noch offen
24	7	geschlossen
22	6	sehr eng
19	3	geschlossen

Diese Beobachtungen sind wiederholt in meinem Laboratorium bestätigt, und kurz vor dem Erscheinen der ersten Ausgabe dieser Vorträge war die Lage folgende: Von den beiden zur Erklärung der Capillarcontractilität aufgestellten Theorien war die eine — die Imbibitionstheorie — aus physikalischen Gründen unhaltbar; während die von der andern geforderte Existenz der histologischen Elemente zum mindesten sehr zweifelhaft war. Um die vielen physiologischen Fragen, die mit der Capillarcontractilität verknüpft sind, mit Erfolg in Angriff nehmen zu können, war eine Lösung dieser Schwierigkeit wesentlich. Beruhte die Contractilität auf Muskelwirkung, so mußte z. B. die Innervation oder die Reaktion auf Reize voraussichtlich ganz anders sein, als wenn sie auf Imbibitionsvorgängen in den Endothelzellen oder auf einem noch unentdeckten Mechanismus beruhte. Ich bat daher einen jungen Histologen, Herrn Dr. VIMTRUP, die Frage zu bearbeiten, und er gelangte zu ganz bestimmten Schlüssen über das Vorhandensein von Muskelzellen in der Capillarwand.

VIMTRUP machte es sich zunutze, daß man in gewissen Geweben, namentlich in den Muskeln und der Zungenschleimhaut des Frosches, experimentell jeden gewünschten Grad von Capillarcontraction und -dilatation hervorrufen kann. Er untersuchte passend fixierte und gefärbte Schnittpräparate derartiger Zungen. An der Außenseite der Capillaren findet er gewisse Kerne, die ein wenig, aber doch deutlich, von den gewöhnlichen Endothelkernen verschieden sind. Die Form dieser Kerne schwankt je nach dem Contractionszustand der Capillare. An einer erweiterten Capillare sind sie breit und sehr dünn; mit der Contraction werden sie enger und dicker, wobei ihr Querschnitt sich der Kreisform nähert.

Das zu diesen Kernen gehörige Protoplasma läßt sich mit den gewöhnlichen histologischen Methoden sehr schwer färben, dennoch gelang es Vimtrup, eine verhältnismäßig gute Färbung mit Eisentrioxyhämatein zu erhalten. Aber selbst dann läßt sich die Protoplasmastruktur nur bei starker Vergrößerung mit Immersionslinsen und sehr guter, am besten exzentrischer, Beleuchtung sichtbar machen.

Die besten Erfolge wurden bei supravitaler Färbung mit Methylenblau erhalten. Diese Methode wurde zuerst von Mayer angewendet und ist von Vimtrup weiter ausgearbeitet worden. Allerdings ist ihre Anwendung auf dünne Häute beschränkt, die sich in toto ohne Zerlegung in Schnitte untersuchen lassen, wie Schwimmhaut, Blase und Nickhaut von Fröschen. Vimtrup erhielt hierbei folgende allgemeinen Resultate.

Bei einer erweiterten Capillare umgibt das Protoplasma den Kern in zusammenhängender Schicht an der Capillarwand, aber nach den Seiten zu wird es dünner und löst sich mit sehr unregelmäßigen Konturen in mehrere ganz zarte Ästchen auf, die an der Capillarwand entlang und besonders rund herum laufen. An ihrer Basis zeigen die Ästchen einen deutlich dreieckigen Querschnitt, werden aber bald platt. Zuweilen werden sie breiter und teilen sich; aber an den Enden sind sie immer ganz dünn und spitz. Die meisten Ästchen liegen quer zur Capillare und sind so lang, daß sie zu denen, die von der andern Seite her kommen, hinüberreichen. Einige Ästchen jedoch laufen längs der Capillare, und sowohl Protoplasma wie Kern erstrecken sich in der Regel in der Längsrichtung. Von den Enden der zusammenhängenden Protoplasmaschicht läuft gewöhnlich ein breiter Zweig die Capillare entlang, der sehr feine sekundäre, das Gefäß umschlingende Ästchen abgibt. Die Entfernung von den letzten dieser Ästchen bis zur Mitte des Kerns kann, bei großen Zellen, bis etwa 100 μ betragen.

An einer Capillare von gewöhnlichem Durchmesser, welche den roten Blutkörperchen die Durchwanderung ohne viel Deformation gestattet, sieht das Protoplasma etwas anders aus. Die zusammenhängende Masse rund um den Kern ist deutlich dicker und mit schärfer hervortretender Struktur, die Umrisse der Ästchen sind schärfer, und die dreieckige Form ihres Querschnitts hat ganz ausgesprochen etwas konkave Seiten. An sehr engen Gefäßen sind diese Änderungen noch stärker betont. Das Protoplasma ist um den Kern gehäuft, und die Ästchen sind kurz und gedrungen, obgleich sie noch die Capillare umschlingen und in scharfen Spitzen endigen.

Verfolgt man die verzweigten Zellen entlang einer Capillare zu einer Arteriole oder einem Venchen hin, so ändert sich allmählich ihre Gestalt. Sie werden kürzer, die Kerne liegen nicht

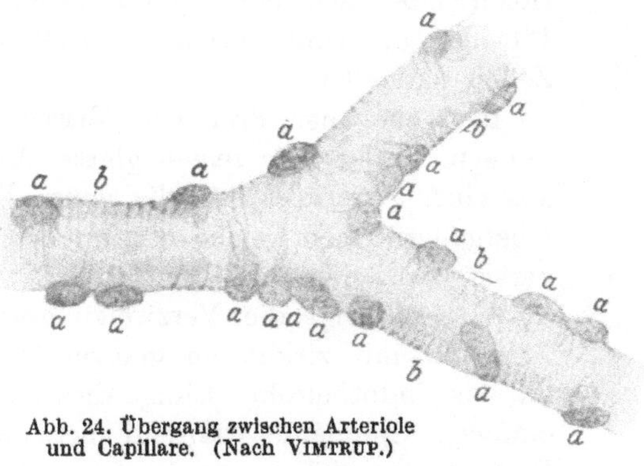

Abb. 24. Übergang zwischen Arteriole und Capillare. (Nach VIMTRUP.)

mehr genau in Richtung der Capillare, sondern mehr oder weniger schräg um sie herum, und die Ästchen nehmen im Verlauf der Capillare an Zahl und Länge ab. An den Arteriolen selbst finden sich alle Übergangsstadien zwischen gewöhnlichen spindelförmigen Muskelzellen mit länglichem, das Gefäß umziehendem Kern und andere mit schrägem Kern und einem in wenige Verästelungen

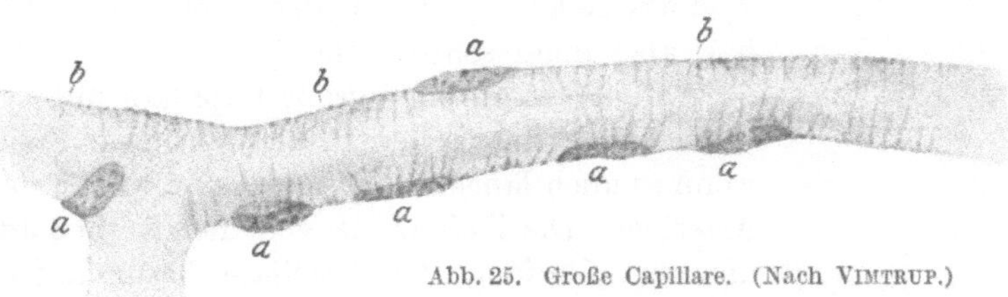

Abb. 25. Große Capillare. (Nach VIMTRUP.)

aufgespaltenen Protoplasma. Je näher nach der Capillare zu, um so zahlreicher werden die letzteren, und es gibt keine scharfe Grenze zwischen ihnen und den reich verzweigten Zellen, die für die Capillare charakteristisch sind.

Bei der supravitalen Methylenblaufärbung nehmen die pericapillaren Zellen die Farbe nur in einem gewissen Stadium auf, während sie später verschwindet und wahrscheinlich zersetzt

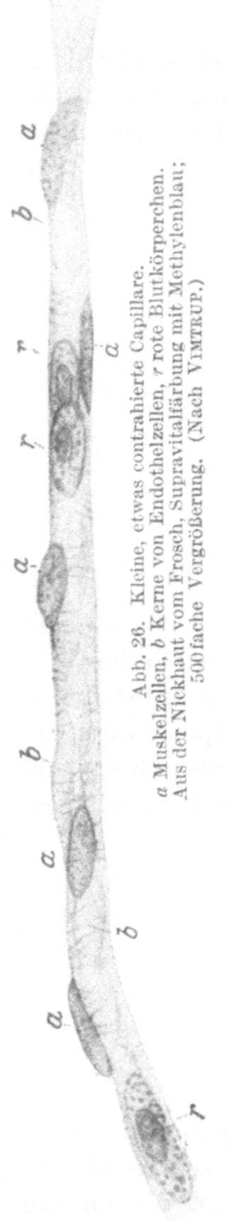

Abb. 26. Kleine, etwas contrahierte Capillare. *a* Muskelzellen, *b* Kerne von Endothelzellen, *r* rote Blutkörperchen. Aus der Nickhaut vom Frosch, Supravitalfärbung mit Methylenblau; 500 fache Vergrößerung. (Nach Vimtrup.)

wird. Es werden nicht die ganzen Zellen gefärbt; es nehmen vielmehr nur die Kerne und einzelne Fibrillen in den protoplasmatischen Ästchen die Farbe an. Aus Analogie mit den Färbungen der echten glatten Muskelzellen an den Arteriolen läßt sich der Schluß ziehen, daß die Fibrillen die contractilen Bestandteile in den Zellen darstellen.

Ich gebe hier drei von Vimtrups Abbildungen wieder; sie zeigen glatte Muskelzellen aus einer Arteriole und die ganze Reihe von Übergangsformen, welche diese mit den typischen verästelten Zellen an einer Capillare verbinden.

Abb. 24 zeigt die Verzweigungsstelle einer Arteriole mit zirkulären glatten Muskelzellen um das Endothelrohr. Einige dieser Zellen sind einfache Spindeln, während bei andern das Protoplasma sich in zwei oder mehr parallele Fäden auflöst, und noch andere zeigen ganz unregelmäßige Verästelung. Die Kerne (*a*) der mehr oder weniger regelmäßigen Formen sind als Kreisbögen rechtwinklig zur Gefäßrichtung angeordnet, während die Kerne der andern eine schräge Stellung einnehmen. Die Kerne der Endothelzellen (*b*) sind in der Abbildung sichtbar, aber nicht sehr deutlich.

Abb. 25 zeigt eine große Capillare mit typisch verästelten Zellen in beträchtlicher Zahl, wenn es auch längst nicht soviel sind wie an der Arteriole. Die Fäden, die von den Kernen (*a*) um den Umfang der Capillare herumlaufen, stellen die Muskelfibrillen und nicht das ganze Protoplasma dieser Zellen dar. Das körnige Aussehen der Fäden hat wahrscheinlich nichts mit dem Bau der Fibrillen zu tun, sondern ist einfach ein Niederschlag von Methylenblau. Auf Abb. 26, welche eine kleine, etwas contrahierte Capillare von 8 μ Durchmesser zeigt, sind die Zellen weniger zahlreich. Ihre Kerne sind längs am Gefäß angeordnet, und an einer Stelle kann man deutlich sehen, wie die Zelle an der Capillarwand entlang läuft. *r* sind rote Blutkörperchen. VIMTRUPS Methylenblaupräparate sind von verschiedenen sehr erfahrenen Histologen (HANSEN, F. C. C., SPALTEHOLZ, BENSLEY u. a.) untersucht worden, die erklärten, von der muskulösen Eigenschaft der gefärbten Zellen vollkommen überzeugt zu sein.

Da die reichverzweigten Muskelzellen an der Capillarwand ohne Zweifel dieselben sind, wie sie ursprünglich ROUGET in der Membrana hyaloidea fand, hat VIMTRUP sie nach ihrem ersten Entdecker genannt, und wir werden künftig von ihnen als von Rougetzellen sprechen.

Nachdem VIMTRUP diese Zellen an gefärbten Präparaten untersucht hatte und dadurch mit ihrer Anordnung und ihrem Aussehen genau bekannt geworden war, gelang es ihm auch, sie an lebenden Capillaren zu beobachten, und er war in der Lage, an der einzelnen Zelle die Formänderungen zu verfolgen, die bei der Contraction stattfinden. Als bestes Untersuchungsobjekt für diese Zwecke erwies sich ihm der Schwanz junger Molchlarven (Triton punctatus), die sogar zur Beobachtung mit Ölimmersionslinsen gebraucht werden können. Durch eine einfache, sinnreiche Vorrichtung gelang es VIMTRUP, diese Larven zu immobilisieren und stundenlang in ausgezeichneter Verfassung zu halten, ohne einer Narkose zu bedürfen.

Bei diesen Tieren kommen spontane Zusammenziehungen und Erweiterungen einzelner Capillaren oder Capillarteile häufig vor, und es ist bezeichnend, daß eine Zusammenziehung immer gerade da anfängt, wo der Kern einer der Rougetzellen gelegen ist. Während des Contractionsvorgangs zeigen die Zellen die verschiedenen Formen, die bei den gefärbten Präparaten als charakteristisch beschrieben waren, aber die Bewegungen selbst sind im allgemeinen zu langsam, als daß man sie mit dem Auge verfolgen könnte.

Dies ist aber möglich, wenn durch Nervenreizung an der Schwimmhaut eines kleinen Frosches Contractionen hervorgerufen werden. Nach einer Latenz von etwa 15 Sekunden zeigt die betreffende Rougetzelle eine Zunahme ihrer Lichtbrechung, und einige Sekunden später fängt dann die eigentliche Contraction an. Man sieht den Zellkern ein wenig in die Capillare einsinken, und an der gegenüberliegenden Wand kommen mehrere kleine Einkerbungen zum Vorschein. Einige der Verästelungen werden in der Regel deutlich sichtbar, wenn die Capillare schon etwas contrahiert ist, und man kann dann sehen, daß sie in ihrer Lage den an der Endothelwand aufgetretenen Einkerbungen entsprechen. Nach 2—3 Minuten langer Reizung hat die, wenn auch meist immer noch unvollkommene, Contraction gewöhnlich ihren

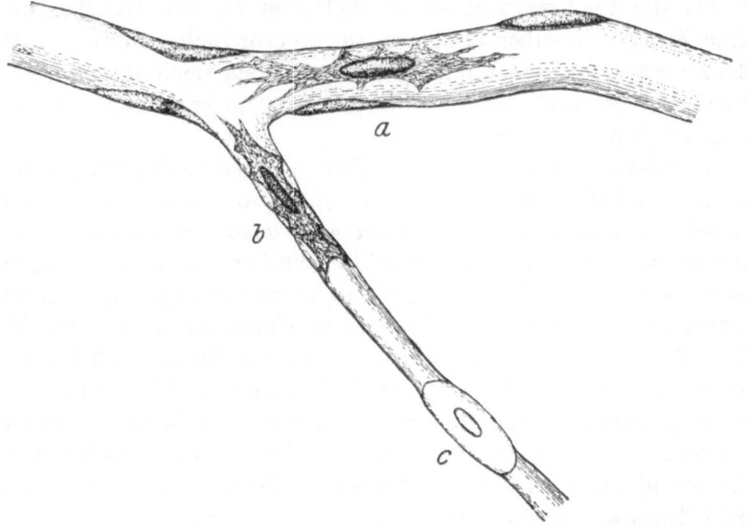

Abb. 27. Zwei Rougetzellen (*a* u. *b*), wie sie bei lebenden Molchlarven an den Capillaren zu sehen sind. *b* ist in Contraction begriffen, *c* ist ein rotes Blutkörperchen. (Nach VIMTRUP.)

Höhepunkt erreicht, aber um diese Zeit kommt es zu einer sehr merkwürdigen Veränderung in den Geweben; sie verlieren ihre normale durchscheinende Beschaffenheit und werden so trüb, daß keine Einzelheiten mehr zu beobachten sind. Nach Aufhören der Reizung bekommen die Gewebe ihre normale Durchsichtigkeit wieder, und die contrahierten Rougetzellen erschlaffen im Laufe weniger Minuten.

2. Die Änderungen des Endothels bei der Contraction und Dilatation. An besonderen Präparaten untersuchte VIMTRUP das Aussehen der Endothelzellen und ihrer Kerne während der verschiedenen Zustände von Contraction und Dilatation der Capillaren. An erweiterten Capillaren sind die Ränder der rhombischen Endothelzellen mehr oder weniger gerade, die Zellen selbst groß und ihre Kerne dünne ovale Scheiben, die wenig oder gar nicht ins Innere des Capillarrohrs vorspringen. An etwas contrahierten Capillaren sind die Endothelzellen kleiner, ihre Ränder gezackt, wie Abb. 23 zeigt; ihre Kerne sind mehr oder weniger eiförmig und springen ins Lumen des Capillarrohrs vor. An stark contrahierten Capillaren wird die Endothelwand gefältelt. Daß es zur Faltung kommt, haben STEINACH und KAHN mit Nachdruck behauptet, und auch VIMTRUP hat lebende Capillaren gesehen, deren Aussehen sehr für eine Faltung der Wand sprach, obgleich es ihm nicht möglich war, in diesem Punkt zu einer sicheren Entscheidung zu kommen.

Dadurch, daß er sich an das von STEINACH und KAHN gewählte Untersuchungsobjekt hielt, die Nickhaut junger Frösche, und die Gefäße durch faradische Reizung zur Contraction brachte, ist es REHBERG in meinem Laboratorium gelungen, die Faltung des Endothels in stark zusammengezogenen Capillaren mit voller Sicherheit nachzuweisen. Beobachtet man eine Capillare während der Contraction mit starker Vergrößerung, so kann man die Entstehung der Falten ganz deutlich sehen. Gelegentlich schieben sich solche Falten in rote Blutkörperchen hinein vor, die unter Umständen dadurch in seltsame Formen gepreßt werden. An den Arteriolen mit ihrer größeren inneren Oberfläche ist die Endothelfaltung bei der Contraction noch ausgesprochener und sehr leicht zu beobachten.

VIMTRUPS Befunde haben nicht allgemeine Annahme gefunden, und wenn auch gezeigt werden konnte, daß sie im wesentlichen richtig sind, muß man doch zugeben, daß es bei den pericapillaren Zellen noch eine Anzahl dunkler Punkte gibt, und daß ein gewisses Durcheinander unvermeidlich ist, solange keine verläßlichen Methoden ausgearbeitet sind, mit denen die verschiedenen Zellarten bestimmt unterschieden werden können.

Im Jahre 1923 veröffentlichte ZIMMERMANN seine seit 37 Jahren fortgesetzten Untersuchungen über den Bau der Capillaren in zahlreichen Organen von Menschen und Vertretern aller Wirbeltierklassen. In diesen Untersuchungen hat ZIMMERMANN mit Hilfe einer Imprägnierungsmethode (GOLGI-KOPSCH) das allgemeine Vorkommen von „Pericyten" nachgewiesen. An den kleinen Arterien gleichen sie sehr den wohlbekannten glatten Muskelzellen, an den Arteriolen wird die Form allmählich anders, um endlich an den Capillaren die Form reichverzweigter Zellen anzunehmen, die das Gefäß mit ihren Ästen umgreifen. An den Venchen werden die Verästelungen wieder geringer und kürzer, und zum Schluß begegnen wir wieder Formen wie denen der gewöhnlichen glatten Muskelzellen. ZIMMERMANN ist sich über die muskuläre Beschaffenheit der Pericyten ganz klar. Einzelne Abbildungen von ZIMMERMANN ähneln denen von VIMTRUP sehr, andere wieder sind äußerst kompliziert und entsprechen kaum wirklichen histologischen Befunden, wie SPALTEHOLZ dargetan hat (1927, 413). Andere entsprechen vielleicht wieder pericapillaren Zellen, die keine Rougetzellen sind, und ich muß gestehen, daß ZIMMERMANNs Befunde mir kein vollkommenes Vertrauen einflößen.

Seit 40 Jahren ist bekannt, daß es „Adventitia"-Zellen gibt. Sie lassen sich leicht färben und nehmen intra vitam kolloidale Farbstoffe wie Pyrrol- oder Trypanblau auf; sie können vielleicht dem reticuloendothelialen System zugerechnet werden, das sich trotz seiner allgemeinen Verbreitung doch noch nicht recht hat fassen lassen und von dem heute so viel gesprochen wird. Sie haben aber nichts mit den Rougetzellen zu tun, die sich sehr schwer färben lassen und die intra vitam nur bestimmte diffusible Farbstoffe annehmen, die vorübergehend in Fibrillen abgelagert werden, und die, wenn sie so gefärbt sind, in ihrem Aussehen von den Myofibrillen der echten glatten Muskelzellen nicht unterschieden werden können. Wenn eine Reihe von Autoren (MARCHAND 1923, MAXIMOW 1926, ASCHOFF 1924, FERRATA 1925, BENNINGHOF 1926, FERRIO 1926, VOLTERRA 1925 u. a.) die Rougetzellen in eine Gruppe mit allen anderen Adventitiazellen bringen und deren Contractilität aus histologischen Gründen leugnen, so haben sie den wesentlichen Unterschied nicht erfaßt, obgleich er von VIMTRUP und ZIMMERMANN betont worden war.

FLOREY und CARLETON (1926) injizierten Katzen und Hunden intraarteriell zuerst Formaldehyd, um die Gefäße des Mesenteriums zu fixieren, und danach Farbstofflösung (Eisen-Hämatoxylin). Sie behaupten, mit dieser Methode die klarsten Bilder der Capillarwand erhalten zu haben. Sie beschreiben Capillaren mit einer kleinen Zahl von Kernen und bilden sie ab, ungefähr 12 in einer Länge von 300 μ. Sie halten diese für Endothelkerne, während sie nur einzelne Kerne, die zu Rougetzellen gehören könnten, an Stellen, wo die Gefäße sich verzweigten, gefunden haben. Es gelang ihnen nicht, selbst um diese Zellen herum, Andeutungen eines sich verzweigenden Cytoplasmas zu finden. Während einerseits ihre Methode das Vorhandensein von Cytoplasmen überhaupt kaum aufdecken konnte, ist andererseits die Zahl der von ihnen gefundenen Kerne viel zu klein, um die Endothelzellen darzustellen. Sie können sehr gut den Rougetzellen angehören, obgleich sich natürlich nichts Bestimmtes sagen läßt.

Wichtiger sind die negativen Befunde von E. R. und E. L. CLARK (1925, 1 und 2), obgleich sie meiner Meinung nach nicht beweisend sind. Diese Autoren machten den Versuch, die Entwicklung von Rougetzellen an sprossenden Capillaren von sehr jungen Kaulquappen zu untersuchen. Sie hielten diese eine lange Zeit unter Beobachtung und fertigten jeden Tag Zeichnungen von Gefäßen und Zellen an. Sie kommen zu dem Schluß, daß Zellen, die nach ihrer Ansicht mit VIMTRUPS Rougetzellen identisch sind, von Bindegewebszellen stammen, die sich mit den wachsenden Gefäßen verbinden, und daß diese Zellen keine Contractilität besitzen. Nach VIMTRUP zeigen die Capillaren sehr junger Larven keine Contractilität. Es ist nicht erwiesen, daß die von CLARK und CLARK beschriebenen Zellen wirklich Rougetzellen sind; sie haben es versäumt, den Ursprung und die Vermehrung der glatten Muskelzellen an den Arteriolen ausfindig zu machen.

In ihrer zweiten Arbeit haben CLARK und CLARK die contractilen Eigenschaften von Capillaren an Kaulquappenschwänzen untersucht; sie behaupten, daß sie von den sog. Rougetzellen unabhängig sind. Sie beschreiben zwei Contractionsformen. Die eine Form wird durch Einwirkung auf den Gesamtkreislauf hervorgerufen und scheint eine einfache passive Zusammenziehung der Endothelröhre zu sein, wahrscheinlich infolge des verminderten Druckes. Die andere Form wird entweder dadurch herbeigeführt, daß die Konzentration des als Narkose angewendeten Chloretons von 1 in 5000 auf 1 in 3000 erhöht wird, oder daß die Temperatur der Chloretonlösung von ca. 30° auf 26° C erniedrigt wird. Bei diesen Contractionen werden die Ränder der Capillaren unregelmäßig und „gewellt", sie geben jedoch an, daß die Einbuchtungen keine besondere Beziehung zu den „Rougetzellen" haben. Sie beginnen häufiger von diesen Zellen entfernt und treten an ganz jungen Capillaren auf, an denen keine Adventitiazellen nachgewiesen werden konnten. Es ist mir sehr unwahrscheinlich, daß die verhältnismäßig geringe Zunahme in der Chloretonkonzentration oder die Temperaturerniedrigung eine Contraction von Rougetzellen veranlassen würde. Wahrscheinlich haben die Beobachtungen mit der normalen, hier erörterten Contractilität nichts zu tun; es ist jedoch vielleicht lohnend, sie genauer zu verfolgen, weil sie auf einen möglicherweise vor-

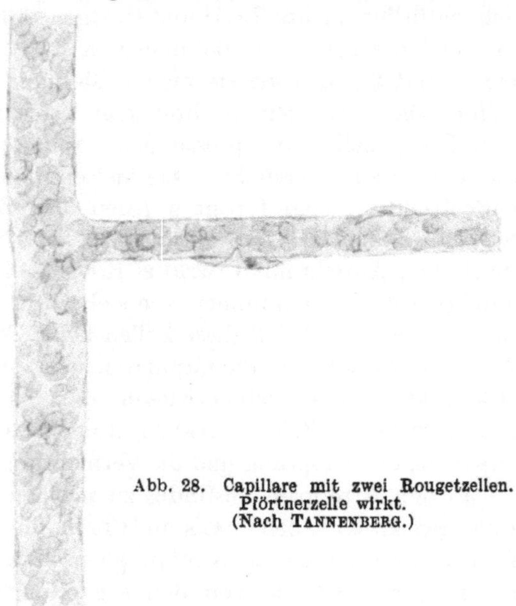

Abb. 28. Capillare mit zwei Rougetzellen. Pförtnerzelle wirkt. (Nach Tannenberg.)

handenen Contractions- oder Schrumpfungsmechanismus im Endothel selber hinweisen.

Tannenberg (1925) hat am lebenden Mesenterium von Kaninchen Beobachtungen angestellt, die Vimtrups Befunde vollkommen bestätigen. Seine hier wiedergegebenen Abbildungen (Abb. 28 u. 29) zeigen, daß außer zahlreichen endothelialen Kernen noch einzelne Zellen vorhanden sind, die an der Außenseite der Capillarwand liegen. Man kann beobachten, daß sie sich zusammenziehen und die Capillare verengern, deren Wand gefaltet wird. Das Cytoplasma kann ohne Färbung nicht in seiner Ganzheit gesehen werden, aber Tannenberg hat beobachtet, wie der Kern runder wird und von mehr Cytoplasma umgeben ist, wenn die Zelle sich zusammenzieht, genau so wie es VIMTRUP beschrieben hat. Große Rougetzellen, sog. „Pförtnerzellen", scheinen im Mesenterium für gewöhnlich an den Verzweigungsstellen der Capillaren oder in deren Nähe zu liegen.

HEIMBERGER (1925) hat sehr sorgfältige Beobachtungen an den Capillaren des menschlichen Nagelwalles gemacht und gezeigt, daß nach Reizung eines Punktes an der Wand einer weiten

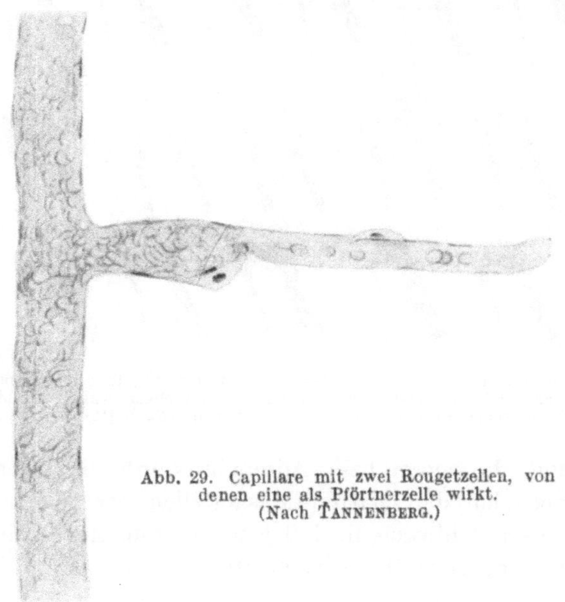

Abb. 29. Capillare mit zwei Rougetzellen, von denen eine als Pförtnerzelle wirkt.
(Nach TANNENBERG.)

Capillare eine gewöhnlich sehr starke Verengerung der Blutsäule stattfindet, die sich auf die nächste Umgebung der gereizten Stelle beschränkt. Man beobachtet dann ein langsames Strömen von einzelnen Blutkörperchen in den engen Kanälen an den contrahierten Stellen vorbei, wie dies Abb. 30 gut veranschaulicht. HEIMBERGER zeigt durch ausführliche Analyse, daß die einzig mögliche Erklärung hierfür eine Längsfaltung der Capillarwand unter dem Einfluß eines an der Außenseite angreifenden contractilen Vorganges ist.

In mehreren Fällen und besonders nach Anwendung von Adrenalin findet HEIMBERGER eine konzentrische Zusammenziehung der Blutkörperchensäule. Er ist geneigt, diese, soweit ich

verstehe, auf eine Contraction des Endothels selber zurückzuführen. Wenn ich auch die Möglichkeit, daß Endothelzellen
Contractilität aufweisen können, nicht leugne, so sind meiner
Meinung nach die bisherigen Beweise für diese Fähigkeit nicht

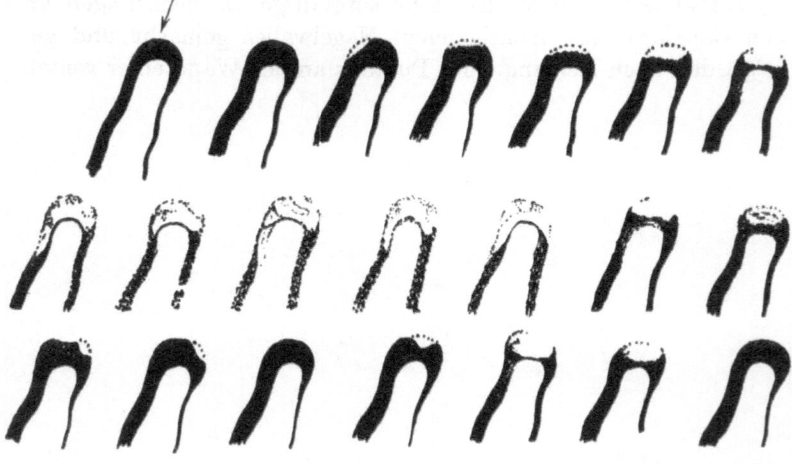

Abb. 30. Fortlaufende Bildchen der Blutsäule in einer Capillarschlinge nach Reizung.
Man sieht, daß die Wand gefaltet werden muß, um die engen Kanäle zu bilden, durch
die einzelne Blutkörperchen hindurchgehen. (Nach HEIMBERGER.)

ausreichend. Besonders beim Adrenalin würde die Tatsache, daß
die Rougetzellen den glatten Muskelzellen der Arteriolen entsprechen, darauf hinweisen, daß jene die vom Adrenalin zur Zusammenziehung gebrachten Elemente sind.

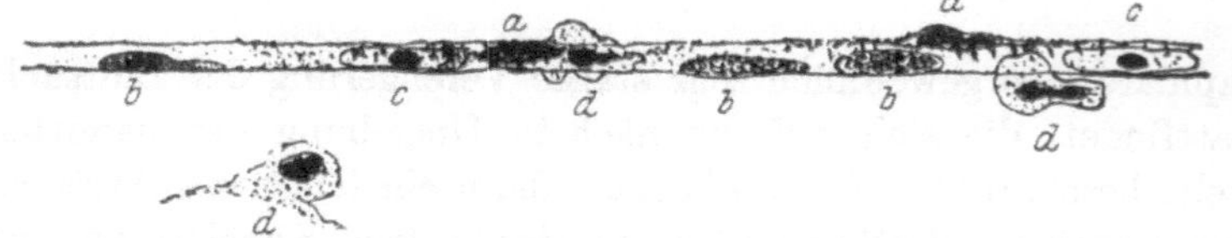

Abb. 31. Enge Capillare in der Froschzunge, *a* Rougetzelle, *b* Endothelkern, *c* rotes
Blutkörperchen, *d* weißes Blutkörperchen. (Nach SCHALY.)

In seiner in holländischer Sprache veröffentlichten Dissertation hat SCHALY (1926) die Rougetzellen an zahlreichen Capillaren des menschlichen Auges nachgewiesen. SCHALY hat an
fixierten Geweben gearbeitet und mit histologischen Methoden
nach DELAFIELD, HEIDENHAIN, CALLAJA u. a. gefärbt. Er hat
seine Methoden an Froschgeweben ausgearbeitet und bestätigt

VIMTRUPS Befunde über das Vorhandensein und allgemeines
Aussehen der Rougetzellen an der Froschzunge (Abb. 31), an der
Hyaloidmembran und am Schwanz von Kaulquappen. Er weist
besonders auf das allgemeine Auftreten von kräftigen Rouget-
zellen an den Verzweigungsstellen sowohl von Capillaren aus
Arteriolen als im eigentlichen capillaren Netzwerk hin.

Am menschlichen Auge hat er die Retina, die Choroidea, den
Ciliarkörper, die Iris, die Conjunctiva, den Hornerschen Muskel,
das Orbitalfett und einen Absceß im Glaskörper mit neugebildeten

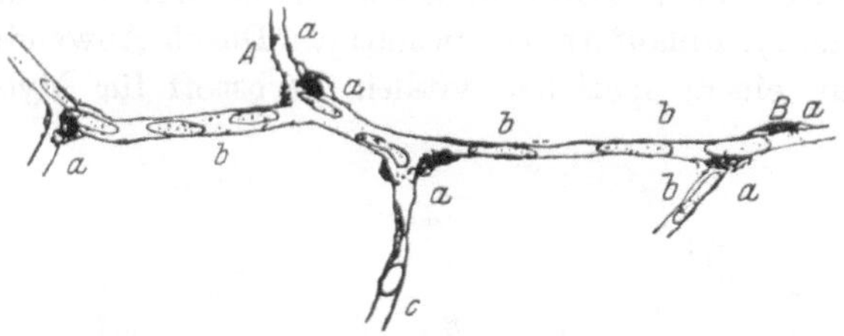

Abb. 32. Neugebildete Capillaren im Glaskörper des menschlichen Auges. (Nach SCHALY.)

Blutgefäßen (Abb. 32) untersucht. In allen Fällen fand er Rougetzellen, die, wie beim Frosch, beinahe immer an den Verzweigungsstellen vorhanden sind. Für gewöhnlich sind nur die Kerne deutlich
gefärbt, in vielen Fällen sind jedoch wenigstens Teile des Proto-
plasmas beobachtet worden. Dies ist besonders an der Iris der
Fall, wo die Rougetzellen und die Muskelzellen des Dilatator
pupillae ein natürliches Pigment enthalten (Abb. 33).

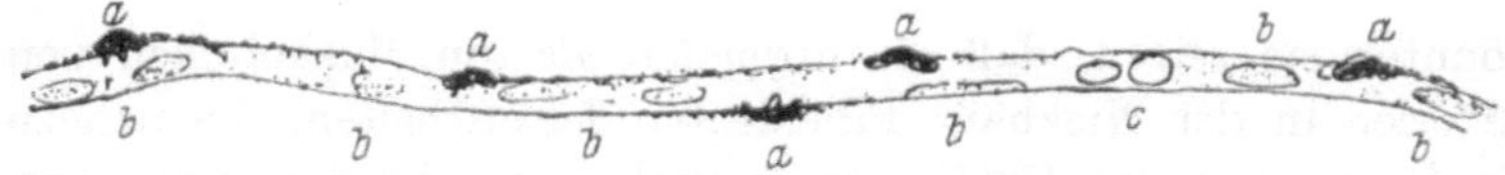

Abb. 33. Capillare der Iris mit pigmentierten Rougetzellen. (Nach SCHALY.)

Abb. 34 zeigt eine kleine Arterie und Vene der Chorioidea mit
den dazwischenliegenden Capillaren, in welchen der Übergang
von den normalen glatten Muskelzellen an den großen Gefäßen zu
den Rougetzellen deutlich in Erscheinung tritt. SCHALY gibt
viele Messungen über die Abstände zwischen den Rougetzellen.
Hinter der Macula findet er im Durchschnitt nur einen Abstand
von 30 μ, am Äquator beträgt er 50 μ, in der Peripherie 74 μ.

Ganz vor kurzem haben BENSLEY und VIMTRUP (1928) VIM-
TRUPS Untersuchungen an lebenden Capillaren wiederholt und

erweitert. Sie benutzten die ausgeschnittene Nickhaut von Fröschen, an welcher sich durch faradische Reizung leicht Zusammenziehungen aller Gefäße hervorrufen lassen. Sie haben deutlich die Wirkung der pericapillaren Zellen und die Längsfaltung des Endothels beobachtet, die am besten, wegen des größeren Durchmessers, an Venen zu sehen ist. Dieses Präparat kann jedem, der mikroskopisch ausgebildet ist und sich von dem Vorhandensein und der Tätigkeit der Rougetzellen überzeugen will, empfohlen werden.

BENSLEY und VIMTRUP haben auch die Befunde mit supravitaler Methylenblaufärbung bestätigt. Durch Anwendung von Janusgrün, einem speziellen vitalen Farbstoff für Myofibrillen,

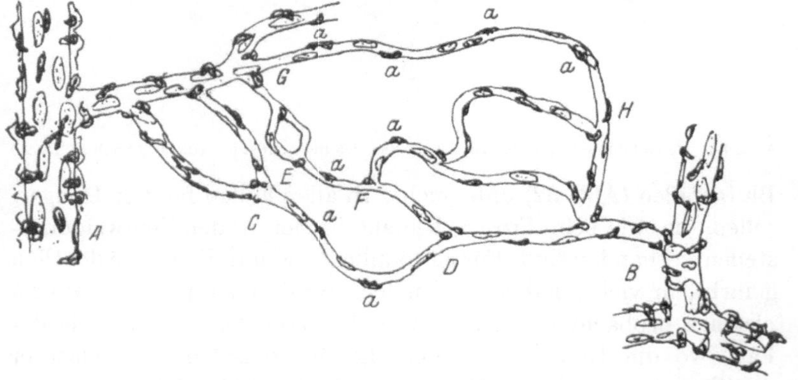

Abb. 34. Übergang von einer Arterie *A* der Chorioidea zur Vene *B*. (Nach SCHALY.)

konnten sie zeigen, daß die normalen glatten Muskelzellen von Arterien in der Nickhaut Fibrillenbündel enthalten, die nahezu ringförmig um das Gefäß herum verlaufen. An den mehr verstreuten Zellen der Arteriolen bilden die zu einer Zelle gehörenden Fibrillen oft zwei oder drei deutliche Gruppen, und an den wirklichen Capillaren breiten sich die ganz ähnlichen Fibrillen in verschiedene kleine Gruppen aus, von denen jede einzelne das Gefäß mit seinen spitz auslaufenden Enden ringförmig umgibt[1].

Der Versuch, alle Beobachtungen zu einer zusammenhängenden Vorstellung über die Anatomie einer normalen Capillare zusammenzufassen, ergibt ungefähr folgendes Bild: Wie die Wände der kleinsten Arterien und Venen besteht auch die Capillarwand aus

---

[1] Siehe Anhang unter a) S. 86.

zwei verschiedenen Elementen, dem Endothelrohr und der äußeren Muskelhülle. Der wichtige Unterschied zwischen Capillaren und größeren Gefäßen liegt in der Anordnung der Muskeln; in den Arterien und Venen bilden sie eine mehr oder weniger zusammenhängende Schicht, welche die Wanddicke erheblich vergrößert und dem Stoffaustausch zwischen Blut und umgebenden Lymphräumen oder Gewebszellen einen beträchtlichen Widerstand entgegensetzt; in den Capillaren dagegen ist die Muskelhülle mehr oder weniger in Form eines weitmaschigen Netzwerks angeordnet, das den größeren Teil der Endotheloberfläche unbedeckt läßt und geeignet ist, die Stoffe mit einem Minimum von Widerstand hindurchzulassen.

Die Muskelzellen enthalten feine Fibrillen, die den eigentlichen contractilen Bestandteil darstellen, während das Cytoplasma und die Kerne bei Erschlaffung der Fibrillen passiv gedehnt und abgeplattet werden.

Die Muskelhülle der Capillaren besitzt, wie alle anderen glatten Muskeln, einen gewissen Tonus oder, nach der Terminologie von SHERRINGTON (1920), eine Stellung („posture"), die im Organismus nervösen, hormonalen und anderen Einflüssen unterliegt; der Durchmesser einer Capillare wird im ganzen durch den Contractionszustand ihrer Muskelhülle bestimmt. Aus den am Umriß der Endothelzellen und an der Gestalt ihrer Kerne beobachteten Änderungen geht jedoch hervor, daß auch das Endothelrohr selbst eine Normalform und Weite haben muß, die es annimmt, sobald Außen- und Innendruck völlig gleich sind. Ist der Außendruck höher, so fällt das Rohr zusammen. Contrahieren sich die Rougetzellen, so wird es gefaltet. Sind sie schlaff und der Innendruck auch nur sehr wenig höher als der Außendruck, so wird es erweitert, die Endothelzellen werden passiv gedehnt, ihre Oberfläche vergrößert, ihre Dicke vermindert und ihre Kerne abgeplattet[1].

Die zur Dehnung des Endothels — abgesehen von der Muskelhülle — erforderliche Kraft muß äußerst klein sein, da, wie bereits gezeigt, die Capillaren schon durch einen minimalen Druck eröffnet werden können, wenn ihre Muskeln schlaff sind.

Soweit ich sehen kann, gibt es keinen sicheren Beweis dafür, daß das Endothel selber contractil ist. Es muß, wie ich sagte, eine Normalform oder Stellung haben, und es ist sehr wahrschein-

---

[1] Siehe Anhang unter b) S. 88.

lich, daß diese Form und die Kraft, mit der sie beibehalten wird, Veränderungen unterworfen ist. Das normale Endothel muß, selbst bei beträchtlicher Ausdehnung, dem Blutdruck, der in den freien Zwischenräumen zwischen den Rougetfibrillen auf ihm lastet, widerstehen. Im ersten dieser Vorträge erwähnte ich, daß erweiterte Capillaren zuweilen, wenn auch keineswegs regelmäßig, ein variköses Aussehen aufweisen. Dies könnte darauf beruhen, daß das Endothel zwischen den Linien der Rougetfibrillen nachgibt.

Die hier gegebene Beschreibung des Endothels und der Rougetzellen bezieht sich auf die Capillaren von Amphibien im allgemeinen, bei denen die contractilen Elemente an so vielen verschiedenen Capillaren beobachtet worden sind, daß man ihr Vorhandensein getrost in fast allen Geweben annehmen kann. ROUGET hat sie an den Capillaren in der Hyaloidmembran des Froschauges und im Schwanz von Kaulquappen und Molchlarven gesehen, SIGMUND MAYER an Capillaren glatter Muskeln in der Wand des Darms und der Blase bei Fröschen und Molchen, ferner hat VIMTRUP sie an Capillaren der Haut, der Zungenschleimhaut und -muskulatur und der Nickhaut von Fröschen gefunden. Besonders große und mächtige Rougetzellen findet man in der Regel an oder neben den Capillarverzweigungen.

Die Rougetzellen bieten, je nach dem Organ, in dem sie sich finden, ein recht verschiedenes Aussehen in Form und Struktur. Im Schwanz von Amphibienlarven und in der Schwimmhaut erwachsener Frösche sind sie ziemlich primitiv amöbenartig mit viel undifferenziertem Protoplasma und wenigen Muskelfibrillen. Ihre Gesamtlänge schwankt in den Larvencapillaren von etwa $60-200\,\mu$ und in der Froschschwimmhaut von $40-80\,\mu$. Die Zahl der Zellen pro Millimeter der Capillare ergab sich bei einer einzelnen Zählung zu etwa 70.

In der Zunge und der Nickhaut sind die Zellen gröber und deutlich muskelartig mit zahlreichen Fibrillen. Ihre Gesamtlänge schwankt zwischen 40 und $80\,\mu$, und pro Millimeter sind $20-50$ gezählt worden.

In der Glashaut sind die Zellen stark in Richtung der Capillare gestreckt und geben in sehr regelmäßiger Weise faßreifenartige, das Capillarrohr umgreifende Zweige ab.

Die normale Endotheldicke in einer weder erweiterten noch contrahierten Capillare beträgt etwas weniger als $1\,\mu$ (wahrscheinlich etwa $0,8\,\mu$). An einer erweiterten Capillare wird die Dicke durch Dehnung im Verhältnis zur Durchmesserzunahme vermindert.

Bei Säugetieren sind die Rougetzellen von ROUGET selber in der Retina, im Fettgewebe von Kaninchen und im Gehirn von Wiederkäuern beschrieben worden. VIMTRUP hat sie im interstitiellen Bindegewebe des Menschen und im Darm von Mäusen gefunden. Ich möchte erwähnen, daß der verstorbene Prof. E. MÜLLER aus Stockholm mir die Kerne dieser Zellen an Capillaren vom Katzendarm bereits 1920 zeigte. TANNENBERG hat später ihre Zusammenziehung am Mesenterium vom Kaninchen beobachtet. VIMTRUP und HEIMBERGER (S. 80 und Abb. 35) haben gezeigt, daß sie regelmäßig an den Hauptcapillaren und Venen des Menschen auftreten, während SCHALY ihr Vorhandensein in nahezu allen Geweben des menschlichen Auges demonstriert hat. Nehmen wir den von ZIMMERMANN gegebenen Nachweis an, so sind sie nahezu in allen Geweben von Säugetieren und ebenso bei Vögeln, Reptilien und Fischen vorhanden.

3. Die Entwicklung von Capillaren. Im Wirbeltierembryo geht das Gefäßsystem aus „Angioblasten“ hervor, die sich bereits sehr früh von anderen Mesenchymzellen unterscheiden. Durch Teilung bilden sie syncytiale Haufen, die zwei wesentliche Eigenschaften aufweisen, nämlich 1. die Fähigkeit, sich im Innern aufzulösen und Plasma und Blasen zu bilden, und 2. die Fähigkeit, Sprossen zu bilden, wodurch diese Zellgruppen sich mit gleichen Gruppen vereinigen und Gefäße cder Plexus bilden (SABIN 1922).

Nach dieser, soweit ich weiß, jetzt allgemein angenommenen Vorstellung, beginnen die Gefäße als Endothelröhren, zu denen später Adventitiazellen hinzukommen. Die Fähigkeit, neue Angioblasten zu bilden, scheint im embryonalen Leben verloren zu gehen. Im Hühnerembryo ist die Angioblastenbildung am ganzen 2. Tage außerordentlich verbreitet. Vom 3. Tage ab nimmt die Angioblastenbildung ziemlich stark ab, doch konnte sie von Miß SABIN bis zum 7. Tage verfolgt werden. Alle späteren Gefäße werden durch Sprossung aus dem bereits vorhandenen System gebildet.

Bei dem Vorgang der Sprossung beginnen einzelne Endothelzellen aus den Capillaren oder etwas größeren Gefäßen herauszuwachsen, und bereits sehr früh scheint sich in diesen einzelnen Zellen ein Lumen auszubilden. Wie vorher erwähnt, haben E. R. und E. L. Clark beobachtet, daß Bindegewebszellen (Kerne) sich mit den wachsenden Capillarsprossen als Adventitiazellen vereinigen. Miß Sabin beschreibt und bildet Venensprossen vom Hühnerembryo ab, in welchen Adventitiakerne dem wachsenden Endothel der Venen dicht folgen.

Es muß darauf hingewiesen werden, daß der Ursprung der Muskelzellen weder an den Capillaren noch an den größeren Gefäßen festgestellt worden ist. Es ist wahrscheinlich, daß in einem wachsenden Gefäß diese von den Muskelzellen des ursprünglichen Gefäßes abgeleitet werden, während andere Adventitiazellen aus der Umgebung hinzutreten.

4. Besonders entwickelte Blutgefäße einzelner Organe. Bei zahlreichen Tieren in der Wirbeltierreihe findet man an einzelnen Organen eine besonders weitgehend spezialisierte Gefäßstruktur. Es ist in diesem kurzen Bericht unmöglich auf diese genau einzugehen; ich werde hier daher nur die wesentlichen Züge über den Bau der Capillaren in der Leber, in den Nierenglomeruli und in der menschlichen Haut beschreiben.

Das Endothel der Lebercapillaren erscheint als ein Syncytium mit zahlreichen Kernen, aber ohne Zellgrenzen, so wie bei embryonalen Capillaren. In kurzen, ziemlich regelmäßigen Abständen bilden die Kupfferschen Sternzellen (1876, 1899), deren Aufgabe die Phagocytose ist, einen wesentlichen Bestandteil der Capillarwand. Eine weitere, sehr auffällige Eigentümlichkeit im Bau der Lebercapillaren sind die „Canaliculi" innerhalb der Leberzellen, die nach dem Befund mehrerer Autoren (Brovicz 1899, Schäfer 1902, Herring und Simpson 1906) unmittelbar mit dem Lumen der Capillaren kommunizieren. Nach v. Kupffer werden die Lebercapillaren von einer, vielleicht einen pericapillaren Lymphraum darstellenden, Adventitiaschicht umgeben. Rougetzellen wurden nicht beobachtet.

Es läßt sich leicht beobachten und ist seit langem bekannt, daß die Leber mikroskopische Partikelchen aller Art, einschließlich lebender und toter Bakterien, mit beinahe unglaublicher Geschwindigkeit aufnimmt (Rosénthal 1921, Oerskow 1925), und es zeigte sich, daß die Aufgabe von den Kupfferschen Zellen ausgeführt wird, die nach Pfuhl (1926) normalerweise eine bestimmte „Fangstellung" aufweisen, indem sie ein Maschenwerk von Pseudopodien in das Lumen der Capillaren vorstrecken. Diese Fäden sind klebrig und werden sichtbar, wenn sie mit einer Schicht Kohlepartikelchen umhüllt werden, wie nach Injektion von chinesischer Tusche in den Kreislauf. Kurze Zeit danach werden die Partikelchen von den Pseudopodien aufgenommen; während der „Verdauung" werden diese in die Capillarwand zurückgezogen. Wird eine Suspension von chinesischer Tusche, die in 1 mm³ mehrere Milliarden Teilchen enthält, langsam in die Pfortader eines Frosches injiziert, so wird bis zu einem gewissen Punkt nur ein kleiner Teil derselben die Leber passieren und im allgemeinen Kreislauf erscheinen. Der Hauptanteil wird von den Kupfferschen Zellen zurückgehalten.

Die Fähigkeit der Phagocytose mit seinen Begleiterscheinungen, das Haftvermögen und die Fähigkeit amöboider Bewegung sind nicht auf die Kupfferschen Zellen beschränkt, sondern scheinen im Gefäßendothel in gewissem Ausmaße allgemein ausgebildet zu sein (Wyssokowitch 1886, Rosenthal 1921, Herzog 1924). Dies hebt Ebbecke (1926) besonders hervor, der der amöboiden Eigenschaft der Endothelzellen einen großen Teil der Capillarcontractilität zuschreibt. Wenn ich auch Ebbecke nicht darin folgen kann, den Endothelzellen aus den bisher vorhandenen Tatsachen einen wichtigen Anteil an der allgemeinen Capillarcontraction zuzuschreiben, so muß ich doch zugeben, daß sie entschieden die Fähigkeit amöboider Bewegung haben, die besonders beim vorher erörterten Vorgang der Sprossung offenbar ist.

Die Lebercapillaren sind normalerweise für kolloidal gelöste Substanzen viel durchlässiger, als die Capillaren anderer Organe (XIII. Vortrag). Diese Eigentümlichkeit könnte mit dem Vorhandensein der „Canaliculi" in Beziehung stehen, die Schlußfolgerung ist jedoch keineswegs bindend, da jede Capillare unter später zu besprechenden Bedingungen dieselbe Permeabilität annehmen kann.

Von den Glomerulicapillaren der Säugetierniere nahmen die Histologen und Physiologen bis vor kurzem allgemein an, daß der Glomerulus aus einem engmaschigen Netzwerk anastomosierender Capillaren bestehe, welches vom visceralen Blatt des

Kapselepithels umgeben sei, wie CUSHNY es schematisch abgebildet hat (1917. 2. Auflage 1926). Einzelne Histologen (SCHAFFER 1920) haben beobachtet, daß das Kapselepithel tief in den Glomerulus eindringt und ihn in eine kleine Zahl verschiedener Lappen teilt. VIMTRUP (1926) hat jedoch gezeigt, daß der Glomerulus sich aus zahlreichen einzelnen Capillarschlingen zusammensetzt, die ohne miteinander zu anastomosieren, von der afferenten zur efferenten Arterie ziehen und jeweils von einer Lage vom Kapselepithel bedeckt werden, dessen Kerne sehr deutlich sind. Endothelkerne sind nicht beobachtet worden, und Rougetzellen scheinen zu fehlen. VIMTRUPS Befund ist ganz vor kurzem von v. MÖLLENDORFF (1927) bestätigt worden, der auf die Schicht des Kapselepithels den Ausdruck Deckzellen anwendet.

In den Glomerulis des Frosches haben RICHARDS und SCHMIDT (1925) bei direkter Beobachtung der lebenden Niere contractile Elemente nachgewiesen, die an den Stellen liegen, wo die Capillaren der Glomeruli von der afferenten Arterie abzweigen.

In allen genau untersuchten Capillarbezirken besteht ein sehr deutlicher Unterschied zwischen Arteriolen und Capillaren. Die Arteriolen haben eine gut entwickelte Muskelhülle von einfachen Ringfasern, welche die gesamte Oberfläche des Endothelrohrs bedeckt. Wie Abb. 22 zeigt, gibt es auf dem Wege von einer Arteriole zu einer Capillare eine *kurze* Übergangszone, in der die Zahl der Muskelzellen abnimmt und das Endothel bloßgelegt wird, im ganzen besteht jedoch eine scharfe Grenze zwischen der muskulösen Arteriole und der Capillare, deren unterscheidende Eigentümlichkeit im Vergleich zu dem von den contractilen Elementen bedeckten Bezirk die große Ausdehnung freier Endotheloberfläche ist.

Bis vor kurzem nahm man an, daß die menschliche Haut eine Ausnahme von dieser allgemeinen Regel bilde, da SPALTEHOLZ (1893) beschrieben hatte, daß die Arterien und Arteriolen in der äußeren Coriumhälfte keine Muskelhülle besitzen. VIMTRUP (1923) hat aber an Cutispräparaten gezeigt, daß die Muscularis sich hier als eine einfache Schicht von spindelförmigen Zellen fortsetzt. Unterhalb des subpapillären Netzes wird die Muskelschicht unvollkommen; in diesem Netz und seinen Verzweigungen finden wir endotheliale Arteriolen mit einzelnen Muskelzellen, die nach den Capillaren zu eine zunehmend schrägere Lage einnehmen. An den Capillaren und Venchen beobachtete VIMTRUP Kerne, die er als zu Rougetzellen gehörig identifizieren konnte (Abb. 35). Obgleich die Protoplasmaverästelungen nicht beobachtet wurden, zeigen folgende Tatsachen, daß die Deutung richtig ist; erstens, weil die Kerne einwandfrei in dieselbe Kategorie

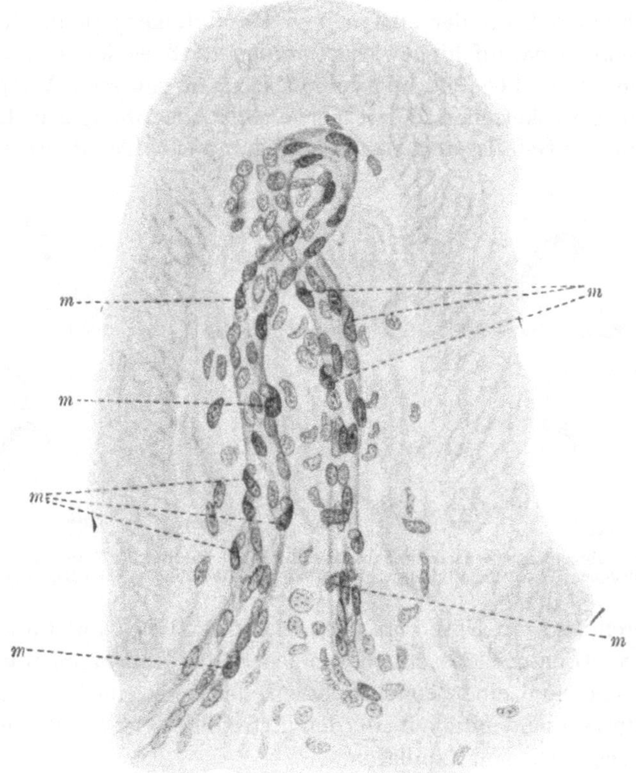

Abb. 35. **Capillarschleife der menschlichen Haut.** *m* Kerne von Rougetzellen; 500 : 1. (Nach VIMTRUP.)

wie die echten Muskelkerne an den Arteriolen gehören, und zweitens, weil eine Contraction der menschlichen Hautcapillaren und Venchen eine Längsfaltung des Endothels hervorruft, wie HEIMBERGER beobachtet hat. SPALTEHOLZ hat seine ursprüngliche Behauptung zurückgezogen und VIMTRUPS Befund über die muskuläre Hülle der äußeren Capillaren bestätigt, aber er erklärt, daß er VIMTRUPS Rougetkerne an den Capillaren nicht von anderen Adventiazellen unterscheiden könne. Selbst jenseits des subpapillaren arteriellen Plexus und manchmal sogar bis direkt zu den Capillarschleifen findet er in der Regel eine beinahe oder vollkommen ununterbrochene Schicht von Muskelzellen. Es kann daher nicht zweifelhaft sein, daß die Arteriolen der menschlichen Haut der allgemeinen Regel folgen; dennoch muß ausdrücklich darauf hingewiesen werden, daß es keineswegs unmöglich ist, daß Gefäße mit vereinzelten, in gewissen Abständen gelegenen Muskelzellen, deren Kerne mehr oder weniger in Längsrichtung des Gefäßes angeordnet sind, hauptsächlich als Arteriolen

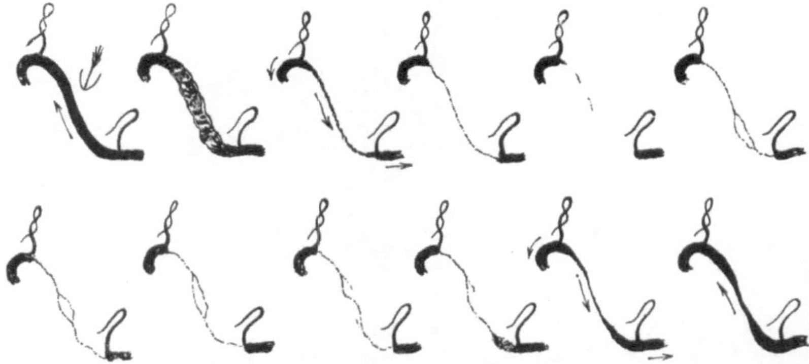

Abb. 36. Subpapillarvene nach mechanischer Reizung. Faltung der Wand, wie aus den verschiedenen Wegen der Blutkörperchenströmung hervorgeht. (Nach HEIMBERGER.)

fungieren und ein Netz versorgen, das funktionell aus Capillaren besteht. Hierzu ist es erforderlich, daß die Rougetzellen kräftig genug sind, und einen Tonus besitzen, der sie so eng hält, daß die Strömungsgeschwindigkeit in den Arteriolen viel größer ist als in den eigentlichen Capillaren.

HEIMBERGER (1926, 1927) hat an den Nagelwallcapillaren des Menschen die interessante Beobachtung gemacht, daß die Capillarschlinge in jeder Papille von einem zusammenhängenden Lymphraum umgeben ist, der von zahlreichen Fäden und Septen durchzogen wird, die die Schlinge in ihrer Lage halten. Führt man eine Nadelelektrode in diesen Raum ein, so füllt er sich allmählich mit Wasserstoffblasen und injiziert man einen kolloidalen Farbstoff, wie Trypanblau, so füllt sich der ganze Raum, und die Farblösung dringt zwischen die Zellen hindurch in das umgebende Gewebe.

Zweifellos durchsetzen diese Lymphräume fortlaufend das ganze Corium; die Bedeutung derselben wird in einem späteren Vortrag erörtert werden.

Im allgemeinen kann festgestellt werden, daß der Unterschied zwischen Capillaren und Venchen weder histologisch noch physiologisch ausgesprochen ist. Die Muskelhülle vieler Venchen ist so dünn und unvollständig, daß der Stoffaustausch durch ihre Wände erheblich sein muß, und in einigen Fällen sind die Gefäße, die anatomisch zu den Venchen gerechnet werden, vom physiologischen Standpunkt aus als Capillaren anzusehen, da sie trotz ihrer verhältnismäßig großen Weite eine Hülle von Rougetzellen statt von einfachen Muskelfasern haben, während ihre Oberfläche größtenteils unbedeckt ist. Die subpapillären Venen der menschlichen Haut sind in Wahrheit solche „Riesencapillaren". SPALTEHOLZ (1893) beschreibt, daß sie keine Muskelhülle haben, und VIMTRUP ist es kürzlich gelungen, an gefärbten Präparaten die Kerne ihrer Rougetzellen zu erblicken. In späteren Vorträgen wird gezeigt werden, daß sie sich in ihren physiologischen Reaktionen auf Reize genau wie Capillaren verhalten; HEIMBERGER (1925) hat die Faltung der Wände nach Reizung eines einzelnen Punktes genau wie an den Capillaren beobachtet (Abb. 36).

5. Die direkten Verbindungen zwischen Arterien und Venen und ihre Bedeutung. In der anatomischen Literatur von vor 50 Jahren finden sich mehrfach Berichte über ein Vorkommen „derivatorischer" Kanäle, die durch kleine, unmittelbar in etwas größere Venen einmündende Arterien dargestellt würden. Solche Verbindungen hat man gewöhnlich an injizierten Objekten gesehen, ohne sich durch Untersuchung ihrer Struktur über die Art der betreffenden Gefäße zu vergewissern. Da einzelne Capillaren leicht durch Injektion unter Druck stark erweitert werden und dann wie weite Kanäle aussehen, so kann ein derartiger Nachweis natürlich nicht überzeugen.

Nach HOYERS Beschreibung (1877) gibt es direkte Anastomosen zwischen Arterien von meist etwa 0,02 mm Durchmesser und etwas größeren Venen; sie kommen aber nur an bestimmten Stellen im Körper der Säugetiere vor. Er fand sie nahe dem Ohrrande bei Kaninchen, Hunden und Katzen, in der Schnauzenspitze mehrerer Tiere sowie in der Schwanzspitze und schließlich in den Finger- und Zehenspitzen von Mensch und Säugetieren. In vielen seiner Fälle hat er den Bau der Gefäßwand an den Stellen der Anastomose nach passender Färbung untersucht und gibt Beschreibungen und Abbildungen von Gefäßen unzweifelhaft arteriellen Baues, die direkt in andere, als Venen anzuerkennende münden. Er hat an vielen anderen Stellen nach diesen „derivatorischen Kanälen" gesucht, aber abgesehen von dem bekannten Fall der Arterien, die unmittelbar in die Corpora cavernosa münden, hat er sie nur an jenen exponierten Körperteilen gefunden, für die eine beträchtliche Blutzufuhr erforderlich ist, um sie warm zu halten, wenn sie niedriger Temperatur ausgesetzt sind[1].

GROSSER (1902) bestätigt die Befunde von HOYER über das Vorhandensein derivatorischer Kanäle in der Haut der Extremitäten und gibt eine ausführliche Beschreibung ihres Baues. In der Haut des menschlichen Fingers sind sie besonders zahlreich und sind hier in kleinen Gruppen im Abstand von 1—2 mm angeordnet. Ihre Muskulatur ist 2—3mal so stark, als die von gleichweiten Arterien (ungefähr 0,02 mm), und sie liegen in einem kernreichen Bindegewebe. Sie kommen ebenfalls häufig in den Fingerknochen vor und sind hier von einem venösen Plexus umgeben, der ihnen ein freies Öffnen und Schließen erlaubt. Am Daumen von Fledermäusen sind sie besonders groß (0,1—0,2 mm). GROSSER hat an den entsprechenden Stellen bei Reptilien, wo sie zu fehlen scheinen, nach ihnen gesucht.

In den letzten Jahren gelang es, das Vorhandensein von arteriovenösen Anastomosen intra vitam bei Untersuchungen über den Kreislauf der menschlichen Haut nachzuweisen. HEIMBERGER konnte diese Verbindungen in beträchtlicher Zahl an den Fingern von Menschen mit sehr zarter Haut direkt nachweisen. Er beschreibt sie als kurze Verbindungen zwischen peripheren Arteriolen und Venchen, wodurch die langen Capillarschleifen kurz geschlossen werden. Er gibt zahlreiche Abbildungen, von denen ich Abb. 37 wiedergebe. Er findet, daß diese Kanäle normalerweise geschlossen sind, sich jedoch bei schwacher mechanischer Reizung für kurze Zeit öffnen.

Ich würde auf diese Beobachtungen, die äußerst schwierig zu beweisen sein müssen, keinen großen Wert legen, wenn nicht zwei Tatsachen dafür sprechen würden, erstens daß HEIMBERGER

---

[1] Siehe Anhang unter c) S. 88.

ein ganz außergewöhnlich geschickter und geduldiger Forscher ist, und zweitens, daß seine direkten Befunde durch Beobachtungen über die Blutströmung in oberflächlichen Venchen und Capillaren gestützt werden, da diese nur zu erklären sind, wenn arteriovenöse Anastomosen in unmittelbarer Nähe der beobachteten Gefäße vorhanden sind. In einigen Fällen hat HEIMBERGER (1925) Pulsationen des Blutes in den Venchen beobachtet, obgleich die entsprechenden Arteriolen geschlossen waren und das Blut in den Capillaren ruhig war. Dies ist nur möglich, wenn die betreffende Vene eine andere Verbindung mit dem arteriellen System hat, durch welche die Pulswelle hindurchgeht. In anderen Fällen sieht man das Blut eine Zeitlang von einem Venchen durch die Capillaren in eine Arteriole zurückfließen, dies erfordert, daß das Venchen

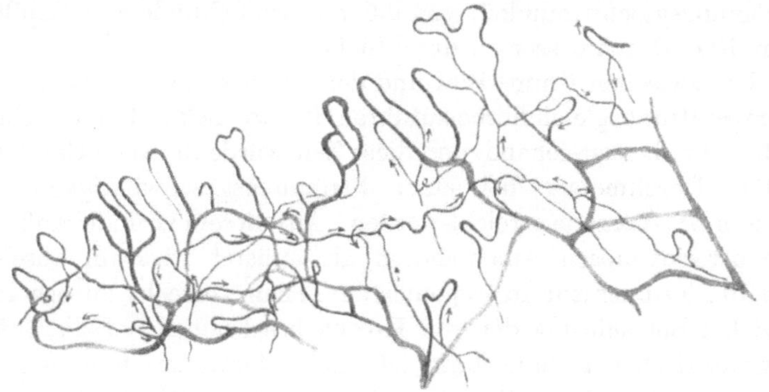

Abb. 37. Arteriovenöse Anastomosen.   (Nach HEIMBERGER.)

unmittelbar mit einer etwas größeren Arterie verbunden ist, deren Druck genügt, damit das Blut in eine Arteriole, die auch in direkter Verbindung mit einer größeren Vene stehen muß, zurückgetrieben wird.

Aus HEIMBERGERS Beobachtungen folgt, daß seine „derivatorischen Kanäle", die distaler als die von HOYER und GROSSER gelegen sind, die Fähigkeit haben müssen, sich zusammenzuziehen und zu erweitern oder sich ganz zu verschließen.

Man muß daran festhalten, daß die hier besprochenen arteriovenösen Anastomosen nichts mit den pathologischen, grob anatomischen arteriovenösen Aneurysmen gemein haben. Wenn sie auch bei vollkommener Erweiterung weiter sind als Capillaren, so sind sie doch viel zu klein, um mit bloßem Auge gesehen werden zu können. Sie können, selbst wenn sie sehr zahlreich vorhanden sind, in keiner Weise den Kreislauf gefährden. Das sie durchfließende Blut wird wahrscheinlich nicht die Möglichkeit haben, die normale Menge Sauerstoff und andere Stoffe, die sie zu den Geweben bringen soll, abzugeben, da es nicht mit der großen Oberfläche der dünnwandigen Capillaren in Berührung kommt, doch genügt die Oberfläche, die solche Gefäße unter $^1/_{10}$ mm Durchmesser darbieten, für eine reichliche Wärmeabgabe.

Es ist unnötig, dieses erst durch umständliche Berechnung der Wärmemengen, die von Oberflächen capillarer Röhren abgegeben werden können, zu zeigen; man braucht sich nur daran zu erinnern, daß nach der zuerst von STEWART (1895) ausgeführten Berechnung 1 mm³ Blut über 6 Stunden braucht, um bei der hohen Durchströmungsgeschwindigkeit von 0,5 mm pro Sekunde eine Capillare von 10 μ Durchmesser zu durchfließen.

Um zwischen 1 mm³ Blut und dem umgebenden Gewebe einen Temperaturausgleich herbeizuführen, ist eine Sekunde wahrscheinlich mehr als ausreichend, und diese Zeit würde in einem Gefäß von 100 μ Durchmesser bei einer Strömungsgeschwindigkeit von 12 mm pro Sekunde erreicht werden. Aus diesem Grunde muß man die arteriovenösen Anastomosen als äußerst wirksam ansehen, um die Temperatur in exponierten Teilen aufrecht zu erhalten, und bei Betrachtung der von HOYER beschriebenen Lokalisation derivatorischer Kanäle kann ich nicht daran zweifeln, daß die Haupttätigkeit dieser Gefäße darin besteht, bei Warmblütern vorspringende Teile ausreichend mit Blut zu versorgen, wenn sie niedrigen Temperaturen ausgesetzt werden.

Es würde sich wahrscheinlich lohnen, an den Ohren, Füßen und Schnauzen von Polartieren und an den Füßen gewisser Vögel nach diesen Anastomosen zu suchen. Die Pinguine, die in den südlichen Polargegenden bei Temperaturen weit unter 0° brüten, halten ihr eines Ei auf ihren Füßen in die Höhe; hierbei muß sicherlich ein Blutandrang zu den Schwimmhäuten dieser Füße stattfinden, welcher das Vorhandensein zahlreicher großer arteriovenöser Anastomosen äußerst wahrscheinlich macht.

6. Anhang.

a) Rougetzellen bei Würmern. Es ist meiner Meinung nach sehr interessant, daß an den Blutgefäßen der Anneliden (Nereis und andere Formen) vor 20 Jahren Zellen beschrieben wurden, die den glatten

Muskelzellen und Rougetzellen der Wirbeltiere vollständig gleichen, und daß vor kurzem experimentell gezeigt wurde, daß sie contractile Elemente sind. RETZIUS beobachtete diese Zellen 1891 und untersuchte sie 1905 ausführlich mit vitaler Methylenblaufärbung. Von seinen zahlreichen

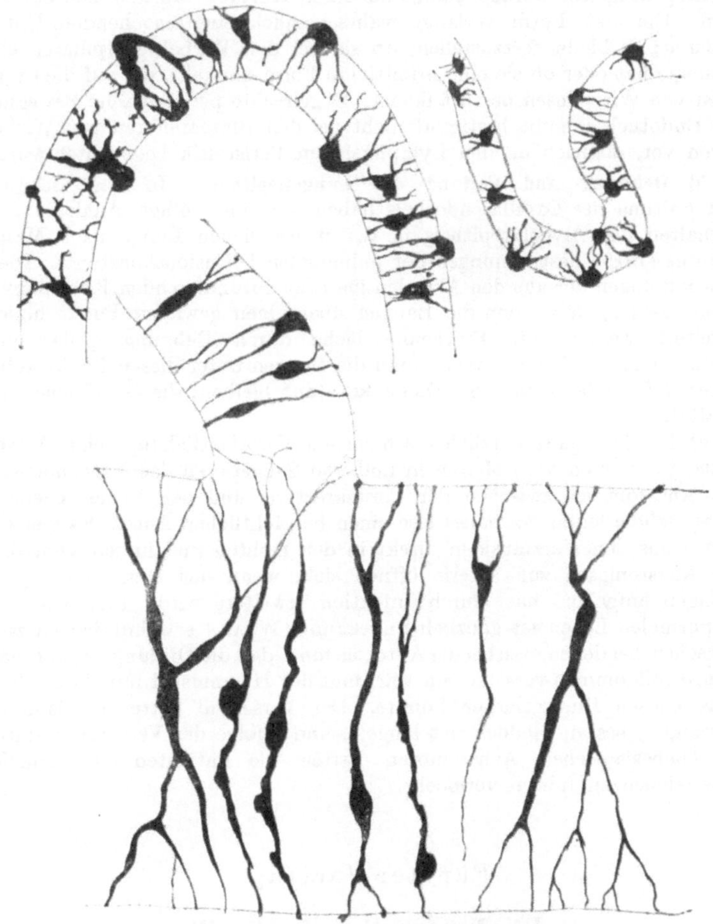

Abb. 38. Blutgefäße von Nereis. (Nach RETZIUS.)

Abbildungen sind hier zwei (Abb. 38) wiedergegeben. Die Zellen färben sich gemeinsam in derselben Weise wie die echten Muskelzellen (und geradeso wie VIMTRUPS Rougetzellen), und der große Histologe sagt selber: „Nach meiner Ansicht — und ich habe hierüber jetzt beträchtliche Erfahrung — können die fraglichen Zellen an den Blutgefäßen kaum etwas anderes als Muskelzellen sein.“

FEDERIGHI hat kürzlich (1927) die Contractionsvorgänge an den lebenden Blutgefäßen von Nereiden untersucht. Er stellt zwei Contractionsformen fest, eine peristaltische, die vom Zentralnervensystem unabhängig ist und durch das Endothel bewirkt wird, und eine andere, die lokal durch Reizung ausgelöst werden kann und durch RETZIUS' Muskelzellen bewirkt wird. Die erste Form verlangt wahrscheinlich eine eingehendere Untersuchung; es bleibt festzustellen, ob sie bei den Wirbeltiercapillaren eine Analogie hat oder ob sie eine primitivere Form darstellt, die auf die Capillaren von Wirbellosen beschränkt ist. Regelrechte peristaltische Bewegung des Endothels kommt bestimmt nicht bei den Blutcapillaren von Wirbeltieren vor, obgleich an den Lymphgefäßen Peristaltik beobachtet wurde.

b) Dehnung und Faltung des Lungenepithels. In der Dehnung und Faltung des Capillarendothels haben wir eine völlige Analogie zum Verhalten des Alveolarepithels in der menschlichen Lunge nach MARIE KROGHS (1915) Bestimmungen der pulmonalen Diffusionskonstante. Diese Bestimmungen der aus den Alveolen ins Blut diffundierenden Kohlenoxydmenge zeigen, daß, wenn die Lungen über einen gewissen Punkt hinaus erweitert werden, die Epitheloberfläche durch Dehnung größer und dünner wird, daß aber, wenn man die Lungen unter diesen Punkt kollabieren läßt, Oberfläche und Dicke konstant bleiben: die Oberfläche wird gefaltet.

c) In einer ganz kürzlich erschienenen Veröffentlichung zeigt WEARN (1928) im Herzen vom Menschen und von Säugetieren das Vorhandensein von Anastomosen zwischen der Coronararterie und den Venae Thebesii. Diese Gefäße leiten normalerweise einen beträchtlichen Anteil des venösen Blutes aus den Herzmuskeln direkt in den rechten und linken Ventrikel. Die Anastomosen zur Arterie öffnen sich, wenn das Herz, welches zu schlagen aufgehört hat, durch Injektion erweitert wird. Ihre Tätigkeit im normalen Leben ist gänzlich unbekannt; WEARN erwähnt jedoch zwei Menschen, bei denen man bei der Autopsie fand, daß die Öffnung der Coronararterie vollkommen verschlossen war, und der Herzmuskel nur durch diese Anastomosen Blut erhalten konnte. Der Verschluß hatte sich langsam entwickelt, bestand jedoch seit langem, und infolge der Versorgung durch die Thebesianischen Anastomosen hatten die Patienten ein normales Arbeitsleben zu führen vermocht.

Fünfter Vortrag.

Die Innervation der Capillaren.

Kaum auf irgendeinem anderen Gebiet wird die enge Zusammenarbeit von anatomischem Studium, physiologischen Versuchen und klinischen Beobachtungen so dringend benötigt und verspricht so erfolgreich zu werden, wie auf dem der Erforschung von Innervationsproblemen im allgemeinen und dem der Innervation der kleinen Blutgefäße im besonderen. Die mikroskopische Anatomie kann zwar das Vorhandensein der feinen Nervenfasern, mit denen wir zu tun haben, aufdecken, doch sind Versuche und Beobachtungen notwendig, um ihre Verbindungen mit dem Zentralnervensystem zu ermitteln. Zur Zeit sind die klinischen und experimentellen „Ergebnisse" ihren anatomischen Grundlagen weit voraus, und möglicherweise hat PH. STÖHR jun. (1927) mit seiner Behauptung recht, daß der Fortschritt zu schnell gewesen ist, und daß die Gefahr droht, daß wir von der Grundlage abgeschnitten werden, daß besonders die Vorstellungen über das sympathische Nervensystem nicht mit seinem histologischen Aufbau in Einklang gebracht werden können.

In diesem Vortrag besprechen wir hauptsächlich physiologische und klinische Ergebnisse, und Sie sollten sich dauernd, selbst wenn es nicht ausdrücklich gesagt wird, daran erinnern, daß diese nur als Arbeitshypothese angesehen werden dürfen, solange sie nicht anatomisch bestätigt werden oder sofern sie es nicht sind.

1. Die sympathische Innervation der Capillaren. Nehmen wir das Vorhandensein von Rougetzellen an, welche eine Muskelschicht darstellen, die im wesentlichen der der größeren Blutgefäße entspricht, dann müssen wir erwarten, daß diese von sympathischen Nerven innerviert werden.

Anatomisch ist schon vor langer Zeit gezeigt (BEALE 1860), und wiederholt an zahlreichen Geweben verschiedener Tiere bestätigt worden (GLASER 1920), daß die Capillaren regelmäßig von Nerven begleitet werden. Im allgemeinen finden sich zwei dünne marklose Fasern, die an jeder Capillare entlang laufen und durch mehrere Anastomosen, welche die Capillaren in Winkeln von etwa 45° kreuzen (KRIMKE 1884), verbunden sind. Die Nerven zeigen in unregelmäßigen Abständen kleine Anschwellungen, Ganglienzellen sind jedoch nicht gefunden worden. Verbindungen mit der Capillarwand wurden erst ganz vor kurzem beobachtet. KRIMKES Behauptung, daß jede Capillare ihre eigenen Nerven hat, die nicht mit denen anderer Capillaren anastomisieren, ist bestimmt falsch, und die spiraligen Fasern, die an einzelnen Abschnitten von Capillaren (GLASER u. a.) beobachtet worden sind, sind wahrscheinlich Kunstprodukte oder Muskeln (STÖHR, BUSCH).

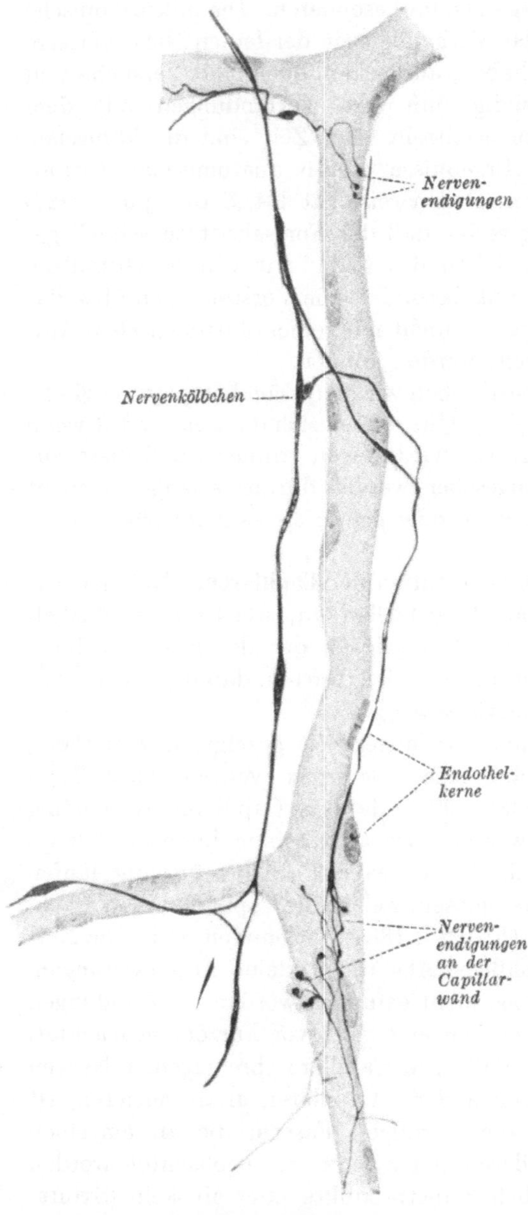

Abb 39. Capillarnerven vom menschlichen Hirn.
(Nach STÖHR jr.)

In einigen kürzlich erschienenen Veröffentlichungen ist bezweifelt und sogar entschieden verneint worden, daß diese Nervenfasern für die Innervation der Rougetzellen in Betracht kommen können, und es ist sogar behauptet worden, daß zahlreiche Zellen, ja sogar zahlreiche von den feinsten Capillaren, nicht mit Nervenfasern umgeben sind. Als Antwort hierauf möchte ich darauf hinweisen, daß wir selbst mit den feinsten, jetzt gebräuchlichen Methoden nicht imstande sind, die allerfeinsten Nervenfibrillen, die wir für die Versorgung der einzelnen Zellen erwarten müssen, in ihrem ganzen Verlauf zu zeigen. Die z. B. von STÖHR jun. (1926) durch Imprägnierung nach der SCHULTZEschen Silbermethode erhaltenen Bilder des menschlichen Herzens sind sicher unvollständig, weil zahlreiche Fasern nicht imprägniert worden sind, und irreführend, weil viele imprägnierte Fasern viel stärker erscheinen, als sie aller Wahrscheinlichkeit nach überhaupt sein können. NORDMANN (1925) und WOOLLARD (1927), die vitale Färbungen der Nerven an Säugetiergeweben mit Methylenblau ausgeführt haben, geben eine Beschreibung der Capillarinnervation, die von der allgemein angenommenen nicht abweicht. WOOLLARD hat einen ziemlich diffusen Plexus gesehen, von dem aus einzelne Zweige bis zu den Capillaren verfolgt werden können. „Sie können auf verhältnismäßig enorme Strecken verfolgt werden. In ihrem Verlauf längs der Capillaren werden sie immer feiner und feiner, bis sie sich, ohne Endapparate zu bilden, im Unsichtbaren verlieren."

Dr. BUSCH, der sich zur Zeit in Kopenhagen mit Problemen der Gefäßinnervation mit Hilfe der Methylenblaumethode (Rongalit-Weiß) beschäftigt, kann der von WOOLLARD gegebenen Beschreibung im ganzen beipflichten, doch findet er in allen Fällen ein dichtes Fasernetz längs und zwischen den Capillaren, und in zahlreichen Präparaten, besonders an der Schwimmhaut des Frosches, gelang ihm die Färbung von ganz feinen Fibrillen, die in die Rougetzellen eindringen. Abb. 40, die er mir freundlicherweise zur Verfügung gestellt hat, gibt eine Vorstellung ihres Aussehens. Selbst in diesem Falle ist die Färbung wahrscheinlich unvollständig und läßt viele der feinsten Fibrillen unsichtbar.

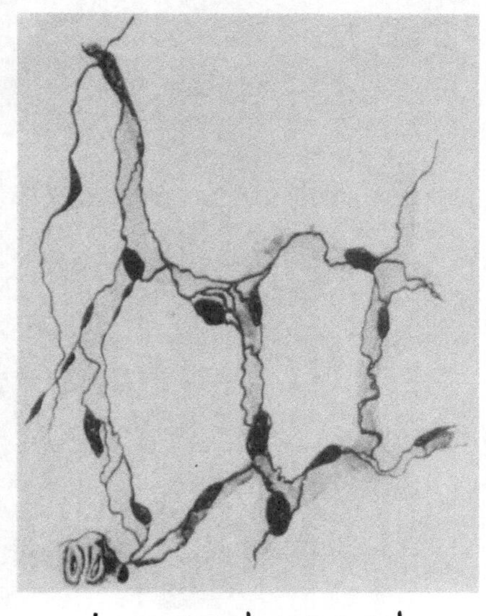

Abb. 40. Capillarnerven von der Froschzunge.
(Nach BUSCH.)

In der ersten Auflage dieser Vorträge wurde betont, daß die physiologischen Tatsachen stark auf das Vorhandensein von echten peripheren Nervennetzen hindeuten, in denen die Leitung über ziemlich lange Strecken und nach allen Richtungen hin möglich sein müßte. Es ist erfreulich, daß die histologischen Untersuchungen diese Annahme in bezug auf die sympathische Innervation vollauf bestätigt haben.

WOOLLARD hat gezeigt, daß das die Capillaren versorgende Nervennetz bei den von ihm untersuchten Säugetieren in direkter Verbindung mit dem adventitiellen Plexus und Netzwerk der Arterien steht, und BUSCH bestätigt dies für den Menschen, für andere Säugetiere und auch für den Frosch. Beide Forscher sind sich im

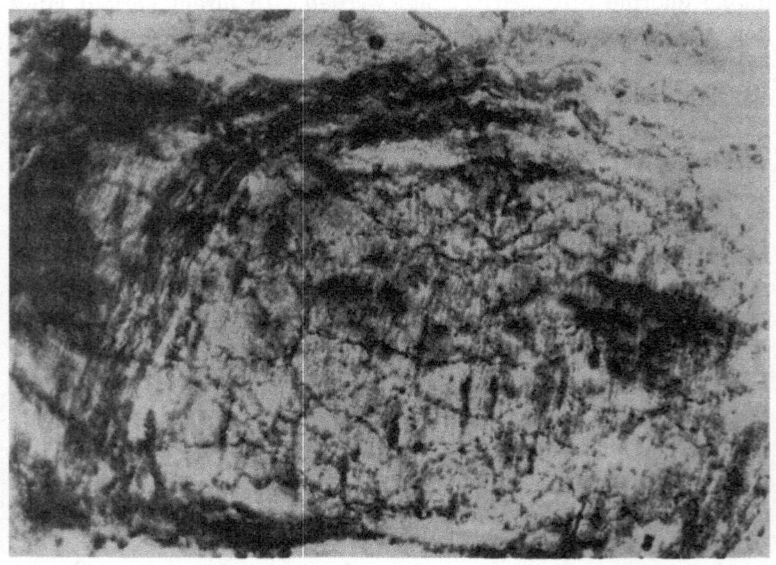

Abb. 41. Nervennetz von der Wand einer Arterie. (Nach BUSCH.)

wesentlichen darüber einig, daß zwar die Nerven in der Adventitia größerer Arterien einen Plexus bilden können, dessen Fasern nicht wirklich anastomisieren, daß aber die Äste, die in die Muskelhülle eindringen, ein richtiges Netzwerk mit frei anastomosierenden Fibrillen bilden (Abb. 41). WOOLLARD zeigt, daß sich das Netz an den großen Arterien aus marklosen postganglionären Fasern bildet, die von den Ganglien des Sympathicus zur Aorta gelangen, während weiter unten an den Extremitäten als Ergänzung dieser Nervenversorgung marklose Fasern von den peripheren Nerven aus an die Gefäße treten. Das ganze Netz ist ununterbrochen, und es degeneriert, wie bereits EUGLING (1908) gezeigt hatte, wenn die sympathischen Ganglien entfernt werden. Der periphere Teil degeneriert bei Säugetieren nach der sog. periarteriellen Sympathektomie nicht, und nach BUSCH reicht, wenn die Spinalnerven durchschnitten werden, die alleinige Verbindung mit sympathischen Ganglien über den periarteriellen Plexus nicht aus, um ihn zu erhalten.

Es ist physiologisch in zahlreichen Fällen gezeigt worden, daß Reizung des Sympathicus auf die Capillaren wirkt und sie gemeinsam mit den Arterien zur Contraction bringt. Sie erinnern sich, daß dies der Befund von STEINACH und KAHN an der Froschnickhaut war; in der Tat lagen ihren Untersuchungen derartige Überlegungen zugrunde. In den letzten Jahren ist für die Capillaren verschiedener andrer Gewebe die Innervation durch sympathische Fasern nachgewiesen worden. HOOKER (1920) fand, daß elektrische Reizung des Halssympathicus eine ausgesprochene und unabhängige Verengerung von Capillaren und Venchen, ebenso wie von Arterien in der Haut des Katzenohrs bewirkte; in meinem Laboratorium haben wir dieselbe Beobachtung am Ohr von Albinokaninchen gemacht, die für die Untersuchung im durchfallenden Licht sehr geeignet sind. Eine unabhängige Beobachtung der sympathischen Innervation der Capillaren im Kaninchenohr wurde vor kurzem von HARRIS und MARVIN (1927) gemacht; sie reizten und beobachteten eine Contraction der Capillaren, nachdem der arterielle Blutstrom vollkommen abgesperrt war. LERICHE und POLICARD (1920) berichteten über eine Contraction der Capillaren am Nagelgrunde des Menschen, bei mechanischer Reizung der sympathischen Fasern, die in der adventitiellen Schicht der Armarterie verlaufen. Diese Reaktion soll beinahe sofort eintreten. Wir haben die sympathische Innervation an den Hinterbeinen von Fröschen eingehender untersucht (KROGH, HARROP und REHBERG 1922). Wir reizten die unteren Ganglien (8—10) des sympathischen Grenzstranges, was zuerst eine Verengerung an den Arterien und einige Sekunden später auch an den Capillaren der Schwimmhaut bewirkte; dies ist aus unserem Kreislauffilm gut zu ersehen. Im allgemeinen gelang es uns nicht, die Capillaren zur Contraction bis zum Verschluß zu veranlassen. Wie schon im vorigen Vortrag erwähnt, kann man mit genügend starker Vergrößerung die Contractionen von den Punkten aus in Gang kommen sehen, wo die Kerne der Rougetzellen liegen. Die Capillaren in den Beinmuskeln werden ebenfalls durch Reizung der sympathischen Ganglien beeinflußt und contrahieren sich zuweilen vollständig. Es besteht Grund zu der Annahme, daß in diesem Falle jede einzelne Rougetzelle von einer sympathischen Faser versorgt wird und von ihr zur Contraction gebracht werden kann. Wernöes (1925) Befunde, auf die ich später eingehe (S. 120), zeigen, daß die kleinsten Blutgefäße in der Haut und den Eingeweiden von Fischen sympathisch innerviert werden.

2. Der sympathische Tonus der Capillaren. Werden beim Frosch die sympathischen Ganglien entfernt oder wird weiter unten der Ischiadicus durchschnitten, so kommt es an den Schwimmhautcapillaren zu einer kürzer oder länger andauernden Erweiterung, woraus folgt, daß sie, wie die Arterien, vom Sympathicus tonisch innerviert werden. Zuweilen findet die Erweiterung sofort statt, wie es für die Arterien die Regel ist, häufiger jedoch braucht sie eine halbe Stunde oder mehr zu ihrer Entwicklung. Man könnte vielleicht annehmen, daß dies vom Reiz der Nervendurchschneidung herrührte; jedoch wirkt für gewöhnlich mechanische Reizung nicht auf sympathische Fasern und würde auf alle Fälle schon in kurzer Zeit abgeklungen sein. Versuche von Drinker, die in einem späteren Vortrag im einzelnen erörtert werden, zeigen, daß, selbst wenn keine unmittelbare Erweiterung stattfindet, der Zustand der Schwimmhautcapillaren doch kurz nach der Nervendurchschneidung stark verändert wird.

Der Tonus der Schwimmhautcapillaren stellt sich nach Durchschneidung für gewöhnlich im Laufe eines Tages wieder her; nach Entfernung der sympathischen Ganglien gewinnen sie in der Regel nur sehr langsam ihren Normalzustand wieder; in einem Falle blieben sie sogar 100 Tage lang erweitert. Dies scheint darauf hinzudeuten, daß tonische Einflüsse die Capillaren über den arteriellen Plexus erreichen. Gabbe (1926) führte Versuche mit vitaler Färbung aus, um die sympathische Innervation von Muskelcapillaren zu zeigen. Er durchschnitt Fröschen die sympathischen Nerven einer Seite und fand, daß die Muskeln dieser Seite nach Injektion von chinesischer Tusche viel schwärzer wurden als die auf der Kontrollseite; im Mikroskop sah man eine Erweiterung und Vermehrung in der Zahl der Capillaren.

Daß der durch Arteriolenerweiterung erhöhte Druck das Öffnen und die Erweiterung der Capillaren nicht passiv bewirkte, zeigte sich darin, daß ein Verschließen der Aorta, welches den Druck erniedrigte, die Erweiterung nicht verhinderte. Die gleichen Resultate wurden auch an Meerschweinchenmuskeln erhalten.

Am Katzenohr suchte HOOKER (1920) vergeblich nach einem Einfluß der Durchschneidung des Halssympathicus auf die Weite der Capillaren und Venchen; am Kaninchenohr haben REHBERG und ich sie sich jedoch nach der betreffenden Operation deutlich erweitern sehen. In diesem Fall können wir zwar nicht unmittelbar ausschließen, daß die infolge der Durschneidung eintretende arterielle Erweiterung durch Zunahme des Capillardrucks für die beobachtete Reaktion verantwortlich wäre, aber wir haben andere später anzuführende Gründe dafür, daß die Capillaren des Ohrs unter dem beständigen Einfluß eines starken sympathischen Tonus stehen. Wie die sichtbaren Arterien gewinnen die Capillaren des Kaninchenohrs ihren Tonus ein oder zwei Tage nach Durchscheidung des Halssympathicus wieder, während die Arteriolen, wie aus Temperaturuntersuchungen an den Ohren hervorgeht, einige Tage lang erweitert bleiben.

Wenn sich der Tonus nach Nervendurchschneidung wiederhergestellt hat, so ist, wie wir am Frosch beobachtet haben, die Regulierung des Capillarzustandes in der Schwimmhaut gewöhnlich sehr unvollkommen. Zustände starker Zusammenziehung wechseln ab mit mehr oder weniger vollständiger Erschlaffung. BRESLAUER (1919) hat entsprechende Beobachtungen an Patienten mit Nervenverletzungen gemacht und erwähnt die „spontanen" Schwankungen von Ischämie zu Hyperämie und umgekehrt.

Die tonische sympathische Innervation von Capillaren kommt wahrscheinlich sehr verbreitet im Wirbeltierorganismus vor. Immerhin gibt es einige wenige Organe, in denen sie zu fehlen scheint. Zu diesen gehört die Zunge des Wasserfrosches (Rana esculenta), wenn auch der Tatbestand noch nicht sichergestellt ist. Elektrische Reizung der Zungennerven bewirkt unter Umständen Contraction einiger Arterien, hat aber auf Capillaren keinen verengenden Einfluß, und wenn die Fortleitung von Impulsen im Nerven durch Abkühlung auf den Gefrierpunkt oder wirkliches Gefrieren des Nerven gesperrt wird, erfolgt gewöhnlich eine mäßige Arterienerweiterung; die Reaktion der Capillaren ist jedoch so gering, daß sie wahrscheinlich durch den erhöhten Blutdruck, dem sie durch die Arterienerschlaffung ausgesetzt werden, zu erklären ist. Angesichts der neueren Erfahrungen an der Schwimmhaut scheint es möglich, daß tonische Impulse die Zungencapillaren hauptsächlich oder ausschließlich über die Arterien erreichen. Die Capillaren sind mit einem reichlichen Netz markloser Nervenfasern ausgestattet (Abb. 40) (Busch).

3. Die erweiternde Innervation der Capillaren. Werden die Zungennerven eines Frosches (besonders der Glossopharyngeus) mechanisch durch Quetschen gereizt, so kommt es in der Zunge zu einer deutlichen Hyperämie, die auf Erweiterung von Capillaren sowohl wie von Arterien beruht[1]. In einigen Fällen überwog sogar die Capillarerweiterung derart, daß der Blutstrom in ihnen sichtlich langsamer wurde. Diese dilatatorische Wirkung entwickelt sich nach einer Latenzzeit von mehreren Sekunden oder sogar von $^1/_4 - ^1/_2$ Minute. Sie läßt sehr allmählich innerhalb von 15 Minuten oder mehr nach. Diese vasodilatatorischen Reaktionen erinnern an die „antidrome“ Gefäßerweiterung, die an den Beinen von Säugetieren durch mechanische Reizung des Ischiadicus hervorgerufen wird und, wie Bayliss (1901 und 1902) gezeigt hat, in Hinterwurzelfasern ihren Ursprung hat. Bayliss' Versuche haben keinen bestimmten Beweis dafür erbracht, daß bei seinen antidromen Erweiterungen die Capillaren beteiligt sind, und im Fall der Froschzunge liegt anderseits kein bestimmter Beweis dafür vor, daß die Reize über Hinterwurzelfasern geleitet werden. An den Hinterbeinen des Frosches jedoch läßt sich leicht nachweisen, daß Reizung der hinteren Wurzeln eine Erweiterung von Capillaren wie von Arterien in Haut und Schwimmhaut hervorruft. Dies hat zuerst Doi (1920) gezeigt; Krogh, Harrop und Rehberg (1922), die es bestätigten, fanden allerdings, daß es wahrscheinlich nur eine beschränkte, wenn auch ziemlich große Zahl von Capillaren in der Schwimmhaut sind, die auf Reizung der hinteren Wurzeln ansprechen. Daß die Arterienerweiterung nicht für die beobachteten Capillarreaktionen verantwortlich sein kann,

---

[1] Es ist mir nicht gelungen, diese capillare Hyperämie durch elektrische Reizung zu erzielen, aber, wie ich sehe, hat Bruck (1909) sie an einer Zungenhälfte durch faradische Reizung des entsprechenden N. glossopharyngeus hervorgerufen.

hat Doi durch Anwendung einer Dosis Acetylcholin gezeigt. Dieses Gift bewirkt maximale Erweiterung der Arterien und verhindert dadurch, daß sie ihrerseits noch auf Nervenreizung ansprechen. Unter diesen Umständen · kann die beobachtete Capillarerweiterung nur auf Erschlaffung ihres eigenen Tonus beruhen.

In den Capillaren von Froschmuskeln scheint die antidrome dilatatorische Innervation gering zu sein und zuweilen zu fehlen. Bayliss fand an Säugetieren, daß die dilatatorische Wirkung von Hinterwurzelreizung, plethysmographisch gemessen, durch Häutung des Beins so gut wie ganz aufgehoben wurde. Man hat daran zu denken, daß im Verhältnis zu den vielen die Haut versorgenden Hinterwurzelfasern nur sehr wenige zu den Muskeln gehen. Nach den Erfahrungen der Chirurgen (Busch) sind die sichtbaren Arterien im menschlichen Muskel reichlich mit Schmerzorganen versehen, während das Muskelgewebe selber — mit den kleinen Gefäßen — zerdrückt werden kann, ohne daß irgendwelche Schmerzempfindungen ausgelöst werden.

Für die Säugetiere hat Lewis den Beweis erbracht, daß die Capillaren aktiv an den „antidromen" Reaktionen teilnehmen (1928 s. 211). Er hat weiter durch sehr überzeugende Versuche wahrscheinlich gemacht, daß die Erweiterung nach Reizung der hinteren Wurzeln auf dem Freiwerden einer spezifischen gefäßerweiternden Substanz im Gewebe oder in den Wänden der größeren Gefäße beruht; diese Substanz ist dem Histamin sehr nahe verwandt (oder vielleicht mit ihr identisch); er nennt sie H-Substanz. In einem der folgenden Vorträge werden wir hierüber noch sehr viel mehr hören. Bei einer Katze wurde das Ganglion stellatum entfernt, wodurch die sympathischen Fasern einer Vorderpfote degenerierten. Lewis und Marvin reizten dann die peripheren Äste des Nervus medianus dieser Pfote und verursachten so in den entsprechenden Ballen der Pfote eine „antidrome" Gefäßerweiterung. Sie erhielten eine sehr deutliche Rötung der Ballen, ein Zeichen, daß die Capillaren direkt beteiligt sind. Bei kurzer faradischer Reizung nimmt diese Erweiterung allmählich zu und erreicht im Laufe von 20—40 Sekunden ein Maximum, nach Aufhören der Reizung nimmt sie im Verlauf von 5—10 Minuten unmerklich ab. Das langsame Auftreten der Rötung deutet auf einen kumulativen Vorgang hin, und das ganz allmähliche Abklingen weist darauf hin, daß gefäßerweiternde Substanz langsam entfernt wird (siehe Vortrag X S. 172).

Der entscheidende Versuch von Lewis bestand darin, die Reizung nach Absperrung des Kreislaufes zum Bein auszuführen und die Absperrung ebenso lange oder länger aufrechtzuerhalten, als die Zeit, die sonst zum Abklingen der Reaktion nötig ist (5—10 Minuten). Nach einer derartigen Absperrung trat die Rötung auf, blieb in dem gereizten Ballen nach dem Abklingen der allgemeinen reaktiven Hyperämie bestehen und klang mit auffallender Genauigkeit in der üblichen Zeit ab. Dies läßt sich bestimmt schwer verstehen, wenn man nicht die Bildung einer gefäßerweiternden Substanz annimmt, die während der Zeit der Absperrung in dem Gewebe zurückbleibt.

In den klinischen Symptomen der als Herpes zoster bekannten Erkrankung haben wir einen sehr deutlichen Beweis dafür, daß zahlreiche Hautcapillaren und Venchen von Beinen und Rumpf und wenigstens die Mehrzahl der Capillaren vom Kopf mit Hinterwurzelfasern in Verbindung stehen und erweitert werden, wenn jene, wahrscheinlich mechanisch, durch pathologische Vorgänge gereizt werden. Der Herpes zoster ist dadurch gekennzeichnet, daß solche Vorgänge, gewöhnlich entzündlicher Art, in einem oder mehreren Spinalganglien oder im Ganglion Gasseri stattfinden. Die ersten Symptome sind Erweiterungen kleiner Gefäße einschließlich der Capillaren und Venchen in der Zone, die unmittelbar von den Fasern aus dem erkrankten Ganglion innerviert wird; die Übereinstimmung ist so genau, daß eine reflektorische Erweiterung, die durch den gewöhnlich mit den Anfangsstadien des Herpes zoster verknüpften Schmerz verursacht wäre, ausgeschlossen werden kann. Die einzige Möglichkeit scheint zu sein, daß die Impulse auf dem Wege der Hinterwurzelfasern zu den Hautgefäßen geleitet werden, und die Tatsachen sprechen dafür, daß es eine allgemeine Eigentümlichkeit der Wirbeltiere ist, daß die Hautgefäße und namentlich zahlreiche Capillaren mit Hinterwurzelfasern verbunden sind, und daß auf diesem Wege geleitete Erregungen Erweiterung der betreffenden Gefäße hervorbringen, und zwar durch Freimachen von Lewis' H-Substanz.

Bayliss hat im Fall der von ihm untersuchten Säugetiere den sicheren und endgültigen Nachweis erbracht, daß die in Betracht kommenden dilatatorischen Fasern von gewöhnlichen bipolaren sensiblen Fasern mit ihren Zellen im Spinalganglion, die nach beiden Seiten mit der Peripherie und dem Rückenmark in Verbindung stehen, nicht zu unterscheiden sind. Wir haben in meinem Institut gefunden, daß bei Fröschen keine Degeneration dieser Fasern eintritt, wenn die hinteren Wurzeln zwischen den Spinalganglien und dem Rückenmark durchschnitten werden.

Woollard, der die Verteilung markhaltiger Fasern an den Gefäßen von Katzen und Kaninchen mit Hilfe vitaler Methylenblau-Färbungen untersuchte, kam zu dem Schluß, daß diese Nerven die kleineren Arterien und Arteriolen direkt versorgen, in deren Wänden sie einen vom Sympathicus unabhängigen Plexus bilden. An den Capillaren konnten keine derartigen Nervenendigungen gefunden werden, und bei den Arterien lagen die Endigungen hauptsächlich in der Adventitiaschicht; sehr wenige drangen in die Muskeln ein, während zahlreiche Kollateralen die Gewebselemente in der Nähe der Gefäße versorgten. Dies würde gut mit Lewis' Vorstellung übereinstimmen, daß die Erweiterung durch Freiwerden einer Substanz im Gewebe entsteht, die durch Diffusion mit den contractilen Zellen in Berührung kommt. Danach müssen also die „Verbindungen" der Capillaren mit den sensiblen Fasern als indirekte angesehen werden.

Es ist äußerst zweifelhaft, ob die antidrome Gefäßreaktion über die sensiblen Bahnen funktionell überhaupt in dem Sinne in Frage kommt, daß Erregungen vom Zentralnervensystem die Peripherie direkt durch hintere Wurzeln erreichen, was bedeuten würde, daß wenigstens eine Verbindungsstelle (eine „Synapse") die Leitung von Erregungen in beiden Richtungen zuließe. Obgleich Bayliss (1902) und Lewis (1928 s. 235) der Ansicht sind, daß eine antidrome Innervation in diesem echten Sinne besteht, scheint mir der Nachweis nicht bindend. Am Frosch habe ich selber vergeblich versucht, den Contractionszustand der kleinen Gefäße reflektorisch über die hinteren Wurzeln als efferente Bahn zu beeinflussen. Horiuchi (1924), der findet, daß die größeren Venen ebenso wie andere Gefäße durch Reizung der hinteren Wurzelfasern erweitert werden können, hat Erweiterung einer Vene nach Durchschneidung und Reizung des zentralen Endes des sie versorgenden sympathischen Nerven gesehen. Dies würde — wenn der Versuch genügend kontrolliert worden ist — den Nachweis eines Reflexes bedeuten, in dem die hinteren Wurzelfasern die efferente Bahn darstellen. Wenn das Bestehen des Reflexes festgestellt wird, so könnten die von Lewis (s. 214) kurz erörterten Erscheinungen der Stigmatisation, in welchen Rötung und Blasenbildung der Haut durch Suggestion hervorgebracht werden, am einfachsten auf der Grundlage einer echten antidromen Innervation der betroffenen Gefäße erklärt werden. Die von Ranson und Wightman (1922) erörterte Möglichkeit, daß Zellen im Spinalganglion Erregungen von präganglionären Fasern erhalten können, sollte als eine andere Möglichkeit einer antidromen Innervation im strengen Sinne dieser Bezeichnung nicht außer acht gelassen werden. Die hierfür erforderlichen Verbindungen sind histologisch nachgewiesen worden.

In Übereinstimmung mit der allgemeinen Vorstellung über spezifische Energien der Nerven — eine Vorstellung, die nebenbei bemerkt, sehr schwer aufrecht zu erhalten ist, wenn sie bis zu den letzten Folgerungen durchgeführt wird —, müssen wir das Vorhandensein getrennter Fasern oder Fasersysteme für die verschiedenen Hautempfindungen wie Schmerz, Druck, Hitze usw. annehmen. Wir können nicht annehmen, daß Erregungen, die in den Fasern irgendeines dieser oder anderer Systeme verlaufen, die Blutgefäße beeinflussen und für die Erscheinungen des Herpes zoster verantwortlich sind. Eine sehr frühe subjektive Erscheinung dieser Erkrankung ist das Jucken und der Schmerz, der im Bewußtsein in dem Bezirk, wo die Gefäßerscheinungen auftreten, lokalisiert wird; es ist daher natürlich, wenn man annimmt, daß die Fasern, die die Schmerzempfindung leiten, für die Gefäßreaktion verantwortlich sind.

In einem ganz kürzlich erschienenen Beitrag über Stigmatisation hat Neuburger (1927) Beweise beigebracht, daß diese durch geistige Konzentrierung auf einen eingebildeten sehr heftigen Schmerz an dem Ort, an dem sich die Stigmatisierung zeigen soll, hervorgerufen wird.

Wenn ich auch nicht die Möglichkeit leugne, daß Erregungen antidrom vom Zentralnervensystem und sogar vom Gehirn aus über die Schmerzfasern der hinteren Wurzeln zu den Blutgefäßen verlaufen können, bin ich doch entschieden der Meinung, daß eine derartige Ausnahme der allgemeinen Regel von der ,,einseitigen Leitung'' im Nervensystem direkter und starker Beweise bedarf, um annehmbar zu werden. Diese Beweise sind bisher noch nicht erbracht worden, und wir stehen daher nach der bisher gegebenen Beschreibung scheinbar dem Paradoxon einer nervösen Verbindung gegenüber, die in natürlicher Weise nicht in Tätigkeit kommen kann, sondern nur wenn die hinteren Wurzeln künstlich oder pathologisch gereizt werden.

Es ist kaum nötig zu betonen, daß unsere Kenntnis von der Capillarinnervation noch höchst unvollkommen ist. Nur sehr wenige Organe am Frosch und ein oder zwei von Säugetieren sind untersucht. Man weiß so gut wie nichts von der Nervenversorgung der Capillaren in Organen wie Darm, Drüsen oder Zentralnervensystem, ob sie tonischen Impulsen vom Grenzstrang des Sympathicus, von dem sicher viele von ihnen sympathische Fasern erhalten, unterworfen sind oder nicht, ob sie mit besonderen dilatatorischen Fasern, die zum kraniosakralen oder vielleicht sogar zum sensiblen Nervensystem gehören, versehen sind oder nicht. Es liegt hier noch ein weites und wahrscheinlich sehr fruchtbares Feld für künftige Forschungen. Immerhin setzt uns das, was wir zur Zeit wissen, instand, Einblick in den Mechanismus gewisser Gefäßreflexe zu gewinnen, an deren Beschreibung und Erörterung ich im folgenden Vortrag gehe; das Studium dieser Erscheinungen wird unsere Kenntnisse der Innervation in anatomischer und physiologischer Richtung vertiefen und erweitern.

Sechster Vortrag.

Vasomotorische Reflexe.

1. „Reflexerythem." Wird die Zunge eines tief narkotisierten Frosches (R. esculenta) ausgespannt und eine Nadel quer über die Oberfläche gezogen, so entwickelt sich nach einer Latenzzeit von wenigen Sekunden ein 2—4 mm breiter hyperämischer Bezirk. Wie im Film gezeigt wird, werden dabei in einer anämischen Zunge eine Anzahl geschlossener Capillaren geöffnet und stark erweitert, wobei auch die den hyperämischen Bezirk versorgenden Arterien stromaufwärts in der Zunge weit werden.

Der Mechanismus dieser Reaktion wurde in zahlreichen verschiedenartigen Versuchen studiert. Aus der Latenzzeit und der dann folgenden Geschwindigkeit der Ausbreitung läßt sich schließen, daß die Ausbreitung der Reaktion von dem direkt gereizten Strich (oder Punkt) auf dem Wege von Nervenfasern stattfindet. Wird die Zungenoberfläche durch Cocainisierung unempfindlich gemacht, so bleibt die Reaktion aus. Dies deutet darauf hin, daß sensible Nervenendigungen beteiligt sind, und man würde daher normalerweise einen Reflexbogen von ihnen zu Rückenmarkszentren und zurück über sympathische Fasern erwarten. Es ist bereits darauf hingewiesen worden, daß die sympathische Innervation der Froschzunge jedoch ziemlich zweifelhaft ist, und die Möglichkeit eines echten Rückenmarksreflexes wird darum ausgeschaltet, weil eine Durchschneidung aller Zungennerven an ihrer Eintrittsstelle in die Zunge nicht den geringsten Einfluß auf die Reaktion hat. Erst wenn nach einigen Wochen die Nerven vollkommen degeneriert sind, gelingt es nicht mehr, durch den Reiz einen hyperämischen Bezirk hervorzurufen;

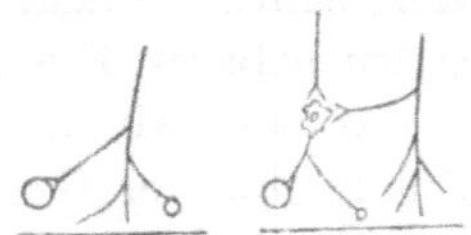

Abb. 42. Zwei mögliche Schemata vom Axonreflex.

die Gefäßreaktion beschränkt sich nur noch auf die direkt gereizte Linie.

Aus diesen Befunden folgt, daß wir es mit einem lokalen nervösen Mechanismus zu tun haben, an dem einerseits wahrscheinlich sensible Nervenendigungen beteiligt sind, da ja Cocainisierung die Reaktion aufhebt, und andererseits natürlich jene Fasern, deren mechanische Reizung zu Erweiterung führt und die, aus den vorher angeführten Gründen, als sensible Fasern angesehen werden.

Wie das Schema in Abb. 42 veranschaulicht, lassen sich zwei verschiedene lokale Mechanismen denken. Im ersten Schema wird angenommen, daß die einzelnen Nervenfasern sich in Fibrillen aufspalten, von denen einige in Verbindung mit den contractilen Elementen der Gefäße stehen. Bei Reizung einer oder mehrerer ihrer hypothetischen Endorgane breitet sich die Erregung auf alle Zweige jener Nervenfaser aus und bewirkt Erschlaffung der capillaren und arteriellen Muskelzellen, mit denen sie verbunden ist. Das ist der ursprüngliche Gedanke eines antidromen lokalen Reflexes, zu dem Bruce (1910) kam, als er seine Beobachtungen an der Conjunctiva von Kaninchen erklären wollte. Das zweite Schema entspricht einer Auffassung, zu der Bardy (1915) bei Untersuchung der Einzelheiten lokaler vasomotorischer Reizreaktionen an der Conjunctiva geführt wurde. Er nimmt eine

Reizung sensibler Nervenendigungen an, die durch besondere Zweige der betreffenden Fasern zu lokalen vasomotorischen Ganglienzellen und von da weiter zu den Gefäßen geleitet wird.

Die experimentellen Befunde an der Froschzunge lassen sich am besten unter der einfacheren Annahme erklären, daß sensible Nervenfasern direkt mit den contractilen Zellen verbunden sind. Unter der Voraussetzung, daß der Reiz zunächst einer autonomen Ganglienzelle übermittelt würde, wäre zu erwarten, daß alle von dieser Zelle innervierten Elemente gleichzeitig und in gleichem Grade reagierten, und es läge kein Grund vor, warum der gereizte Punkt jedesmal die stärkste Reaktion gäbe. Nun ist es aber durch sehr vorsichtige mechanische Reizung eines einzelnen Punktes möglich, die Reaktion auf eine Capillarlänge, die 2—4 Rougetzellen entsprechen würde, zu beschränken und sie von diesem Minimum ganz allmählich fortschreitend zu einem Maximum zu steigern, bei dem die Reaktion sich auf einen Capillarbezirk von $5\ \text{mm}^2$ und mehr und auf eine 5—10 mm lange Strecke der zuführenden Arterie ausbreitet. Wir müssen also annehmen, daß die Nervenfasern, welche die kleineren Arterien und Arteriolen begleiten, Fibrillenäste zu deren Muskulatur abgeben, bevor sie sich schließlich in eine Anzahl von Ästen aufspalten, welche die Schleimhaut und ihre Capillargefäße versorgen. Ein auf einen der Äste ausgeübter Reiz muß in dem Ast in zentraler Richtung entlang laufen, wird sich aber überall, wo es zu einer Gabelung kommt, auf den Stamm und den andern Ast verteilen. Analog zu dem, was vom Verhalten in den Nervennetzen niederer Tiere bekannt ist, dürfen wir eine Abschwächung bei der Verteilung erwarten, und diese Annahme erklärt in einfacher Weise, warum der Bezirk, auf den sich die Reaktion ausbreitet, wenigstens im großen ganzen von der Stärke des Ursprungsreizes abhängt.

Durch wiederholte mechanische Reizung kann sich die Reaktion noch weiter ausbreiten, und chemische Reizung, z. B. durch Aufbringen eines kleinen Silbernitratkrystalles auf die Zunge, führt nach REHBERGs Versuchen zu einer deutlichen Hyperämie in einem großen Teil der Zunge. Der Mechanismus der Reaktion ist derselbe wie nach mechanischer Reizung; die größere Ausbreitung wird wahrscheinlich durch die Summation der Reize beim langsamen Auflösen der ätzenden Substanz hervorgerufen.

Da der Reiz sowohl die Arterien als auch die Capillaren betrifft, ließe sich annehmen, daß die Wirkung an den Capillaren sekundär durch den erhöhten Druck infolge der Arteriolenerweiterung bedingt wäre. Um dies zu prüfen, wurde eine kleine verstellbare Klemme (KROGH 1920) über der rechten Zungenarterie angebracht und das Gefäß so weit zusammengedrückt, daß der Blutstrom sehr langsam und der Druck daher sehr niedrig wurde. Mechanische oder chemische Reizung an der rechten Seite hatten die normale Wirkung: zahlreiche Capillaren in einem beträchtlichen Bezirk eröffneten sich, langsam floß Blut in sie hinein, und sie wurden allmählich so stark erweitert, daß mehrere Blutkörperchen nebeneinander hindurchfließen konnten. Wurde die Klemme geöffnet, so wurde die Strömung durch die Capillaren schnell; doch ließ sich keine weitere Erweiterung der offenen Capillaren feststellen. Verschiedene vorher unsichtbare Capillaren füllten sich und wurden sichtbar. Der Versuch wurde wiederholt und variiert; zweifellos betrifft der Reflex Capillaren ebenso wie Arteriolen, während eine aktive Erschlaffung der Venen nicht nachzuweisen war.

An der Haut und Schwimmhaut des Frosches sind die Reaktionen auf mechanische Reizung kompliziert und im ganzen undeutlich, doch läßt sich mit chemischen Mitteln ein beträchtliches Erythem hervorrufen. Wird ein kleiner Silbernitratkrystall auf die Schwimmhaut des Frosches gebracht, so erweitern sich sämtliche Arterien zwischen den beiden Zehen, zwischen die der Krystall gelegt wird, und oft erweitern sich außerdem nach einer Latenz von ungefähr 10 Sekunden zahlreiche Arterien zwischen benachbarten Zehen. Wenige Sekunden später kommt es auch bei vielen Capillaren zur Erweiterung. Diese ist, wie sich zeigen läßt, in der Hauptsache von der durch die Arterienerweiterung bedingten Zunahme von Druck und Strömungsgeschwindigkeit unabhängig. Die Reaktion beruht, ebenso wie die entsprechende Reaktion an der Zunge, auf einem lokalen Axonreflex. Es läßt sich zeigen, daß er in diesem Falle über die hinteren Wurzeln verläuft. Er wurde in unseren Versuchen durch einfache Ischiadicusdurchschneidung nicht im geringsten beeinflußt, blieb jedoch nach der Degeneration, die sehr lange brauchte (in einem Falle 80 Tage), vollkommen aus. Nach Durchschneidung der hinteren Wurzeln des 9. und 10. Rückenmarksnerven oberhalb ihrer Ganglien

blieb der Reflexmechanismus während der ganzen Beobachtungs-
zeit erhalten. Entfernung der 9. und 10. hinteren Wurzelganglien,
wodurch wir ein vollständiges Ausbleiben nach der Degeneration
erwarteten, bedingte nur deutliche Abschwächung nach ungefähr 40 Tagen; bei einigen Fröschen, die diese Zeit überlebten,
trat wieder ein normales Verhalten ein. In diesem Fall muß man
daran denken, daß die Entfernung der Ganglienzellen vielleicht
keine vollständige gewesen ist.

An der menschlichen Haut wurde seit undenkbarer Zeit eine
gleiche Reaktion beobachtet, die heut allgemein als „Reflexerythem“, „Reflexhyperämie“ oder „roter Hof“ bezeichnet
wird.

Wird beim Menschen eine Nadel so über die Haut geführt,
daß sie eine mehr oder weniger schmerzhafte Empfindung hervorruft, oder wird sonst irgendwie eine Schmerzempfindung hervorgebracht, z. B. durch die Wirkung hoher oder sehr tiefer
Temperaturen oder der verschiedensten Chemikalien, so entsteht
auf den Reiz hin nach einer kurzen Latenzzeit ein roter Bezirk
von unregelmäßiger Form und variabler Größe, der den unmittelbar gereizten Punkt umgibt. Der Punkt selbst kann je nach Art
und Stärke des Reizes verschiedene Reaktionen zeigen; aber hiermit haben wir es jetzt nicht zu tun, sondern beschränken unsere
Aufmerksamkeit auf das umgebende Erythem. Mikroskopische
Untersuchung der erythematösen Haut und ein Vergleich mit normaler Haut läßt erkennen, daß die Röte davon herrührt, daß eine
große Anzahl von Hautcapillaren und kleinen Venen, die vorher geschlossen oder wenigstens sehr eng waren, nun offen und verhältnismäßig weit sind. In diesen erweiterten Gefäßen fließt ein
rascher Blutstrom, der anzeigt, daß auch die Arterien und Arteriolen des betroffenen Bezirkes weit geworden sind.

Die Reaktion wurde früher (MÜLLER 1919) auf einen Rückenmarksreflex zurückgeführt, der nur eine sehr kurze Strecke in dem
entsprechenden Rückenmarkssegment verlaufen sollte; neuere
Untersuchungen haben jedoch gezeigt, daß er hauptsächlich,
wenn nicht sogar ausschließlich, auf einem Axonreflex in sensiblen
Nervenfasern beruht und sich mit dem an der Zunge und der
Haut des Frosches beobachteten gleichsetzen läßt.

Im Jahre 1919 untersuchte BRESLAUER (jetzt SCHÜCK) die
Reaktionen der menschlichen Haut auf Senföl, welches an nor-

maler Haut Schmerzempfindung und eine beträchtliche Hyperämie
hervorruft, die sich über einen Bezirk ausbreitet, welcher größer
ist als der mit dem Senföl in Berührung kommende. Brachte
er Senföl auf die unempfindliche Haut von Patienten, bei denen
die entsprechenden Nerven zerstört und degeneriert waren, so
ließ sich keine Reaktion beobachten. War in dem Hautbezirk
noch eine Spur von Schmerzempfindung zurückgeblieben, so trat
eine Reaktion auf, die manchmal beinahe so ausgesprochen war,
wie die an der normalen Haut desselben Menschen. In Versuchen
an seiner eigenen mit Novocain unempfindlich gemachten Haut
trat, solange die Cocainwirkung anhielt, keine Reaktion auf; ein
Erythem entwickelte sich erst gleichzeitig mit dem Wiederauf-
treten der Schmerzempfindung. Bei Anästhesierung des Nerven-
stammes oder bei Patienten mit frischen Nervendurchtrennungen
fand er eine normal entwickelte Reaktion, die also nichts mit der
Schmerz*empfindung* zu tun hatte, die in diesen Fällen natürlich fehlte.

KOHLER und WETH (1924) haben nach Degeneration der postganglionären sympathischen Fasern zu einem Bein an einem
Menschen das normale Auftreten des Reflexerythems beobachtet
und somit seine Lokalisation in den sensiblen Fasern erwiesen.

LEWIS und GRANT (1924) und (etwas später) TÖRÖK und
RAJKA (1925) haben das nach mechanischer, thermischer und
chemischer Reizung (Histamin) auftretende Reflexerythem untersucht und BRESLAUERS Beobachtungen bestätigt. In einem von
LEWIS und GRANT beschriebenen Fall war die Reaktion 14 Tage
nach Durchschneidung des entsprechenden Nerven noch unverändert, fehlte jedoch nach weiteren 7 Tagen.

Der Axonreflex breitet sich an der menschlichen Haut über eine
beträchtliche Entfernung aus. Die sichtbare Grenze des roten
Hofes wird nach LEWIS für gewöhnlich durch den Tonus der
Capillaren und Venchen bestimmt, so daß der Hof von blassen
Bezirken mit hohem Tonus in einer Entfernung von 2—3 cm
von der gereizten Stelle begrenzt wird. An Bezirken mit (z. B.
durch Licht oder andere Schäden, vgl. S. 171) geschwächtem
Tonus kann der rote Hof über viel größere Entfernungen auftreten.
LEWIS hat rote Höfe mit einem Radius von 6—7 cm beobachtet
und erwähnt einen Fall, in dem in einem vorher geschädigten
Bezirk ein roter Hof bis zu 17 cm von der gereizten Stelle ent-

fernt auftrat. Aus diesen Beobachtungen scheint mir hervorzugehen, daß die Ausbreitung des Reflexes normalerweise einen viel größeren Bezirk umfaßt als nur die Haut, die wirklich den roten Hof aufweist. An den übrigen Teilen wird die Reaktion entweder durch eine in entgegengesetztem Sinne wirkende Reaktion gehemmt oder einfach durch Dekrement in den Nervenfibrillen abgeschwächt.

Der genaue Mechanismus dieses auf einem Axonreflex beruhenden roten Hofes ist sehr ausführlich von Lewis und seinen Mitarbeitern an der menschlichen Haut untersucht worden. In den meisten Punkten kann ich ihren Befunden und Schlüssen beipflichten, in einigen wenigen stimme ich jedoch nicht mit ihnen überein. Lewis beschreibt den roten Hof als arteriolar und ist der Meinung, daß er ausschließlich an den von ihm so benannten „kräftigen" Arteriolen lokalisiert ist, während die kleineren Gefäße, jene Arteriolen, Capillaren und Venchen, die von Lewis unter der Bezeichnung „kleinste Gefäße" zusammengefaßt werden, nur passiv erweitert werden. Diese Vorstellung steht in Widerspruch zu den Beobachtungen an Fröschen und läßt sich schwer mit der allgemeinen Vorstellung von der Regulation der Blutströmung, wie sie in diesen Vorträgen angenommen wird, vereinen; es ist daher notwendig, die Beweise ausführlicher zu erörtern.

In einem früheren Vortrag (S. 74) wurde darauf hingewiesen, daß die anatomische Unterscheidung zwischen „kräftigen" Arteriolen, die eine ausgesprochene Muskelhülle besitzen, und „Endarteriolen", die rein endothelial sein sollen, nicht aufrecht erhalten werden kann. Die Wand ist bei ihnen allen muskulär.

Lewis schließt aus der deutlichen Temperaturzunahme in den hyperämischen Bezirk gegenüber der normalen Haut und weiter aus der Tatsache, daß der rote Hof an einem durch venöse Stauung bläulich gemachten Arm deutlich mit heller arterieller Farbe hervortritt, daß die Blutströmung beschleunigt ist und daher Arteriolen an der Reaktion beteiligt sein müssen. Er meint, daß diese arteriolare Erweiterung ausreicht, um die von den erweiterten Arteriolen versorgten „kleinsten Gefäße" durch den auf sie ausgeübten erhöhten Druck zu erweitern. Er beobachtet, daß nach vollständigem Verschluß des Kreislaufes zu einem Arm der rote Hof bei Anwendung eines entsprechenden Reizes nicht zur Aus-

bildung gelangt, aber deutlich sichtbar wird, wenn die reaktive
Hyperämie, die nach Wiederherstellung des Kreislaufes auftritt,
abgeklungen ist. Dies wird als Beweis dafür angesehen, daß die
„kleinsten Gefäße“, die für die Hautfarbe verantwortlich sind,
nicht erweitert sein können, da sie sonst bereits *während* des
Verschlusses Blut aus der Umgebung aufnehmen und einen
sichtbaren roten Hof verursachen würden. Aus der unregelmäßigen Begrenzung des roten Hofes, der häufig Auszackungen
und isolierte Inselchen von einem bis zu einigen Millimeter Durchmesser zeigen kann, die oft bei erneuter Reizung derselben Stelle
genau so wieder hervorgerufen werden können, schließt Lewis,
daß die kleinsten, an der Gefäßerweiterung beteiligten Gefäße
Arteriolen sein müssen, die Bezirke von wenigen Millimeter Durchmesser versorgen. Dies weist auf die „Verbindungsarteriolen“
hin, die den subpapillären mit dem tieferen cutanen arteriellen
Plexus verbinden.

Während Lewis Beobachtungen über die Beteiligung der
Arteriolen und über die beträchtlich erhöhte Blutströmung im
reflektorischen roten Hof sicherlich beweisend sind, sind die
Gründe, die er gegen die Mitbeteiligung der Capillaren und Venchen anführt, meiner Meinung nach nicht überzeugend. Nach
Lewis eigenen Beobachtungen, die ich bestätigen kann, bewirkt ein
Druck von 20—40 mm Hg, der durch Venenstauung am Arm
erhalten wird, keine mit der im reflektorischen roten Hof beobachteten zu vergleichende Erweiterung der Venchen; und es ist
nicht vorstellbar, daß ein derartig hoher lokaler Druckanstieg in
Venchen vorkommt, die reichlich untereinander anastomisieren
und zahlreiche offene Verbindungen mit größeren Venen haben,
in denen der Druck nicht mehr als wenige Millimeter hoch sein
kann. Wir werden weiter in später zu erörternden direkten
Messungen zeigen, daß der Druck auch gar nicht so hoch ansteigt.
Es ist außerdem besonders aus Untersuchungen über das Verhalten
der Hauttemperatur wohl bekannt, daß der Blutstrom stark zunehmen kann, ohne sichtbare Farbveränderungen der Haut zu
bedingen. Wir werden später ausführliche Beweise hierfür
bringen und zeigen, daß nahezu jede Erhöhung der Strömungsgeschwindigkeit, die durch Arteriolenerweiterung herbeigeführt
wird, von den Capillaren und Venchen ohne wesentliche Erweiterung aufgenommen werden kann.

Wir müssen daher schließen, daß Arteriolen, Capillaren und Venchen in gleicher Weise an dem reflektorischen roten Hof beteiligt sind und aktiv erweitert werden. Wie wir sehen werden, ist dies im Hinblick auf den nervösen Mechanismus, der an der Reaktion beteiligt ist, von Bedeutung[1].

Über den genauen Weg des Reflexes sind die Literaturangaben widersprechend. TÖRÖK und RAJKA (1925) behaupten, daß eine tiefe subcutane Novocaininjektion, die, ohne eigentlich die Epidermis zu erreichen, eine lokale Anästhesie bedingt, die Reaktion nicht beeinflußt. Diese würde danach durch Fibrillen und Fasern

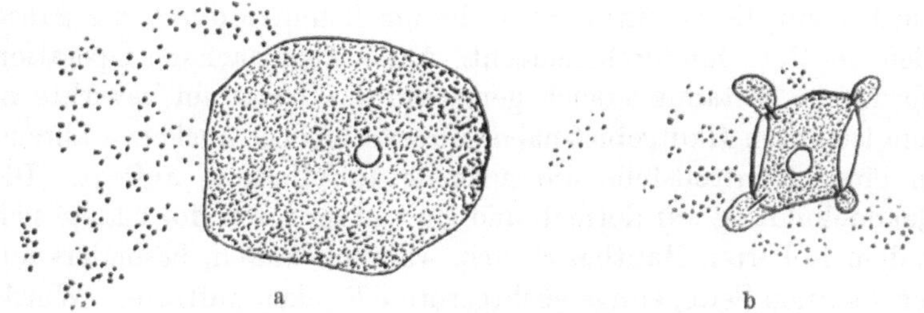

Abb. 43a, b. Der die Histaminpunktion umgebende rote Hof vor und 6 Tage nachdem die Einstichstelle durch vier Schnitte, die gerade durch die ganze Cutis gehen, isoliert worden ist. Die umrandeten eng punktierten Bezirke sind einheitlich rot, die weit punktierten nicht umrandeten Stellen zeigen einen schwachen nicht zusammenhängenden roten Hof.

bedingt werden, die in oder unmittelbar oberhalb oder unterhalb des Coriums verlaufen.

LEWIS, GRANT und MARVIN (1927) betonen ausdrücklich, ohne jedoch TÖRÖK und RAJKA direkt zu widersprechen, daß eine intradermale Novocainbarriere die Ausbreitung des roten Hofes über die Barriere hinaus nicht verhindert oder beeinflußt. In anderen Versuchen machten sie 2 cm lange und 3—4 mm tiefe Einschnitte in die Haut und beobachteten, daß der rote Hof sich über dieselben hinweg bis zu genau derselben Grenze ausbreitete, die in gleichen Versuchen vor dem Hautschnitt erreicht wurde. Diese Befunde weisen ihrer Meinung nach auf die Subcutis als den Sitz der Teilung und horizontalen Ausbreitung der in Betracht kommenden Nervenfasern hin.

Auf Grund der Tatsache, daß sich die Nervenerregungen weit über die sichtbaren Grenzen des roten Hofes ausbreiten, erscheint

---

[1] Siehe Anhang unter a) S. 116.

es jedoch möglich, daß sie um die Enden der von Lewis und seinen Mitarbeitern angelegten Barrieren und Schnitte herumlaufen; ein solcher Verlauf ist sogar zu erwarten, wenn die Erregungen sich in einem engmaschigen zusammenhängenden Netzwerk von Fibrillen ausbreiten. In einem derartigen Netz kann die Ausbreitung nur verhindert werden, wenn die gereizte Stelle von allen Seiten aus mit Barrieren oder Einschnitten umgeben wird. In meinem Laboratorium haben wir einen derartigen entscheidenden Versuch ausgeführt. Nachdem vorher die Gleichmäßigkeit des roten Hofes durch mehrmaliges Einstechen starker Histaminlösungen an einer geeigneten Stelle der Brust von P. R. festgestellt war, wurden um die gewählte Stelle herum Schnitte durch die ganze Tiefe der Cutis hindurch gemacht. Am 6. Tage nach der Operation wurde ein Histaminversuch gemacht; das Histamin bewirkte in dem isolierten Hautgebiet nahezu unerträgliches Jucken, während an einer Kontrollstelle die normale Empfindung auftrat. Die Quaddelbildung war normal, und ein starker roter Hof bildete sich in dem isolierten Hautbezirk aus, während außen, besonders auf der lateralen Seite, einige leichtgerötete Flecken auftraten. Wurde Histamin außen einpunktiert, so gelang es nicht, eine Reaktion im isolierten Gebiet auszulösen, die Empfindung war so gut wie normal. Am 10. Tage näherte sich die Empfindung bei einer Histaminpunktion innerhalb des isolierten Hautgebietes nahezu dem Normalen, und die Reaktion war außen kaum sichtbar. Anscheinend findet schnell eine gewisse Regeneration statt. Am 19. Tag wiesen die Schnitte eine hellrote Narbe auf. Wurde in das isolierte Gebiet Histamin punktiert, so trat außen eine ausgesprochene Reaktion nur an der lateralen und nicht an der medialen Seite auf; Punktionen, die auf der lateralen Seite außen angelegt wurden, verursachten einen deutlichen roten Hof innerhalb der isolierten Hautstückchen, während von der medialen Seite aus keine Reaktion in der isolierten Haut hervorgerufen werden konnte. Die Empfindung war in allen Fällen normal. Wir müssen also schließen, daß die meisten Reflexbahnen von den Einschnitten durchschnitten wurden, während einige tiefer liegende Verbindungen wahrscheinlich erhalten geblieben waren.

Soweit ich sehe, hat sich Lewis in seinem Buch nicht darüber geäußert, welcher Art die beim „reflektorischen" roten Hof in Frage kommenden sensiblen Fasern sind; in der neuen Arbeit von

LEWIS und MARVIN (1927) wird jedoch die Ansicht vertreten, daß wir es mit besonderen Fasern zu tun haben, welche von denen, die bei antidromer Reizung die H-Substanz frei machen, verschieden sind; sie führen zu der spezifischen Juckempfindung und können nur chemisch durch H-Substanzen gereizt werden. Nach LEWIS müßten wir uns ein System mit zahlreichen receptorischen Endigungen in der Epidermis und den angrenzenden Teilen der Cutis vorstellen und mit effektorischen Endigungen, die nur bis zu den „kräftigen" Arteriolen in den tieferen Schichten der eigentlichen Haut reichen.

Ich kann diese Vorstellung nicht mit den feststehenden Tatsachen vereinbaren, und der erbrachte Beweis erscheint mir nicht eindeutig. Das Natürlichste scheint mir zu sein, wenn man *eine* Art von Fasern — die schmerzleitenden — annimmt; diese machen bei geeigneter Reizung entweder vom Spinalganglion aus (Herpes zoster) oder in ihrem Verlauf (antidrom) oder in der Peripherie (den reflektorischen roten Hof hervorrufend) die H-Substanz an ihren Endigungen frei.

Ich kann die Beziehung des Juckens zu anderen Empfindungen hier nicht erörtern. Subjektiv finde ich das Jucken, welches nach Histamin in allen Konzentrationen auftritt, äußerst gering im Vergleich zu den Empfindungen nach Mückenstichen oder nach Einführen von Nesselgift; die durch verschiedene tropische Nesseln hervorgerufene Empfindung ist sogar noch viel stärker. Meiner Meinung nach beruht das Jucken hauptsächlich auf der Reizung der Schmerzfasern.

Die Schlußfolgerung, daß in dem Bezirk des roten Hofes keine H-Substanz gebildet wird und daß die Fasern daher nicht die gleichen sein können wie die „antidrom" leitenden, wird von LEWIS aus Versuchen abgeleitet, in denen der rote Hof teilweise, wie Abb. 44 zeigt, mit einer ESMARCHschen Binde bedeckt wurde. Die drei Histaminpunktionen *a, b,* und *c* wurden gleichzeitig gemacht. Nachdem sich die roten Höfe ausgebildet hatten, wurde die Binde angelegt. 15—20 Minuten später, nachdem *a* und der unbedeckte Teil von *c* beträchtlich abgenommen hatten, wurde die Binde wieder entfernt. Es wurde dann gefunden, daß das Histamin in *b* durch die Binde zurückgehalten war und daß nach Abklingen der reaktiven Hyperämie, die durch die Kreislaufunterbrechung entstand (s. ausführlicher im X. Vortrag), der entsprechende

rote Hof eine genau bestimmte Zeit erhalten blieb, während in *c*
der bedeckte und der unbedeckte Teil des roten Hofes gleichzeitig mit der Kontrolle verschwanden. Dieser Befund stellt gewiß
ein verschiedenes Verhalten zwischen dem in die Einstichstelle
eingebrachten Histamin und der H-Substanz dar, die meiner Ansicht nach von den Nervenendigungen frei gemacht wird und in
äußerst niedrigen Konzentrationen über den ganzen Bezirk
des roten Hofes verteilt ist, aber er beweist nicht, daß in dem
Bezirk des roten Hofes keine H-Substanz gebildet wird. Es ist das
natürlichste, wenn man annimmt, daß die Flut der reaktiven
Hyperämie ausreicht, um eine derartige Substanz zu entfernen
und sie besonders an den Gefäßen unter die wirksame Konzentration zu verdünnen.

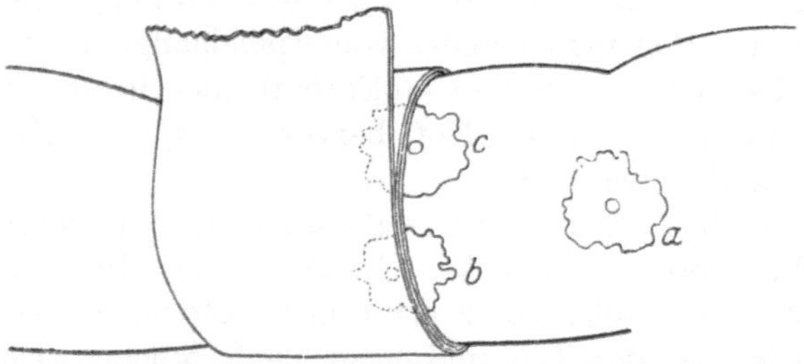

Abb. 44. Drei Histaminpunktionen am Oberarm, mit ihren umgebenden roten Höfen,
welche teilweise von der ESMARSCHschen Binde bedeckt werden.

LEWIS, GRANT und MARVIN kommen genau zu derselben Annahme, um das Verhalten der roten Höfe nach faradischer Reizung
zu erklären. Sie zeigen, daß faradische Ströme und andere Reize
(s. VIII. Vortrag) indirekt die Bildung einer H-Substanz über einen
bestimmten Bezirk bewirken. Sie finden, daß diese H-Substanz
einen ausgedehnten roten Hof bedingt; wiederholen sie jedoch
jene Versuche, in denen der rote Hof durch Aufhebung des Kreislaufs aufgehoben wird, so mißlingt der Versuch ebenso häufig,
wie er gelingt. Sie meinen, daß dieses Mißlingen darauf hinzuweisen scheint, daß die frei gewordene, für den roten Hof verantwortliche Substanz gegen eine schnelle Entfernung durch die Flut
der reaktiven Hyperämie empfindlicher ist als in den Fällen, bei
denen es sich um andere Formen der Reizung handelt, und weisen
darauf hin, daß dies darauf beruht, daß die Substanz in schwacher
Konzentration über einen großen Bezirk frei wird.

Ich finde daher keinen eindeutigen Beweis, der gegen die Annahme spricht, daß die Bahn des Reflexerythems in den Fibrillen und Fasern der Schmerznerven verläuft; die auf Seite 106 angeführten Beobachtungen von BRESLAUER sprechen ganz deutlich für diese Annahme. Die Beziehung der Reaktion zur Schmerzempfindung ist jedoch kompliziert und noch ziemlich dunkel. LEWIS behauptet (S. 215), daß es Formen der Reizung (schwache galvanische Reizung, chemische Mittel, wie Senfgas) gibt, die den roten Hof hervorrufen, ohne irgendeine Art von lokaler Empfindung auszulösen.

Man muß daran denken, daß Schmerzempfindungen mehr als jede andere Art der Empfindung nicht nur durch die Reize an der Peripherie bestimmt werden, sondern auch durch Bedingungen im Zentralnervensystem, die man erfahrungsgemäß gut kennt, doch nur sehr unvollkommen versteht. Allgemein läßt sich sagen, daß ein kurz anhaltender Reiz, der eine scharfe Schmerzempfindung in der Haut auslöst, für die Bildung eines roten Hofes in der Umgebung nicht ausreicht; anderseits entsteht ein solcher bei lang anhaltender schwacher Reizung, die nur als Schmerz empfunden wird, wenn sich die Aufmerksamkeit auf die Empfindung konzentriert. Wenn wir schließen, wie wir dies meiner Ansicht nach müssen, daß die Nervenendigungen durch die Bildung von LEWIS' H-Substanz erregt werden, so scheint es nur natürlich, daß hierzu eine lang anhaltende Reizung erforderlich ist. Ich meine, es spricht nichts gegen die Annahme, daß eine Reizung der Schmerzfasern so langsam zunehmen und so schwach bleiben kann, daß keine Empfindung ins Bewußtsein dringt, während dabei doch so viel H-Substanz an den Nervenendigungen frei wird, daß ein roter Hof entsteht.

Eine weitere Erörterung über die Beziehung des roten Hofes zur H-Substanz wird auf S. 182 gegeben.

Während es unmöglich ist, die Richtigkeit der Schlußfolgerung zu bezweifeln, daß wir es in den Fällen des bisher besprochenen Reflexerythems mit einem Axonreflex zu tun haben, der in peripherischen Fibrillen und Fasern sensibler Nervenbahnen, und zwar hauptsächlich und vielleicht ausschließlich in den schmerzleitenden, lokalisiert ist, weisen zahlreiche Befunde weiter auf eine entschieden neue Vorstellung von der peripherischen Ausbreitung und Verbindung dieser Fasern untereinander hin.

Diese Vorstellung steht im Widerspruch zu der allgemein angenommenen Ansicht, daß jedes Neuron eine getrennte Einheit darstellt: nämlich insofern die Fibrillen aus einer Anzahl von miteinander verbundenen Fasern bestehen, die ein zusammenhängendes peripherisches Netzwerk bilden, in welchem an allen Punkten, wo eine in einer der Fibrillen verlaufenden Erregung sich auf zwei oder mehrere Fäden des Netzes ausbreiten muß, Leitung mit Dekrement stattfindet und andererseits ein entsprechendes Inkrement, wenn sich diese Erregungen an anderen Stellen des Netzes wieder treffen. Alle anderen Vorstellungen lassen sich mit den Tatsachen schwer vereinen. Die weite Ausbreitung des Reflexerythems ließe sich damit erklären, daß sich jedes Neuron über einen beträchtlichen Bezirk ausbreitet und daß außerdem eine starke Überdeckung stattfindet, so daß jeder Quadratmillimeter Haut von mehreren Neuronen versorgt wird, von denen jedes einzelne unabhängig einen Bezirk (in der menschlichen Haut) von wenigstens einigen Quadratzentimetern versorgt. Eine derartige Annahme ist an sich schon unwahrscheinlich und wird durch die Versuche mit den Hautschnitten, die von Lewis und Marvin und von Rehberg und mir ausgeführt wurden, praktisch unhaltbar. Weiter beobachtete Breslauer, daß sich ein normales Reflexerythem ausbilden konnte, obgleich die Fasern, die einen bestimmten Bezirk mit dem Hirn verbanden, derartig degeneriert waren, daß Schmerzen nur noch in ganz geringem Maße gefühlt werden konnten. Auf Grund der Neuronentheorie müßten wir in diesen Fällen eine sehr schwache Reaktion (weil nur sehr wenige Neurone beteiligt sein können) und das Vorhandensein von wenigsten einigen Stellen, an denen keine Reaktion beobachtet werden könnte, erwarten. Auf Grund der Theorie eines peripherischen fibrillären Netzes dürfen wir weiter annehmen, daß sehr wahrscheinlich eine sehr geringe Zahl von Fasern, die das Netz mit Spinalganglienzellen verbinden, ausreicht, um die Degeneration des Netzes zu verhindern.

Einige der von Lewis beschriebenen Versuche sind anscheinend im Widerspruch mit der Theorie eines Nervennetzes und weisen auf die Beteiligung verschiedener Neurone hin. Lewis fand, daß bei Punktion einer bestimmten Histaminkonzentration in die Haut ein maximaler roter Hof auftrat, der sich später wieder genau hervorrufen ließ, wenn eine gleiche oder stärkere Lösung in die-

selbe Stelle oder ganz nahe dabei (*A* und *C* in Abb. 45) punktiert
wurde. Wurde die Wiedereinstichstelle nach *B* verschoben, so
bewirkte dies, daß ein neuer Bezirk miteinbezogen und ein Teil
des alten nicht mitbetroffen wurde.

In Abb. 46 sieht man, wie durch Diffusion von Histamin
an einem Lymphgefäß entlang ein neuer Bezirk miteinbezogen
wird. LEWIS weist jedoch darauf hin, daß diese etappenweise
Ausbreitung des roten Hofes, welche so sehr für die Beteiligung
eines neuen Neurons spricht, in Wirklichkeit auf einer ganz

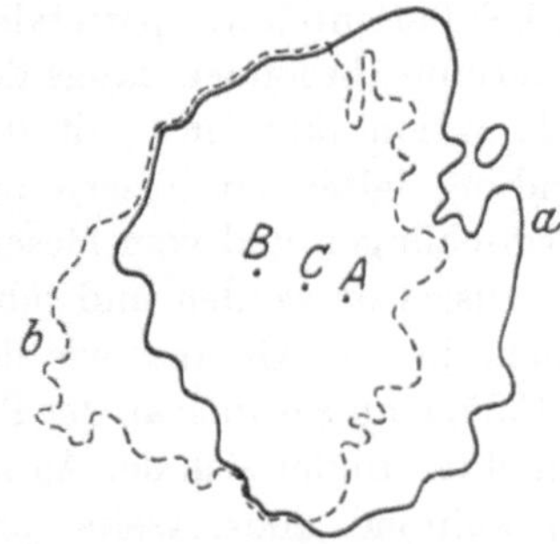

Abb. 45. Histamin (1 : 300) wurde bei *A* in
die Haut des Unterarmes punktiert. Es trat
der durch die ausgezogene Linie *a* umrandete rote Hof auf. Nach 3 Stunden wurde
erneut in dieselbe Stelle Histamin in einer
Lösung 1 : 30 injiziert. Der auftretende rote
Hof zeigte genau die vorherige Begrenzung.
Nach zwei Stunden wurde in *B* Histamin
in einer Lösung 1 : 30 punktiert. Der auftretende rote Hof nahm den durch die ge-
strichelte Linie *b* umrandeten Bezirk ein.
Nach einigen Stunden wurde der dazwischen-
liegende Punkt *C* in gleicher Weise punktiert. Der entstehende rote Hof nahm genau
den von *a* umrandeten Bezirk ein.
(Nach LEWIS.)

Abb. 46. Histamin (1 : 30) wurde bei *W* in
den Unterarm punktiert; es bildete sich
eine Quaddel und der durch *O* umrandete
rote Hof. Nach 4 Minuten begann sich allmählich ein lymphatischer Ausläufer (*l*) zu
entwickeln. Nachdem er eine Länge von ungefähr 1 Zentimeter erreicht hatte, breitete
sich ganz plötzlich der rote Hof über einen
neuen Bezirk *p* aus. (Nach LEWIS.)

anderen Ursache beruht, nämlich auf lokalen Tonusunterschieden der kleinsten Gefäße in bestimmten aneinandergrenzenden Hautbezirken. Durch sorgfältige Untersuchung der Hautfarbe konnte er
mit ziemlich großer Genauigkeit voraussagen, wieweit die Grenzen
eines roten Hofes nach Histamin wahrscheinlich reichen würden[1].

Klingt der rote Hof ab, so gewinnen die kleinsten Gefäße ihren
Tonus wieder. Dies findet in Form unregelmäßiger Flecken
statt; Bezirke, die vorher blaß waren, werden für gewöhnlich
zuerst wieder blaß und sogar oft deutlich blässer als vorher.
LEWIS nimmt an, daß dies wahrscheinlich eine Reaktion der
kleinsten Gefäße auf die empfangene, erhöhte Blutzufuhr ist;

---

[1] Siehe Anhang unter b) S. 118.

RAJKA und FÜRTH (1924) nehmen jedoch an, daß wir hier einen den erweiternden Axonreflex in den hinteren Wurzeln überlagernden Constrictorreflex in sympathischen Fasern vor uns haben, und zwar von einer gleich zu erörternden Art. Wenigstens ist dies eine Möglichkeit, die wir in Betracht ziehen müssen.

Axonreflexe von der Art, wie sie für den roten Hof der menschlichen Haut verantwortlich sind, sind bei Säugetieren im allgemeinen weitverbreitet. Die Reaktion scheint besonders gut in der Bindehaut ausgebildet zu sein (BRUCE 1910, BRESLAUER 1919). BRESLAUER hat die Reaktion bei Patienten am parietalen Peritoneum und an Teilen des Mesenteriums, besonders längs der größeren Gefäße, beobachtet. Die Reaktion fällt hier mit der Ausbreitung der die Schmerzempfindung leitenden Fasern zusammen. Sie kann nicht von den Darmschlingen und vom Mesenterium, das ihnen am nächsten liegt, ausgelöst werden und fehlt nach EBBECKE (1917) an der Oberfläche innerer Organe, wie der Leber oder der Niere. Nach FLOREY (1925) fehlt sie auch an der Pia mater des Gehirns. An den Kaninchenohren findet sich der Axonreflexmechanismus nur rudimentär, während andererseits ganz ähnlich aussehende Reaktionen durch echte Reflexe hervorgerufen werden. Auf diese wird in dem folgenden Vortrag eingegangen werden.

2. Anhang.

a) Die Versuche mit Unterbrechung des Kreislaufes am Arm werden dadurch kompliziert, daß während der Unterbrechung alle kleinen Gefäße in dem Arm erschlaffen, während das Blut venös wird. Dies wird ausführlicher in einem der folgenden Vorträge (S. 185) erörtert. Selbst wenn die Gefäße im Bezirk des roten Hofes etwas mehr erschlaffen, so fehlt ihnen die Möglichkeit, viel Blut aus den umgebenden Gefäßen in sich hineinzuziehen, und man muß daran denken, daß die mit venösem Blut gefüllten Gefäße viel weniger deutlich hervortreten als die von arterieller Farbe. Alles, was man erwarten kann, ist ein schwacher roter Hof, der nur wenig mehr Blut von derselben bläulichen Farbe wie die umgebende Haut enthält. Tatsächlich wurde von LEWIS oft ein derartiger „schattenartiger" roter Hof, wie er zuerst von REHBERG und CARRIER beschrieben worden ist, beobachtet. Wir (REHBERG und ich) haben nun die Versuche mit Kreislaufunterbrechung wiederholt und finden, daß an weißen Armen ein feiner bläulicher Hof während der Unterbrechung eher die Regel als die Ausnahme darstellt. In mehreren Fällen entsprach die Begrenzung nahezu dem nachfolgenden arteriellen roten Hof, in anderen war der bläuliche Bezirk deutlich kleiner. Meiner Meinung nach können diese Beobachtungen nur bedeuten, daß die Capillaren und Venchen direkt am reflektorischen

Hof beteiligt sind. In seiner letzten Veröffentlichung (1928) verneint LEWIS, daß der schattenartige rote Hof wirklich vorhanden ist.

LEWIS beschreibt selber, wie ein gut ausgebildeter roter Hof erhalten bleibt, wenn der arterielle Druck durch Kreislaufverschluß auf Null reduziert wird, und wie das Blut, wenn es während des Arterienverschlusses mechanisch entfernt wird, langsam aus den umgebenden Venen zurückkehrt, was nur möglich ist, wenn die Gefäße erweitert sind, und sicherlich nicht möglich wäre, wenn sie nur durch Arteriolendruck gedehnt wären. Bei der entsprechenden Reaktion am Kaninchenohr, die im einzelnen mikroskopisch untersucht werden kann, kann man beobachten, daß die Capillaren sich vor den Arteriolen, die sie versorgen, erweiterr: aber natürlich könnte der Mechanismus in der menschlichen Haut ein anderer sein.

LEWIS (s. 147) gibt zu, daß in einer blassen und weißen Haut die Arteriolen offen sind, während „die kleinsten Gefäße einen hohen Tonus innehaben". Wird Histamin in derartige Haut punktiert, so müßte es gänzlich mißlingen einen roten Hof hervorzurufen.

LEWIS schließt bei mehreren Gelegenheiten (1928, S. 21. COTTON, SLADE und LEWIS 1917) aus der Genauigkeit, mit der sich eine Reaktion an der Haut abgrenzen läßt, auf die Größe und Art der beteiligten Gefäße. Diese Schlüsse gelten nur mit gewissen Einschränkungen. Wird die Weißreaktion, die bei leichtem Streichen mit einem flachen Lineal (S. 135) hervorgerufen wird, durch gerade Linien begrenzt, die genau dem Rand des vom Lineal berührten Bezirkes entsprechen, so ist der Schluß berechtigt, daß Gefäße beteiligt sein müssen, die Hautbezirke von weniger als 1 mm^2 versorgen. Die Begrenzung kann deshalb nicht damit erklärt werden, daß ausschließlich Arteriolen beteiligt sind, die größer sind als die des subpapillären Plexus, sondern es ist offenbar, daß kleinere sowohl als größere Gefäße, Capillaren, Venen und größere Arteriolen, bei dieser Beobachtung sehr wohl an der Reaktion teilnehmen können. Der Füllungszustand der größeren und tieferen Gefäße trägt in keinem Falle merklich an der Hautfarbe bei.

Bei der Begrenzung des „arteriolaren" roten Hofes kann man aus der gezackten Erscheinung des Randes mit Recht nur schließen, daß die Reaktion nicht ausschließlich durch Erweiterung größerer Gefäße, als es die „Verbindungsarteriolen" sind, erklärt werden kann, aber es ist nicht einzusehen, warum kleinere Gefäße nicht daran teilnehmen sollten. Die kleineren Gefäße können wohl den glatten, regelmäßigen Rand einer Reaktion erklären, wenn der Reiz so begrenzt ist; aber es besteht kein Grund, warum ein Reiz, der sich von einer beliebig gewählten Hautstelle aus über Nervenbahnen ausbreitet, sich bis zu einem geometrisch bestimmten Rand ausbreiten sollte. Man würde eher eine unregelmäßige Ausbreitung erwarten. Bei einzelnen Menschen finden wir in der Regel außerhalb des zusammenhängenden roten Hofes zahlreiche deutlich rote Flecken von unter 1 mm^2 bis über 20 mm^2 Ausdehnung.

Ich habe bei dieser Meinungsverschiedenheit zwischen LEWIS und mir so lange verweilt, weil sie für meine allgemeine Vorstellung von der capillaren Kreislaufregulierung zum Unterschied von der arteriellen grundlegend ist.

Lewis behauptet an mehreren Stellen und besonders ausdrücklich in einer Erörterung auf S. 33 seines Buches, daß der arteriolare Druck in voller Stärke bis in das Netz der subpapillären Venchen dringen kann; ich glaube dagegen, daß Arteriolen (und noch weniger große Arterien) durch ihre Erweiterung den Druck in den Capillaren und Venchen nicht in merklicher Weise erhöhen können. Das Capillargebiet ist immer so viel weiter, und der Abfluß durch die Venchen und Venen normalerweise so frei, daß der Druck sich nur ganz wenig ändert und im wesentlichen niedrig bleibt, selbst bei stark erhöhter Strömung als Folge arteriolarer Erweiterung. Eine ausführliche Besprechung der Capillaren und Venendrucke wird in einem späteren Vortrage gegeben werden.

b) Der Gedanke peripherer Nervennetze, die aus den reichlich anastomosierenden Fibrillen der entsprechenden Nervenfasern gebildet werden, ist freilich so neu, daß er in mehrfacher Beziehung histologisch sowohl wie physiologisch geprüft und bestätigt werden muß; er kann einstweilen nur als vorläufige Arbeitshypothese gelten. Meiner persönlichen Meinung nach dürfte er sich als eine fruchtbare Hypothese erweisen, und ich halte es für lohnend, die Hautsinne am Menschen daraufhin zu prüfen; ausgehend von der Annahme des Vorhandenseins solcher Netzwerke, die alle Sinnespunkte jedes Spezialsinnes untereinander verknüpfen und das „Lokalzeichen" einer Empfindung durch die ein „Leitungsmuster" [Sherrington (1920), S. 179] bildende Kombination der Fasern bestimmen, welche den Impuls zum Gehirn hinauf übermitteln.

Die schönen Versuche und Beobachtungen, die Trotter und. Davies (1909) an ihrer eigenen Haut nach Durchschneidung großer Hautnerven gemacht haben, zeigen, daß der Bezirk, in dem die gesamte Hautempfindung verloren ist, von Zonen umgeben wird, in welchen die spezifischen Schmerzpunkte eine fortschreitend abnehmende Empfindlichkeit (eine allmählich zunehmende Schwelle) gegen die entsprechenden Reize aufweisen. Diese Beobachtungen lassen sich erklären, wenn man annimmt, daß jeder Schmerzpunkt mit einer bestimmten Zahl von unabhängigen Neuronen verbunden ist, die durch verschiedene kleine Nervenzweige zu den größeren Stämmen gelangen. Für die Erklärung von Trotters und Davids' Befunden kann die Zahl der zu jedem Schmerzpunkt zugehörigen Neurone jedoch unmöglich weniger als drei sein; die Zahl müßte wahrscheinlich zwischen 5 und 10 sein. Es erscheint mir viel natürlicher peripherische fibrilläre Nervennetze anzunehmen.

Siebenter Vortrag.

Vasomotorische Reflexe. (Fortsetzung.)

1. Axonreflexe im sympathischen Nervensystem. Untersucht man die ausgebreitete Schwimmhaut des Frosches unter schwacher Vergrößerung mit einem binokularen Mikroskop, und sticht eine der Arterien mit einer feinen Nadel an, so zieht sie sich im allgemeinen in einer Länge von mehreren Millimetern zusammen und verschließt sich oft vollständig. Wird die Arterie stärker getroffen und durchstochen, so läßt sich die biologische Bedeutung dieser Reaktion gut erkennen. Nach einer Latenz von wenigen Sekunden schließt sich die Arterie und bleibt viele Minuten lang verschlossen; öffnet sie sich dann wieder, so ist der aus der Wunde ausgetretene Blutstropfen geronnen, und ein weiteres Bluten wird verhindert. Diese Reaktion auf mechanische Verletzung läßt sich auch oft an größeren Arterien bei Operationen an Menschen und Tieren beobachten. Sie ist nicht auf die Arterien beschränkt, sondern ist auch an den Capillaren des Frosches und der Menschen nachgewiesen (HEIMBERGER 1925) worden. An den Capillaren ist die Ausbreitung der Reaktion jedoch im allgemeinen so gering, einige Zehntel Millimeter, daß es zweifelhaft ist, ob wir es hier mit einer nervösen Reaktion zu tun haben. Ich werde daher nur den Mechanismus der arteriellen Contraction erörtern, der am Frosch untersucht worden ist.

Ziehen wir in Betracht, daß die Contraction gleichzeitig über die ganze Länge einer Schwimmhautarterie so schnell stattfinden kann, daß die Diffusion einer Substanz, welche die arterielle Muskulatur beeinflussen würde, nicht in Frage kommt, so kann kein Zweifel bestehen, daß die Reaktion über Nerven fortgeleitet wird. Es ist kein echter Reflex, da die Durchschneidung des Ischiadicus oder selbst die Entfernung der ganzen Nerven vom Knie aufwärts, einschließlich der sympathischen Ganglien VIII—X, ihn unmittelbar danach nicht im geringsten beeinflußt. Überleben die Tiere diese Operation, so wird die Reaktion für eine wechselnde Zeitspanne, zwischen dem 50. und 120. Tag, abgeschwächt, aber nie vollkommen vernichtet. Weitere Versuche haben gezeigt, daß die Abschwächung auf der Entfernung der sympathischen Ganglien beruht, da die Durchschneidung der vorderen oder hinteren Nervenwurzeln ohne Einfluß ist. Daß es anscheinend durch keine Operation möglich ist, die Reaktion zum Verschwinden zu bringen, deutet darauf hin, daß in der Wand der Aorta oder Femoralarterie wahrscheinlich versprengte Ganglienzellen liegen, die die Degeneration der Nervennetze an den Arterien zu verhindern vermögen[1].

---

[1] BUSCH, der kürzlich diese Nervendurchschneidungsversuche wiederholt und in anderen Versuchen die sympathischen Ganglien entfernt hat,

2. Axonreflexe mit langen Bahnen. Bisher besprachen wir rein lokale Axonreflexe. Die Bahnen waren die fibrillären Zweige oder das fibrilläre Netzwerk, in die sich die Nervenfasern am Ende aufteilen. Es haben sich jedoch immer mehr Tatsachen ergeben, die auf das Vorhandensein von langen Axonreflexen in sympathischen Fasern hinweisen; diese spielen eine wichtige Rolle bei den vasomotorischen Reaktionen.

Der Begriff des Axonreflexes wurde ursprünglich (1900) von LANGLEY gebildet, der fand, daß Reizung der zentralen Enden bestimmter Nerven (z. B. des Nervus hypogastricus) Reaktionen an entfernten Stellen (z. B. Gefäßcontraction in der Analschleimhaut) auslöste. LANGLEY zeigte, daß diese Reaktionen keine echten Reflexe seien, sondern auf Verzweigungen präganglionärer Fasern im sympathischen System beruhen, die Ganglienzellen an verschiedenen Stellen versorgen. LANGLEYS präganglionäre Axonreflexe lassen sich für das Studium der Verteilung der vorliegenden Äste sehr vorteilhaft verwenden; man darf jedoch nicht vergessen, daß sie rein künstlich sind. Soweit wir wissen, ist es im normalen Leben nicht möglich, daß ein bestimmter Ast einer präganglionären Faser unabhängig gereizt werden und den Reiz auf entfernte Ganglienzellen übertragen kann. Die hier zu erörternden Axonreflexe sind natürliche Reflexe, die eine bestimmte, wenn auch in vielen Fällen noch sehr dunkle Aufgabe im Haushalt des Körpers haben müssen.

Diese langen Axonreflexe sind in meinem Laboratorium von WERNÖE besonders untersucht worden, der sich bemühte, die Reaktionen, die an Patienten mit inneren Krankheiten beobachtet werden, zu erklären. Es ist allgemein bekannt, daß krankhafte Zustände von Organen wie dem Darm, der Niere, der Lunge usw. zu Empfindungen führen, die aus bestimmten Hautbezirken zu kommen scheinen, und zu Hyperalgesie bei Reizung dieser Bezirke. Der Mechanismus dieser sensiblen Störungen war sehr unklar, doch wurden sie allgemein zentralen „Irradiationen" zugeschrieben, während die Haut selber ganz normal sein sollte. WERNÖE fand bei seinen Untersuchungen derartiger Patienten, daß die hyperästhetischen Hautbezirke sich durch ihre Reaktionen auf Reize objektiv nachweisen lassen. Wird z. B. die Haut am Stamm

findet, daß die Contraction vollständig verschwindet nachdem die sympathischen Fasern degeneriert sind.

der Zimmertemperatur ausgesetzt, so ist die normalerweise auftretende Blässe an einem hyperästhetischen Bezirk ausgesprochener als an der übrigen Oberfläche. Auf Hitze reagieren die hyperästhetischen Zonen mit einer stärker ausgesprochenen Hyperämie als die normale Haut, und die Reaktionen auf mechanische Reize sind auch etwas stärker. Diese Beobachtungen machten die Vorstellung von rein zentralen Vorgängen in sensiblen Nervenzellen so gut wie unhaltbar; WERNÖE machte sich daher auf die Suche nach Nervenfasern, die die einzelnen inneren Organe mit den zugehörigen Hautsegmenten verbanden[1].

Die Wahl der Versuchstiere war schwer, aber WERNÖE fand, daß sich von den Chromatophoren in der Haut von Fischen ganz bestimmte Reaktionen erhalten ließen; eingehendere Versuche und Beobachtungen zeigten, daß diese Reaktionen mit denen der kleinen Blutgefäße parallel gehen, die jedoch viel schwerer zu beobachten sind. Die Hautchromatophoren werden sympathisch innerviert und ziehen sich, wie in Abb. 47 und 48 gezeigt wird, auf Adrenalin und auf elektrische Reizung des Sympathicus zusammen.

Bei verschiedenen Fischarten (Scholle, Aal und Dorsch) reizte WERNÖE die inneren Organe, besonders den Darm, auf verschiedene Weise, chemisch, elektrisch und mechanisch, und beobachtete ein Blaßwerden der entsprechenden Hautsegmente und fibrilläre Zuckungen der Muskeln. Zerstörung des Rückenmarks brachte die fibrilläre Muskelzuckung zum Verschwinden (sie wird also durch einen normalen Reflex hervorgerufen), hatte jedoch keinen

---

[1] Die vasomotorischen Reaktionen der menschlichen Haut infolge innerer Erkrankung wurden auch von ZAK (1922) beobachtet, der bei Aortenerkrankungen einen roten, halbmondförmigen Bezirk (erweiterter kleinster Gefäße) oberhalb und an beiden Seiten des Manubrium sterni beschrieb. Dieser Bezirk war nach seinen Befunden in ungefähr einem Drittel der Fälle von vornherein vorhanden und konnte in anderen Fällen mittels geeigneter Reizung der Haut nachgewiesen werden. Der betroffene Bezirk zeigte Hyperalgesie. In einigen Fällen konnte die Reaktion auch im selben Segment an den Armen beobachtet werden; wurde in diesen Fällen die betroffene Armpartie durch Aufbringen von heißem Wasser gereizt, so wurde die Röte auf der Brust ebenfalls nach einer Latenz von wenigen Minuten ausgesprochener. Meiner Meinung nach handelt es sich im letzteren Falle um ein Reflexerythem, und ich halte die äußerst lange Latenz als ein Zeichen für die langsame Bildung von H-Substanz an den betroffenen Nervenendigungen.

Einfluß auf das Blaßwerden der Haut. Wird Nicotin in den
Kreislauf gebracht, so beobachtet man nach einigen Minuten
allgemeines Blaßwerden, dem folgt jedoch bald ein beträchtliches
Dunkelwerden der Haut. In diesem Stadium sind die Chromato-

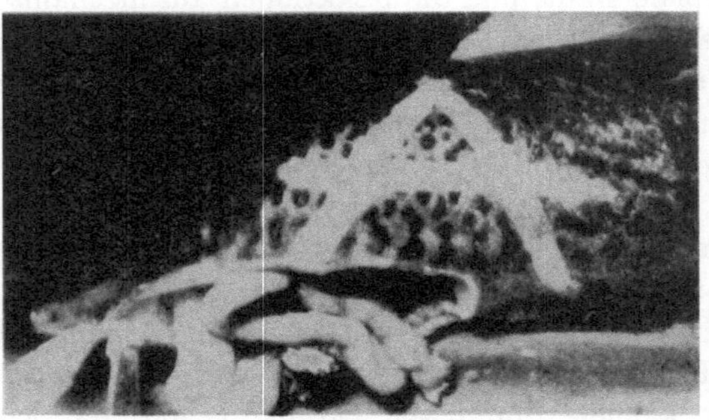

Abb. 47. Cutane Pigmentretraktion beim Dorsch nach Bepinselung mit Adrenalin.
(Nach WERNÖE.)

phoren gelähmt, und ihre Reaktion auf direkte oder indirekte
Reize ist vernichtet. Das anfängliche Blaßwerden und das darauffolgende Dunkelwerden beruhen auf der Nicotinwirkung auf die

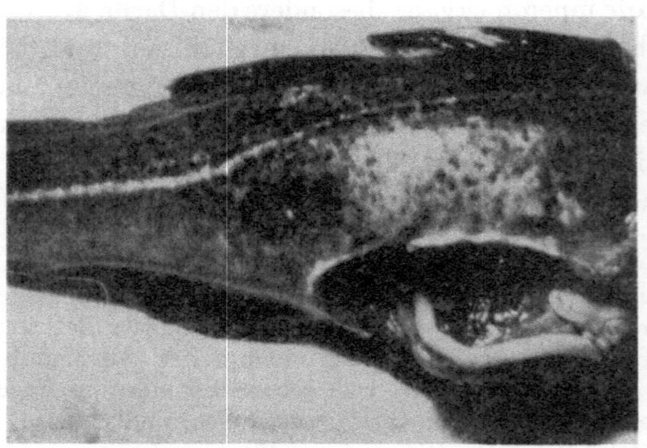

Abb. 48. Cutane Pigmentretraktion nach visceraler Reizung. (Nach WERNÖE.)

sympathischen Ganglienzellen, das Bepinseln einzelner Ganglienzellen mit Nicotin gibt eine entsprechende Reaktion in dem in
Betracht kommenden Segment oder Segmenten.

Sind die Ganglien in dieser Weise bepinselt worden, so muß
Reizung der präganglionären sympathischen Fasern natürlich

ohne Wirkung bleiben; diese Tatsache wurde in WERNÖES Versuchen als Probe benutzt, um die Möglichkeit präganglionärer Axonreflexe auszuschalten. Die Lähmung der Ganglien schwächt zweifellos den viscerocutanen Reflex ab; aber starke chemische Reizung des Dünndarms bewirkt dennoch, wie Abb. 48 zeigt, Blaßwerden der Haut des Dorsches. Derartige Befunde lassen sich, soweit ich es beurteilen kann, nur mit der Annahme erklären, daß sich die Nervenfasern aus den Ganglienzellen teilen und Äste sowohl zu den Eingeweiden als auch zur Haut schicken, so daß wir es mit typischen postganglionären Axonreflexen zu tun haben. Diese Vorstellung wurde von WERNÖE durch weitere Versuche gefestigt, in welchen er Reaktionen in den Eingeweiden nach chemischer Reizung der Haut nachwies. WERNÖE beschreibt Versuche am Aal mit zerstörtem Hirn und Medulla, in welchen intensive chemische Reizung der Haut einen starken hyperämischen Zustand in den Eingeweiden hervorbrachte. Nach Zerstörung des Rückenmarks verursacht derselbe Reiz eine ausgesprochene Ischämie desselben Organs, und es ist möglich, an demselben Tier beide Reaktionen scharf berenzt nebeneinander zu erhalten, da die Segmente bei dieser Tierart sehr gut umschrieben sind. Während die Hyperämie wahrscheinlich durch einen echten Reflex hervorgerufen wird[1], kann die Gefäßverenge-

---

[1] RUHMANN (1927) findet, daß Wärmeapplikation (46° C) auf den unteren Abschnitt des Abdomens beim Menschen eine reflektorische Hyperämie der Eingeweide innerhalb des gleichen Segmentes nach 4—6 Sekunden

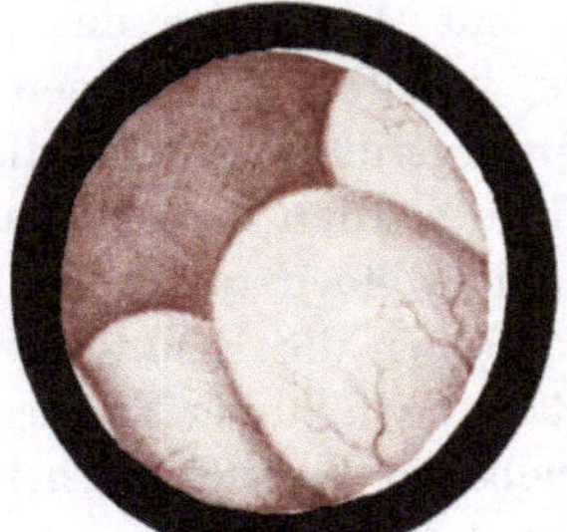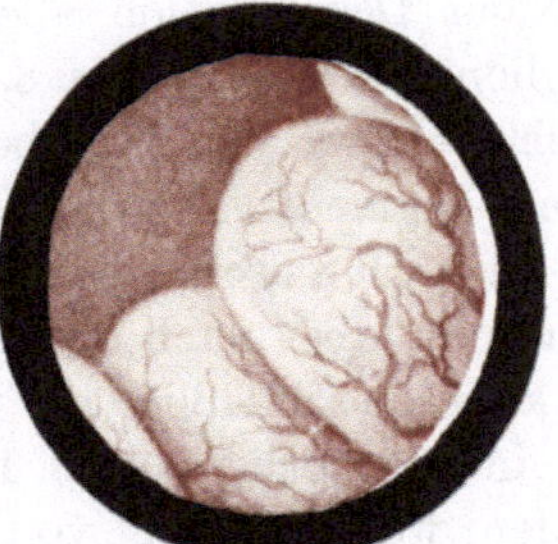

Abb. 49. Laparoskopische Bilder eines Dickdarmstückes vor und 8 Sekunden nach Wärmung der Unterbauchhaut. (Nach RUHMANN.)

Latenzzeit hervorruft. Die hier wiedergegebene Abbildung wurde erhalten, indem ein Laparoskop durch einen kleinen Schnitt in einiger Entfernung eingeführt wurde. Es handelt sich hierbei wahrscheinlich um einen Rückenmarksreflex, dessen efferente Bahn über den Sympathicus verläuft.

rung nach Zerstörung des Rückenmarks nur auf sympathischen Axonreflexen beruhen. Der Constrictor Haut-Eingeweide-Reflex wurde von Wernöe auch in Versuchen am Dorsch und am Frosch nachgewiesen, doch lassen sich die segmentalen Grenzen bei diesen Tieren schwer feststellen.

Wernöe wendet seine Befunde auf die Erklärung der am Menschen beobachteten Erscheinungen von hyperästhetischen Zonen an. Wenn auch beim Menschen sehr wahrscheinlich zwischen den inneren Organen und der Haut solche Axonverbindungen bestehen und an den beobachteten Reaktionen teilhaben, so ist der Mechanismus dieser Erscheinung doch noch dunkel.

Speranskaja-Stepanowa hat unabhängig von Wernöes Fischversuchen an Fröschen den Nachweis für das Vorhandensein von langen, die kleinen Blutgefäße beeinflussenden Axonreflexen erbracht. Beim Studium der Hautdrüsensekretion (1925) fand sie Beweise für derartige Reflexe. Sie untersuchte daher weiterhin die Reaktionen der Arterien und Capillaren in der Schwimmhaut auf elektrische Reizung entfernter Stellen an demselben und am anderen Bein. In diesen Versuchen waren die Spinalwurzeln und ebenfalls der Brustsympathicus oberhalb des 7. Ganglions durchschnitten und die Zeit bis zur Degeneration abgewartet worden. Unter diesen Umständen, wo die einzigen verfügbaren Nervenbahnen postganglionäre Fasern des 8. und 9. sympathischen Ganglions waren, verursachte die Reizung Contractionen von Arterien und Capillaren. Die Latenzzeit nahm mit der Entfernung zu.

Nach Degeneration aller Nerven, mit Ausnahme der postganglionären Fasern des 8. Segments, konnten Reaktionen nur durch Reizung von Hautbezirken hervorgerufen werden, die zu diesem Segment gehörten. Diese Reflexe wurden nicht unmittelbar nach Durchschneidung des Ischiadicus hoch oben am Bein beeinflußt, aber nach einigen Tagen nahmen die Reaktionen ab und konnten schließlich nur noch bei Reizung in kurzer Entfernung (wie in den vorher auf S. 119 beschriebenen Versuchen) hervorgerufen werden. Die von Speranskaja-Stepanowa gegebene und einzig mögliche Erklärung ist die, daß die postganglionären sympathischen Fasern sich reichlich verzweigen und Gefäße und Drüsen über große Bezirke versorgen.

Gewisse Beobachtungen weisen deutlich auf das Vorhandensein eines sympathischen fibrillären Nervennetzes in der Schwimmhaut hin. Nach Durchschneidung und Degeneration der Nerven an der Basis der vierten Zehe läßt sich durch Reizung ihrer Spitze keine Zusammenziehung der Arterien dieser Zehe auslösen, während Reizung der dritten Zehenspitze eine Contraction bewirkt. Diese Reaktion wird vernichtet, wenn die Schwimmhaut in der Mitte zwischen dritter und vierter Zehe gequetscht wird.

In einer sehr interessanten Arbeit hat ALBERT (1924) gezeigt, daß vasomotorische Reaktionen, die auf langen Axonreflexen beruhen, auch an den Hinterbeinen von Hunden ausgelöst werden können, besonders durch Reizung der Gelenke und der unmittelbaren Umgebung derselben; da aber nicht nachgewiesen ist, ob an diesen Reaktionen Capillaren teilnehmen, und da die Art der in Betracht kommenden Fasern nicht sichergestellt ist, kann der Befund hier nicht näher erörtert werden.

3. Echte Reflexe mit capillarer Beteiligung. Ich habe so lange über verschiedene Formen von Axonreflexen gesprochen, daß Sie denken könnten, diese seien die einzigen oder wenigstens die wesentlichen, die Capillaren beeinflussen. Dies ist jedoch bestimmt nicht der Fall. Reguläre Reflexe vom Spinaltypus sind für zahlreiche Reaktionen verantwortlich, und es ist hier nur möglich, wenige Beispiele auszuwählen. Die afferenten Bahnen dieser Reflexe sind sensible Nerven verschiedener Art, während die efferenten Fasern, wenigstens in allen genauer untersuchten Fällen, zum Sympathicus gehören. Der Reflexmechanismus besteht entweder in einer Zunahme oder in einer Abnahme des sympathischen Tonus der beteiligten Gefäße. In letzterem Falle wird der Reflex als Hemmungsreflex bezeichnet.

Ein Reflex dieser Art wurde zuerst von LOVÉN (1866) untersucht, der fand, daß künstliche Reizung des zentralen Endes des durchschnittenen Hauptnerven zum Kaninchenohr eine ganz ausgesprochene Gefäßerweiterung am Ohr verursachte, die durch Durchschneiden des Halssympathicus verhindert werden konnte. Dieser Reflex wurde dann weiter von REHBERG und mir untersucht, indem wir geeignete Reize auf die Oberfläche des Ohres einwirken ließen.

Es ist hervorzuheben, daß wir es hier mit einem doppelten Mechanismus, einem echten Reflex und einem lokalen Axonreflex in den sensiblen Fasern selber, zu tun haben. Letzterer trägt jedoch nur sehr wenig zu der Reaktion bei. Starke mechanische Reizung des normalen Ohres bewirkt eine Hyperämie, die sich über eine Entfernung von einem bis mehreren Zentimetern ausdehnt und manchmal die ganze Oberfläche einnimmt.

Wird ein Ohr unempfindlich gemacht, indem man die sensiblen Nerven durchschneidet, so ist der übrigbleibende Axonreflex so gering, daß er mit dem bloßen Auge kaum sichtbar ist. Cocainisierung eines Bezirkes verhindert sowohl den echten als auch den Axonreflex. Chemische Reizung, durch Punktion von Histamin, vermag im allgemeinen den echten Reflex nicht hervorzurufen, aber der Axonreflex läßt sich beobachten, obgleich er im allgemeinen so gering ist, daß er bei Beobachtung mit bloßem Auge zweifelhaft bleibt.

Eine unter dem Mikroskop vorgenommene mechanische Reizung mit einer sehr dünnen Nadel oder einem Haar bewirkt zunächst eine sofort eintretende Erweiterung der gereizten Capillarschlinge, dann, nach einer wesentlich von der Temperatur des Ohres abhängenden Latenzzeit von wenigen Sekunden bis zu einer halben Minute, Erweiterung der umgebenden Capillaren in einer Entfernung von etwa 1 mm, und schließlich Erweiterung der diese Capillaren versorgenden Arterie. Man sieht die Capillaren zunächst weiter und danach die Strömung in ihnen rascher werden. Die zur Entstehung dieser Reaktion erforderliche Reizstärke ist so klein, daß sie auf der menschlichen Haut kaum fühlbar ist und kein Reflexerythem hervorbringt. Die Reaktion beruht auf einem lokalen Mechanismus, da Durchschneidung der Ohrnerven keinen unmittelbaren Einfluß auf sie hat. Mit fortschreitender Degeneration der durchtrennten (hauptsächlich sensiblen) Nerven wird die Reaktion nach 12 Tagen deutlich abgeschwächt, bis sie nach 19 Tagen ganz verschwunden ist. Ich glaube nicht, daß diese Reaktion, die so geringfügig ist, daß sie nur mikroskopisch erkennbar ist, funktionelle Bedeutung hat, sondern möchte sie vielmehr für ein physiologisches Rudiment halten.

Contractionen von Hautcapillaren als Reaktion auf Kälteeinwirkung an entfernten Teilen der Haut sind wiederholt beobachtet worden. Z. B. beschreibt OTF. MÜLLER (1922 S. 62) eine Beobachtung von WEISS, der die Zusammenziehung der Nagelwallcapillaren nach Aufbringen eines Eisstückchens auf den Arm bis zum vollkommenen Verschluß derselben beobachtete. Lewis (1928 S. 139) hat beim Eintauchen einer Hand in kaltes Wasser Volumenabnahme am gleichen und entgegengesetzten Arm beobachtet; es ist jedoch nicht endgültig bewiesen, daß die kleinsten Gefäße an dieser Reaktion beteiligt sind. Es ist gezeigt worden, daß der efferente Weg für diese Reaktionen über den Sympathicus verläuft; an den Armen bleiben sie nach Entfernung der unteren Halsganglien aus.

Von Wernöe (1927) wurde ein eigenartiger und augenscheinlich sehr komplizierter Reflex an 1500 Menschen untersucht und von ihm als Naso-Okularreflex bezeichnet. Wird auf die Nasenschleimhaut ein schwacher Reiz, z. B. die Berührung mit einem ganz weichen Pinsel, ausgeübt, so wird die Bindehaut hyperämisch, und zahlreiche vorher geschlossene Capillaren werden geöffnet. In der Regel bewirkt die Reizung eines Nasenloches eine gleichmäßige Reaktion an beiden Augen, zuweilen ist die Reaktion an der entgegengesetzten Seite schwächer, und in einem gewissen Prozentsatz (ungefähr 5%) von Fällen erscheint sie nur auf derselben Seite. Man muß annehmen, daß der Reflexweg über die bulbären Zentren geht, da er im allgemeinen bei Fällen von Bulbärparalyse fehlt. Es wurde gefunden, daß der afferente Weg über die sensiblen Zweige des Nervus trigeminus verläuft. L. R. Müller, der diesen Reflex kurz besprochen hat, nahm an, daß der efferente Weg im parasympathischen System verliefe (kranial-autonomes System). Aber Wernöe weist diese Hypothese zurück, weil die Reaktion nicht im geringsten durch Atropinisierung verhindert wird. Die efferente Bahn nimmt einen Teil ihres Verlaufes im proximalen Teil des Nervus facialis, erreicht jedoch das Auge schließlich durch den ersten Ast des Trigeminus, womit jede Möglichkeit einer antidromen Innervation über rein sensible Neurone ausgeschlossen zu sein scheint. Per exclusionem werden wir zu der Annahme einer sympathischen efferenten Bahn gebracht. Da wir Erweiterung und nicht Verengerung der Gefäße beobachteten, handelt es sich anscheinend um einen sympathischen Hemmungsreflex.

Die Sache ist jedoch komplizierter. Der Reflex geht mit einer bestimmten Empfindung einher (ähnlich wie sie durch Luftzug hervorgerufen wird) und wird durch Cocainisierung verhindert; um dies zu erklären, nimmt Wernöe an, daß die sensiblen Nerven-

endigungen (Schmerzreceptoren) die sympathischen Reize empfangen und die Reaktion über den lokalen, vorher beschriebenen
Axonreflexmechanismus hervorbringen. Diese Vorstellung mag
weither geholt erscheinen, es ist jedoch bekannt, daß viele einfachen Sinnesorgane sowohl mit markhaltigen als auch mit marklosen Fasern versorgt werden, und Orbeli (1926, zitiert nach
Brücke 1927) hat gezeigt, daß diese marklosen Fasern an der
Hundezunge aus dem Sympathicus stammen. Es scheint also
in den vorher erörterten Fällen der cutanen hyperästhetischen
Zonen notwendig, eine sympathische Innervation der Schmerzreceptoren in der Haut anzunehmen. Wernöe führt Tatsachen
an, die zeigen, daß es sich in den Fällen, wo der naso-oculare
Reflex einseitig und ungekreuzt ist, nicht um eine vereinzelte
Erscheinung handelt, sondern um eine allgemeinere Anomalie
im sympathischen Nervensystem, welches in zwei mehr oder
weniger voneinander unabhängige Hälften gespalten zu sein
scheint. Speranskaja-Stepanowa hat die gleiche Anomalie
bei einer bestimmten Zahl der von ihr untersuchten Frösche beobachtet. Wernöe fand den Naso-Ocularreflex beim Hunde gut,
beim Pferde sehr schwach ausgebildet, beim Meerschweinchen,
Kaninchen und Wiederkäuer fehlte er.

4. Vasomotorische Reaktionen auf psychischer Grundlage. Bei
gewissen Reflexen, die die Hautcapillaren beeinflussen, verläuft
die Reflexbahn über cerebrale Zentren, diese werden dementsprechend als psychische Reaktionen bezeichnet.

Bindet man ein Kaninchen ohne Narkose auf und macht die
Ohren für die mikroskopische Beobachtung des Kreislaufs zurecht, so bleibt das Tier gewöhnlich, sofern es warm gehalten und
nicht gestört wird, für lange Zeit völlig ruhig. Jedes plötzliche
Geräusch, eine leichte Erschütterung des Tisches oder selbst ein
plötzliches starkes Licht jedoch kann das Tier erschrecken und
einige Muskelbewegungen veranlassen. Zur selben Zeit findet
dann oft eine sehr deutliche Gefäßreaktion in den Ohren statt:
Die Capillaren und Arteriolen contrahieren sich, und man kann
sogar mit bloßem Auge die Ohren blasser werden sehen. Diese
Contraction dauert nur wenige (2—5) Sekunden und wird von
einer ausgesprochenen capillaren Hyperämie abgelöst, die allmählich im Laufe einer Minute oder mehr verschwindet. In

manchen Fällen ist die Gefäßreaktion die einzige sichtbare Folge
der Störung. Hier läuft die afferente Bahn des Reflexes ersichtlich in den spezifischen sensorischen, akustischen oder optischen
Nerven, die efferente Bahn sowohl für die Contraction wie für die
nachfolgende Dilatation der Gefäße im Grenzstrang des Sympathicus, da Durchschneidung der sympathischen Fasern die Reaktion
im betreffenden Ohr aufhebt, während Durchschneidung der sensiblen Ohrnerven keinen Einfluß hat. Leichte Narkose verhindert
alle Reaktionen von diesem Typus völlig, und obgleich zum endgültigen Beweis noch weitere Versuche nötig sind, können wir doch
mit gutem Grund annehmen, daß wir es in diesem Falle mit einem
Reflexbogen zu tun haben, der typische Hirnzentren einschließt,
und der seinem Wesen nach zu demselben Typus gehört wie die,
welche für die emotionellen Gefäßreaktionen beim Menschen verantwortlich sind.

Wie jeder weiß, äußern sich diese Reaktionen in deutlichen
und manchmal ganz plötzlichen Änderungen der rötlichen Hautfarbe. Das bedeutet, daß sie hauptsächlich durch Tonusschwan-
kungen in den Capillaren und Venchen hervorgebracht werden.
LEWIS (1928 S. 258) hat mittels Temperaturmessungen gezeigt,
daß die Arteriolen ebenfalls beteiligt sind, da das Rotwerden mit
einer Erhöhung der Hauttemperatur einhergeht, während die von
Furcht oder Sorge erblaßte Haut sprichwörtlich kalt ist.

In Analogie zu den Ergebnissen am Kaninchenohr nehme ich
an, daß affektive Blässe, wenigstens in der Hauptsache, durch
eine Zunahme des sympathischen Tonus der kleinen Hautgefäße
zustande kommt, während das Rotwerden auf einer reflektorischen
Erschlaffung dieses Tonus beruht.

5. Der Mechanismus der Temperaturregulierung. Eine andere
Gefäßreaktion, die am Kaninchenohr sehr auffällig ist und auch
an der menschlichen Haut eine bedeutende Rolle spielt, ist von
unserem Standpunkt aus beachtenswert, weil sie den wesentlichen
Unterschied zwischen arteriomotorischer und capillarmotorischer
Kreislaufsregulierung sehr deutlich zum Ausdruck bringt.

Wenn ein Kaninchen narkotisiert und in Rückenlage auf-
gebunden wird, ist es nicht imstande, seine Körpertemperatur
aufrechtzuerhalten, sondern muß künstlich warmgehalten werden.
Wird dabei die Mastdarmtemperatur über die Norm erhöht, so

werden die Ohren sehr heiß, d. h. ihre Temperatur ist nur 1—2° unter Mastdarmtemperatur. Die größeren Arterien der Ohren sind stark erweitert, und man kann in ihnen den Puls sowohl sehen wie fühlen. Wird das Tier abgekühlt und sinkt die Körpertemperatur bis zu einem bestimmten Punkt, der etwas unter der Norm liegt, wobei es einigermaßen auf die Tiefe der Narkose ankommt und kleine individuelle Unterschiede bestehen, so contrahieren sich die Ohrarterien plötzlich, und die Temperatur der Ohren fällt bis auf wenige Grad über Zimmertemperatur. Diese Reaktionen sind weitgehend unabhängig von der Temperatur, der die Ohren selbst ausgesetzt sind, und werden durch die Körpertemperatur bestimmt, zu deren Regulierung sie dienen, da der Wärmeverlust ersichtlich vermindert wird, wenn die Temperatur der Ohren der Lufttemperatur nahezu gleich wird, und vermehrt wird, wenn sie derjenigen der inneren Organe nahekommt.

Die gewaltigen Änderungen der Ohrendurchblutung infolge dieser Reaktionen sind von verhältnismäßig nur geringen Änderungen in der Ohrenfärbung begleitet; bei mikroskopischer Untersuchung stellt sich heraus, daß die Capillaren hierbei nur in geringem Maße und zuweilen überhaupt nicht beteiligt sind. So kommt die große Zunahme der Durchblutung, die bei Erhöhung der Körpertemperatur über die Norm eintritt, durch eine Erweiterung von Arterien und Arteriolen zustande. War die Zahl offener Capillaren vorher sehr klein, so kommen noch einige dazu, die geöffnet werden, aber es sind ganz wenig im Vergleich zu denen, die sich bei lokaler Reizung öffnen und erweitern. Die Venchen und Venen werden natürlich etwas weiter infolge der vermehrten Durchströmung, und so entsteht eine gewisse, mit bloßem Auge erkennbare Rötung. Vergleicht man diese Reaktion mit dem lokalen Erythem so wird ganz deutlich, daß die Farbe der Haut hauptsächlich von der Weite der Hautcapillaren abhängt und nicht von der Strömungsgeschwindigkeit des Blutes in ihnen, während die Temperatur der Haut in erster Linie durch die Strömungsgeschwindigkeit des Blutes bestimmt wird, die ihrerseits vom Contractionsgrad der Arterien und Arteriolen abhängt.

Entsprechende Beobachtungen sind an der menschlichen Haut gemacht worden. Es ist bekannt, daß die Kältewirkung die Haut an den Händen tiefrot oder selbst blau machen kann, während die Arteriolen zu gleicher Zeit so stark contrahiert sind, daß die Temperatur bis nahezu auf die des umgebenden Mediums erniedrigt wird. Umgekehrt hat EBBECKE (1923) an einem Finger, der mit Novocain anästhesiert war, beobachtet, daß die Temperatur sehr zunahm, ohne daß die Hautfarbe sich merklich änderte. IPSEN (1927), der eine ausgedehnte Untersuchung über die Temperatur der menschlichen Haut angestellt hat, fand, daß die Temperatur der Füße normalerweise niedrig ist (ungefähr 30°). Allgemeine Narkose bewirkt regelmäßig eine plötzliche Temperaturerhöhung der Füße auf ungefähr 36° ohne jede Farbveränderung. In diesen Fällen fließt wahrscheinlich eine beträchtliche Blutmenge durch die arteriovenösen Anastomosen.

Die aus diesen Versuchen und Beobachtungen abzuleitenden Regeln gelten für die verschiedensten Fälle und können als Richtlinien dienen, nach denen eine angenäherte Schätzung der vasomotorischen Reaktionen in vielen Organen durch einfache Inspektion und Temperaturschätzung oder -messung möglich ist. Eine ausgesprochene Änderung der durch das durchschimmernde Blut bewirkten Färbung eines Organs bedeutet immer eine Änderung im Contractionszustand seiner Capillaren, sagt aber nichts über den Zustand der Arterien oder der Strömungsgeschwindigkeit aus.

Die Temperaturveränderungen sind dabei nur in den Organen zu verwerten, deren Stoffwechsel nicht ausreicht, um sie auf Körpertemperatur zu halten, und die daher großenteils von dem sie durchfließenden Blut geheizt werden. Bei solchen Organen bedeutet ein großes Temperaturdefizit eine geringe Strömungsgeschwindigkeit, während ein kleines Defizit einen raschen Strom anzeigt. STEWART (1911) hat eine sinnreiche Methode ausgearbeitet, durch welche die Wärmeproduktion einer Hand oder Fuß, gemessen mit einem einfachen calorimetrischen Verfahren, zur quantitativen Bestimmung der Strömungsgeschwindigkeit in den Gliedmaßen verwertet wird.

Der Mechanismus der Hautgefäßreaktionen, die zur Regulierung der Körpertemperatur dienen, ist leidlich gut bekannt. Unsere Versuche zeigen, daß die efferenten Nervenbahnen zum dorsalen Sympathicussystem gehören, da beim Kaninchen Durchschneidung des Halssympathicus einer Seite die temperaturregulierenden Änderungen im entsprechenden Ohr aufhebt. Als afferente Bahn gelten beim Menschen allgemein die Fasern, die

von den Temperatursinnesorganen in der Haut herkommen;
obgleich ein derartiger Reflex zweifellos vorhanden ist, so ist doch
seine Bedeutung als ein Teil des Mechanismus zur Temperaturregulierung etwas überschätzt worden. Es läßt sich experimentell
am Kaninchen zeigen, daß, auch wenn die Haut über Körpertemperatur erwärmt wird, dadurch keine beträchtliche Zunahme der
Durchblutung zustande kommt, wenn nicht die Körpertemperatur
mindestens normal ist, während anderseits eine Zunahme der
Körpertemperatur sicheren Erfolg hat, selbst wenn die Haut
von sehr kalter Luft umgeben ist. Die auf sympathischen Bahnen
zur Regulierung der Körpertemperatur ausgeschickten Erregungen
müssen ihren Ursprung innerhalb des Körpers haben, und die
Versuche von Barbour (1921) und andern machen es beinahe
zur Gewißheit, daß ein Nervenzentrum, welches unmittelbar für
Temperaturänderungen empfindlich ist und die Wärmeregulierung
beherrscht, vorhanden ist und seinen Sitz im Corpus striatum des
Gehirns hat.

Es ist klar, daß die Mechanismen vieler Reaktionen, von denen
wir in diesem Vortrag einen Überblick gegeben haben, noch sehr
hypothetisch sind. Ich hielt es dennoch für wünschenswert, sie
einigermaßen ausführlich zu erörtern, da sie sehr anregend sind.
Sie zeigen wenigstens, daß die verhältnismäßig einfachen Vorstellungen vom peripherischen Nervensystem, die auf der Grundlage der Neuronentheorie aufgebaut sind, unzulänglich sind.
Die neuen Vorstellungen über fibrilläre Nervennetze, lange
Axonreflexe und über die sympathische Innervation sensorischer
Endorgane mögen falsch sein, sicher sind sie unvollkommen; aber
sie weisen den Weg zur tieferen Einsicht in die nervöse Regulierung
der Körperfunktionen, wie sie durch die histologische Forschung, im
physiologischen Experiment und im klinischen Studium gewonnen
werden.

Achter Vortrag.

Die Capillarreaktionen auf direkte Reizung.

Bekanntlich haben die verschiedensten Reize Einfluß auf den
Contractions- oder Erschlaffungszustand glatter Muskeln, und
von dieser allgemeinen Regel machen die Rougetzellen, die con-

tractilen Elemente der Capillarwand, keine Ausnahme. Sie werden, wie wir sahen, auf dem Nervenwege stark beeinflußt, sind in verwickelter Weise von der Temperatur des umgebenden Gewebes und den Temperaturänderungen abhängig und können unter dem Einfluß starken Lichtes mehr oder minder vollständig erschlaffen. Die osmotische Konzentration der umgebenden Flüssigkeit, ihre Wasserstoff- und Hydroxylionen, zahlreiche anorganische und organische Stoffe von mehr oder minder gut bekannter Konstitution haben, wenn sie der Flüssigkeit zugesetzt werden, eine deutliche oder schwächere Wirkung, und schließlich haben wir die Wirkung von Stoffen zu berücksichtigen, die im Organismus selbst erzeugt und auf dem Blutwege als „chemische Boten" oder Hormone abgeschickt werden, um den Contractionszustand der Capillaren in verschiedenen Organen zu regulieren.

Der Versuch, die Faktoren, welche die contractilen Elemente der Capillarwand beeinflussen, in brauchbarer Weise zu gruppieren, ist, mindestens gegenwärtig, ein hoffnungsloses Unternehmen. Mit einem leichten Seufzer denkt man an die übliche und erfreulich einfache Einteilung der auf den allgemeinen Blutdruck wirkenden Stoffe in „pressorische" und „depressorische" und ist versucht, die auf die Rougetzelle wirkenden Faktoren in „constrictorische" und „dilatatorische" einzuteilen; aber eine solche Gruppierung würde grundsätzlich ungefähr ebenso falsch und in ihrer Anwendung genau so gefährlich sein, wie die Pressor-Depressoreinteilung selbst, da sie leicht Faktoren, die sich in der Art ihrer Wirkung unterscheiden, zusammenwirft und andere, die sich nur in ihrem Wirkungsgrad unterscheiden, auseinanderreißt. Außerdem begegnen wir der Schwierigkeit, die zuweilen auch die schönste Pressor-Depressoreinteilung über den Haufen wirft, daß ein und derselbe Stoff oder physikalische Faktor, je nach Konzentration und Umständen, bald constrictorisch, bald dilatatorisch wirken kann.

Wie es allgemein in der physiologischen Forschung der Fall ist, verfolgen wir bei Untersuchung der Capillarreaktionen auf physikalische und chemische Reize eine doppelte Absicht. Unser Ziel ist, den Mechanismus (im weitesten Sinne des Wortes) jeder einzelnen untersuchten Reaktion zu verstehen und ferner die Bedeutung der Reaktionen zu begreifen, ihren Anteil an den feinen Regulierungen, mit denen der Organismus und das Organ sich

den immer wechselnden Umgebungsbedingungen anpaßt. Beide
Absichten müssen wir im Auge behalten; natürlich sind sie in
vielen Fällen eng und untrennbar verbunden, aber im allgemeinen
ist es wohl denkökonomisch richtiger, sie sowohl bei der Forschungs-
arbeit als auch bei der Mitteilung ihrer Ergebnisse möglichst
getrennt zu halten.

1. Direkte und indirekte Capillarreaktionen. Wenn eine Substanz auf einen Capillarbezirk wirkt und beispielsweise Erweiterung
hervorruft, so können wir nach den jetzigen physiologischen
Kenntnissen die folgenden Mechanismen unterscheiden, von
denen jeder bei der Reaktion, entweder allein oder in Verbindung
mit einem oder mehreren anderen, beteiligt sein kann.

Es kann sich entweder um eine lokale Wirkung handeln
oder um eine Wirkung aus der Ferne durch Nerven oder
anderes leitendes Gewebe. Der erste dieser Mechanismen schließt
mehrere ganz getrennte Möglichkeiten ein. Die reizende Substanz wirkt auf die contractilen Zellen selbst, sie wirkt auf ihre
Myoneuralverbindungen, jene etwas hypothetischen Elemente,
die zwischen den Nervenfasern und Muskelzellen liegen und für
gewöhnlich von den Nerven in Tätigkeit versetzt werden, oder
sie wirkt schließlich auf die Gewebe im allgemeinen und ändert
dabei die „Umgebung“ der Capillaren und ihrer contractilen
Zellen.

Dank der Arbeiten von LEWIS und seinen Mitarbeitern können
wir jetzt in vielen Fällen bei den lokal stattfindenden Reaktionen
deutlich unterscheiden zwischen denen, die durch *direkte* Wirkung
auf die Elemente der Capillarwand entstehen, und denen, die
indirekt auf bestimmten, aus den Gewebszellen als Reaktion auf
die Reizung hin freiwerdenden Substanzen beruhen.

Bei den lokalen Reaktionen, sowohl den direkten als auch den
indirekten, beobachtet man vielfach eine Ausbreitung der Reaktion über den gereizten Bezirk hinaus. Ein langsames Ausbreiten
(in der Größenordnung von 1 mm oder weniger pro Minute) beruht normalerweise auf Diffusion der wirksamen Substanz.
Reaktionen jedoch, die, gewöhnlich nach einer kurzen Latenz,
über einen größeren Bezirk oder an mehreren mehr oder weniger
vom Orte der Reizung entfernten Stellen auftreten, müssen über
irgendein leitendes Gewebe fortgeleitet werden. Es ist möglich,

daß die Rougetzellen an einigen Capillaren ein Syncytium bilden, in dem sich eine Contraction von einer zur anderen Zelle fortpflanzen kann, aber die bisher gemachten Beobachtungen haben keine direkten Verbindungen zwischen den Zellen aufdecken können. Eine Fortleitung dieser Art würde als Contraction oder Erschlaffung erscheinen, die *langsam* von einem Punkt aus längs einer Capillare fortschreitet. Beim Frosch haben wir diese Form der Contraction nie gesehen, es liegen aber einige Beobachtungen an der menschlichen Haut vor (EBBECKE 1917), die sich vielleicht auf diese Weise erklären. Im allgemeinen jedoch haben wir es zweifellos bei Reaktionen über eine größere Entfernung mit einer Fortleitung auf dem Wege von Nervenfasern zu tun. Hier haben wir wieder nach Möglichkeit zwischen den beiden verschiedenen, schon beschriebenen Mechanismen zu unterscheiden: Entweder haben wir es mit einem Axonreflex zu tun oder mit einem echten Reflex.

Überall, wo die Reaktion auf einen Reiz außerhalb und innerhalb eines gereizten Bezirks wesentlich dieselbe ist, ist die natürliche Folgerung die, daß der Reiz primär auf Nerven wirkt, und in allen Fällen, wo überhaupt keine Ausbreitung stattfindet, müssen wir eine Wirkung auf erregbares Gewebe ohne Vermittlung von Nerven annehmen, aber in vielen Fällen haben wir eine gemeinsame Wirkung gleichzeitig auf Blutgefäße und auf Nervenendigungen, und es ist dann oft äußerst schwierig festzustellen, welcher Teil der auftretenden Reaktion den beiden jeweils zukommt. In diesem Vortrage wollen wir die Reaktionen auf direkte Reize erörtern.

2. Die Capillarreaktionen auf direkte Reizung. Unter dieser Überschrift werden die Reaktionen zusammengefaßt, bei denen *nach unseren heutigen Kenntnissen* der Reiz direkt auf die Wandelemente der kleinen Gefäße wirkt ohne Vermittlung von Nerven oder Gewebszellen. Es ist notwendig, die Worte „nach unseren heutigen Kenntnissen" hervorzuheben, da es in vielen Fällen nicht möglich ist bestimmt festzustellen, daß an den Reaktionen weder lokale Nervenelemente noch aus den Gewebszellen freigewordene Stoffe teilnehmen.

3. Direkte Reaktionen auf mechanische Reizung.. Zieht man das Ende eines flachen Lineals (2—3 cm breit und mit leicht abgerundeten Ecken) gleichmäßig, aber nicht zu kräftig, über die menschliche Haut, so wird der durch das Streichen betroffene Bezirk deutlich blässer als die Umgebung. Miß CARRIER (1922) zeigte durch mikroskopische Beobachtungen, daß die Blässe auf Contraction der Hautcapillaren und Venchen beruht, und HEIMBERGER (1925) hat weiter gezeigt, daß ein scharf lokalisierter schwacher mechanischer Reiz im allgemeinen zu einer Capillarcontraction führt in einer Länge, die wahrscheinlich ein oder zwei Rougetzellen entspricht. Miß CARRIER und HEIMBERGER

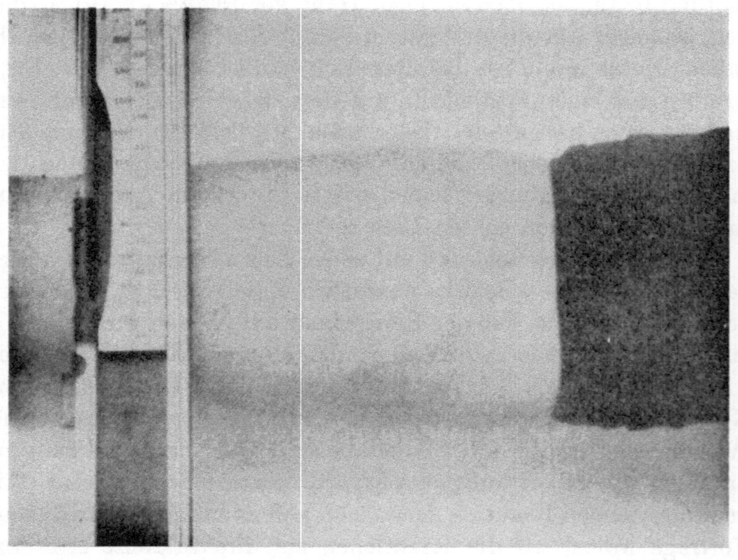

Abb. 50. Weißreaktion bei aufgehobenem Kreislauf. Bei einer Versuchsperson, deren systolischer Blutdruck 110 mm Hg betrug, wurde der Kreislauf zur Gliedmaße dadurch aufgehoben, daß in die Armmanschette ein Druck von 200 mm Hg gebracht wurde. Zwei Minuten später wurde mit einem flachen Lineal zwei mal quer über den Arm gestrichen. Vier Minuten nach Beginn der Kreislaufunterbrechung wurde die aufgetretene Weißreaktion photographiert. (Nach LEWIS.)

finden beide, daß der Contraction nach mechanischer Reizung eine Erweiterung vorausgeht, die die Capillare und, da die Blut. strömung erhöht ist, die zuführende Arteriole, aber nicht das Venchen, betrifft. Diese anfängliche Erweiterung ist zu gering. um makroskopisch sichtbar zu werden und beruht wahrscheinlich auf einem Axonreflex, der jedoch nicht näher untersucht worden ist. LEWIS (COTTON, SLADE und LEWIS 1917) fand, daß die Weißreaktion von der Blutströmung unabhängig ist und sich ebensogut an einem deutlich cyanotischen Arm, zu dem die arterielle Blutzufuhr 10 Minuten lang abgesperrt wurde, erhalten läßt (s. Abb. 50). EBBECKE (1917) fand, daß sich die Reaktion nach Durchschneidung der entsprechenden Nerven und selbst nach Degeneration derselben, hervorrufen ließ und daß Lokalanästhesie mit Novocain das Auftreten nicht verhinderte. Diese Beobachtungen sind von CARRIER und LEWIS bestätigt worden.

Alle diese Beobachtungen führen zu dem Schluß, daß die Rougetzellen an den Capillaren und Venchen der menschlichen Haut auf mechanische Reizung mit einer Contraction reagieren. Von LEWIS beschriebene Versuche machen es wahrscheinlich, daß der wirksame Reiz Dehnung der Gefäßwände ist; die natürlichste Schlußfolgerung ist die, daß wir es hier mit einer direkten Reaktion der Rougetzellen zu tun haben, vergleichbar der von der arteriellen Muskulatur als Reaktion auf Dehnung gezeigten. Die Versuche von HEIMBERGER stützen diese Schlußfolgerung sehr.

An den Kaninchenohren konnte ich keine Weißreaktion auf mechanische Reize, weder makroskopisch noch mikroskopisch, erhalten. Sie wurde jedoch an inneren Organen, besonders an der Nierenoberfläche, von EBBECKE (1917) beobachtet; FLOREY (1925) findet, daß einige der von den Arteriolen der Pia mater zur Hirnrinde verlaufenden Capillaren sich auf mechanische Reize contrahieren, daß die Reaktion jedoch nicht an allen Capillaren stattfindet. In der Zunge und auch in der Haut des Frosches ist Erschlaffung die normale Reaktion auf schwache mechanische Reizung, während stärkere Reize in der Haut eine Contraction bewirken können. Diese Reaktionen am Frosch werden wahrscheinlich durch Nervenübertragung hervorgerufen, aber dessen ungeachtet ist es unzulässig, anzunehmen, daß alle Rougetzellen auf mechanische Dehnung normalerweise mit einer Contraction antworten, die jedoch durch gleichzeitig auftretende indirekte und nervöse Reaktionen verdeckt bleiben könne.

4. Direkte Reaktionen auf elektrische Reizung. LIEBERMANN (1921) beobachtete an Froscharterien, daß das Durchleiten eines konstanten Stromes für wenige Sekunden mittels unpolarisierbarer Elektroden an der Kathode scharf lokalisierte Zusammenziehung und an der Anode Erweiterung hervorrief, an Capillaren konnte er jedoch eine entsprechende Reaktion nicht finden.

Ni (1922) dagegen erhielt sehr scharf lokalisierte capilläre Contractionen an der Schwimmhaut des Frosches, an den Flossen von Fischen, an den Flügeln der Fledermaus und am menschlichen Finger, wenn er eine Reihe von Schließungs- und Öffnungs-schlägen aus einem Induktionsapparat oder einer Batterie anwendete. Tetanisierende Ströme waren häufig unwirksam. Abb. 51, die Nis Arbeit entnommen ist, zeigt die Formveränderung zweier Blutkörperchen, die das zusammengezogene Stück einer Capillare im Flügel einer Fledermaus durchfließen. Der contrahierte Teil scheint nicht länger als 2—4 μ zu sein. Es ist nicht denkbar, daß eine derartige Contraction indirekt hervorgerufen werden sollte. Die Reize müssen entweder an einigen Fibrillen einer Rougetzelle oder an einzelnen Endothelzellen angreifen.

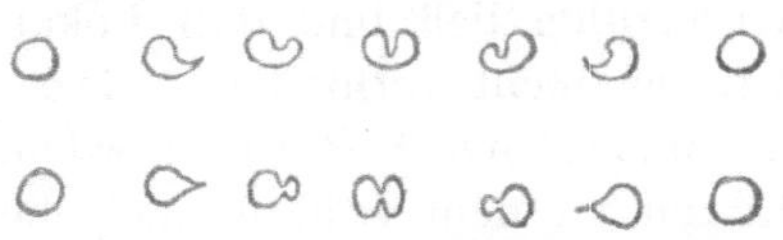

Abb. 51. Die aufeinanderfolgenden Formveränderungen von zwei Blutkörperchen beim Durchtritt durch eine contrahierte Stelle der Capillare in dem Flügel der Fledermaus. (Nach Ni.)

5. Direkte Capillarreaktion auf Wärme und Kälte. Nach Lewis (1928, S. 148) reagieren die kleinsten Gefäße der menschlichen Haut auf niedrige Temperaturen (10—20°) mit Erweiterung; die bekannte Röte der Hände beim Hantieren mit Schnee beruht auf dieser Reaktion. Die Reaktion ist genau auf den abgekühlten Bezirk beschränkt und wird von Durchschneidung oder Degeneration der den betreffenden Bezirk versorgenden Nerven nicht beeinflußt. Die bei Temperaturerhöhung eintretende Erholung wird nicht durch Absperren der Blutzufuhr beeinflußt, findet jedoch bei 32°, d. h. in der Nähe der normalen Hauttemperatur, schneller statt als bei 25°. Lewis glaubt, daß diese Tonusabnahmen und -zunahmen bei mäßigen Temperaturveränderungen die einzigen „wirklich direkten" Temperatureinflüsse darstellen, die wir heute annehmen dürfen, alle anderen Reaktionen, besonders die Erweiterung auf Wärme, seien indirekt bedingt.

Zweifellos erweitern sich die Hautcapillaren und Venchen auf Kälteeinwirkung, aber selbst für diese Reaktion ist nicht bewiesen, daß sie eine rein direkte ist. Die unmittelbare Reaktion auf Kälteeinwirkung besteht sicher in einer Contraction aller kleinsten Gefäße der menschlichen Haut (Breslauer 1919, Bruns und König 1920, Carrier 1922, Weil 1924).

Diese Contraction erhält man, wie BRESLAUER endgültig nachgewiesen hat, auch in Fällen mit degenerierten Nerven. Die Arteriolen bleiben weiter contrahiert, doch erschlaffen die Capillaren und Venchen, je nach der Temperatur, nach einer oder wenigen Minuten (sie werden durch „Kälte gelähmt"). Contraction als Reaktion auf Erwärmung über die normale Hauttemperatur hinaus ist nicht beobachtet worden[1].

Die Versuche von NATUS (1910), in denen das Pankreas des Kaninchens mit Salzlösung von 22° bespült wurde, ergaben als einzig sichtbare Veränderung eine Verlangsamung des Blutstroms, bedingt vielleicht durch Viscositätserhöhung des Plasmas, vielleicht auch durch Contraction von Arterien. Bei niederen Temperaturen (4—5°) zeigt sich deutlich eine beträchtliche Contraction der Arterien; die dabei beobachtete und als Contraction beschriebene Entleerung von Capillaren beruht möglicherweise auf einem Auswaschen der Blutkörperchen. An der Froschzunge fand ich (1920) als Reaktion auf Temperaturen von ungefähr 2° C eine Erweiterung der Capillaren ohne vorausgehende Verengerung. Bei Erwärmen über Zimmertemperatur trat in der normalen Zunge Erweiterung und Hyperämie auf; nach Cocainisierung gelang es jedoch nicht, eine sichtbare Reaktion auszulösen.

6. Reaktionen auf Wasserstoffionen. Eine große Reihe von Untersuchungen, unter denen die berühmten Versuche von CHAUVEAU und KAUFMANN (1887) am Levator-labii-Muskel des Pferdes, und die schönen Befunde von BARCROFT (1907 und 1915) an der Submaxillardrüse besondere Erwähnung verdienen, haben gezeigt, daß die Blutzufuhr zu tätigen Organen vermehrt ist und daß diese *funktionelle Hyperämie* durch irgendeine Reaktion von seiten des tätigen Gewebes selbst entsteht. Nach allgemeiner Ansicht ist diese Reaktion einfach die Folge einer vermehrten Bildung saurer Stoffwechselprodukte, besonders von Kohlensäure, die untrennbar mit gesteigerter Tätigkeit verbunden ist, aber ich fürchte, daß die Begründung dieser Ansicht nicht auf sehr festen Füßen steht. Es ist wiederholt gezeigt worden, daß der Zusatz sehr verdünnter Säuren zu den Durchspülungsflüssigkeiten die Durchflußmenge bei einem gegebenen Druck vermehrt oder, in

---

[1] Siehe Anhang unter a) S. 149.

anderen Worten, eine Abnahme des Widerstands bewirkt, die auf Arterienerweiterung beruhen muß, aber Fleisch (1921) hat gezeigt, daß bei fast allen angestellten Versuchen die verwendete Wasserstoffionenkonzentration mehrfach höher gewesen ist, als sie jemals im lebenden Gewebe vorkommen kann.

Erinnern Sie sich bitte, daß im normalen arteriellen Blut 1 Grammäquivalent von Wasserstoffionen auf 22 Millionen Liter Blut enthalten ist, d. h., die Wasserstoffionenkonzentration ist $1 : 10^{-7,35}$ normal oder, wie man jetzt gewöhnlich sagt, das p_H des Blutes ist 7,35. Das normale p_H gemischten venösen Blutes ist 7,3. Die Acidität der Gewebe selbst ist vielleicht ein wenig höher und kann bei maximaler Tätigkeit vermutlich auf $p_H = 7$ steigen. Das p_H der Lösungen, die gewöhnlich zur Demonstration der dilatatorischen Wirkung von Säuren in Durchspülungsversuchen verwendet wurden, lag bei p_H 5 oder gar bei p_H 4, d. h. sie waren hundertfach bis mehrtausendfach saurer, als das Blut überhaupt werden kann. Fleisch selbst hat eine sehr schöne Reihe von Versuchen mit Durchspülungsflüssigkeiten angestellt, die durch Zusatz von Phosphaten gepuffert waren und so ein bestimmter p_H behielten, das auf jeden beliebigen Wert gebracht werden konnte, und er hat gezeigt, daß Zunahme der H·-ionenkonzentration von $p_H = 7,6$ auf $p_H = 7,5$ schon eine deutliche Zunahme der Durchspülungsmenge hervorbringt. Allerdings sind die Zunahmen, die Fleisch mit H·-ionenkonzentrationen innerhalb physiologischer Grenzen erhielt, sicher zu klein, um für die Zunahme der Durchblutung tätiger Organe verantwortlich gemacht werden zu können, und man muß ferner anführen, daß seine Durchspülungsflüssigkeiten zu wenig Sauerstoff enthielten, um den Bedarf der Gewebe zu decken. Sauerstoffmangel ist aber, wie wir sehen werden, eine recht ernstliche Komplikation, und so ist es mir unmöglich, die gegenwärtig zur Verfügung stehenden Tatsachen als beweiskräftig für die Ansicht anzusehen, daß die vermehrte Blutzufuhr zu tätigen Organen ausschließlich oder auch nur hauptsächlich durch die vasodilatatorische Wirkung *saurer* Stoffwechselprodukte hervorgebracht wird[1].

Vom Standpunkt dieser Vorträge geht uns nicht so sehr die absolute Zunahme der Durchblutung in tätigen Organen an, als

---

[1] Siehe Anhang unter b) S. 150.

das gleichzeitige Öffnen und Erweitern der Capillaren, das wahrscheinlich in allen Organen während ihrer Tätigkeit stattfindet
und am deutlichsten in den Muskeln nachgewiesen ist. Wir
wollen daher prüfen, welche Tatsachen sich in bezug auf Säuren
als capillarerweiternde Stoffe finden lassen. Wir werden zunächst
ein paar Versuche betrachten müssen, bei denen saure Lösungen
von außenher in Berührung mit dem Gewebe gebracht worden sind.
Hierbei sind einige erklärende Worte zur Einführung erforderlich.

Jede Säure oder jede Substanz mit saurer Reaktion wird,
wenn sie mit lebendem Gewebe in Berührung gebracht wird, eine
Wanderung, höchstwahrscheinlich durch einfache Diffusion, von
Wasserstoffionen ins Gewebe veranlassen. Diese Wasserstoffionen werden ihrerseits die Wasserstoffionenkonzentration des
Gewebes erhöhen, aber bis zu welchem Grade das stattfindet,
läßt sich gar nicht sicher voraussagen, weil die lebenden Gewebe
und das Blut die sog. Puffersubstanzen, namentlich Bicarbonate,
enthalten und sich durch chemische Bindung gegen jeden Anstieg
ihrer Wasserstoffionenkonzentration wehren. Was man sagen
kann, ist also nur, daß innerhalb des Gewebes, solange es lebt, der
Anstieg wahrscheinlich sehr klein sein wird im Vergleich zur
Wasserstoffionenkonzentration der applizierten sauren Lösung.
Es ist wichtig, diesen Umstand bei Betrachtung der folgenden
Versuche im Auge zu behalten.

Wird ein kleiner Tropfen einer 1 proz. Essigsäure auf die ventrale Oberfläche der ausgespannten Froschzunge gebracht, so
findet Erweiterung sowohl der Arterien als auch der Capillaren
statt, und die Reaktion breitet sich sogleich in eine Entfernung
von ein paar Millimeter über den unmittelbar betroffenen Bezirk
aus. Wenn die Zungenoberfläche cocainisiert ist oder wenn die
Zungennerven durchschnitten waren, ist die Reaktion noch vorhanden, ist aber besonders an den Capillaren viel schwächer und
breitet sich nicht aus. Aus den Beobachtungen folgt, daß eine
gewisse, einstweilen nicht näher bestimmte, aber wahrscheinlich
beträchtliche Zunahme der Wasserstoffionenkonzentration die
sensiblen Nervenendigungen der Zunge beeinflußt und außerdem
direkt die glattmuskeligen Elemente der Arteriolen und in geringerem Grade auch die der Capillaren reizt.

In einem anderen Versuch, den Dr. HARROP für mich ausführte,
wurden Puffergemische von bestimmten H˙-ionenkonzentrationen

hergestellt und auf die ventrale Oberfläche der Zunge gebracht. Hierzu dienten „Reaktionsbecken“, d. h. paraffinierte Metallringe von 3—4 mm innerem und 6—8 mm äußerem Durchmesser, die auf das zu beobachtende Gewebe aufgesetzt und mit der zu untersuchenden Flüssigkeit gefüllt wurden. Zur Pufferung wurde SÖRENSENS Gemisch von Natriumcitrat mit $^n/_{10}$-Salzsäure benutzt. Zu unserer Überraschung waren sehr saure Mischungen nötig, um capillarerweiternde Wirkungen zu erzielen. Eine Mischung von 5 cm³ Citrat mit 5 cm³ HCl, die ein $p_H = 3{,}65$ hatte, war ohne Wirkung, und sogar für die nächste Mischung, 4 Citrat + 6 HCl mit einem p_H von 2,96, war der Erfolg noch zweifelhaft, während 3 Citrat + 1 HCl, $p_H = 1{,}94$, nach einer kurzen Latenzzeit eine deutliche aber schwache Erweiterung ergab. Reine $^n/_{10}$-HCl, $p_H = 1$, gab ausgesprochene Erweiterung. In allen diesen Versuchen kann im Gewebe selber nur eine ganz geringe Säurezunahme stattgefunden haben.

Eine entschiedene Änderung in der H˙-ionenkonzentration des Gewebes kann durch Änderungen ihrer Kohlensäurespannung hervorgebracht werden. Es liegt gegenwärtig kein bestimmter Grund vor zu der Annahme, daß CO_2 anders wirke als dadurch, daß es mit Wasser eine sehr schwache Säure bildet; auf alle Fälle werden stärkere Säuren, die ins Gewebe gebracht oder von ihm gebildet werden, in erster Linie mit den vorhandenen Bicarbonaten reagieren und dadurch die Kohlensäurespannung erhöhen. Die ausgespannte Froschzunge wurde mittels des in Abb. 52 gezeigten Apparates der Kohlensäurewirkung ausgesetzt; es ist, leicht modifiziert, der im zweiten Vortrag erwähnte Apparat von ROY und BROWN zur Messung des capillaren Blutdruckes. Das Gas oder die Gasmischung wird in die untere Kammer gelassen, die oben mit einer dünnen Peritonealmembran überzogen ist, gelangt von dort durch die Röhre zur oberen Kammer und aus ihr in eine Röhre, die in Wasser taucht. Die ausgespannte Zunge liegt zwischen den beiden Kammern, und der geringe bestehende Gasdruck genügt, um das System luftdicht zu machen. Wird ein Strom von reinem Kohlensäuregas durch den Apparat gelassen, so bewirkt er nach etwa 1 Minute eine beträchtliche Hyperämie mit Erweiterung von Arterien und Capillaren und eine rasche Blutströmung. Ein Gemisch von 10% CO_2 in Luft bewirkte bei einem Versuch nach ein paar Minuten eine erkennbare Zunahme der Strömungsgeschwindigkeit in einigen wenigen Capillaren, die zur Beobachtung gewählt waren, doch war die allgemeine Zunahme im ganzen Gebiet zu gering, um deutlich erkannt zu werden, und ein Weiterwerden von Capillaren ließ sich nicht feststellen. Bei diesen Versuchen kommt die Kohlensäurespannung des Gewebes dem Kohlensäureprozentgehalt des Gasgemisches zum mindesten sehr nahe. Wie ausführlicher in einem folgenden Vortrag gezeigt werden soll, diffundiert die Kohlensäure sehr rasch durch das Gewebe. Zunächst wird sie bis zu einem gewissen Grade in chemische Verbindung treten, aber sehr bald wird Sättigung erreicht sein, und obgleich zweifellos etwas Kohlensäure vom Blut weggeführt wird, so wird das doch durch die dauernde Bildung von CO_2 im Gewebe ausgeglichen. Die bei einem solchen Versuch erreichte wirkliche H·-Ionenkonzentration läßt sich ziemlich genau dadurch feststellen, daß man Froschblut mit CO_2 unter gleichem Druck sättigt und sein p_H mit einer geeigneten Methode mißt. Wir fanden mittels einer colorimetrischen Methode,

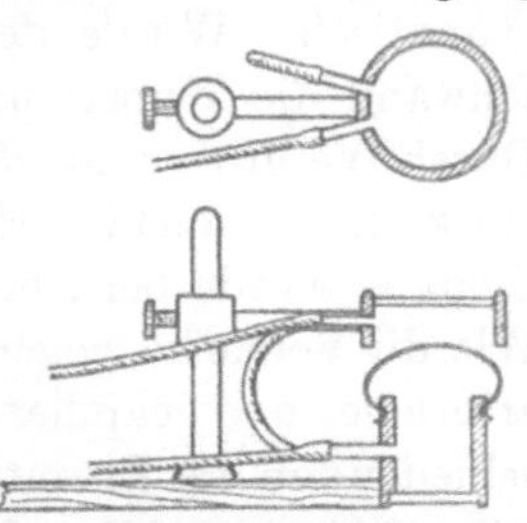

Abb. 52. Apparat für die Einwirkung von Gasen auf Capillaren unterm Mikroskop.

daß Sättigung mit 10% CO_2 das p_H des Froschblutes von 7,5 auf 7,1 herabsetzte.

Für den praktischen Zweck genügt es aber, wenn man die Kohlensäurespannungen berücksichtigt. Normales Froschblut hat eine Kohlensäurespannung zwischen 1 und 2% einer Atmosphäre (KROGH 1904); — es ist für CO_2 im Diffusionsgleichgewicht mit einer Atmosphäre, die zwischen 1 und 2% CO_2 enthält. Eine CO_2-Spannung von 10% bedeutet also einen Aciditätsgrad, der beim normalen Frosch wahrscheinlich niemals vorkommt, und daraus folgt, daß zwar die Gefäße und besonders die Arterien der Froschzunge unter dem Einfluß einer gesteigerten Wasserstoffionenkonzentration erweitert werden, daß aber diese Reaktion bei der normalen Regulierung der Blutzufuhr keine wesentliche Rolle spielen kann und wahrscheinlich als Mittel zur Regulierung des Capillarkreislaufs überhaupt keine Rolle spielt.

Wir wollen jetzt einige von REHBERG und mir am Kaninchenohr gemachten Versuche und Beobachtungen betrachten. Sie wurden ursprünglich zu einem anderen Zweck angestellt, auf den ich später zurückkommen werde, können aber zugleich über die uns hier beschäftigende Frage Auskunft geben.

Bei dem ersten dieser Versuche atmete das Kaninchen durch eine Trachealkanüle, während die enthaarten, durchscheinenden Ohren makroskopisch und auch mikroskopisch in durchfallendem Licht beobachtet wurden. Wurde der tote Raum der Lungen durch das Ansetzen einer 15 cm³ fassenden Röhre an die Trachealkanüle vergrößert, so setzte nach etwa 2 Minuten eine sehr ausgesprochene Hyperämie ein, woran sich Capillaren und Arterien gleicherweise beteiligten. Gleichzeitig wurde das Blut sichtlich cyanotisch. Wurde der künstliche tote Raum entfernt, so verschwand die Hyperämie im Lauf einer halben bis einer Minute. Durch Vergrößerung des toten Raumes auf 35 cm³ konnte die Wirkung verstärkt und ihr Eintreten beschleunigt werden. Die Cyanose wurde bei einem derartigen Versuch sehr ausgesprochen. Wie die Versuche zeigen, verursacht ein Venöserwerden des Blutes arterielle und capillare Erweiterung, es bleibt jedoch unentschieden, ob die Erweiterung zentralen oder peripheren Ursprungs ist und ob sie auf Zunahme der CO_2-Spannung oder auf Sauerstoffmangel oder auf beidem beruht.

In einem anderen Versuch ließen wir ein Kaninchen aus einem Spirometer Luft mit 10% CO_2 atmen. Der Kohlensäuregehalt der Ausatmungsluft stieg auf 11,47%, aber trotz dieser beträchtlichen Zunahme der Wasserstoffionenkonzentration ließ sich keine Erweiterung von Capillaren oder Arterien in den Ohren erkennen. Allerdings war eine deutliche Hyperämie festzustellen, wenn das Kaninchen ungefähr 14% CO_2 zu atmen bekam. Das enspricht einer Abnahme des p_H um ungefähr 0,4.

7. Verschiedene capillarcontrahierende Substanzen. SANDOR (1926) schreibt, daß Coffein in einer Konzentration von 1 : 100 000 bei Einwirkung auf die Hirngefäße des Frosches eine Capillarcontraction verursacht, und IRVING BARKSDALE (1925) hat gefunden, daß Guanidinderivate (Dimethylguanidinsulfat) bei Fröschen, Tauben und Kaninchen nach intraperitonealer Injektion in Mengen von 1—10 mg eine sehr ausgesprochene, aber kurz anhaltende Capillarcontraction in der Schwimmhaut, Hirn und äußerem Ohr machen. Da MAJOR und STEPHENSOHN (1924) beobachtet hatten, daß Guanidin normalerweise vom Menschen in Mengen von ungefähr 100 mg pro Tag ausgeschieden wird, und daß die Ausscheidung in Fällen von Hypertonie stark vermindert ist, nimmt BARKSDALE an, daß die beobachtete Capillarcontraction vielleicht die Ursache der Hypertonie sei. Diese Annahme wäre, selbst wenn die Befunde von MAJOR und STEPHENSOHN einwandfrei bewiesen wären, nicht berechtigt. Es ist zur Zeit nicht möglich, irgend etwas über den Reaktionsmechanismus, weder des Coffeins noch des Guanidins, auszusagen.

Der Fall liegt anders beim Adrenalin, wenigstens in einigen Fällen, in denen die Substanz auf die Capillaren wirkt.

Die Adrenalinwirkung auf die Capillaren macht wohl noch mehr Kopfzerbrechen als seine Wirkung auf die Arterien. Bis vor kurzem war es nahezu ein Axiom in der Physiologie, daß Adrenalin streng sympathicomimetisch sei und auf jedes Gewebe zuverlässig dieselben Wirkungen habe, wie sie durch Reizung der entsprechenden sympathischen Fasern erzielt werden. Da für eine Anzahl von Capillaren die sympathische Innervation nachgewiesen ist, indem diese Capillaren sich auf Sympathicusreizung prompt zusammenziehen, so würde aus der Voraussetzung folgen, daß die Capillaren mit Contraction antworten, wenn eine passend verdünnte Adrenalinlösung auf ihre Wandungen gebracht wird. Gewisse Capillaren antworten wirklich so, andere jedoch unzweifelhaft nicht. Da die Reaktionen der Capillaren auf Adrenalin mehr oder weniger eng mit denen der Arterien verknüpft sind, wird es im folgenden notwendig sein, daß wir uns in mancher Hinsicht auch mit dem Verhalten der Arterien auf Adrenalin beschäftigen.

An der Zunge des Wasserfrosches (Rana esculenta) habe ich beobachtet, daß die Capillaren ausnahmslos auf eine 0,1 proz. Adrenalinlösung, die in kleinen oder großen Tropfen oder in Reaktionsbecken aufgebracht wird, mit einer deutlichen und in der Regel sehr ausgesprochenen Erweiterung antworten. Die meisten kleineren Arterien und Arteriolen erweitern sich auch, während die größeren Arterien unbeeinflußt bleiben. An wenigen kleinen Arterien ist eine kurzdauernde Contraction beobachtet, und in einem dieser Fälle deutlich eine gleichzeitige Erweiterung der entsprechenden Capillaren gesehen worden.

Ich habe gefunden, daß zahlreiche Arterien an der Zunge des Grasfrosches (Rana platyrrhina) für die Adrenalinwirkung empfindlich sind und sich stark verengen, aber einige, und besonders die größten Arterien wurden nicht beeinflußt; die Capillaren erweiterten sich in meinen Versuchen wie bei R. esculenta.

Ganz anders sind die von KILLIAN (1925) erhaltenen und in schönen photographischen Aufnahmen objektiv dargestellten Befunde. KILLIAN untersuchte die Gefäße an der Zunge des Grasfrosches (R. platyrrhina); er brachte Adrenalin in Lösungen von 1 : 1000 bis 1 : 1 000 000 entweder lokal auf die Zunge oder injizierte es in einen Lymphsack. Er erhielt immer eine Contraction sowohl der Capillaren als auch der Arteriolen und Arterien. Die Wirkung auf die Arteriolen und arteriellen Capillaren war stets sehr ausgesprochen; sie contrahierten sich für gewöhnlich beim Aufbringen von Lösungen über 1 : 100 000 bis zum vollkommenen Verschluß. Die an den venösen Capillaren und Venen beobachtete Wirkung trat erst spät ein und war zweifelhaft. Ich vermag die Unterschiede in KILLIANs und meinen Beobachtungen nicht zu erklären; die Frage muß offensichtlich weiter untersucht werden.

An den inneren Organen des Frosches (R. esculenta: Magen, Darm und Blase) verhalten sich zahlreiche Arterien und Arteriolen dem Adrenalin gegenüber refraktär, eine Reaktion von Capillaren ist überhaupt nicht beobachtet worden.

Anderseits haben in den Muskeln, soweit geprüft, alle Arterien und Arteriolen sehr prompt auf die Applikation auch der kleinsten Adrenalintropfen reagiert, während *sorgfältige* Beobachtung lehrt, daß die Capillaren unbeeinflußt bleiben, trotzdem sie doch durch Sympathicusreizung zur Contraction gebracht werden können. Es ist nötig, hierbei die sorgfältige Beobachtung hervorzuheben, weil bei dieser Prüfung das Leerlaufen ungewöhnlich leicht vorkommt und eine Capillarverengerung vortäuscht, und vor dieser Verwechslung sich zu hüten ist um so schwieriger, als die Capillarwände meist nur sehr schlecht zwischen den Muskelfasern zu sehen sind.

In Haut und Schwimmhaut des Grasfrosches sind die Reaktionen auf Adrenalin eingehender beobachtet und ist ein deutlicher Gegensatz zwischen ihnen und den Reaktionen auf Sympathicusreizung festgestellt worden. Die Capillaren sind sämtlich dem Adrenalin gegenüber refraktär, obgleich durch Sympathicusreizung prompte Contractionen hervorgerufen werden können.

Die meisten Arteriolen und kleinen Arterien sind ebenfalls refraktär, obgleich die größeren Arterienzweige, mit einem äußeren Durchmesser von mehr als etwa 0,1 mm in erweitertem Zustand, sich gut verengen. Wie der folgende Versuch zeigt, ist die Grenze zwischen den refraktären und den reagierenden Arterienabschnitten für gewöhnlich ganz scharf.

Kleine Tropfen (0,001 mm³) von 0,1% Adrenalin werden auf die Haut oder Schwimmhaut gerade über den oberflächlichen Arterienästen gebracht. Wird ein solcher Tropfen über eine Arteriole gesetzt, so zeigt er keine constrictorische Wirkung. Folgt man stromauf der Arteriole und setzt Tröpfchen nach Tröpfchen entlang ihrem Verlauf, so kommt man schließlich zu einem Punkt, wo die constrictorische Reaktion anfängt. Setzt man die Tropfen in kurzen Entfernungen voneinander auf und läßt zwischen den einzelnen Proben eine halbe Minute oder mehr vergehen, so kann man häufig beobachten, daß die Arterie sich in einem gewissen Abstand proximal vom letzten Tropfen zu verengen anfängt, und daß die Contraction sich langsam in proximaler Richtung ausbreitet, während die Arterie gerade unterhalb des letzten Tropfens offen bleibt. Bei Wiederholungen des Versuchs bleibt die Grenze der Adrenalinverengung an derselben Arterie dieselbe. Wir haben uns durch besondere Versuche davon überzeugt, daß die Arterienzweige, welche für Adrenalin refraktär sind, genau so gut wie die anderen auf Sympathicusreizung reagieren. In dem Film, der diese Vorträge veranschaulicht, wird gezeigt, wie der proximale Teil einer Schwimmhautarterie sich auf Adrenalin contrahiert, während das distale Ende weit bleibt.

W. Jacobj (1920) hat gefunden, daß verdünnte Adrenalinlösungen (von 0,03% abwärts), auf die Froschschwimmhaut gebracht, unwirksam sind, daß aber eine Vorbehandlung mit 5% Veronalnatrium oder 1—8% Natriumcarbonat, das einige Minuten eingewirkt hat, sogar äußerst verdünnte Adrenalinlösungen (bis herab zu 1 in 1 Million) wirksam macht. Jakobj schreibt diese Wirkung alkalischer Lösungen einer vermehrten Permeabilität der Froschepidermis zu und zeigt auch für andere Stoffe (Strychnin), daß durch Behandlung mit Alkali die Aufnahme bedeutend erleichtert wird. Ich konnte die Beobachtung von W. Jacobj bestätigen, finde aber, daß diejenigen Arterien, die vorher refraktär waren, es auch nach der Behandlung bleiben. Sie sind also nicht nur, wie man denken könnte, weniger empfindlich für Adrenalin, sondern unempfindlich.

An Säugetieren beschreibt HOOKER (1920) Beobachtungen von Contractionen der Capillaren und Venchen am Katzenohr nach intravenöser Injektion von 0,06 mg Adrenalin, und in Verbindung mit diesen Beobachtungen müssen wir die eigenartigen Versuche von DALE und RICHARDS anführen, die ausführlicher in einem früheren Vortrag erwähnt wurden. Sie zeigten, daß eine winzige Dosis von Adrenalin (0,004 mg) bei intravenöser Injektion an der Katze eine flüchtige vasodilatatorische Reaktion bewirkt, die wahrscheinlich in den Hautcapillaren zu lokalisieren ist, während eine größere Dosis den gewöhnlichen vasoconstrictorischen Erfolg hat, an dem, wie wir jetzt den HOOKERschen Versuchen entnehmen können, die Capillaren ebenso wie die Arterien beteiligt sind.

Mehrere Beobachtungen, namentlich von RICKER und REGENDANZ, die für eine constrictorische Adrenalinwirkung auf die Capillaren des Kaninchens und anderer Tiere zu sprechen scheinen, sind nicht klar genug, um als tatsächlicher Nachweis zu gelten, zumal die Fehlerquellen nicht berücksichtigt sind. Am Kaninchenohr haben mikroskopische Untersuchungen von REHBERG und mir über lokale Adrenalinwirknng ein gänzlich negatives Ergebnis in bezug auf die Capillaren und Venchen gehabt.

COTTON, SLADE und LEWIS (1917) fanden, daß durch Einbringen von Adrenalin unter die Haut des Menschen nach einer Latenzzeit von 15 Sekunden bis zu 1 Minute intensive Blässe entsteht. Dies könnte auf Constriction der Arteriolen und Leerlaufen der Capillaren beruhen; wenn sie aber finden, daß dieselbe Blässe durch Adrenalin erzielt werden kann, 5 oder mehr Minuten nachdem der Kreislauf mittels einer umschnürenden Manschette zum Stillstand gebracht worden ist, so folgt daraus, daß sich unter diesen Umständen die Capillaren und Venchen selbst bis zur Entleerung contrahieren müssen.

Miß CARRIER (1922) und HEIMBERGER (1925) haben gezeigt, daß ganz kurze Abschnitte der Capillarschlingen durch Einbringen eines winzigen Tropfens Adrenalin ins Gewebe zur Contraction gebracht werden können, es ist daher natürlich eine direkte Wirkung auf die Rougetzellen anzunehmen, obgleich sich in anderen Fällen die benachbarten Capillaren, Venchen und Arteriolen ebenfalls gleichzeitig zusammenzogen. Heimberger schließt daraus, daß in diesen Fällen nervöse Elemente beteiligt sind; ich halte es jedoch für möglich, daß das Adrenalin in einen perivasculären Lymphraum gespritzt wurde und sich dadurch schnell ausbreitete. Miß Carrier untersuchte die lokale Wirkung sehr verdünnter Adrenalinlösungen (1 : 100 000 und 1 : 1 000 000) und hoffte hierdurch Erweiterungen, wie die von Dale und Richards beobachteten, zu erhalten; sie konnte jedoch nur Contractionen feststellen. Die Wirkung einer Adrenalinlösung 1 : 1 000 000 ließ sich nicht von der einer physiologischen Salzlösung unterscheiden.

Lewis (1923) maß die Kraft, die von den sich unter Adrenalin contrahierenden Capillaren und Venchen ausgeübt wird, indem er den venösen Druck mit Hilfe der Manschette erhöhte; er fand, daß die Gefäße einem Druck von 80 und selbst 100 mg Hg widerstehen können, ohne sich zu erweitern. Wird jedoch der Druck vor dem Aufbringen von Adrenalin angelegt, so können sie sich gegen Drucke über 40 oder höchstens 60 mm Hg nicht contrahieren. Punktiert man Adrenalin in den Fuß eines ruhigstehenden Menschen, so wird im allgemeinen keine Blässe auftreten, da der Druck zu hoch ist (s. S. 252).

Unter gewissen Bedingungen und besonders im entzündeten Gewebe werden die Gefäße gegen Adrenalin unempfindlich, und das Hormon kann sogar Erweiterung bewirken. Dies haben Ricker und Regendanz (1921) durch chemische Reizung des experimentell entzündeten Peritoneums des Kaninchens gefunden. Lewis findet, daß die kleinsten Gefäße der menschlichen Haut bei Schädigung, die sie für die Eiweißkörper des Plasmas durchlässig machen, eine Zeitlang für Adrenalin unempfindlich sind. Sogar einfach überdehnte Capillaren und Venchen können diese Unempfindlichkeit aufweisen, ohne hierdurch abnorm durchlässig zu werden; über den Mechanismus kann man nur Vermutungen anstellen.

8. Anhang.

a) Die Reaktionen der menschlichen Hautcapillaren auf mäßige Temperaturänderungen können zur Zeit nicht befriedigend analysiert werden. Weil (1924) fand, daß die normale Reaktion nach Auflegen eines Eisstückchens auf den Handrücken für 10—40 Sekunden die war, daß die Capillaren und Venchen $1/_2$—1 Minute nach Entfernen des Eises leer (contrahiert) blieben. Danach trat eine Erweiterung sowohl in den Arteriolen als auch in den Capillaren und Venchen auf; normalerweise wurde eine 1—2 Minuten lang anhaltende „reaktive Hyperämie" beobachtet. Erhielten die Versuchspersonen ein warmes Bad (38°), so fiel die reaktive Hyperämie nach der 20 Minuten bis 1 Stunde später angestellten Eisprobe viel geringer aus. Kalte, kurzdauernde Bäder (5 Minuten bei 20° C) verringerten ebenfalls eine Zeitlang danach die Reaktion auf die Eisprobe.

b) Vor kurzem haben HEMINGWAY und MC DOWALL (1926) Durchströmungsversuche an den hinteren Extremitäten von Katzen gemacht; sie bestätigen, daß ein p_H von 7,4 bis 7,3 wesentlich ist für die Aufrechterhaltung eines normalen Tonus in den Gefäßen, die die Blutströmung regulieren — nach ihrer Ansicht handelt es sich hierbei um die Capillaren.

Neunter Vortrag.

Die Capillarreaktionen auf direkte Reizung. (Forts.)

1. Ein Hypophysenhormon[1]. Verschiedene Tatsachen sprechen dafür, daß ein Stoff aus der Hypophyse als contrahierendes Agens auf verschiedene Capillaren und vielleicht auf die Capillaren im allgemeinen wirkt, und daß diese Substanz normalerweise im Blut zirkuliert.

Der Anfang wurde von REHBERG gemacht, der bei Fröschen (R. temporaria) die Hypophyse entfernte und die Wirkung auf den Capillarkreislauf in der Haut und Schwimmhaut untersuchte.

In den allerersten Stunden nach der Operation ist der Kreislauf unverändert; danach fangen die Capillaren in der Haut und Schwimmhaut an, sich zu erweitern, und sind nach 24 Stunden gewöhnlich stark erweitert. Zur gleichen Zeit tritt noch eine Veränderung ein, die nichts mit dem Kreislauf zu tun hat, die sich aber bei der Untersuchung der Hypophysenfunktion sehr nützlich erwiesen hat. Der Frosch (Rana temporaria) bekommt nämlich eine viel hellere Färbung, ja, er wird ganz blaß. Wie das Mikroskop zeigt, beruht diese Änderung auf den schwarzen Pigmentzellen der Haut, die für gewöhnlich ausgebreitet und reich verästelt sind, die sich aber bei den operierten Tieren zu kleinen, intensiv schwarzen, aber nur einen winzigen Teil der Hautoberfläche einnehmenden Kugeln zusammenziehen.

Die Färbung eines Frosches, dem die ganze Hypophyse herausgenommen ist, bleibt blaß; der Zustand der Capillaren erfährt jedoch einige bemerkenswerte Veränderungen. Nach einer von

---

[1] Siehe Anhang unter a) S. 172.

Fall zu Fall wechselnden Zeit, meist ein oder zwei Wochen, gewinnen die Capillaren ihre Contractionsfähigkeit wieder, doch ist der Hautkreislauf jetzt durch seine Labilität charakterisiert, geradeso wie es in einem umschriebenen Hautbezirk nach Durchschneidung der entsprechenden Nerven der Fall sein kann. Zustände äußerster Verengerung können unvermittelt mit ausgesprochener oder gar maximaler Erweiterung abwechseln, und ein als ganz normal anzusehender Kreislauf wird nur gelegentlich für kurze Zeiten beobachtet. Man könnte annehmen, daß in diesem Stadium eine Ischiadicusdurchschneidung die Herrschaft des Tieres über den Kreislauf in der Schwimmhaut ganz aufheben müßte. Das scheint jedoch nicht der Fall zu sein; dieser Punkt ist aber bis jetzt noch nicht genügend untersucht worden. Die Frösche überleben die operative Entfernung der Hypophyse gewöhnlich nur 2—4 Wochen.

Wie bekannt, ist die Hypophyse kein einheitliches Organ, sondern besteht aus mehreren Teilen, die sich in ihrem histologischen Bau erheblich voneinander unterscheiden. Gewöhnlich unterscheidet man einen drüsigen Anteil, oft Pars anterior genannt, einen nervösen Anteil (Pars posterior) und einen Zwischenteil (Pars intermedia). Die Namen anterior und posterior sind recht unglücklich gewählt, weil beim Frosch gerade der am meisten nach hinten gelegene Teil einen drüsigen Bau hat und daher dem Pars anterior bei Säugetieren entspricht[1].

Während die vollständige Entfernung der Hypophyse beim Frosch einige operative Geschicklichkeit erfordert, ist die Entfernung des Drüsenteils allein ganz leicht, und diese Operation ist wiederholt vorgenommen worden. Wir finden dieselben Anfangswirkungen auf den Hautkreislauf und die Pigmentierung wie nach Entfernung der ganzen Drüse, aber nach einer Woche oder weniger wird die Färbung allmählich wieder dunkler und es stellt sich ein normaler Capillarkreislauf her. Die Tiere können die Operation unbeschränkte Zeit überleben. Wir schließen daraus, daß die Bildung des Capillarhormons nicht dem Drüsenteil selbst zuzuschreiben ist und daß seine Entfernung nur zeitweise die Funktion des eigentlich wirksamen Gewebes stört, das entweder im nervösen oder im Zwischenteil zu lokalisieren ist.

---

[1] Siehe Anhang unter b) S. 172.

2. Die Wirkung von Hypophysenextrakten. Wenn ein die tonische Capillarverengerung steigerndes Hormon normalerweise von der Pars nervosa oder intermedia der Hypophyse gebildet wird, so müssen wir erwarten, es in den käuflichen Hypophysenextrakten zu finden. Wir haben daraufhin genau den Extrakt untersucht, der von PARKE, DAVIS & Co. aus dem „hinteren" Anteil der Hypophyse hergestellt und unter dem Namen Pituitrin verkauft wird. In Wirklichkeit wird dieses Extrakt aus der Pars nervosa *und* intermedia von Rinderhypophysen hergestellt; dabei entspricht 1 cm³ des Extrakts 0,2 g der frischen Hypophysensubstanz.

Die Injektion eines winzigen Tropfens dieses Extraktes in die Schwimmhaut eines Frosches bringt Verengerung sowohl der Arterien wie der Capillaren hervor, während die Venen unbeeinflußt bleiben. Nach Injektion eines sehr verdünnten Extrakts kann die Wirkung auf die Arterien fehlen, während die Capillaren noch stark beeinflußt werden und sich sogar bis zum Verschluß contrahieren können. Die unversehrte Epidermis ist für die wirksame Substanz undurchlässig; wird aber die Schwimmhaut wenige Minuten lang mit 5—10% Veronalnatrium behandelt, so wird sie durchlässig, und eine darauffolgende Applikation von Hypophysenextrakt in einer Verdünnung 1 : 100 bewirkt deutliche Verengerung der Capillaren, von denen einige sich ganz verschließen können.

3. Durchströmungsversuche mit Hypophysenextrakten. Es ist klar, daß Hypophysenextrakt eine spezifische Wirkung auf die Capillaren in der Froschhaut hat; aber soll man gelten lassen, daß es ein normalerweise im Blut anwesendes Hormon enthält, so muß noch bei viel kleineren Konzentrationen eine Wirksamkeit nachzuweisen sein. Um diesen Punkt aufzuklären, machten wir (REHBERG und ich) Durchströmungsversuche an den Hinterschenkeln von Grasfröschen. Unsere erste Durchströmungsflüssigkeit bestand aus Ringerlösung unter Zusatz von 0,1% Glucose, $^1/_3$ Volum gewaschener roter Rinderblutkörperchen und $^1/_{10\,000}$ käuflichem Pituitrin. Die Wirkung trat sogleich ein: das Pituitrin brachte die Durchströmung zum Stillstand, indem es vollständige Contraction sowohl der Arterien als der Capillaren hervorrief.

Die folgenden Versuche mit schwächeren Konzentrationen von Pituitrin zeigten, daß der Zusatz von 1 : 50 000 bis 1 : 1 000 000 Pituitrin zur Ringerlösung im allgemeinen den gewünschten Erfolg hatte, den Capillartonus zu erhalten, ohne völlige Contraction zu bewirken und ohne merklichen Einfluß auf die Arterien zu haben. Zusatz von 1 Teil Pituitrin auf 5 Millionen Teile Durchströmungsflüssigkeit hatte in den wenigen Fällen, wo es versucht wurde, keinen erkennbaren Einfluß. Als Beispiel will ich ein Protokoll ausführlicher mitteilen.

Femoralarterie abgeklemmt 3^{50}.

Durchströmung mit 3proz. Gummiringer + Pituitrin 1 : 1 000 000. Anfang 3^{52}. Wir fanden es ratsam, die Durchströmung immer mit einer blutkörperchenfreien Lösung anzufangen, um das eigene Blut des Frosches auszuwaschen und durch das Beseitigen aller Blutkörperchen das etwa von einer Kollateralbahn erfolgende Eindringen von Frischblut auszuschließen.

Durchströmung mit derselben Flüssigkeit + $^{1}/_{3}$ Vol. gewaschener Rinderblutkörperchen; Anfang 4^{00}. Der Kreislauf ist im ganzen in gutem Zustand. Capillares Maschenwerk ziemlich erweitert. In einigen wenigen Capillaren Stase.

4^{13} Capillaren werden deutlich enger.

4^{15} Viele Capillaren sehr eng.

4^{55} Capillares Maschenwerk ungefähr normal.

Die vorübergehende Capillarverengung um 4^{15} beruhte höchstwahrscheinlich auf nervöser Grundlage. In späteren Versuchen fanden wir es ratsam, den Ischiadicus einige Minuten vor Anfang eines Durchströmungsversuches zu durchschneiden.

4^{28} Übergang zu einer pituitrinfreien Flüssigkeit.

4^{35} Etwas Capillarerweiterung. Ischiadicus durchschnitten.

5^{23} Capillaren stark erweitert. An mehreren Stellen Stase in Entwicklung begriffen.

5^{25} Übergang zu Gummiringer + Pituitrin 1 : 1 000 000.

5^{26} Übergang zu Gummiringer + Blutkörperchen + Pituitrin.

Das capillare Maschenwerk fing jetzt an, sich zu verengen, und an 7 für den Zweck ausgesuchten Capillaren ergaben sich folgende Werte für die Durchmesser, gemessen in willkürlichen Skalenteilen:

5^{32}	1,5	1,8	1,5	1,0	1,2	1,0	1,7	Zusammen	9,7
5^{41}	1,1	1,0	1,7	0,8	1,3	1,2	1,6	„	8,7
5^{47}	1,1	1,0	1,3	0,8	0,5	0,8	1,0	„	6,7
5^{55}	1,0	1,1	1,5	0,6	0,4	0,7	0,8	„	6,1

7^{00} In zahlreichen Capillaren hat sich Stase entwickelt, und es ist bei ihnen zu vielen kleinen Blutaustritten gekommen. (Die Schwimmhaut war in der Zwischenzeit etwas ausgetrocknet.) In denjenigen Capillaren, die noch offen sind, ist der Kreislauf gut, und diese Capillaren sind im ganzen eng, einige davon sogar sehr eng.

Die Frage nach der Ursache und der Vermeidung der Stase in den Capillaren ist ziemlich verwickelt und wird in ihrem theoretischen Zusammenhang besser in einem folgenden Vortrag besprochen; gewisse Tatsachen muß ich wegen ihrer großen praktischen Bedeutung für die Prüfung des Capillartonus mittels Durchströmungsversuchen schon hier anführen.

Die Entstehung der Stase hängt von der Geschwindigkeit ab, mit der die Flüssigkeit die Capillaren durch die Endothelwand verläßt. Ist diese Geschwindigkeit so groß, daß die Blutkörperchenemulsion über einen gewissen Punkt hinaus eingedickt wird, so kleben die Blutkörperchen zusammen und versperren den Durchgang. Dadurch wird der Druck erhöht, und so entsteht ein Circulus vitiosus, der schnell dazu führt, daß die Capillaren mit einer dicht gepackten Blutkörperchenmasse gefüllt werden.

Enthält die Durchströmungsflüssigkeit keine Kolloide, so findet Filtration statt, und wenn die Capillarerweiterung über einen gewissen Punkt hinaus fortgeschritten ist, wird die Filtrierungsgeschwindigkeit vermehrt, und Stase kann mit erstaunlicher Schnelligkeit eintreten.

Enthält die Durchströmungsflüssigkeit ein geeignetes Kolloid, etwa 3% Gummiarabicum, so wird die Filtrierung von Wasser durch die normale Capillarwand so gut wie verhindert, und Stase kann erst dann eintreten, wenn die Capillarwand für die Gummimoleküle durchlässig wird. Die Ursachen, welche diese Veränderung mit sich bringen, sind in ihrer Gesamtheit noch unverstanden; sicherlich kann aber ein über die Norm gesteigerter Blutdruck eine wichtige Bedingung sein. Wie es scheint, sind die Capillaren in der Froschschwimmhaut imstande, einem abnorm hohen Druck einige Zeit Widerstand zu leisten, aber schließlich geben sie nach und erschlaffen so weitgehend, daß die kolloidalen Teilchen austreten können. Die Anwesenheit einer Substanz wie Pituitrin wirkt der Neigung, unter einem abnorm hohen Druck zu erschlaffen, entgegen, scheint aber die schließlich eintretende Erschlaffung nur verzögern zu können. Der Einfluß von Pituitrin kommt sehr deutlich in Durchströmungsversuchen ohne Gummi zum Vorschein, denn dabei tritt in Abwesenheit von Pituitrin Stase ein, sobald die Capillaren erschlafft sind. Bei Zusatz von Gummi und bei niedrigem Druck, d. h. unter Bedingungen, die den physiologischen möglichst nahekommen, kann der Kreislauf manchmal stundenlang ohne Zusatz von Pituitrin erhalten bleiben, nach der ersten halben Stunde etwa werden fast alle Capillaren stark erweitert und bleiben weit, während mit Pituitrin so gut wie alle Capillaren eng bleiben.

Als Beispiel für diesen typischen Unterschied gebe ich das folgende Protokoll eines Versuchs, bei dem beide Beine eines Frosches gleichzeitig durchströmt wurden.

Linkes Bein.	*Rechtes Bein.*
Mit Pituitrin.	Ohne Pituitrin
11^{15} N. isch. durchschnitten.	11^{16} N. isch. durchschnitten.
11^{36} Femoralarterie geöffnet.	11^{42} Femoralarterie geöffnet.
11^{37} Anfang der Durchströmung mit Gummiringer + 1 : 50 000 Pituitrin.	11^{43} Anfang der Durchströmung mit Gummiringer.
11^{38} Durchströmung mit Gummiringer + ⅓ Rinderblutkörperchen + 1 : 5 000 000 Acetylcholin + 1 : 50 000 Pituitrin.	11^{45} Durchströmung m. Gummiringer + ⅓ Rinderblutkörperchen + 1 : 5 000 000 Acetylcholin.

Beiden Durchströmungsflüssigkeiten wurde Acetylcholin zugesetzt, um die Arterien dauernd in erweitertem Zustand zu haben. Es bewährte sich für den Zweck ausgezeichnet.

Der Durchströmungsdruck wurde mit einem Quecksilbermanometer unmittelbar hinter jeder Kanüle gemessen. Der mittlere Druck betrug 10 mm Hg in beiden Systemen.

11^{45} Leichte Erweiterung. Keine Stase.	Etwas mehr erweitert. Keine Stase.
12^{00} Wieder verengt. Ungefähr normal.	Erweitert.
12^{15} Völlig normal.	Etwas besser, aber deutlich erweitert. Immerhin einige Capillaren eng.

1^{05} Der Durchströmungsdruck wurde auf etwa 20 mm Hg in beiden Systemen erhöht, was unmittelbar keine Wirkung hatte.

1^{20} Capillaren haben sich etwas verengt. Viele von ihnen sind jetzt sehr eng. Die Melanophoren breiten sich aus; Färbung des Beins nahezu normal.	Capillaren stark erweitert. Melanophoren maximal zusammengezogen. Bein sehr blaß.
1^{55} Keine Änderung. Durchströmungsflüssigkeit (25 cm³) aufgebraucht.	Zahlreiche Stasen und Blutaustritte.
2^{05}	Durchströmungsflüssigkeit (25 cm³) aufgebraucht.

Wir haben einige wenige Durchströmungsversuche mit passenden Konzentrationen Adrenalin statt Pituitrin angestellt, ohne daß es uns gelang, einen tonisierenden Einfluß dieser Substanz auf die Capillaren zu finden.

Kürzlich stellte Drinker (1927) in meinem Laboratorium Durchströmungsversuche an; er konnte die contrahierende Wirkung von Pituitrin auf die Capillaren nicht bestätigen. Drinker benutzte sowohl käufliches Pituitrin als auch frisch hergestellte Extrakte aus getrockneter Hinterlappensubstanz (Standardproben). Der Unterschied in der Technik, der hierfür verantwortlich sein kann, ist der, daß Drinkers Durchströmungsflüssigkeit nicht mit Blutkörperchen, sondern mit einer Graphitemulsion hergestellt wurde. Dieser Punkt bedarf natürlich weiterer Untersuchung; aber unsere ursprünglichen Ergebnisse waren so klar und bestimmt, daß ich nicht zögere, ihre Richtigkeit im wesentlichen aufrecht zu erhalten.

Viele Beobachtungen zeigen, daß das Hypophysenhormon normalerweise nicht nur im Blut von Fröschen, sondern auch von Säugetieren vorhanden ist.

Wird einem Grasfrosch die Femoralarterie abgeklemmt, so nimmt der Blutstrom in der Schwimmhaut für gewöhnlich so sehr ab, daß er kaum in den größeren Arterien wahrzunehmen ist, obgleich er selten vollkommen aufhört. Wird die Abklemmung 10 oder 20 Minuten lang beibehalten, so erweitern sich allmählich sowohl die Arterien als auch die Capillaren und füllen sich mit dem langsam einströmenden Blut. Man kann beobachten, daß der Durchmesser einzelner Capillaren von 5 auf 20 mm zunimmt. Die unserem kinematographischen Film entnommene Abb. 53 zeigt gleichzeitig eine Contraction der Melanophoren (Krogh und Rehberg 1924). Wird die Klemme entfernt, so fließt ein schneller Blutstrom durch die erweiterten Gefäße, die 5 Minuten später wieder deutlich contrahiert sind und in 10 Minuten oder weniger den Normalzustand wieder erreichen, und die Melanophoren breiten sich gleichzeitig bis auf ihre frühere Größe aus. Die Reaktion der Melanophoren zeigt, daß das Hypophysenhormon im kreisenden Blut vorhanden ist und während des Verschlusses bis zu einem gewissen Grade aufgebraucht wird.

Es ist denkbar, daß die Gefäßreaktionen zum Teil auf Stoffwechselprodukten beruhen, die sich während des Verschlusses angesammelt haben. In der gleich zu erörternden entsprechenden

Reaktion bei den Säugetieren beruht die „reaktive Hyperämie"
auf abnormen Stoffwechselprodukten, die während der mangeln-
den Sauerstoffzufuhr gebildet wurden; demgegenüber wird die
Schwimmhaut des Frosches durch Diffusion von der Oberfläche
her reichlich mit Sauerstoff versorgt. Das stagnierende Blut behält seine helle arterielle Farbe bei und wird nur bläulich, wenn
der Luftsauerstoff durch ein Deckgläschen ausgeschlossen wird.
Wenn trotzdem teilweise Stoffwechselprodukte für die Gefäßerweiterung verantwortlich sein sollen, so müssen dies in der Froschhaut die normalen Stoffwechselprodukte sein, die in Gegenwart
von reichlich Sauerstoff gebildet werden. Wie dem auch sei,

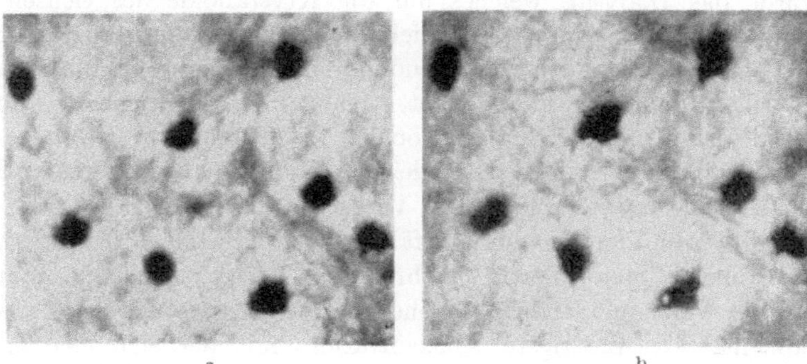

Abb. 53 a u. b. Schwarze Pigmentzellen in der Schwimmhaut des Frosches (a) vor und
(b) nach 10 Minuten langem Anhalten der Blutzufuhr. 270 fache Vergrößerung.
(Nach KROGH und REHBERG.)

der Versuch weist deutlich auf die Gegenwart des Hypophysenhormons im zirkulierenden Blut hin.

Bei den in einem früheren Vortrag erwähnten Versuchen, in
welchen wir am Frosch die Femoralarterie eines Beines durchschnitten hatten, um den vielleicht in ihrer Wand befindlichen Nerven-
plexus auszuschalten, waren wir imstande, die Entwicklung des
Kollateralkreislaufes an den Farbveränderungen des Beines zu
verfolgen. Solange der Kreislauf unvollkommen war, hatte das
Bein eine deutlich blassere Farbe als das andere, normal mit Blut
versorgte Bein.

Das Vorkommen des Hormons im Säugetierblut ist in Durchströmungsversuchen an den hinteren Extremitäten von Grasfröschen nachgewiesen worden. Bei diesen verglich HARROP die
Wirkung von Gummiringer und gewaschenen Ochsenblutkörper-

chen mit der Wirkung von Ochsenblut, welches für gewöhnlich auf zwei Drittel verdünnt wurde. Der Unterschied war ganz ausgesprochen. Bei Durchströmung mit Ringer begannen die Capillaren sofort weit zu werden, bei Durchströmungen mit Blut behielten sie ihren Tonus eine oder selbst zwei Stunden lang bei. Ochsen- und Kaninchenblut ergaben ungefähr dieselbe Wirksamkeit; durch Pferdeblut wurde der Capillarstrom besser und durch Schweineblut weniger gut aufrechterhalten. Gleichzeitig blieben bei Durchströmung mit Blut die Melanophoren mehr oder weniger ausgestreckt, während sie sich mit Ringer kugelförmig zusammenzogen. In den nachfolgenden Versuchsreihen wurde das Dialysat, welches nur die Krystalloide des Ochsenbluts enthielt, geprüft; es enthielt die wirksame Substanz. Vor kurzem (1926) habe ich die Melanophorenreaktion auf die hinteren Froschextremitäten angewendet, um den Pituitringehalt von Pferdeserum mit dem internationalen Standardpräparat von getrockneten Hinterlappen zu vergleichen, $^1/_2$ mg des Präparates wird als Einheit angenommen. Die Versuche zeigten, daß die Konzentration im Pferdeserum ungefähr 10^{-4} internationale Einheiten je Kubikzentimeter betrug, während die Konzentration im Blut aus der Vena jugularis 50% höher war als in dem aus der Vena saphena. Die niedrigste Konzentration, mit der sich eine erkennbare Wirkung auf die Melanophoren nachweisen ließ, betrug ca. 10^{-6} Einheiten im Kubikzentimeter.

Daß Pituitrin in derartig geringen Konzentrationen auch eine ganz bestimmte Wirkung auf die Capillaren der Säugetiere und der menschlichen Haut ausübt, ist vielfach gezeigt worden.

Die ersten Versuche wurden von Miß CARRIER (1922) in meinem Laboratorium angestellt. Sie fand, daß ein winziges Tröpfchen (ein Bruchteil eines Kubikmillimeters) Pituitrin (PARKE, DAVIS) selbst in einer Verdünnung 1 : 100 beim Einbringen in die Haut eine Contraction der nächsten Capillaren verursachte, ohne die Arteriolen zu beeinflussen. Die Reaktion trat nach einer Latenzzeit von 2—3 Minuten auf und hielt, je nach der Konzentration, 30—105 Minuten. an. HEIMBERGER (1925) hat diese Beobachtungen bestätigt, er erhielt jedoch bei stärkeren Lösungen auch Arteriolencontraction. Er beschreibt, wie die beobachteten Capillaren nach Pituitrin in Abständen von ca. 5 Sekunden eine Reihe rhythmischer, mehr oder minder vollständiger Contractionen zeigen können; in der Zwischenzeit sind die Capillaren nur mäßig contrahiert.

Am wichtigsten sind die Beobachtungen von SACKS (1924), der 0,03—0,005 cm³ Pituitrin (BURROUGHS-WELLCOME) intravenös injizierte und eine deutliche Blässe der Haut erhielt, die besonders stark am Gesicht, aber auch am Unterarm zu bemerken war; sie trat nach ungefähr 1 Minute auf und hielt 20—30 Minuten oder länger an; 0,005 cm entspricht ungefähr 1 Millionstel des Blutvolumens, und diese Menge verdoppelt die Konzentration des vorher zirkulierenden Hormons nicht einmal. SACKS findet, daß der Blutdruck bei den angewendeten Dosen nur ganz wenig, wenn überhaupt, steigt; er zeigt, daß der arterielle Zufluß zum Unterarm während der sichtbaren Pituitrinblässe nicht abnimmt. Hiermit zeigt er quantitativ, daß die Arteriolen, von denen die Zuflußgeschwindigkeit abhängt, unberührt bleiben.

KOLLS und GEILING (1924, 2) haben eine sehr ausgesprochene Verengerung der Hautcapillaren bei 8—12 kg schweren Hunden beobachtet. Die Verengerung hielt nach $^{1}/_{4}$—1 cm³ ARMOURS Pituitrinlösung 15—91 Minuten an. Die Wirkung wird durch die beigefügten Abbildungen gut veranschaulicht (54a und b). FLOREY und CARLETON, die starke Pituitrinlösung aus der feinen Öffnung einer Pipette auf das in einer physiologischen Salzlösung befindlichen Mesenterium einer Katze ausströmen ließen, beobachteten einen vollkommenen Verschluß aller im Gesichtsfeld vorhandenen Capillaren, während die Arteriolen nicht stark beeinflußt wurden.

POULSSON (1926) hat in meinem Laboratorium die Wirkung von Pituitrininjektionen auf die Histaminblutdrucksenkung von Katzen untersucht, die DALE und seine Mitarbeiter auf Capillarerweiterung zurückführen. Nach mittleren Histamindosen erhält man durch Injektion einer kleinen Dosis Pituitrin einen steilen Druckanstieg. Nach größeren Histamindosen ist die Wirkung weniger ausgesprochen, aber dennoch deutlich.

In einer späteren Arbeit hat POULSSON (1927) den stark hemmenden Einfluß auf experimentell an der Conjunctiva von Kaninchen hervorgerufene Entzündungen untersucht; diese Versuche werden jedoch besser in einem späteren Vortrag erörtert.

Im Adrenalin und Pituitrin haben wir zwei im Blut kreisende Hormone, die beide auf die Capillaren und auf die größeren Gefäße, vor allem auf die Arteriolen, zu wirken vermögen. Welche Haupt-

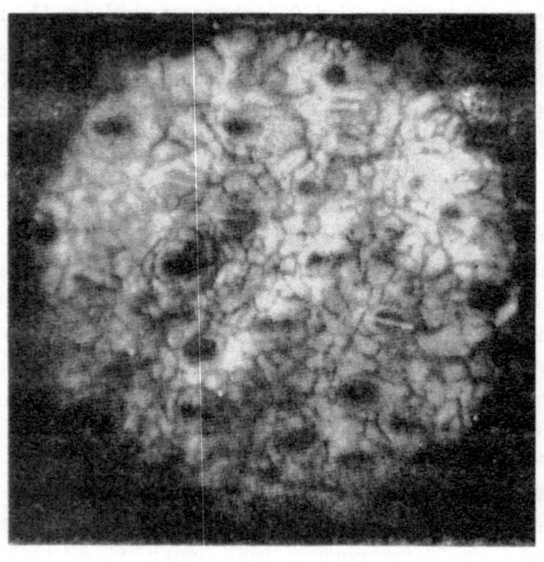

a

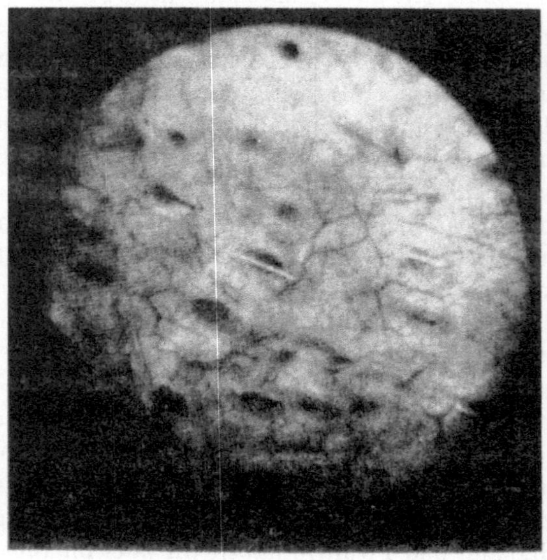

b

Abb. 54a u. b. Hautgefäße des Hundeohres vor (a) und 2¹/₂ Minuten nach (b) intravenöser Injektion von 1 cm³ einer Lösung von Pituitrin. (Nach KOLLS und GEILING.)

funktion müssen wir ihnen zuschreiben? Meiner Ansicht nach erhalten wir die Antwort, wenn wir die Wirkung winziger Dosen untersuchen, da diese mehr oder minder den Änderungen entsprechen, die im intakten Organismus auftreten können. Wird eine winzige Menge Adrenalin ins Blut injiziert oder einer Durchströmungsflüssigkeit zugefügt, so nimmt die Blutzufuhr zu den untersuchten Organen normalerweise ab; eine derartige Wirkung wird zweifellos durch Arteriolenconstriction hervorgerufen. Pituitrin scheint andererseits in winzigen Dosen keine Wirkung auf die ausströmende Blutmenge zu haben, dafür aber eine deutliche Wirkung auf die durch Blut bedingte Hautfarbe; diese Wirkung entsteht durch Contraction der Hautcapillaren und Venchen. Bis jetzt sprechen die Tatsachen dafür, daß das Adrenalin das Hormon der Arteriolen ist und daß das Pituitrin ein Capillarhormon enthält. Es muß jedoch betont werden, daß die Pituitrinwirkung in physiologischen Konzentrationen bisher nur für die Hautcapillaren nachgewiesen ist und daß die Capillaren anderer Organe vielleicht anders oder gar nicht reagieren.

4. Capillarerweiternde Substanzen. In Versuchen an der Froschzunge fand ich, daß Urethan eine sehr starke capillarerweiternde Wirkung hat, während es für Arterien und Arteriolen indifferent ist. Wenn ein mikroskopisch kleines Tröpfchen (d. h. nur ein kleiner Bruchteil eines Kubikmillimeters) von 25 proz. Urethan auf eine Capillare der ausgespannten ventralen Oberfläche der Froschzunge gebracht wird, tritt eine vollständige Erschlaffung ein. Dabei kann sich die Capillare ganz allmählich aus einer Arteriole füllen, die so eng bleibt, daß die Blutkörperchen nur eins nach dem

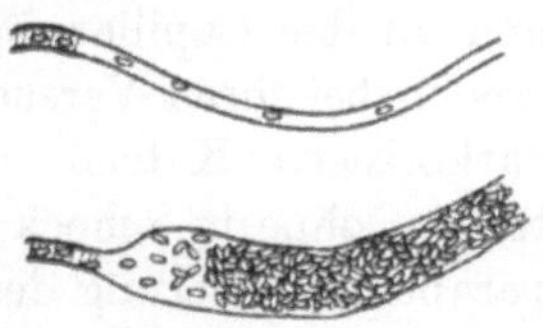

Abb. 55. Schema der Urethanwirkung auf die Capillaren der Froschzunge.

anderen hindurchkommen. Die erschlaffte Capillare kann schließlich einen Durchmesser von 50 μ erreichen und ein eigentümlich variköses Aussehen zeigen. In einer solchen Capillare entwickelt sich vollkommene Stase, und sogar noch nach mehreren Tagen kann das Gefäß mit einer Blutkörperchenmasse gefüllt sein. Bei Auftropfen einer größeren Menge 25 proz. Urethan kann auch an den Muskelcapillaren unter der Schleimhaut maximale Erweiterung auftreten, doch geht diese mit häufigen Muskelzuckungen einher, die schon allein Capillarerweiterung verursachen können. Nach Auftropfen von 5 proz. Urethan erfolgt dieselbe Reaktion in den oberflächlichen Capillaren, aber sie entwickelt sich langsamer; und sogar eine 1 proz. Lösung kann noch eine mäßige Erweiterung hervorbringen, wenn sie mehrere Minuten lang einwirkt. Diese letzte Konzentration ist nur etwa 2—3 mal so hoch wie die Urethankonzentration im Blut eines vollständig narkotisierten Frosches (KROGH 1914).

Urethanversuche an der cocainisierten Oberfläche der Froschzunge zeigen, daß der Erfolg, wenigstens von starken Lösungen, teilweise auf Nerven beruht. An der anästhetischen Oberfläche entwickelt sich die Reaktion viel langsamer; bei 5 proz. Urethan wird die Erweiterung niemals maximal, und Stase tritt nicht ein.

An Haut und Schwimmhaut des Frosches ist die Urethanwirkung auf die Capillarweite weniger auffällig, doch läßt sich eine deutliche erweiternde Wirkung bei einer 5 proz. Lösung feststellen. An der Blase ist es uns nicht gelungen, einen Erfolg von Urethanlösungen bis zu Konzentrationen von 25 proz. zu sehen.

Die Wirkung der flüchtigen Narkotica, Chloroform und anderer, auf Zunge und Schwimmhaut vom Frosch ist der des Urethans ähnlich, aber Chloroform zeigt außerdem eine sehr eigenartige Wirkung auf die roten Blutkörperchen, die stark aneinander und an den Capillarwänden kleben. DALE und LAIDLAW (1919) fanden bei ihren Versuchen über den Histaminschock, daß nichtnarkotisierte Katzen verhältnismäßig große Histamindosen vertragen, ohne in Schock zu geraten, d. h. ohne daß stärkste, irreparable Erweiterung des Capillarsystems stattfindet, daß narkotisierte Tiere dagegen weit empfindlicher sind. Mit diesem Punkt hat sich der englische Ausschuß zur Untersuchung des chirurgischen Schocks (Med. Research Committee 1919) näher befaßt mit dem Ergebnis, daß sowohl im Tierversuch als auch nach den Erfahrungen an Kranken mit traumatischer Toxämie der Eintritt von Schocksymptomen durch Narkose erheblich beschleunigt wird und direkt veranlaßt werden kann. Ferner ist, wie sie finden, die Tiefe der Narkose von großer Bedeutung: Je tiefer die Narkose, um so größer die Schockneigung. Die Art des verwendeten Narkoticums, Chloroform, Äther oder Urethan, scheint ohne Einfluß zu sein, jedoch ist mit Sicherheit festgestellt, daß

Narkose mit Stickoxydul ungefährlich ist. Diese Beobachtungen lassen sich im Licht der soeben angeführten Versuche verstehen. Die gewöhnlichen Narkotica haben schon selber eine capillarerweiternde Wirkung, die bei der zur völligen Betäubung führenden Konzentration zwar für sich unmerklich ist, aber doch ausreicht, um einen mehr oder weniger vollständigen Tonusverlust in den Capillaren zu verursachen, wenn ihre Wirkung sich mit der eines anderen Capillargiftes summiert.

5. Capillargifte. Als Capillargifte bezeichne ich in diesem Abschnitt eine Anzahl von Substanzen, die in sehr schwachen Konzentrationen wahrscheinlich direkt und mehr oder minder spezifisch auf die Capillarwand wirken. HEUBNER (1925) hat den Versuch gemacht, die Wirkungen einiger Substanzen ausführlich zu analysieren und unterscheidet zwischen Substanzen, die nur auf die Capillaren wirken — als Vertreter hierfür wird Dionin angeführt —, und anderen, die auf Capillaren und Nerven (Histamin), auf Capillaren und Gewebszellen (Arsen) oder auf Capillaren, Nerven und Gewebszellen (Senföl) wirken.

Wenn ich auch im Prinzip mit dieser Einteilung übereinstimme, die in pharmakologischer Hinsicht eine sehr nützliche Arbeitsgrundlage darstellt, halte ich es nicht für angebracht, sie auf meine augenblicklichen physiologischen Zwecke anzuwenden.

Als typischen Vertreter der Substanzen, die eine selektive Wirkung auf die contractilen Elemente der Capillarwand zeigen, hat HEUBNER (1907) das Goldsalz $AuCl_4Na + 2\,H_2O$ untersucht. Er beschreibt die Wirkungen auf Säugetiere (Kaninchen, Katze und Hund) bei intravenöser Injektion der Substanz in letaler Dosis. Für ein Kaninchen beträgt die letale Dosis ungefähr 15 mg pro Kilo Körpergewicht. Für die Fleischfresser ist sie etwa dreimal so groß. Während der Injektion fängt der Blutdruck an zu sinken und erreicht danach, weiter sinkend, in wenigen (nicht über 10) Minuten den Nullpunkt, wobei der Tod eintritt, obgleich das Herz noch kurze Zeit weiterschlagen kann. Die Sektion ergab in den parenchymatösen Organen und auch in Lungen und Muskeln einen abnorm großen Blutgehalt und häufiges Vorkommen von Blutungen aus kleinen Gefäßen. Die Schleimhaut der Eingeweide, besonders des leeren Magens, des Duodenums und Jejunums der Fleischfresser, war mit zahlreichen tiefroten Flecken abnorm injiziert, trotzdem die Tiere vor dem Versuch einen Tag gefastet hatten. In mehreren Fällen fanden sich beträchtliche Blutmengen in der Leibeshöhle, obgleich keine makroskopischen Wunden zu entdecken waren.

Die mikroskopische Untersuchung der Organe zeigte erweiterte und sehr zahlreiche Capillaren, erweiterte Venchen und sehr zahlreiche mikroskopische Blutungen aus Capillaren und Venchen, besonders in Leber, Lungen und Nieren. Die kleinen Arterien waren überall contrahiert, in den meisten Fällen sogar bis zum Verschluß des Lumens.

Diese Sektionsbefunde zugleich mit dem plötzlichen Abfall des arteriellen Drucks, der dem Tode voraufgeht, zeigen deutlich, daß wir es mit einer Erschlaffung der Capillaren und Venchen zu tun haben, die so hochgradig war, daß nur ein Bruchteil des in sie ergossenen Blutes zum Herzen zurückkehren konnte, um den Kreislauf in Gang zu halten.

Ein noch deutlicheres Bild der Reaktion erhielt Heubner durch mikroskopische Beobachtung des Mesenteriums curarisierter Frösche vor, während und nach Injektion von Goldsalz in eine Schenkelvene. Durch sorgfältige Präparation sorgte Heubner für einen normalen Kreislauf im Mesenterium. Injektion von 0,5 cm³ einer 0,1 proz. Goldsalzlösung läßt unmittelbar keine Wirkung erkennen, aber nach $^1/_2$—1 Minute, wenn das Gift ins Mesenterium gelangt, öffnen sich ganz plötzlich eine sehr große Anzahl neuer Capillaren. Das Maschenwerk der durchbluteten Capillaren wird verdreifacht oder vervierfacht, und makroskopisch ändert sich die Farbe des vorgelagerten Eingeweideteiles von Blässe zu deutlicher Röte. Sehr bald danach wird der Kreislauf deutlich langsamer und kommt nach wenigen Minuten überhaupt zum Stillstand. Das Tier hat sich, wie Heubner treffend sagt, „in seine eigenen Capillaren verblutet‟.

Eine Reihe von weiteren Substanzen wirken ebenfalls als Capillargifte. Dazu gehören Doppelsalze von Schwermetallen aus der Gold- und Eisengruppe, Arsen und die organischen Basen Emetin und Sepsin (Faust 1904). Zum Teil zeigen sie natürlich außer den Wirkungen auf die Capillarwand noch andere toxische Eigenschaften, letztere treten nur dann dominierend hervor, wenn die Stoffe in geeigneter Konzentration direkt in die Blutbahn gebracht werden. Für einige von ihnen, besonders wenn sie in

nicht unmittelbar tödlichen Dosen verabreicht werden, erscheinen
die Darmcapillaren als Prädilektionsstelle: Dort bewirken sie eine
ungemein starke Hyperämie der Schleimhaut mit vielen capillären
Blutaustritten.

Die am meisten interessierende Substanz mit ausgesprochener
Capillarwirkung ist zweifellos das Histamin, besonders da es nach
Lewis die Substanz darstellt, die normalerweise für die im nächsten Vortrag ausführlich behandelten sog. indirekten Reaktionen
verantwortlich ist. Mit Histamin stellten Dale und Richards
1918 ihre schönen Untersuchungen über Capillarreaktionen an,
über die mein zweiter Vortrag ausführlich berichtete. Als Ergebnis
der Untersuchung zeigt sich, wie erinnerlich, daß kleine Dosen

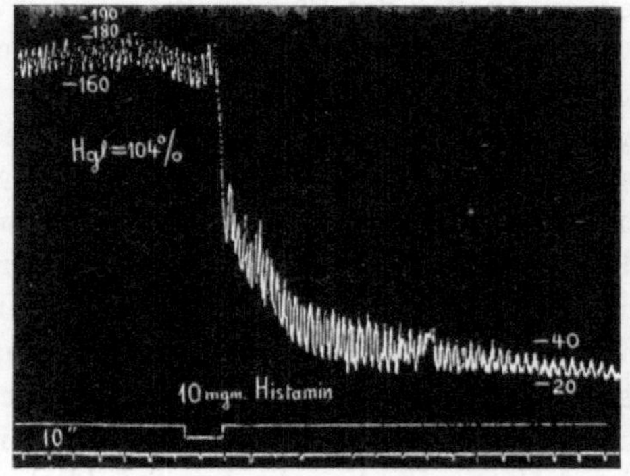

Abb. 56. Wirkung von 10 mg Histamin auf den Blutdruck beim Hund. (Nach Dale und Laidlaw.)

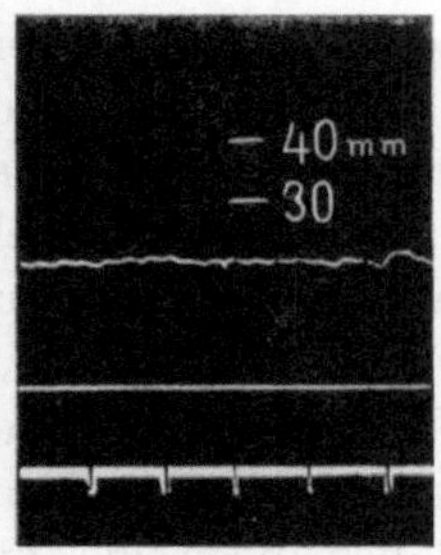

Abb. 57. Fortsetzung von
Abb. 56. 11 Minuten
später. (Nach Dale und
Laidlaw.)

Histamin, Katzen (oder anderen Fleischfressern) intravenös injiziert, eine flüchtige Blutdrucksenkung hervorrufen, die sich
durch die Analyse auf Capillarerweiterung zurückführen lassen.

Dale und Laidlaw (1919) haben die noch auffälligeren
Folgen untersucht, die sich bei Einführung größerer Histamin-
mengen in den Kreislauf herausstellen. Die Blutdruckänderungen,
die sich bei Injektion einer einzelnen großen Dosis (1—2 mg
Histamin pro Kilo) an Katzen zeigen, werden durch die Folgen
des Giftes an anderen Organen kompliziert, aber die Haupt-
wirkung ist ein sehr ausgesprochener Abfall des arteriellen Blutdrucks, der in wenigen Minuten einen Stand von 50—30 mm erreicht. Durch langsame Infusion einer verdünnten Histamin-
lösung lassen sich die anfänglich auftretenden Unregelmäßig-

keiten der Wirkung vermeiden, und die Blutdruckkurve, die dann
entsteht, zeigt als erste Wirkung den raschen Druckabfall, der
demnach einer einzelnen kleinen Dosis entspricht, und darauf-
folgend ein langsameres Absinken, währenddessen die Pulswellen
allmählich kleiner werden, bis sie schließlich fast ganz verschwinden. Wird das Herz in diesem Stadium betrachtet, so kann es
noch in kräftigem Schlagen begriffen sein, treibt aber nur sehr
wenig Blut in die Arterien des Körperkreislaufes, weil die Blutzufuhr aus den Venen des Körperkreislaufes, die schlaff und leer
daliegen, versagt.

In diesem Stadium ergibt eine genügend große intravenöse
Injektion von Salzlösung eine rasche Wiederherstellung des Schlag-
volumens und entsprechenden Anstieg des Blutdrucks, was zeigt,
daß weder die Herzkraft noch der periphere arterielle Widerstand
beeinträchtigt waren.

Da das Blut nicht zum Herzen zurückgekehrt ist, muß es
offenbar irgendwo angesammelt sein, und DALE und LAIDLAW
suchten systematisch danach. Wie schon erwähnt, fehlte es in
den großen Venen, und das arterielle System zeigte sich auch nur
wenig bluthaltig. „Es blieben nur die Capillaren und Venchen
übrig, und hier schließlich ließen sich Zeichen der Blutansammlung
erkennen. Am deutlichsten waren die Anzeichen im Fall der
Baucheingeweide, vielleicht infolge der größeren Durchsichtigkeit
der Gewebe. Wurde in den früheren Stadien der hauptsächlichen
Blutdrucksenkung die Bauchhöhle eröffnet, so zeigten die Eingeweide eine diffuse, etwas trübe Rötung, und das Maschenwerk
der Venchen trat deutlich vor. Das Pankreas sah purpurn und
kongestioniert aus."

In den Skelettmuskeln ließ sich bei den gewöhnlichen Versuchen keine deutliche Blutansammlung feststellen; wurde aber
vorher durch Bluttransfusion von einer anderen Katze ein Zustand von Plethora hervorgebracht, so war die allgemeine periphere Anschoppung bei der Histaminwirkung sehr auffällig. Die
Skelettmuskeln waren tiefrot und sichtlich stark bluthaltig.
Zweifellos werden also auch die Muskelcapillaren vom Histamin
erschlafft, obgleich sie wahrscheinlich dem toxischen Einfluß
etwas länger Widerstand leisten können.

Recht lehrreich ist der Vergleich zwischen der Wirkung des
Histamins und einer anderen „depressorischen" Substanz, des

Acetylcholins. Durch sorgfältig angepaßte, sehr langsame Infusion einer verdünnten Acetylcholinlösung in die Venen einer
Katze unter Äthernarkose ist es möglich, den Blutdruck allein
durch Gefäßerweiterung, ohne irgendeine Komplikation, dauernd
tief, bei 40—50 mm, zu halten. Bei einem solchen Versuch blieb
das Schlagvolumen des Herzens völlig ausreichend. Die Eingeweide zeigten eine helle Rötung und pulsierten deutlich, und
die großen Venen waren gut gefüllt, aber nicht überdehnt. Wohl
der auffälligste Gegensatz zur Kreislaufswirkung des in ähnlicher
Weise applizierten Histamins bestand in den Ereignissen, die sich
an das Aufhören der Infusion anschlossen. Nach Acetylcholin
erhob sich der arterielle Druck sofort aus dem niedrigen Niveau,
auf dem er gehalten war, und außerordentlich rasch erreichte oder
übertraf er das Niveau, auf dem er vor Beginn der Infusion ge-
standen hatte. Nach ähnlicher Behandlung mit Histamin ist das
typische Bild der beschriebene Kreislaufschock.

Es gibt kaum etwas Auffälligeres als diesen Gegensatz zwischen
der Wirkung einer Arteriolenerweiterung einerseits und einer
Capillarerweiterung andererseits[1].

Durch mikroskopische Untersuchung der enthaarten Ohren
von Katzen in reflektiertem Licht war HOOKER (1920) in der
Lage, die Capillarreaktionen nach intravenöser Injektion einer
passenden Dosis Histamin zu verfolgen. „Die Befunde waren
durchaus übereinstimmend und eindeutig. Wenige Minuten nach
der Injektion waren die Capillaren und Venchen mit stagnieren-

---

[1] Man nahm lange Zeit an, daß die Herztätigkeit und der vasomotorische (arterio-motorische) Mechanismus die einzigen variablen Faktoren
seien, und daß jedes Versagen oder jede Blutdrucksenkung, die nicht auf
den einen Faktor beruhe, auf den anderen zurückzuführen sei. Beobachtungen, die YANDELL HENDERSON (1908) über eine experimentelle Form
des Schocks anstellte, bewiesen zum ersten Mal deutlich das Vorkommen
eines von ihm als Versagen des „veno-presser" Mechanismus bezeichneten
Zustandes. Dieser ist durch verminderten und schließlich unzureichenden
venösen Rückfluß zum Herzen gekennzeichnet, wodurch eine verminderte Füllung und Entleerung eintritt. Die Arterien sind dagegen, wie
er fand, nicht erweitert, sondern verengt. Andere Arbeiten von HENDERSON
und seinen Mitarbeitern (1909, 1910) sprachen dafür, daß diese Art des
Versagens des Kreislaufs und nicht das „vasomotorische Versagen" für
den Schock charakteristisch ist. Obgleich zahlreiche Einzelheiten noch
weiterer Erforschung bedürfen, ist diese Ansicht die jetzt allgemein angenommene.

dem Blut gefüllt und deutlich erweitert. Die Erweiterung war sichtlich stärker in den Venchen. Diese Änderungen entwickelten sich im Zusammenhang mit dem Sinken des arteriellen Blutdruckes."

Zu demselben Ergebnis kam RICH (1921) auf ganz anderem Wege. Indem er bei Katzen die Bauchhöhle mit ZENKERscher Flüssigkeit überflutete, erzielte er eine prompte Fixierung des Omentum, in dem sich die Capillaren nachher mikroskopisch untersuchen ließen. Wurde das Gewebe unmittelbar nach der intravenösen Infusion von Histamin fixiert, so war eine ausgesprochene capilläre und venöse Erweiterung und Stauung nachzuweisen. Diese Gefäßänderung fehlte ganz bei Kontrollversuchen. bei denen Salzlösung statt Histamin infundiert war.

Miß CARRIER (1922) hat in meinem Laboratorium die lokale Histaminwirkung an der menschlichen Haut geprüft. Am Nagelwall eines Fingers verursachte Histamin (Ergaminphosphat 1 : 1000), mittels einer Glascapillare von wenigen Hundertstel Millimeter äußeren Durchmessers in die Haut gebracht, eine geringe Erweiterung der nächsten Capillaren mit Beschleunigung der Strömung. Die Geschwindigkeitszunahme könnte für eine Erweiterung von Arteriolen sprechen, aber der arterielle Schenkel der Nagelcapillaren ist oft so eng, daß schon eine Zunahme seines Durchmessers sehr wohl den Widerstand herabsetzen kann, besonders wenn andere Capillaren, die von derselben Arteriole versorgt sind, nicht gleichzeitig erweitert werden. In gleicher Weise in die Haut des Handrückens gebracht, veranlaßte diese minimale Histaminmenge nach einer Latenzzeit von wenigen Sekunden ein scharfes schmerzhaftes Jucken, das 1—5 Minuten dauerte und mit einem deutlichen Reflexerythem in einem unregelmäßig begrenzten Bereich von 3 bis 12 cm² einherging. An der menschlichen Haut sind die lokalen Histaminreaktionen am genauesten von THOMAS LEWIS untersucht worden, der die „dreifache Reaktion" hervorhebt. Wird durch einen Tropfen Histamin (1 : 3000) mit einer feinen Nadel in die Haut gestochen. so entwickelt sich nach ungefähr 20 Sekunden um die Stichstelle herum ein kleiner roter Fleck, einige Sekunden später beginnt sich der rote Hof auszubilden, der auf dem im VI. Vortrag erwähnten Axonreflex beruht, und nach 1—2 Minuten bildet sich eine kleine Quaddel genau über dem roten Fleck. Diese wird im Laufe weniger Minuten größer, ist anfangs rosa, wird dann nach

weiteren wenigen Minuten blaß und klingt nach 30—60 Minuten
ab. Stärkere Lösungen wirken vielleicht etwas schneller. Die
niedrigste Konzentration, die von physiologischer Kochsalzlösung unterschieden werden kann, ist 1 : 500 000.

Der lokale rote Fleck beruht, wie früher erwähnt, auf Erweiterung der kleinsten Gefäße, vor allem der Venchen. Diese
lokale Erweiterung tritt ebensogut an der denervierten Haut auf
und findet nach Kreislaufverschluß geradeso wie beim normalen
Kreislauf statt; die erschlafften Gefäße werden von den umgebenden Venen trotz des sehr niedrigen Druckes gefüllt und erweitert.
Die Quaddel wird durch Exsudation aus den kleinsten Gefäßen,
die plasmadurchlässig werden, hervorgerufen. LEWIS hat gezeigt,
daß eine beträchtliche lokale Zunahme der Blutströmung durch
arteriolare Erweiterung erforderlich ist, damit sich in wenigen
Minuten eine Quaddel bilden kann. Er hat weiter gezeigt, daß
die Quaddelflüssigkeit nahezu denselben Proteingehalt hat wie
das entsprechende Plasma. Wir wollen die Erörterung dieser
Permeabilität einem späteren Vortrag vorbehalten.

Die dreifache Reaktion der menschlichen Haut ist die gewöhnliche Reaktion auf eine große Zahl von ganz verschiedenen Reizen,
die alle das gemein haben, daß sie Gewebszellen schädigen. Wie
wir im folgenden Vortrag sehen werden, konnte LEWIS zeigen,
daß in all diesen Fällen die Gefäßreaktion sekundär ist und auf
dem Freiwerden einer spezifischen reizenden Substanz aus dem
Gewebe beruht. Bei dem hier erörterten Histamin haben wir es
dagegen mit einer primären oder direkten Reaktion von seiten
der Gefäße zu tun. Dieser Schluß scheint sich im wesentlichen
auf zwei Eigenschaften zu gründen, durch welche sich das Histamin
von einer großen Zahl von Substanzen, die eine erweiternde Wirkung auf die kleinsten Blutgefäße haben, unterscheidet. Die erste
und wichtigste dieser Eigenschaften ist seine Wirksamkeit in
äußerst niedrigen Konzentrationen und Mengen; hierfür werden
wir im nächsten Vortrag mehrere Beispiele geben. Diese Eigenschaft teilt das Histamin zweifellos mit gewissen tierischen und
pflanzlichen Giften (z. B. den von Moskitos und Nesseln gebildeten),
doch wirken diese mehr oder minder spezifisch auf bestimmte Tiere
und Gewebe, während man vom Histamin weiß, daß seine Wirkung
nicht auf einzelne Tierarten beschränkt ist, sondern für alle
Säugetiere und vielleicht für alle Warmblüter gilt.

Bis vor kurzem wurde allgemein angenommen, daß einzelne Säugetiere, wie Kaninchen und Meerschweinchen, nicht für die Histaminwirkung empfänglich seien. Beim Kaninchen hat jedoch FELDBERG (1927) gefunden, daß in dem allgemeinen Kreislauf injiziertes Histamin, ebenso wie bei anderen Säugetieren, eine erweiternde Wirkung auf normale Capillaren und Venchen hat, daß die Wirkungen auf den allgemeinen Kreislauf jedoch durch eine starke kontrahierende Wirkung auf die Arterien kompliziert wird; LEWIS und MARVIN (1927) haben die erweiternde Wirkung an den kleinsten Gefäßen des Kaninchenohres durch Punktion verdünnter Histaminlösungen hervorgerufen. In diesem Falle fehlte jedoch der reflektorische rote Hof; es entwickelt sich, wie auf Grund der arteriellen Constriktion zu erwarten war, keine Quaddel.

Trotz der gegenteiligen Angaben (DOI 1920, KILLIAN 1925 u. a.) bin ich fest überzeugt, daß Histamin selbst in hohen Konzentrationen keine Wirkung auf die Froschcapillaren hat. Wir haben die Wirkung lokal an der Schwimmhaut, der Zunge und an den Muskeln untersucht, und zwar sowohl an der unversehrten Oberfläche als auch nach Einbringen unter die Epithelschicht in verschiedenen Konzentrationen bis zu der, die man erhält, wenn man einen winzigen Krystall von Ergaminphosphat auf die Oberfläche bringt und mit feinen Nadelstichen umgibt. REHBERG und ich, und später DRINKER, haben Durchströmungsversuche angestellt, indem wir Durchströmungsflüssigkeiten, von denen bekannt war, daß sie den Capillartonus aufrecht erhielten, Histamin zusetzten; es gelang jedoch nicht, eine Wirkung zu erhalten.

Selbst bei den Tieren, bei denen Histamin wirksam ist, hängt seine capillarerweiternde Wirkung von bestimmten Bedingungen ab, von deren Verständnis wir, glaube ich, noch weit entfernt sind.

Wir erinnern uns aus dem zweiten Vortrag, daß, wie DALE und RICHARDS fanden, die erweiternde Histaminwirkung sich bei Durchströmungsversuchen nur dann nachweisen ließ, wenn die Durchströmungsflüssigkeit genügend rote Blutkörperchen enthielt, daß eine ausreichende Sauerstoffversorgung gewährleistet war, und außerdem eine Spur Adrenalin enthielt; waren diese Bedingungen nicht erfüllt, so versagte die Wirkung. DALE und RICHARDS schrieben das Versagen einem Tonusverlust der Capillaren zu, aber die Erklärung scheint mir recht zweifelhaft, da sie mit Hilfe ihrer schönen technischen Einrichtungen imstande waren, ohne Unterbrechung vom normalen Kreislauf des Tieres zur künstlichen Durchspülung überzugehen, und der „Tonusverlust" oder die spontane Erweiterung zu ihrer Entwicklung doch einige Zeit braucht. BURN (1922) hat gezeigt, daß nach Durchschneidung und völliger Degeneration der Nervenfasern eines Beines an der Katze das Glied plethysmographisch auf eine kleine, intravenös gegebene Histamindosis nicht wie üblich mit Volumzunahme reagiert, sondern statt dessen eine passive Verkleinerung zeigt, die auf der Senkung des arteriellen Blutdruckes beruht. Indem BURN nur die sympathische Innervation eines Beines ausschaltete, konnte er zeigen, daß das Fehlen des sympathischen Tonus die normale Reaktion nicht beeinträchtigte, und er schließt daraus, daß der Capillartonus durch die Unterbrechung der Verbindung mit Hinterwurzelfasern ernstlich beeinträchtigt ist. Obgleich der Kreislauf in dem seiner Hinterwurzelfasern beraubten Bein sehr wohl gelitten haben mag, so kann doch, meiner Meinung nach, eine ins Gewicht fallende Capillarerweiterung nicht stattgefunden haben, weil damit eine Änderung des Aussehens verbunden sein müßte, die der Beobachtung nicht hätte entgehen können, da die Fußballen regelmäßig besichtigt wurden; zum mindesten hätten sie röter werden müssen. Es scheint also noch außer dem Tonusverlust etwas da zu sein, was die Reaktion der Capillaren auf Histamin verhindern kann.

Histamin wird normalerweise in der Dünndarmschleimhaut gebildet (BARGER und DALE 1911). Es stellt eine gewöhnliche Verunreinigung von Gewebsextrakten dar (ABEL und GEILING 1924), und vor kurzem gelang es BEST, DALE, DUDLEY und THORPE, die Base in verhältnismäßig großen Mengen aus der Leber (0,005%) und vor allem aus der Lunge (0,07%) zu isolieren; LEWIS (S. 235) hat in der menschlichen Haut eine natürliche gefäßerweiternde Substanz nachgewiesen, die wie Histamin wirkt und deren Konzentration, in Histaminwerten ausgedrückt, ungefähr 0,016% entspricht. Diese Tatsachen sprechen natürlich sehr zugunsten der Ansicht, daß das Histamin *die* capillarerweiternde Substanz ist, die regulär im Organismus der Warmblüter wirkt, während wir annehmen müssen, daß in

Fröschen eine andere Substanz gebildet wird, die in gleicher
Weise wirksam ist.

Es wäre natürlich, diese Substanzen als erweiternde Hormone
zu bezeichnen, und BURN und DALE sehen Histamin als ein
reguläres Hormon an, welches im wesentlichen von den Lungen
gebildet wird; aber der Beweis hierfür ist nicht überzeugend, und
es ist wahrscheinlich, daß die Substanz aus verschiedenen Gewebszellen freigemacht wird und lokal auf die unmittelbar benachbarten Capillaren wirkt. Diese Wirkung wird im nächsten Vortrag
ausführlicher besprochen.

6, Anhang.

a) In der 1. Auflage dieses Buches findet man eine ziemlich ausführliche Beschreibung der in meinem Laboratorium angewendeten Methoden
und ausgeführten Versuche zur Feststellung der Anwesenheit und der
Wirkung des Capillarhormons. Infolge anderer Arbeiten, welche alle die
in meinem Laboratorium Arbeitenden mit Beschlag belegten, wurden diese
Untersuchungen nie in der normalen Weise, als Arbeiten in wissenschaft-
lichen Zeitschriften veröffentlicht, und wir ziehen es vor, sie mit ihrem Erscheinen in der ersten Auflage als veröffentlicht anzusehen. In dieser Auflage beabsichtige ich nur einen Auszug der Tatsachen zu geben und verweise Leser, die stärker interessiert sind, auf die erste Auflage, die in Insti-
tuten und Bibliotheken überall zugänglich ist.

b) Ein sehr vollständiger Bericht über die Morphologie und Physiologie
der Hypophyse findet sich in dem Buche von HOUSSAY (1918). Der Einfluß des Hypophysenhormons auf die Melanophoren des Frosches wurde
von HOGBEN und WINTON und unabhängig von REHBERG zur gleichen
Zeit entdeckt.

Zehnter Vortrag.

Indirekte Capillarreaktionen.

Die Ansicht, daß Reize zuerst auf die Gewebszellen wirken,
durch deren veränderte Tätigkeit wieder die Blutgefäße beeinflußt
werden, wurde zuerst 1917 von EBBECKE vertreten. Sie ist dann
weiter von ihm (1923, 1 und 2) an einer Anzahl von Beispielen, die
das Vorhandensein eines derartigen Mechanismus über jeden
Zweifel hinaus bewiesen, ausgearbeitet worden. Die genauen
Untersuchungen jedoch, welche die wesentlichen Eigentümlichkeiten dieses Mechanismus bewiesen, machten LEWIS und seine
Mitarbeiter.

1. Akute Reaktionen. LEWIS hat gezeigt, daß in der menschlichen
Haut zahlreiche Reize, die alle das gemein haben, daß sie über eine
gewisse Stärke hinaus das Gewebe bestimmt schädigen, die dreifache
Reaktion in der gleichen Weise hervorrufen, wie sie bei der Punktion
einer unendlich kleinen Histamindosis in die Haut entsteht. Zu
diesen schädigenden Reizen gehört die brennende Hitze, die nach
LEWIS bei Hauttemperaturen über 42—43° auftritt, Gefrieren der
Haut, mechanische Verletzung und Reize durch zahlreiche, ganz
verschiedene chemische Stoffe wie Säuren, Laugen, Metallsalze,
Formaldehyd, Morphium, Nesselgift, Pepton und bei empfänglichen Menschen gewisse artfremde Eiweißkörper[1]. Die Reihenfolge der Erscheinungen ist nach allen diesen Reizen die gleiche.
Nach kurzer Latenz ensteht eine beträchtliche lokale Erweiterung
der kleinsten Gefäße, ein umgebender roter Hof infolge eines
Axonreflexes und eine lokale Quaddelbildung als Folge der
Permeabilitätserhöhung der Capillaren und Venchen und infolge
der erhöhten Blutströmung in denselben. Werden die Reize richtig
abgemessen, fällt in allen Fällen z. B. die Quaddelbildung gleichstark aus, so sind die zeitlichen Beziehungen der Reaktionen auch
auffallend gleich. Dies geht aus dem folgenden Beispiel hervor:

Zeit	Streichen der Haut	Histaminpunktionen
nach 20 Sek.	rote Linie beginnt	roter Fleck aufgetreten
„ 30 „	roter Hof beginnt	roter Hof beginnt
„ 70 „		
„ 80 „	beginnende Quaddelbildung	beginnende Quaddelbildung
„ 3 Min.	Quaddel beinahe voll aus- gebildet und rosa	Quaddel beinahe voll aus- gebildet und rosa
„ 8 „	Quaddel blaß	Quaddel blaß
„ 47 „	Quaddel blaß und abneh- mend	Quaddel blaß und abneh- mend

Es wird gefolgert, daß diese Reize alle über einen gemein-
samen Mechanismus wirken, und zwar indem eine Substanz von
den verletzten Gewebszellen freigemacht wird; diese Schlußfolgerung wird in einer Reihe weiterer Beobachtungen und Versuche ausgearbeitet und gestützt.

Manche Menschen sind für bestimmte Reize besonders empfänglich. Es gibt Fälle, in denen die Haut gegen Kälte oder

---

[1] Siehe Anhang unter a) auf S. 201.

Wärme abnorm empfindlich ist (DUKE 1924). Ziemlich viele Menschen sind gegen einzelne Eiweißkörper oder Eiweißspaltprodukte empfindlich, und bei einigen Menschen mit „Urticaria factitia" läßt sich durch einen verhältnismäßig geringen mechanischen Reiz, wie einmaliges Streichen über die Haut mit einer abgestumpften Spitze, die volle dreifache Reaktion hervorrufen. LEWIS hat gezeigt, daß die Gefäße in all diesen Fällen keine besondere Reaktionsfähigkeit aufweisen, sondern gegen Histamin und andere Reize normal reagieren. Das abnorme Verhalten muß in den Gewebszellen liegen, und der Schluß, daß sie bei der speziellen Reizung eine abnorme Menge der hypothetischen Substanz freimachen, ist der natürlichste. Wie aus dem Folgenden hervorgeht, hat LEWIS zum Studium dieser indirekten Reaktionen in ausgedehntem Maße Menschen mit Urticara factitia benutzt.

Wird bei einem derartig empfänglichen Menschen der Kreislauf zum Arm aufgehoben und dann gerade so kräftig über die Haut gestrichen, daß eine rote Linie entsteht, so wird die rote Linie während der ganzen Zeit der Kreislaufunterbrechung (bis zu 25 Minuten geprüft) bestehen bleiben; bei normalem Kreislauf würde sie im Laufe dieser Zeit, zuweilen sogar vollständig, abklingen. Dieser Versuch wird damit erklärt, daß die Substanz während des Kreislaufverschlusses zurückgehalten und vom Kreislauf fortgewaschen wird; es ist jedoch klar, daß die Beobachtung möglicherweise auch andere Erklärungen zuläßt. Viel wichtiger ist die Tatsache, daß sich während der Kreislaufunterbrechung die Reaktion ausbreitet; dies kann nur auf der Diffusion oder dem langsamen Weiterströmen eines Stoffes beruhen. LEWIS hat *bei aufgehobenem Kreislauf* das allmähliche Größerwerden des durch eine Histaminpunktion betroffenen Bezirkes mit dem entsprechenden Breiterwerden der Linie nach Streichen der Haut bei einem empfänglichen Menschen verglichen; er fand ein ganz ähnliches Verhalten.

Bei aufgehobenem Kreislauf wird das Auftreten und, was noch wichtiger ist, das Abklingen des umgebenden roten Hofes nahezu um die Zeit der Kreislaufunterbrechung verschoben; dies ist, wie aus der beigefügten Abbildung (Abb. 58) hervorgeht, sowohl bei den indirekt als auch bei den direkt durch Histaminpunktionen hervorgerufenen Reaktionen der Fall. Der folgende Versuch stellt einen besonders klaren und bündigen Beweis dar: zwei gleiche

Reize (Histaminpunktionen, Streichen oder Gefrieren der Haut usw.) werden gleichzeitig an verschiedenen Stellen eines Armes übereinander ausgeführt; nachdem gleiche rote Höfe und Quaddeln aufgetreten sind, wird eine ESMARCHsche Binde mehrmals fest um den Arm gelegt, und zwar so, daß die untere Quaddel mit bedeckt wird. Die Binde wird ungefähr 20 Minuten lang am Arm belassen. Während dieser Zeit ist der Kreislauf zur unteren Quaddel

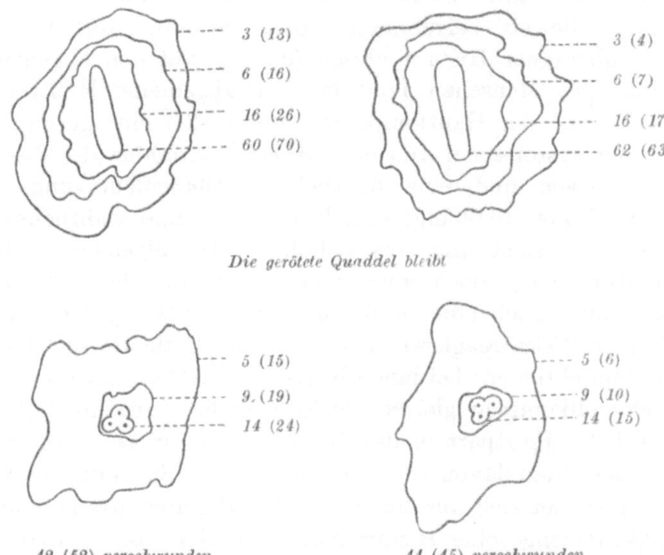

Abb. 58. Urticaria-Versuchsperson. Die Gefäße beider Arme wurden abgeklemmt. Eine Minute später wurde über den linken Unterarm gestrichen (oben) und drei Histaminpunktionen (1 : 1000) wurden vorgenommen (unten). Nach der 10. Minute, oder 9 Minuten später, wurde der rechte Unterarm in gleicher Weise behandelt. Der Kreislauf beider Arme wurde in der 11. Minute wiederhergestellt. Die Ränder der abblassenden roten Höfe wurden aufgezeichnet. Beim Strichreiz wurde das Abblassen verfolgt, bis die Rötung nur noch die Quaddel betraf. (Nach LEWIS und GRANT.)

aufgehoben. Der oberhalb der Binde sichtbare Teil des roten Hofes behält während des Versuches seine ursprüngliche Ausdehnung und Stärke bei, während der als Kontrolle dienende obere rote Hof abklingt. Dies beweist, daß in allen Fällen während des Kreislaufverschlusses irgend etwas weiter auf die Nervenendigungen unter der Binde wirken muß; man muß annehmen, daß hierfür der ursprüngliche Reiz nicht verantwortlich sein kann, sondern nur ein Stoff, der vom zirkulierenden Blut fortgespült werden kann.

Der von Lewis angeführte und hier kurz skizzierte Beweis zeigt, meiner Meinung nach endgültig, daß es sich bei allen akuten indirekten Reaktionen um eine Substanz handelt, die durch die Verletzung von Gewebszellen frei wird und daß diese Substanz sehr wahrscheinlich dem Histamin nahe verwandt, vielleicht sogar Histamin selber ist. Dieser Schluß wurde bereits von Ebbecke gezogen (1923 S. 210).

Für diesen letzten Punkt hat Lewis einen weiteren sehr überzeugenden Beweis beigebracht. Beim Studium der Wirkung kleiner subcutaner Histamindosen (0,3 mg) auf den allgemeinen Kreislauf des Menschen fand er eine allgemeine Hautrötung, eine Erhöhung der Hauttemperatur um 1—2°, eine geringe Abnahme der systolischen und eine größere Abnahme des diastolischen Druckes und eine deutliche Pulsbeschleunigung. Bei kleineren Dosen (0,06 mg) erhielt er noch eine wahrnehmbare Rötung im Gesicht und eine Erhöhung der allgemeinen Hauttemperatur (0,5°), doch konnte er weder eine deutliche Blutdrucksenkung noch eine merkliche Pulsbeschleunigung erzielen. In gleicher Weise reagieren Menschen mit Urticatia factitia auf Histamininjektionen; bei ihnen ließen sich jedoch außerdem auch dadurch vollkommen gleiche Reaktionen hervorrufen, daß man beträchtliche Hautpartien des Rückens bis zur Quaddelbildung strich. Geht man davon aus, daß die gebildete Substanz Histamin ist, so errechnet sich aus der in die Quaddel hineintranssudierten Flüssigkeitsmenge eine Histaminkonzentration von 1 : 1 500 000. Wurde die aus einer Strichquaddel direkt entnommene Flüssigkeit in die Haut eingeführt, so konnte man in manchen Fällen kleine Quaddeln hervorrufen; häufiger gelang es jedoch nicht. Wie bereits erwähnt läßt sich mit Histaminkonzentrationen unter 1 : 500 000 eine sichtbare Reaktion nicht mehr mit Sicherheit hervorrufen.

2. Die Reaktion auf erhöhte Temperaturen. Wird ein Arm in ein Wasserbad von 41° getaucht, so steigt die Hauttemperatur an und wird in einigen Minuten bei ungefähr 39° stationär. Die eingetauchte Haut wird rot, und, sofern der Arm ruhig gehalten wird, besteht zwischen der erwärmten und nichterwärmten Haut eine scharfe Grenze. Lewis zeigt, daß diese Rötung, die im Minimum bei Temperaturen von 36—38° auftritt, im wesentlichen wenigstens, auf dem Freiwerden einer gefäßerweiternden Substanz in der Haut beruht.

Der Nachweis wird durch die beiden folgenden Versuchsarten erhalten. „Beide Arme werden in Wasser von 41—42° getaucht und 2 oder 3 Minuten ruhig darin gehalten. Sie röten sich bis zu den Wasserlinien. An einem Arm wird der Kreislauf aufgehoben, worauf beide Arme sofort herausgezogen und dann, und zwar tiefer als vorher, in ein Wasserbad von 20° eingetaucht werden. Für gewöhnlich ist die Wärmehyperämie an dem Arm mit unversehrtem Kreislauf nach 4—6 Minuten abgeklungen. Am anderen Arm wird dann der Kreislauf wiederhergestellt; nach Abklingen der reaktiven Hyperämie, die nach Wiederherstellen des aufgehobenen Kreislaufes auftritt, wird die Wärmehyperämie an diesem Arm für gewöhnlich sichtbar und bleibt 6—8 oder noch mehr Minuten, von der Wiederherstellung des Kreislaufes ab gerechnet, bestehen."

Bei der zweiten Versuchsart „wurden beide Arme 2 Minuten lang in Wasser von 41—42° getaucht, dann herausgenommen und erneut, und zwar tiefer als vorher, der eine in Wasser von 32 bis 34°, der andere in Wasser von 20—25° getaucht. Das Abblassen der Wärmehyperämielinien an beiden Armen wird dann beobachtet und zeitlich bestimmt. Rührt die Wärmehyperämie wirklich von einer direkten Wärmeeinwirkung auf die Gefäßwand her, so müßte diese Wirkung durch das kältere Bad auch schneller aufgehoben werden. Tatsächlich tritt ganz deutlich das Umgekehrte ein. Die Wärmerötung verschwindet an dem im warmen Wasser liegenden Arm nach ungefähr 2—3 Minuten, und an dem in dem kälteren Wasser liegenden nach ungefähr 5—8 Minuten". Dies kommt daher, weil bei der höheren Temperatur die gefäßerweiternde Substanz infolge der besseren Durchströmung. schneller fortgeschwemmt wird.

Da die Röte bei Temperaturen entsteht, die nur wenig über der normalen liegen und keineswegs schädigend sind, schließt Lewis, daß die gefäßerweiternde Substanz ein normales Stoffwechselprodukt sein muß. Da zwischen dieser Reaktion und der vollen dreifachen Reaktion, die bei Anwendung schmerzhafter Hitze entsteht, alle Übergänge vorhanden sind, schließt er weiter, daß die Reaktion in allen Fällen auf dem Freiwerden seiner H-Substanz beruht, die also ein normales Stoffwechselprodukt sein muß. Hierauf kommen wir in einem späteren Vortrag noch

zurück; ich werde dann versuchen zu zeigen, daß Sauerstoffmangel der verantwortliche Faktor für die Bildung einer gefäßerweiternden Substanz bei mäßig erhöhten Temperaturen ist.

3. Langsame Reaktionen. Gewisse Reize rufen an Menschen
und Tieren erst nach einer Latenzzeit von vielen Minuten und
sogar Stunden deutliche Gefäßreaktionen hervor. Ein sehr
lehrreiches Beispiel hierfür stammt von EBBECKE (1923), der eine
isotonische Zuckerlösung mittels Kataphorese in die menschliche
Haut einführte. Nach einigen Minuten entwickelte sich Röte, die
mit Jucken einherging, allmählich bildeten sich kleine Quaddeln,
die später zusammenflossen. Nach ein paar Stunden klang die
Quaddel ab, die Röte blieb jedoch bestehen; selbst nach mehreren
Tagen waren die kleinsten Gefäße noch auf Reize überempfindlich.
Der Mechanismus dieser langsam ablaufenden Reaktionen ist
sehr schwer zu verstehen; der Nachweis von EBBECKE und LEWIS,
daß es sich in diesen Fällen um eine primäre Gewebszellenverletzung
handelt, die sekundär zur Bildung einer gefäßerweiternden Substanz (oder von gefäßerweiternden Substanzen) führt, ist von
größter Bedeutung.

Der Einfluß des *Lichtes* auf die menschliche Haut und auf
einzelne niedere Lebewesen wurde ausführlich von NIELS FINSEN
(1900) untersucht. Er zeigte, daß die ultravioletten Strahlen der
Sonne eine mächtige Wirkung ausüben, während eine gewisse
Wirkung auch von den violetten und blauen Strahlen des sichtbaren Spektrums ausgeht. Die Hautreaktion ist ein Erythem, eine
Erweiterung von Capillaren und Venchen und gleichzeitig eine Erhöhung der Temperatur. In einem Versuch setzte FINSEN seinen
eigenen Arm, an dem einzelne Stellen von teils farbigen, teils
klaren Glasscheiben bedeckt waren, 20 Minuten lang dem Licht
einer 40 000 Kerzen starken Bogenlampe aus. An den unbedeckten
Teilen des Armes begann sich nach 3 Stunden ein Erythem auszubilden, welches nach 12 Stunden ein Maximum erreichte, nach
2 Tagen bereits wieder abnahm und nach ungefähr 10 Tagen allmählich vollkommen verschwand. Während dieser Zeit schuppte
die Epidermis ab. Diesem Stadium folgte die bekannte braune
Pigmentierung, die nur sehr langsam abklang; noch nach 5 Monaten
konnte man die den Glasscheiben entsprechenden Bezirke erkennen. Nach etwa 6 Monaten war der Arm gleichmäßig weiß,

aber selbst dann ließ sich eine deutliche Nachwirkung des Lichtes auf die Hautcapillaren feststellen: Wurde der Arm gerieben, so wurde die Haut rot, aber die Röte war weniger lebhaft in den Bezirken, die während des Versuches bedeckt gewesen waren. Das Licht hatte eine gesteigerte Erregbarkeit der Capillarwand gegenüber dem mechanischen Reiz des Reibens hinterlassen.

DREYER und JANSEN (1905), zwei Schüler von FINSEN, haben das Lichterythem an der Froschzunge untersucht; sie schlossen hierbei die Temperaturwirkung durch Lichtfilterung und Berieselung der Zunge mit kalter Salzlösung aus. Sie schützten die Umgebung durch Stanniol und exponierten nur einen Bezirk von 2,5 × 5 mm für Zeiten von etwa 5—30 Minuten. In dem exponierten Bezirk erweiterten sich alle Gefäße in wenigen Minuten, und in den Capillaren entwickelte sich rasch eine Stase. Die Grenze zwischen dem exponierten Bezirk und der unexponierten Umgebung war sehr scharf; jedes Gefäß zeigte beim Überqueren der Grenzlinie eine plötzliche Abnahme des Durchmessers zur normalen Weite.

In einem ähnlichen Versuch drückte JANSEN (1906) die Froschzunge zwischen Quarzplättchen, so daß sie während der Belichtung völlig anämisch blieb. Wenn nachher das Blut wieder zugelassen wurde, entwickelte sich im belichteten Bezirk die normale Reaktion: Erweiterung und Stase.

An den durchsichtigen Froschgeweben kann unter starker Belichtung ein normaler Kreislauf nur aufrecht erhalten werden, wenn das violette Licht des sichtbaren Spektrums durch ein geeignetes Filter ausgeschlossen wird. Die Gewebe müssen also gegen Licht äußerst empfindlich sein und reagieren anscheinend ohne Latenzzeit.

LEWIS, der mit der starken ultravioletten Ausstrahlung der Quecksilberdampflampe arbeitete, findet eine viel kürzere Latenzzeit: 30—60 Minuten bei kurzen, 3—6 Minuten andauernden Belichtungen, und noch kürzere bei längerer Belichtung. Die Reaktion, die sich anfangs genau auf dem exponierten Bezirk beschränkt, besteht in einer Erweiterung aller oberflächlichen Gefäße und einer geringen Erhöhung der Blutströmung. Die Reaktion tritt ebenso an der denervierten Haut auf, obgleich sie durch nervöse Einflüsse bis zu einem gewissen Grade beeinflußt werden kann. Dies geht aus Versuchen von DREYER und JANSEN hervor, die bei albinotischen Kaninchen den Halssympathicus auf einer Seite durchschnitten und dann zwei kleine Stellen an jedem Ohr mit konzentriertem, chemisch aktiven Licht, die eine 10 Minuten, die andere 30 Minuten lang, belichteten. Während der Belichtung waren die Stellen anämisiert und sorgfältig gekühlt. Wie beim Menschen, begann die sichtbare Reaktion nach einer mehrstündigen Latenzzeit, aber jedesmal zuerst auf der Seite, auf der der Sympathicus durchschnitten war. Bei der 10 Minuten dauernden Belichtung wurde die Reaktion auf der operierten

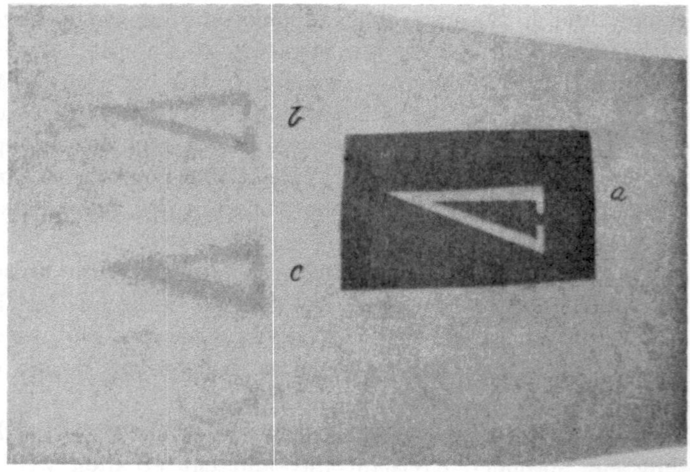

Abb. 59. Aufnahme eines Unterarmes. *a* Eine schwarze Lochschablone, die bei den folgenden Belichtungen benutzt wurde. *b* Ein 4 Stunden vor der Aufnahme 6 Minuten lang bestrahlter Hautbezirk. *c* Ein 28 Stunden vor der Aufnahme 6 Minuten lang bestrahlter Hautbezirk. (Nach LEWIS.)

Seite sehr lebhaft, während sie auf der Kontrollseite nur schwach war. Bei der langen Belichtung setzte die Reaktion auf der Kontrollseite zwar viel später ein, wurde aber nach etwa 1 bis 2 Wochen ebenso stark; wie die Autoren bemerken, wurde auf der operierten Seite die endgültige Restitution jedesmal etwa eine Woche früher erreicht. Das Ergebnis der Versuche mit Nervendurchschneidung ist wahrscheinlich mit der Gefäßerweiterung zu erklären, die durch die Ausschaltung tonischer Impulse entsteht. Der Druck in den Arteriolen und Capillaren wird abnorm hoch, und wenn sie durch das Licht geschwächt sind, geben sie früher nach.

Lewis hat gefunden, daß sich die dreifache Reaktion durch Bestrahlung auslösen läßt; dies weist darauf hin, daß seine H-Substanz von den Gewebszellen gebildet wird. Es muß jedoch zugegeben werden, daß die Quaddelbildung bei kurzen Belichtungen für gewöhnlich sehr gering ist, und daß lange Belichtungen leicht zur Blasenbildung führen. Von dem umgebenden roten Hof ist im allgemeinen nur eine Spur zu sehen, und selbst diese kann fehlen. Lewis nimmt an, daß diese Unterschiede auf der langsamen Entwicklung der Reaktion beruhen; die Quaddelbildung wird durch Resorption von den Lymphbahnen und der rote Hof durch Contractionen der kleinsten Gefäße als Reaktion auf die erhöhte Blutzufuhr kompensiert.

Das Hauptargument für die Bildung einer wirksamen Substanz stellt die von Lewis und Zotterman beobachtete „Diffusionsröte" dar. Wird der Arm durch eine Lochschablone (Abb. 59) belichtet, so finden sie, daß sich die Reaktion im Laufe von 24 Stunden von Form *b* nach Form *c* ändert, indem sie sich nach allen Seiten ausbreitet. Bei längerer Belichtung wird die Diffusionsröte noch ausgesprochener und weist am Arm nach oben zu verlaufende Ausläufer auf, die anscheinend den Lymphbahnen entsprechen (Abb. 60, A). Beim Abklingen der Reaktion verschwindet

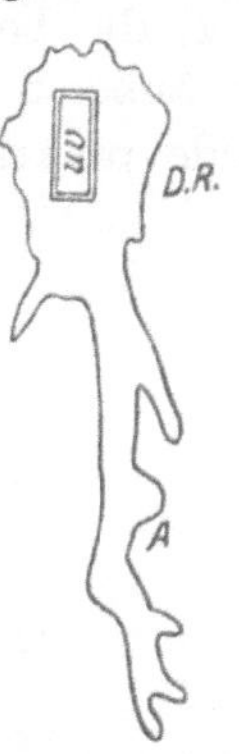

Abb. 60. Ausbreitung der Rötung 26 Stunden nach Bestrahlung des mit (*u v*) bezeichneten Bezirkes mit ultraviolettem Licht. *D.R.* Diffusionsröte. *A* Ausläufer. (Nach Lewis.)

die Diffusionsröte. Sie bewirkt keine Quaddelbildung, und nur der direkt beleuchtete Bezirk wird später pigmentiert. Lewis fand, daß sich nach Gefrieren und Streichen der Haut bei empfänglichen Menschen häufig eine in jeder Beziehung gleichartige Diffusionsröte entwickelt. Sie tritt gewöhnlich mehrere Stunden (10—40) nach der ursprünglichen Schädigung auf.

Lewis ist der Ansicht, daß es sich in allen Fällen um ein und dieselbe H-Substanz handelt, er führt hierfür Fälle (z. B. von Duke) an, bei denen die volle dreifache Reaktion durch Sonnenlicht innerhalb weniger Minuten hervorgerufen wird. Die Bildung dieser Substanz soll bei der normalen Lichtreaktion anfangs sehr langsam vor sich gehen (*a c* im Schema Abb. 61) und erreicht dann eine gewisse Höhe; bei den akuten Schädigungen besteht

eine anfänglich starke Bildung (*a b*), die dann im wesentlichen
bis zur gleichen Höhe abnimmt[1].

Meiner Meinung nach weisen die Tatsachen ziemlich sicher
auf das Vorhandensein von zum mindesten zwei Substanzen hin;
die eine, welche Histamin selber sein kann, hat ein verhältnismäßig kleines Molekül und wird durch die Capillarwände hindurch leicht vom Blut aufgenommen, wie dies aus den durch
Streichen der Haut in dem oben angeführten Versuch hervorgerufenen Allgemeinerscheinungen hervorgeht. Die andere Substanz, die bei der ultravioletten Lichtreaktion überwiegt, muß
eine äußerst geringe Diffusionsfähigkeit haben und die Capillarwände praktisch nicht passieren können. Würde in einem mit

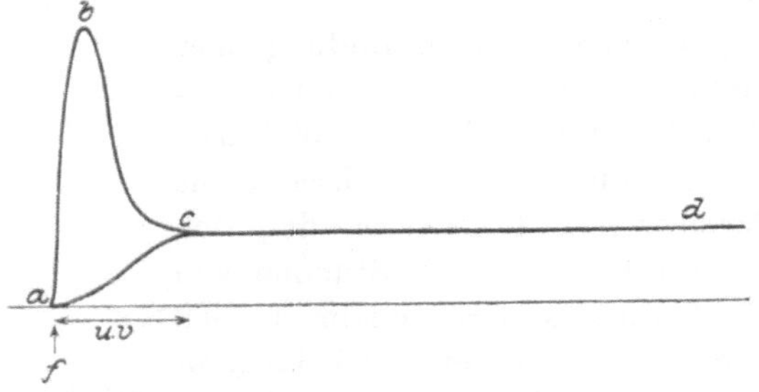

Abb. 61. Schema der Bildung von H-Substanz. (Nach LEWIS.)

Licht bestrahlten Bezirk dauernd Histamin in geringer Menge
gebildet, so müßte seine Konzentration in den Gewebsräumen
äußerst niedrig bleiben, da es durch die ungeheure Oberfläche
der erweiterten Blutgefäße hindurch diffundieren und fortgeführt
werden müßte. Die Bildung einer den belichteten Bezirk umgebenden Diffusionsröte bedingt aber, daß eine wirksame Substanz in ziemlich hoher Konzentration vorhanden ist; dies
kann nur erreicht werden, wenn die Substanz vom Blutstrom
nur außerordentlich langsam oder überhaupt nicht aufgenommen wird.

Ich sehe den Vorgang als einen Zerfall von Zellen an, wobei
sicherlich einmal Histamin und gleichzeitig viel kompliziertere
kolloidale Stoffe frei werden. Diese beeinflussen die kleinsten
Gefäße in gleicher Weise mit der möglichen (und sogar wahrschein-

---

[1] Siehe Anhang unter b) S. 201.

lichen) Ausnahme, daß sie die sensiblen Nervenendigungen nicht reizen und daher keinen roten Hof hervorrufen. Lewis, der die Möglichkeit mehrerer Substanzen ausdrücklich anführt, erwähnt die Tatsache, daß die dreifache Reaktion nach kräftigem Streichen abklingen und sogar die rote Linie mehr oder weniger erblassen kann, um später mit erneuter Stärke wieder zu erscheinen und mehrere Stunden anzuhalten, während hierbei der rote Hof nicht wieder auftritt[1].

Wird die Haut des Menschen während eines gewissen Zeitraums nach einer Lichtentzündung von neuem starker Belichtung ausgesetzt, so ist die Reaktion erheblich abgeschwächt. Man schreibt das gewöhnlich der eingetretenen Pigmentierung zu, die das Licht von den empfindlichen Gewebselementen zurückhält. Dies ist jedoch nicht die alleinige Ursache. C. With (1920) hat einige bemerkenswerte Versuche über die Reaktion von Vitiligobezirken angestellt, in denen sich nach wiederholter Behandlung mit Finsenlicht keine Pigmentierung entwickelte. Sogar hier folgte auf die durch die erste Behandlung bewirkte entzündliche Reaktion eine deutliche Immunisierung gegen das Licht.

Nach Lewis sind die Reaktionen auf Röntgenstrahlen oder Radium von demselben allgemeinen Typus, wie die auf Licht; man muß daher auch in diesen Fällen eine Bildung von H-Substanzen annehmen. Die Latenzzeit ist jedoch noch länger und beträgt bei Röntgenbestrahlung für gewöhnlich 2—5 Tage oder länger und bei Radium 2—3 Wochen oder mehr. Lazarew und Lazarewa (1926) beobachteten, daß die Hautgefäße nach langdauernden Röntgenbestrahlungen für sehr lange Zeit eine erhöhte Empfindlichkeit für erweiternde und eine verminderte für verengernde Reize zeigen.

Gewisse chemische Stoffe bewirken langsame Reaktionen. Wahrscheinlich werden sie von den Gewebszellen aufgenommen und festgehalten und verursachen deren langsame Degeneration und Zerfall unter Bildung von H-Substanzen. Lewis erörtert die Wirkung von Senfgas (Dichloräthylsulfid), welches nach einigen Stunden tiefe Röte der Haut, Quaddelbildung mit nachfolgender Blasenbildung und in einigen Fällen Ulceration und Gewebsverlust verursacht. Ebenso wie bei ultravioletter Verbrennung

---

[1] Siehe Anhang unter c) S. 201.

fehlt oft ein roter Hof oder ist nur undeutlich; nach der Reaktion ist die Haut für viele Monate stark pigmentiert.

Eine typische langsame Reaktion beobachteten RICKER und REGENDANZ (1921) beim Aufbringen von Abrin auf die Bindehaut des Kaninchens. 0,01 mg in 0,1 cm Kochsalzlösung werden in den Bindehautsack eingeträufelt. Das Auge wird 5 Minuten lang offengehalten, während welcher Zeit die Flüssigkeit verschwindet. Es besteht leichte Hyperämie und geringes Ödem auf der Oberfläche. Alle mikroskopisch sichtbaren Gefäße sind erweitert. Die Strömung ist rasch. Die anfängliche Reaktion ist verhältnismäßig schwach, und es kommt nicht zur Stase. Aber die Substanz dringt offenbar in das Gewebe ein und zieht auch die tieferen Gefäße in Mitleidenschaft.

8 Stunden später besteht makroskopisch eine ausgesprochene Hyperämie und ein leichtes Ödem der Bindehaut. Mikroskopisch sind alle sichtbaren Gefäße stark erweitert. An einem Teil der Oberfläche findet sich capillare Stase, sonst überall langsame Strömung. Am nächsten Tage enthält der Bindehautsack Eiter und ist sehr hyperämisch. Fast in allen oberflächlichen Gefäßen hat sich Stase entwickelt, und es sind eine Anzahl capillarer Blutungen aufgetreten.

Während der beiden nächsten Tage nahmen die Symptome der Entzündung, besonders die Blutungen, zu, aber danach setzten Erholungsvorgänge ein, und nach 15 Tagen war das Aussehen der Bindehaut so gut wie normal. Eine zweite Einträufelung von 0,01 mg Abrin, die am 15. Tage vorgenommen wurde, veranlaßte noch ausgesprochenere Entzündungserscheinungen, die selbst 32 Tage später nicht völlig zur Norm rückgebildet waren, indem die Capillaren besonders in den tieferen Schichten sich noch erweitert fanden. Aufgetropftes Adrenalin bewirkte in diesem Stadium eine unmittelbar einsetzende Hyperämie, aber nach 2—3 Minuten behauptete sich ein constrictorischer Erfolg an den Arterien der tieferen Schichten.

Daß die Gewebszellen selbst von dem Gift stark angegriffen waren, geht aus der Tatsache hervor, daß die Cornea trübe wurde und neue Capillaren sich entwickelten, die in den Rand der Hornhaut hineinwuchsen.

LEWIS weist darauf hin, daß in die Haut eingebrachte Bakteriengifte, wenigstens in vielen Fällen, langsame Reaktionen bedingen, die in jeder Beziehung den ultravioletten Lichtverbrennungen vergleichbar sind; er beschreibt die Reaktion nach intracutaner Injektion einer kleinen Menge Streptokokken- oder Diphtherietoxin. Bei empfänglichen Menschen entwickelt sich die Reaktion auf Streptokokkentoxin innerhalb eines Tages, auf Diphtherietoxin im Laufe von 2—3 Tagen. „Die Haut nimmt einen tiefrosa aber nicht scharlachroten Farbton an; während des Abblassens wird dieser matter. Die Verfärbung geht in genau gleicher Ausdehnung mit einer Schwellung der Haut einher. Die Erscheinungen eines umgebenden arteriolaren roten Hofes sind undeutlich und fehlen häufiger gänzlich. Im Stauungsversuch sticht die lokale Rötung leuchtend von der blauen Haut ab. Die Temperatur ist örtlich erhöht, obgleich selten mehr als 0,5°; die Haut kann empfindlich sein. Wird das Blut einer Gliedmaße bei aufgehobenem Kreislauf aus den Gefäßen vorübergehend herausgepreßt, so kehrt es sogleich wieder zurück, und die ursprüngliche Begrenzung des stark geröteten Hautbezirkes tritt sofort wieder auf. Die Reaktion beruht daher auf einer aktiven Erweiterung der kleinsten Gefäße".

Diese Beobachtungen sind für die Erscheinungen der Entzündung, die in einem der folgenden Vorträge ausführlicher behandelt werden, äußerst wichtig.

4. Die reaktive Hyperämie. Der Ausdruck reaktive Hyperämie wird im allgemeinen gebraucht, um die Gefäßerweiterung zu bezeichnen, die auftritt, wenn die Gewebe eine Zeitlang blutleer waren. Die Erscheinung ist den Chirurgen, die häufiger Gefäße abklemmen oder eine ESMARCHsche Binde anlegen, gut bekannt. Sie wurde bereits 1872 von COHNHEIM beschrieben; 1897 wurde sie von BIER untersucht, und vor kurzem hat LEWIS zahlreiche Beobachtungen und Untersuchungen am Menschen angestellt, aus denen er schließt, daß seine H-Substanz für die ganze Reaktion verantwortlich ist. Ich kann LEWIS' Schlußfolgerung nicht beipflichten und werde daher, ohne weiteren Kommentar, mit der Beschreibung einiger der von LEWIS erhaltenen hauptsächlichen Tatsachen beginnen.

Wird der Kreislauf zu einem Arm plötzlich aufgehoben und der Verschluß eine bestimmte Zeit lang, nicht unter 1 Minute, beibehalten, so nimmt der Arm nach Wiederherstellung des

Kreislaufes eine helle Rötung an, die erst allmählich abklingt. Nach LEWIS dauert sie, wenn der Arm auf 33° gehalten wird, ungefähr einhalb- bis dreiviertelmal so lange als die Kreislaufunterbrechung. Bei längeren Unterbrechungen dauert die Rötung verhältnismäßig weniger lange. Eine Kreislaufunterbrechung von 20 Minuten oder länger geht mit unangenehmen Empfindungen von Taubsein im Arm und Schmerzen während der Unterbrechung sowie mit Kribbeln und zuweilen schmerzhaften Krämpfen kurz nach der Kreislaufwiederherstellung einher. In einem kleinen Hautbezirk kann der Kreislauf mittels Druck lange Zeit ohne Gefahr und ohne unangenehme Empfindungen aufgehoben

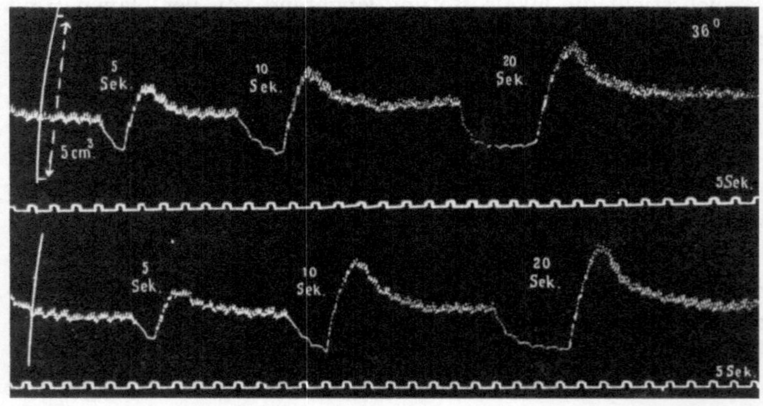

Abb. 62. Eine Reihe von Volumenkurven des Unterarmes. Die Arteria subclavia wurde 5, 10 oder 20 Sekunden abgeklemmt. Armvolumen 610 cm³. (Nach LEWIS.)

werden. LEWIS führt einen Fall an, bei dem ein derartiger Druck 100 Minuten ausgeübt wurde; es folgte eine 40 Minuten lang anhaltende Hyperämie.

LEWIS untersuchte weiter plethysmographisch das Armvolumen während und nach der Kreislaufunterbrechung. Besonders bei kurzen Unterbrechungen stellt das Volumen, mit gewissen Einschränkungen, einen genauen Maßstab für den Zustand der Gefäßerweiterung im allgemeinen und für den der kleinsten Gefäße, die am meisten an dem Gesamtblutvolumen teilnehmen, im besonderen dar. Die Kurven (Abb. 62) zeigen, daß selbst nach ganz kurzen Unterbrechungen, bis herunter zu 5 Sekunden, das Armvolumen eine bestimmte Zeit erhöht ist; die Hyperämie ist jedoch zu gering, um sich als Rötung zu manifestieren und ist vielleicht nur auf die Muskeln beschränkt. Nach längeren Kreislaufunterbrechungen bleibt das Armvolumen ungefähr so lange erhöht, wie die Rötung beobachtet werden kann.

Mit seinem Plethysmographen und einer Armmanschette, zur Stauung der Venen, maß LEWIS schließlich die Einströmungsgeschwindigkeit des arteriellen Blutes zum Arm im normalen Zustand und nach Kreislaufunterbrechung. Wie Abb. 63 zeigt, ist die Einströmungsgeschwindigkeit anfänglich sehr erhöht, und zwar um so mehr, je länger die Kreislaufunterbrechung bestanden hat. Nach

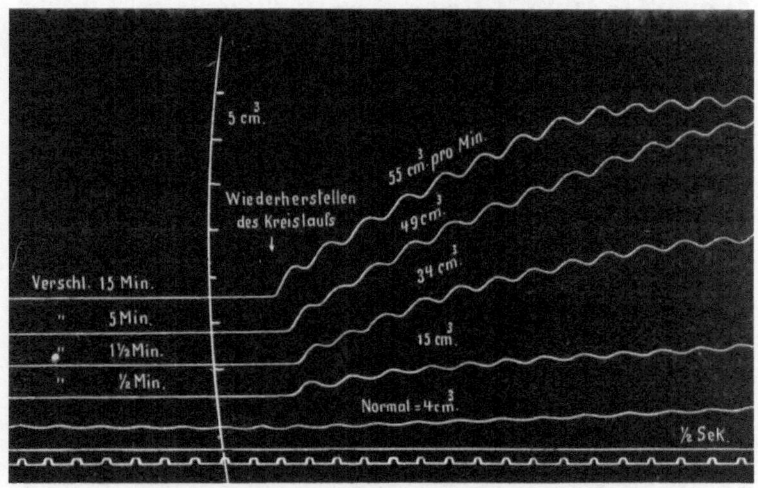

Abb. 63. Die Mengen des einströmenden Blutes in den Arm unter normalen Bedingungen und nach verschieden langen Kreislaufunterbrechungen. Die Zahlen geben die Mengen pro 100 cm³ Gewebe. (Nach LEWIS.)

einer Kreislaufunterbrechung von $^1/_2$ Minute nimmt der Blutzufluß von den normalen 4 cm³ pro Minute auf 15 cm³ zu, und nach 15 Minuten langer Unterbrechung sogar auf 55 cm³ oder das Vierzehnfache des normalen. Wie Abb. 64 zeigt, nimmt die Blutzufuhr während der Hyperämie schnell ab; anfänglich war sie 50 cm³ pro Minute, nach 5 Minuten erreichte sie aber schon den normalen Wert von 2,4 cm³.

Die beschriebenen Versuche zeigen, daß sowohl die kleinsten Gefäße, Capillaren und Venchen, als auch die Arteriolen an der reaktiven Hyperämie teilnehmen. LEWIS fand, daß die sichtbare

Röte sich ganz genau auf den Bezirk mit aufgehobenem Kreislauf
beschränkt und sich nicht einen Millimeter über denselben hinaus
ausbreitet; hieraus schließt er, daß größere Arterien als die
Endarterien nicht beteiligt sein können. Wie auf Seite 117 gezeigt
wurde, ist dieser Schluß jedoch anfechtbar. Das ganze System
der größeren Arterien kann erweitert und die Blutströmung
sehr erhöht sein, ohne daß an der Haut eine sichtbare Wirkung
hervorgerufen wird. Es ist nahezu undenkbar, daß Erhöhungen

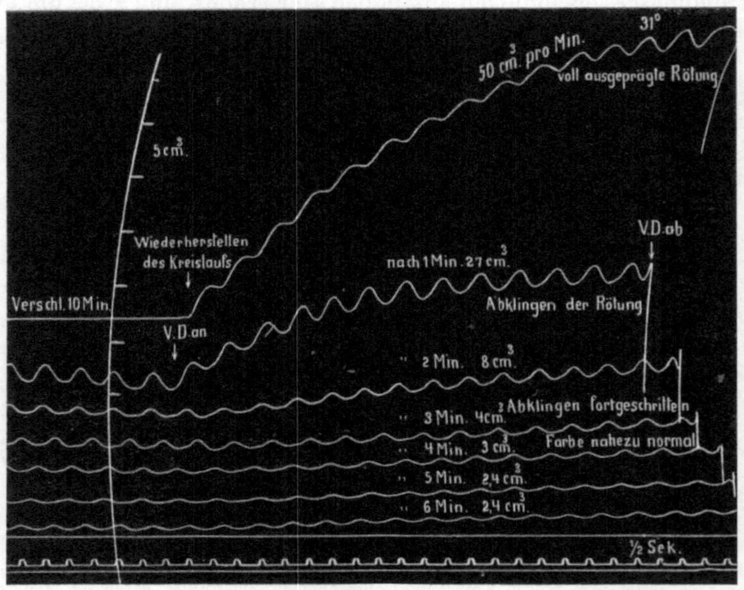

Abb. 64. Die Mengen des einströmenden Blutes in den Arm nach Kreislaufverschluß.
Die oberste Kurve wurde, wie die in Abb. 63, nach 10 Minuten langer Kreislaufunterbrechung erhalten. Die übrigen Kurven wurden so erhalten, daß der ursprüngliche
Sammeldruck von 60 mm Hg entfernt und jedesmal nach einer Minute erneut ausgeübt
wurde. Die Mengen gelten für 100 cm³ Gewebe. (Nach LEWIS.)

der Blutströmung von der Größenordnung, wie sie LEWIS beobachtet
hat (über das Zwanzigfache), ohne Erweiterung größerer Arterien
hervorgerufen werden können. Weiter unten werde ich weitere
Gründe für die Ansicht anführen, daß das ganze arterielle
System teilnimmt. LEWIS hat selber gezeigt, daß die großen
subcutanen Venen am Arm und an der Hand während der reaktiven Hyperämie eine beträchtliche Tonusabnahme zeigen; dies
geht aus ihrem größeren Durchmesser bei bestimmten Drucken

hervor. Eine reaktive Hyperämie wird nicht nur ausgelöst, wenn die Blutversorgung zu einer Gliedmaße ganz aufgehoben, sondern auch wenn sie, wie bei venöser Stauung, nur vermindert wird. Die Stärke und Dauer der Rötung hängt hierbei sowohl von dem auf die Venen ausgeübten Druck als auch von der Dauer desselben ab. Man findet hier unmittelbar nach Entfernen des Druckes ähnliche Beziehungen für die arterielle Blutzufuhr zur Gliedmaße. Besondere von LEWIS ausgeführte Versuche zeigen endgültig, daß die Gefäßerweiterung aktiv ist und nicht einfach auf der Druckerhöhung während der Stauung beruht.

Versuche von REHBERG und mir sollten zeigen, daß eine gleiche Form von Hyperämie am Kaninchenohr durch Sauerstoffmangel hervorgerufen werden kann. Das Tier atmete aus einem kleinen geschlossenen Apparat, in dem die Atmungsluft zirkulierte. Die Kohlensäure wurde absorbiert, aber der Sauerstoffgehalt sank. Sobald Cyanose auftrat, entwickelte sich auch eine Hyperämie der Ohren; diese wurde sehr ausgesprochen in dem Maße, wie der Sauerstoffgehalt des Blutes abnahm. In einem Fall wie diesem werden zweifellos organische Säuren gebildet und sind im Blut, vielleicht in beträchtlicher Menge, vorhanden. Sie sind aber nicht imstande, die Wasserstoffionenkonzentration des Blutes in nennenswertem Grade zu steigern, da sie nur CO_2 frei machen, die durch die Lungen abgegeben wird. Die Versuche des englischen Schockausschusses (Medical Research Committee Nr. 25, S. 272) zeigen u. a. deutlich, daß ins Blut eines lebenden Tieres sehr große Säuremengen gebracht werden können, ohne daß eine merkliche Änderung der Wasserstoffionenkonzentration hervorgerufen wird, solange das Atmungszentrum seine Tätigkeit beibehält. In unserem Falle blieb der CO_2-Gehalt der ausgeatmeten Luft niedrig (3,00%, wenn der Sauerstoffgehalt auf 7,17% gesunken und die Hyperämie ausgeprägt war), so daß sich mit Sicherheit behaupten läßt, daß die Wasserstoffionenkonzentration des Blutes nicht für die Hyperämie verantwortlich gewesen sein kann. Die Hyperämie muß vielmehr in irgendeiner anderen Weise mit dem Sauerstoffmangel zusammenhängen.

Aus den von LEWIS gemessenen Einströmungsgeschwindigkeiten in den menschlichen Arm geht hervor, daß außer der Haut noch andere Gewebe an der reaktiven Hyperämie teilnehmen, und zwar ist den Muskeln in vielleicht sogar noch

größerem Maße als der Haut eine Rolle zuzuschreiben (GOLD-
BLATT 1926). Eine von 3—4 auf 55 cm³ pro Minute erhöhte
Einströmungsgeschwindigkeit für 100 cm³ Gewebe ist nur möglich, wenn die Muskeln in größerem Maße mit daran beteiligt
sind. Von REHBERG und mir wurde ein einziger Versuch an
einer Katze ausgeführt, bei der wir die Blutversorgung in den
Bauchmuskeln beobachteten. Wurde Sauerstoffmangel herbeigeführt, so öffnete sich eine große Zahl von Capillaren, die sich
wieder schlossen, wenn man das Tier Luft atmen ließ.

Eine reaktive Hyperämie kann man jedoch nicht in allen
Säugetierorganen auslösen. BIER hat am Dünn- und Dickdarm
von ˜Kaninchen und Hunden Versuche mit Kreislaufverschluß
ausgeführt und in den leeren Eingeweiden keine Spur von reaktiver
Hyperämie gefunden, während sich bei den Verdauungsvorgängen
gewisse Substanzen bildeten, die eine Erweiterung der kleinen
Gefäße hervorriefen. Am Kaninchenmagen fehlte die Reaktion
ebenfalls, während sie am Hundemagen vorhanden war. BIERS
Versuche an Nieren weisen auf das Fehlen jeglicher reaktiver
Hyperämie an denselben hin, obgleich der Nachweis nicht ganz
eindeutig erscheint.

Zur Erklärung der Erscheinungen der reaktiven Hyperämie
sind eine Anzahl von Theorien aufgestellt worden, und es wird
notwendig sein, diese der Reihe nach zu behandeln.

Im vorigen Jahrhundert wurde ganz allgemein angenommen,
daß die an Patienten nach Kreislaufunterbrechung an einer Gliedmaße klinisch oft beobachtete Reaktion auf Lähmung der vasomotorischen Nerven beruhe. BIER zeigte, daß dies nicht der
Fall sein kann, da die Reaktion ebensogut erhalten wird, wenn
die Nerven zu einem Gliede vorher durchtrennt worden sind.
GRANT und LEWIS haben gezeigt, daß die reaktive Hyperämie
auch von lokalen Nervenreflexen unabhängig ist, denn sie tritt
ebensogut an Hautpartien mit vollkommen degenerierten Nerven
auf. BIERS Schlußfolgerung gilt auch für die auf Sauerstoffmangel
beruhende Hyperämie. In einigen Versuchen an den Kaninchenohren durchschnitten REHBERG und ich den Halssympathicus
auf einer Seite und ferner den vorderen und hinteren Ohrnerven.

An den beiden Ohren ließ sich kein Unterschied in der reaktiven Hyperämie auf Sauerstoffmangel feststellen. Allerdings
haben wir nach einem später am gleichen Ohr angestellten Ver-

such Grund zu der Annahme, daß in diesem Falle die sympathische Innervation nicht vollständig aufgehoben war[1]. Bei einem anderen gleichartigen Versuch war die arterielle Hyperämie auf der operierten Seite deutlich weniger ausgesprochen. Sowohl Arterien als Capillaren blieben verhältnismäßig eng, aber eine große Anzahl bis dahin geschlossener Capillaren öffnete sich, so daß wir schließen müssen, daß wenigstens ein wesentlicher Teil der Capillarenerweiterung auf einer peripheren Wirkung des Sauerstoffmangels beruhte.

Um die reaktive Hyperämie zu erklären, nahm BIER zu der alten, im zweiten Vortrag erwähnten Vorstellung vom „Blutgefühl" Zuflucht, als einer von den Geweben auf das Blut ausgeübten Anziehungskraft. BIER behauptete, daß die Hyperämie nur durch arterielles Blut hervorgerufen werden könne, das die Gefäße öffnet, während sie auf venöses Blut mit Contraction reagieren. Die sinnreichen und einleuchtenden Versuche, auf die sich diese Theorie gründet, sind früher (1922) erörtert worden; es genügt hier der Nachweis, daß sich die Gefäße während und nicht nach der Kreislaufunterbrechung oder des Sauerstoffmangels erweitern und daß sie durch venöses Blut nicht zur Contraction gebracht werden können.

Am Kaninchenohr haben REHBERG und ich folgenden Versuch gemacht: Ein etwa 1 cm² großer Bezirk am Ohr wird mittels einer ROY-BROWNschen Kammer komprimiert, bis er völlig anämisch ist. Wird der Druck nach mehreren Minuten verringert, so wird der Bezirk stark hyperämisch. Nahe der Ohrbasis wird eine Klemme angebracht, mittels derer die Blutzufuhr unterbrochen werden kann. Das Blut nimmt dann eine venöse Färbung an, aber die Hyperämie des Bezirks bleibt bestehen.

Der Bezirk wird 10 Minuten lang komprimiert, das Ohr abgeklemmt und der Druck dann aufgehoben. Trotz des infolge der Abklemmung sehr niedrigen Blutdruckes fließt das Blut in den Bezirk, der intensiv hyperämisch wird und auch so bleibt, wenn das Blut venös wird. Endlich wird ein Bezirk 15 Minuten lang komprimiert, dann wird wieder eine Klemme angelegt, die 15 Minuten liegen bleibt, währenddessen wird das Blut im abgeklemmten Ohr sehr venös und die Capillaren erweitern sich. Nach den

---

[1] Siehe Anhang unter d) S. 202.

30 Minuten wird der Bezirk vom Druck entlastet mit dem Erfolg, daß das venöse Blut langsam von allen Seiten einfließt und die Capillaren füllt, die aber nicht erweitert werden können, weil dazu die Blutzufuhr nicht ausreicht. Öffnet man nur einen Augenblick die Klemme, so entsteht eine intensive Hyperämie. Lewis hat einen entsprechenden Versuch mit ganz gleichen Ergebnissen am menschlichen Arm ausgeführt. Das Einströmen von Blut mit dem ersten Pulsschlag nach der Unterbrechung beweist bündig, daß zum mindesten die Arteriolen vorher erschlafft waren; Lewis führt weiter einen Versuch von Kendrew an, der dasselbe für die Gefäße im allgemeinen, und zwar durch Messung des venösen Druckes, zeigt, der während der Unterbrechung stetig abfällt. Bald nach Wiederherstellen des Kreislaufes und der Arterialisation des Blutes durch Sauerstoffzufuhr fangen die erschlafften Gefäße an sich zu verengern.

Bayliss (1902), der die Reaktion an Tieren untersuchte, kam zu dem Schluß, daß die Arteriolen als Reaktion auf den erhöhten Innendruck an Tonus zunehmen und daß eine Tonusverminderung eintritt, wenn ihr arterieller Druck herabgesetzt wird. Wenn dies bei der Reaktion auf arteriellen Gefäßverschluß auch wahrscheinlich mit einen Faktor darstellt, so kann er doch nichts mit der Hyperämie zu tun haben, die einer venösen Stauung oder einem Sauerstoffmangel folgt, und selbst nach Kreislaufunterbrechung kann er nur wenig an der Gesamtreaktion beitragen. Denn, wie Lewis dargetan hat, kann er die Beziehung zwischen der Dauer der Kreislaufunterbrechung und der Dauer der nachfolgenden Hyperämie nicht erklären.

Lewis und Grant (Lewis S. 176) haben untersucht, ob möglicherweise der Mangel an Hypophysenhormon, welches während der Unterbrechung wahrscheinlich zerstört wird, für die nachfolgende Hyperämie direkt verantwortlich ist. Nach intravenösen Injektionen von $^1/_{20}$ oder $^1/_{30}$ Kubikzentimeter wurde die Haut deutlich blaßer; doch folgte der Kreislaufunterbrechung zu einer Gliedmaße bei derartig behandelten Versuchspersonen eine lebhafte Hyperämie, welche anscheinend so stark war, wie die in Kontrollbeobachtungen. Infolge des reichlichen Pituitringehaltes im zirkulierenden Blut blaßte die Hyperämie schnell ab. In einem anderen Versuch wurde der Kreislauf zum Arm erst vollkommen unterbrochen. Unmittelbar danach wurde Pituitrin injiziert;

20—30 Sekunden später, nachdem das Gesicht der Versuchsperson deutlich blaß wurde, wurde der Kreislauf am anderen Arm, der jetzt reichlich Pituitrin enthielt, ebenfalls unterbrochen. Wurde der Kreislauf an beiden Armen 7 Minuten nach der Injektion gleichzeitig wiederhergestellt, so wurden beide Arme gleich rot. Der Arm mit reichlichem Pituitringehalt blaßte jedoch wieder schneller ab. Hieraus geht also hervor, daß ein Mangel an Hypophysenhormon für die reaktive Hyperämie nach Kreislaufunterbrechung nicht verantwortlich sein kann; sie kann allerhöchstens, wenn das Hormon aufgebraucht ist, etwas verstärkt werden. Wird eine reaktive Hyperämie durch Sauerstoffmangel bei intaktem Kreislauf hervorgerufen, so muß das Hormon die ganze Zeit in normaler Konzentration vorhanden sein, ohne die Reaktion zu beeinflussen.

Nachdem Lewis die bisher erörterten Möglichkeiten ausgeschlossen hat, geht er auf die andere Möglichkeit ein, daß wir es hier mit einer gefäßerweiternden Substanz zu tun haben. Dies wird durch die lange Dauer der Reaktion nach längerer Unterbrechung äußerst wahrscheinlich gemacht; aus demselben Umstand schließt Lewis, daß sich die gefäßerweiternde Substanz außerhalb der Gefäße in den Gewebsräumen befinden muß, da sie innerhalb der Gefäße schnell fortgespült werden würde. Lewis behauptet weiter, daß die Substanz ein normales Stoffwechselprodukt und mit seiner H-Substanz identisch sein muß. Da dieser Punkt sehr wichtig ist, ist es notwendig, den Nachweis eingehender zu behandeln.

Mit Hilfe eines sehr sinnreichen Versuches scheint er endgültig zu zeigen, daß es sich um eine langsam diffundierende Substanz handelt, die sich in den Gewebsräumen ansammelt und vom Blut nur langsam aufgenommen wird. Ich gebe seinen Versuch (S. 179) vollständig wieder.

„Eine Esmarchsche Binde wird spiralig um die Hand und den Unterarm gelegt und der Arm auf diese Weise bis zu einer Manschette (1 in Abb. 65) blutleer gemacht. Der Druck wird dann in dieser Manschette bis weit über den systolischen Druck erhöht. Die Binde wird abgenommen und der blaß gewordene Unterarm und die Hand freigelegt. Die leeren Venen sollen als Reservoir dienen. Nach 10 Minuten wird der Druck in der Manschette 1 so weit erniedrigt, daß er gerade über dem bekannten systolischen

Druck der Versuchsperson liegt. Diese preßt nun durch kurzes und kräftiges Ausatmen einen einzelnen Blutstrahl durch die Manschette hindurch. Es ist etwas Übung nötig, bis es gelingt, einen einzigen Pulsschlag durch die Manschette zu treiben. Das kräftige Ausatmen wird alle 10 Sekunden wiederholt, so daß Blut ganz langsam durch die Capillaren durchsickert. Das langsame Durchsickern des Blutes durch die Gefäße begünstigt, daß die angenommene gefäßerweiternde Substanz, die sich während der 10 Minuten

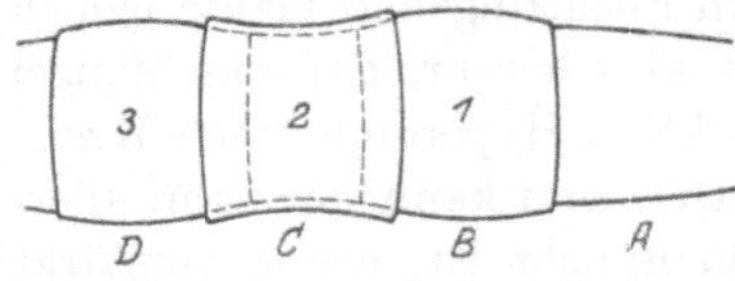

Abb. 65. Blutübertragung. (Nach Lewis.)

langen Kreislaufunterbrechung in den Gewebsspalten angesammelt hat, in ungewöhnlich hoher Konzentration ins Blut diffundiert. Das Blut sammelt sich in den leeren Venen. Hat sich genügend Blut angesammelt, was nach ungefähr 5 Minuten der Fall ist, so wird das Blut in ein neues Gefäßgebiet übertragen.

Die Übertragung geschieht auf folgende Weise: Eine andere Manschette (3) wird hoch oben am Oberarm angelegt. Eine dritte Manschette (2) überdeckt vollständig die Ränder der Manschette 1 und 3 und bedeckt den dazwischenliegenden Hautabschnitt. In Manschette 2, und sofort danach in Manschette 3, wird ein Druck von 200 mm gebracht; danach wird Manschette 1 und 2 sofort entfernt. Die auf diese Weise freigelegte Haut (Bezirk B und C) enthält wenig oder gar kein Blut, während Bezirk A mit gestautem Blut voll angefüllt ist. Der Arm wird nun so hoch gehalten, daß dieses Blut, welches man prüfen will, in den Hautbezirk C fließen kann. Die Haut dieses Bezirkes färbt sich schnell und tief, man beläßt sie so verschieden lange, bis zu 5 Minuten, worauf die letzte Manschette (3) abgenommen wird. Die Haut in den Bezirken C und D ist also folgendermaßen behandelt worden: Beide sind blutleer gemacht und der Kreislauf ungefähr 5 Minuten unterbrochen worden, beide werden daher bei der Freigabe des Kreislaufes eine Hyperämie zeigen; aber in C wurde während des größten Teiles der Zeit Blut von A gebracht. Enthält das übertragene Blut gefäßerweiternde Substanzen, so müßte deren Wirkung hinzukommen, und die Hyperämie nach der Freigabe müßte im Bezirk C lebhafter sein und länger anhalten als im Bezirk D. Tatsächlich ist dies nicht der Fall; die in C und D

auftretende Hyperämie ist gleichstark und hält in dem ersten
Bezirk nicht länger an als in dem letzteren. Die Bezirke A und B,
zu denen der Kreislauf so lange unterbrochen war, zeigten unter-
des ebenfalls die gewöhnliche lebhafte und langanhaltende Hyperämie. Es scheint daher klar, daß das Blut selbst bei sehr langsamem Durchfließen durch Gewebe, die vorher lange ohne Kreislauf waren, die Substanzen nicht in merklicher Konzentration
enthält."

Ich kann diesen Schluß nicht als beweisend für die geringe
Diffusibilität der Substanz ansehen. Nehmen wir im Gegenteil an,
daß die Substanz sehr leicht diffundiert, so kann ihre Konzentration im übertragenen Blut doch nicht höher sein als
die in den Geweben von Bezirk A, und die in den Capillaren
von C zur Verfügung stehende Menge reicht daher wahrscheinlich
nicht aus, um die Hyperämie zu verlängern.

Daraus, daß durch Kreislaufunterbrechung von nur einigen
Sekunden eine deutliche reaktive Hyperämie zu erhalten war,
schloß BAYLISS, daß sie kaum auf Ansammlung von Stoffwechselprodukten beruhen könnte, LEWIS bekämpft diese Ansicht und
behauptet, da bei Verlängerung der Kreislaufunterbrechung die
Reaktion eine stetige Zunahme erfährt, ließe sich kaum daran
zweifeln, daß die kürzesten und die längsten Reaktionen im
wesentlichen die gleichen seien. Er weist auch auf das Gehirn hin,
ein Organ, bei dem ein 5 Sekunden langes Aussetzen der Blutzufuhr eine so weitgehende Störung bedingt, daß Bewußtlosigkeit
eintritt. „Dieser Schluß ist nur auf der Grundlage des Stoffwechsels
zu erklären".

Nehmen wir an, daß die Substanz ein Stoffwechselprodukt
ist, so sind wir nach LEWIS gezwungen, sie als ein normales Stoffwechselprodukt anzusehen. „Denn, wie wir gesehen haben,
kann eine wahrnehmbare Reaktion an einer Extremität, deren
Kreislauf nur 5 Sekunden aufgehoben war, nachgewiesen werden.
Es ist kaum denkbar, daß das Wesen des Gewebsstoffwechsels
sich in so kurzer Zeit ändert; es ist leicht denkbar, daß normale
Stoffwechselprodukte weitergebildet werden und nicht so schnell
wie normalerweise fortgeschafft werden."

Wie Abb. 66 schön zeigt, verstärkt Temperaturerhöhung der
Gewebe die reaktive Hyperämie; dies „weist schon allein darauf
hin, daß die Erweiterung von der Größe des Stoffwechsels in den

Geweben abhängt“. Da gezeigt wurde, daß Wärme durch das
Freiwerden einer gefäßerweiternden Substanz selbst Erweiterung
der kleinsten Gefäße verursacht und daß von der leichten Rötung nach mäßiger Wärme bis zur vollständigen dreifachen
Reaktion alle Übergänge vorhanden sind, folgert LEWIS, daß es
sich in allen Fällen um dasselbe normale Stoffwechselprodukt
handelt, und er schließt den Kreis mit dem Nachweis, daß nach
langanhaltender Kreislaufunterbrechung (8 Stunden) eines Haut-
bezirks Schwellung entsteht, ein umgebender roter Hof deutlich

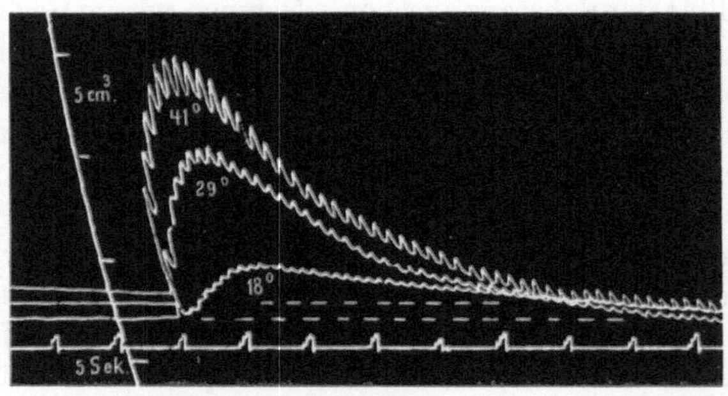

Abb. 66. Drei Volumenkurven des Vorderarmes nach Wiederherstellen des jedesmal für
2 Minuten aufgehobenen Kreislaufs. Die Gliedmaße befand sich vorher jedesmal eine
halbe Stunde in einer den entsprechenden Temperaturen, nämlich 18°, 29°, 41°. Die
Kurven zeigen, wie die Reaktion bei höheren Temperaturen zunimmt. Es ist zu beachten, daß die Grundlinien der drei Kurven nicht genau einander entsprechen. Sie sind
jedoch in eine Höhe gebracht worden, so daß die Unterschiede der Reaktion deutlicher
gezeigt werden können. Bei höherer Temperatur enthalten die Blutgefäße der Gliedmaße
im Augenblick, wo der Kreislauf aufgehalten wird, mehr Blut. (Nach LEWIS.)

sichtbar werden kann und oft eine ausgesprochene Diffusionsröte
vorhanden ist.

Obgleich der von LEWIS geführte und hier kurz wiedergegebene Beweis schlagend erscheint, kann ich mich ihm doch
nicht anschließen. Der Hauptgrund hierfür ist der, daß er die
Hyperämie, die bei Sauerstoffmangel auftritt, nicht zu erklären vermag. In den Respirationsversuchen mit den Beobachtungen am Kaninchenohr haben wir einen freien Blutstrom,
der die Stoffwechselprodukte fortschaffen kann; trotzdem tritt eine
intensive Hyperämie ein. Der anoxämischen Hyperämie könnte
ein anderer Mechanismus zugrunde liegen als der Hyperämie
nach Kreislaufverschluß oder venöser Stauung, wenn nicht der
Sauerstoffmangel ein Faktor wäre, der allen diesen Formen
mit mangelnder Blutversorgung gemeinsam ist. Bei Sauerstoff-

mangel sind die Stoffwechselvorgänge sicherlich nicht vollständig normal, und es wird eine Sauerstoffschuld aufgenommen, die später bezahlt werden kann. Wenn das Gehirn auf 5 Sekunden lang fehlende Blutzufuhr mit Bewußtlosigkeit reagiert, was Lewis Bayliss entgegenhält, so stellt dies gewiß einen Fall von Anoxämie dar, da das Einatmen von Stickstoff für wenige Sekunden genau die gleiche Wirkung hat. In ruhenden Muskeln führt eine 5 Sekunden lange Kreislaufunterbrechung nach den in einem späteren Vortrag angeführten Berechnungen auch zu deutlichem Sauerstoffmangel und hierdurch zur Bildung intermediärer Stoffwechselprodukte.

Der angeführte Beweis für die Ansicht, daß die für die reaktive Hyperämie verantwortliche Substanz sehr langsam diffundiert, kann nicht, wie oben behauptet wurde, als schlüssig gelten; er steht in direktem Widerspruch zu der Vorstellung, daß es sich um ein normales Stoffwechselprodukt handelt. Wenn „bei sehr langsamem Durchfließen durch Gewebe, die vorher lange ohne Kreislauf waren, das Blut die Substanz nicht in merklicher Konzentration" aufnimmt, so muß normalerweise eine sehr viel höhere Konzentration in den Geweben als im Blut vorhanden sein, und zwar eine Konzentration, die wirklich der Bildung während vieler Minuten entspricht, und es ist undenkbar, wie eine 5 Sekunden lange Kreislaufunterbrechung diese Konzentration so erhöhen sollte, daß eine Reaktion ausgelöst wird, die bei der normalen Konzentration nicht zustande kommt. Wir müssen daher entweder annehmen, daß die Substanz leicht diffundiert, oder daß sie kein normales Stoffwechselprodukt darstellt, sondern an den Stellen gebildet wird, wo die Kreislaufunterbrechung zum Sauerstoffmangel führt.

In dem vorher angeführten Versuch von Lewis über den Einfluß der Temperaturen auf die reaktive Hyperämie (Abb. 66) ist es äußerst kennzeichnend, daß die Dauer der Hyperämie bei allen Temperaturen nahezu die gleiche ist. Lewis erklärt dies mit dem erhöhten Blutstrom bei höheren Temperaturen. Die Diffusion einer Substanz hängt jedoch im wesentlichen nicht vom Blutstrom, sondern von der Diffusionsgeschwindigkeit ab; diese wird durch die Temperatur nur wenig beeinflußt. Es scheint auch aus anderen Gründen noch notwendig, entweder eine leicht diffundierende oder eine abnorme Substanz anzunehmen. Bei hohen Temperaturen wird Sauerstoffmangel sicher eine vermehrte Bildung intermediärer Stoffwechselprodukte zur Folge haben, die nach dem Einlassen von Blut teilweise fortgeführt, wahrscheinlich aber auch in großem Ausmaße in situ oxydiert werden.

Die Oxydation wird bei höheren Temperaturen so beschleunigt, daß es leicht vorstellbar ist, daß die Dauer der Hyperämie bei verschiedenen Temperaturen ungefähr die gleiche ist.

Sicherlich ist das letzte Argument, daß eine längere Blutleere die volle „dreifache Reaktion" hervorruft, am überzeugendsten, wenn wir nämlich die Beweisführung annehmen, daß ein vollkommener Übergang in der Reaktion, von einer flüchtigen Röte über Quaddeln zur Blasenbildung und Pigmentierung, bedeutet, daß nur eine Substanz in zunehmender Konzentration und Wirkungsdauer hieran teilhat. Bei Besprechung der Reaktionen auf Licht führte ich Gründe für den Schluß an, daß zum mindesten zwei Substanzen vorhanden sein müßten. Mir macht die Vorstellung keine Schwierigkeit, daß Zellen, die 8 Stunden lang des Sauerstoffs beraubt sind, derartig geschädigt werden, daß kolloidale gefäßerweiternde Substanzen gebildet werden, die nur langsam von den Lymphgefäßen fortgeschafft werden; dagegen beruhen jedoch die normalen Erscheinungen der reaktiven Hyperämie auf verhältnismäßig einfachen Stoffwechselprodukten, welche bei ungenügender Sauerstoffversorgung gebildet werden.

Zusammenfassend möchte ich über obige Erörterung der indirekten Reaktionen sagen, daß ich mich der Hauptthese von Lewis, daß die Gewebszellen auf zahlreiche Reize hin Substanzen freimachen, die an den kleinsten Blutgefäßen eine gefäßerweiternde Wirkung ausüben, vollkommen anschließe, es ist mir jedoch unmöglich anzunehmen, daß wir es in allen Fällen nur mit ein und derselben H-Substanz zu tun haben, und daß diese ein ganz normales Stoffwechselprodukt sein soll, welches sich regelmäßig in den Blutstrom ergießt. Selbst wenn wir die Vorstellung auf die Haut beschränken, finde ich den Beweis, daß eine derartige Substanz regelmäßig gebildet wird, nicht überzeugend. Nach meinem Dafürhalten wird bei Sauerstoffmangel, bestimmt in der Haut, sehr wahrscheinlich in Muskeln und vielleicht auch in anderen Geweben, aber nicht im Säugetierdarm, eine gefäßerweiternde Substanz gebildet. Diese Substanz ist für alle Reaktionen verantwortlich, die einer Unterbrechung der Blutzufuhr oder einer

Stauung folgen, wenn dabei die Blutversorgung so vermindert ist, daß Sauerstoffmangel im Gewebe auftritt. Ich glaube auch, daß sie für die Reaktion bei erhöhter Temperatur, welche einen schnelleren Sauerstoffverbrauch bedingt, verantwortlich ist, möglicherweise verursacht sie auch das Öffnen und die Erweiterung der Muskelcapillaren während der Arbeit. Diese Substanz kann Histamin sein; der Beweis für die Identität ist nur schwach; das Fehlen der charakteristischen, für gewöhnlich durch Histamin hervorgerufenen Empfindung sowie das auffallende Fehlen einer Wirkung auf sensible Nerven, wodurch ein „reflektorischer" roter Hof hervorgerufen wird, machen es, wie ich glaube, ziemlich unwahrscheinlich, daß es sich um Histamin handelt. Das Fehlen einer Reaktion auf Kreislaufunterbrechung an den Eingeweiden, die auf Histamin normal reagieren, spricht gegen Histamin.

Immer wenn an der Säugetierhaut und wahrscheinlich auch an anderen Organen von Säugetieren Zellen geschädigt werden, wird Histamin- oder eine H-Substanz, die in ihrer physiologischen Wirkungsweise dem Histamin sehr nahe verwandt ist, gebildet und wirkt auf die Gefäße. Die durch einen gegebenen Reiz in Freiheit gesetzte Histaminmenge ist offensichtlich sehr verschieden; die großen Unterschiede in der Empfindlichkeit von Individuen und Arten gegen verschiedene Formen von Gewebsverletzung lassen sich größtenteils als Unterschiede in der Histaminbildung und nur in geringerem, aber unbekanntem Grade als Unterschiede in den Reaktionen auf Histamin erklären. Man muß jedoch daran denken, daß es am Frosch, an dem die Reaktionen auf Verletzung sehr ausgesprochen sind, mit Histamin absolut nicht gelingt, eine Reaktion zu erhalten. In dem Mechanismus, der wahrscheinlich im wesentlichen derselbe ist, muß daher in diesem Falle die Bildung einer vollkommen anderen Substanz mit einbegriffen sein.

Nach den Versuchen von LEWIS, auf die wir uns in dem VI. Vortrag bezogen haben, wirkt die H-Substanz (Histamin) nicht nur auf die sensiblen Nervenendigungen, sondern wird von diesen auch, wenn sie gereizt werden, gebildet. Wir müssen daher annehmen, daß im reflektorischen roten Hof der menschlichen Haut über den ganzen beteiligten Bezirk des Hofes H-Substanz in derartiger Menge frei wird, daß sie eine Erweiterung von Arteriolen, Capillaren und Venchen verursacht. In diesem Falle

müssen wir wieder annehmen, daß der Mechanismus für alle
Säugetiere oder sogar für alle Warmblüter derselbe ist, während
die nach Reizung sensibler Nerven bei Fröschen frei werdende
Substanz eine ganz andere sein muß.

Bei gewissen Reaktionen, und vor allem bei der langsamen
Reaktion auf Licht, scheint eine sehr schwer diffundierbare,
wahrscheinlich kolloidale Substanz eine bedeutende Rolle zu
spielen. Diese Substanz reizt die sensiblen Nervenendigungen
anscheinend nicht. Es zeigt sich keine Schmerzempfindung und.
was .sogar noch wichtiger ist, es entsteht kein roter Hof. Nach
meiner Ansicht ist der rote Hof die normale Reaktion auf eine
lang anhaltende Reizung der Endigungen von Schmerzfasern,
und das Fehlen eines roten Hofes bei gewissen langsamen Reaktionen zwingt zu dem Schluß, daß die diffusible H-Substanz
(Histamin) nie eine merkliche Konzentration in den Gewebsspalten erreicht, sondern vom Blut ebenso schnell fortgeschafft
wird, wie sie gebildet wird, während sich die nichtdiffusible Substanz (H-Kolloid) ansammelt.

Wenn auch der Unterschied zwischen direkten und indirekten
Wirkungen auf die Capillaren über das Medium der Gewebszellen
zweifellos ein grundsätzlicher ist, so gibt es doch Grenzfälle, bei
denen mehrere Formen von Reizung stattfinden; ich stimme mit
HEUBNER vollkommen darin überein, daß gewisse Substanzen
und Reize sowohl an den Gewebszellen als auch an den Nerven
oder Capillaren oder an allen dreien angreifen.

Eine derartige Substanz stellt das Senföl dar, welches nach
LEWIS einen im Vergleich zu seiner lokalen Reaktion unverhält-
nismäßig großen roten Hof hervorruft und nach den Versuchen
und Beobachtungen von BRESLAUER seine Wirksamkeit nahezu
vollkommen verliert, wenn es auf Hautbezirke mit degenerierten
sensiblen Nerven gebracht wird. An der Conjunctiva ist die Wirkung teilweise eine direkte (HIRSCHFELDER 1924).

Auch galvanische Reizung greift die Schmerzorgane direkt
an. Als schönstes Beispiel für die Auslösung eines Axonreflexes
durch direkte Nervenreizung, bevor in dem direkt betroffenen
Hautbezirk überhaupt H-Substanz frei werden kann, führt jedoch
LEWIS die Reaktion auf Gefrieren der Haut an. Hierbei tritt nach
35—45 Sekunden ein reflektorischer roter Hof auf, auch wenn die
Kälteeinwirkung weiter andauert; dieser rote Hof kann während

des Auftauens verschwinden, um später, wenn die geschädigten
Zellen H-Substanz ausschütten, wieder zum Vorschein zu kommen.
Es erscheint sehr unwahrscheinlich, daß während des gefrorenen
Zustandes ein Ausschütten von H-Substanz stattfindet.

5. Anhang.

a) Zu den Substanzen, die bei Punktion in die menschliche Haut die
dreifache Reaktion ergeben, gehören die Eiweißspaltprodukte, Albumosen
und Peptone. Lewis prüfte eine Probe von Fairchilds Pepton (Verdünnung 1:10) und die durch Dialyse und Ausfällen mit Alkohol und
Äther erhaltenen Fraktionen dieser Substanz; er fand alle Fraktionen,
auch die alkoholunlösliche und ätherlösliche wirksam. Die Wirksamkeit
kann also kaum von dem Histamingehalt des ursprünglichen Präparates
herrühren. In Abels Institut (Abel und Geiling 1924; Geiling und
Kolls 1924) wurden Hunden aus Pepton hergestellte und gereinigte
primäre Albumosen, die kein Histamin enthielten, in Mengen von 200 mg
pro Kilo intravenös injiziert. Sie verursachten eine beträchtliche capillare Erweiterung in der Haut und den sichtbaren Schleimhäuten und
eine Stauung der Eingeweide. Die Erweiterung tritt nicht unmittelbar
wie nach Histamin auf, sie dauert eine Stunde länger; bei Wiederholung
der Injektion, selbst nach 24 Stunden, sind die Erscheinungen sehr viel
geringer, und einige Hunde sind sogar für Albumosen unempfänglich. An
Hunden in Äthernarkose fehlen die Reaktionen entweder ganz oder sind
sehr verringert.

All diese Tatsachen stehen mit der Theorie im Einklang, daß Eiweißspaltprodukte ihre erweiternde Wirkung an den Capillaren auf dem Wege
über geschädigte Gewebszellen hervorrufen, die ihrerseits H-Substanz frei
machen; es besteht jedoch die andere Möglichkeit, daß die Albumosen
selber die ursprüngliche Quelle der gefäßerweiternden Substanz darstellen.

b) Török (1923) beschreibt Versuche, aus denen hervorgeht, daß unmittelbar nach Bestrahlung eine wirksame Substanz gebildet und vom
Blut aufgenommen wird. Er findet bei Bestrahlung großer Hautpartien
am Menschen, daß die Reaktion auf Histamin und auf die H-Substanz
erhöht ist, und daß das Blut bestrahlter Menschen bei intracutanen Injektionen eine erhöhte Reaktion hervorruft. Diese Fähigkeit scheint nach
der Bestrahlung zu verschwinden, um jedoch mit Einsetzen der sichtbaren
lokalen Reaktion wieder aufzutreten. In diesen Versuchen muß die wirksame Substanz eine sehr leicht diffundierbare sein.

c) Dr. Haxthausen hat mich auf die hämolytische Wirkung vom
ultraviolettem Licht aufmerksam gemacht, welche eine äußerst auffallende
Ähnlichkeit mit den Reaktionen an der menschlichen Haut zeigt. Werden in Agar suspendierte Blutkörperchen in geeigneter Weise bestrahlt,
so tritt nach einigen Stunden Hämolyse ein, die genau auf dem bestrahlten Bezirk beschränkt bleibt. Nach ein bis zwei Tagen breitet
sich die Hämolyse jedoch ein wenig nach allen Seiten aus. Ich stimme
mit Dr. Haxthausen überein und halte es für sehr wahrscheinlich, daß

ein besonderer, sehr langsam diffundierender Stoff, in vitro und in vivo, vielleicht aus den Lipoiden, photochemisch gebildet wird, und daß dieser durch Schädigung der Zellen H-Substanz freimacht. Wenn die Bildung dieses hypothetischen Stoffes im wesentlichen in den tieferen Schichten der Epidermis stattfindet, so ist damit die lange Latenz bei der Reaktion auf Licht erklärt.

d) FLETCHER (1898) hat gezeigt, daß die sympathischen Fasern zum Kaninchenohr nicht alle über den Halssympathicus ziehen. Zum Teil ziehen sie vom Ganglion stellatum über den Ramus vertebralis zum dritten Cervicalnerven und von da zum Ohr.

Elfter Vortrag.

Komplexe Capillarreaktionen und ihre Bedeutung.

Wir müssen noch einige eigentümliche und komplizierte Reaktionen der Hautcapillaren betrachten; der Mechanismus dieser Reaktionen ist noch mehr oder weniger dunkel, muß aber im wesentlichen ein indirekter sein. Ein Teil derselben wurde bisher nur an der menschlichen Haut beobachtet.

1. Todesblässe. In einem früheren Vortrag habe ich die Wirkung auf den Kreislauf am Kaninchenohr beschrieben, wenn das Tier Luft von niedrigem oder abnehmendem Sauerstoffgehalt einatmet. Wie gezeigt wurde, stellt sich zugleich mit der Cyanose eine ausgesprochene Capillarhyperämie des Ohres ein. Es kommt jedoch ein Augenblick, wo die Hyperämie plötzlich ins Gegenteil umschlägt, die Arterien, Capillaren und Venchen sich stark verengen, und die Ohren, die eben noch maximal hyperämisch und dunkelblau waren, sowohl makroskopisch als auch mikroskopisch stark anämisch und blaß werden. Es ist außerordentlich eindrucksvoll, wenn man unter dem Mikroskop sieht, wie alle kleinen Blutgefäße des Ohrs sich zusammenziehen und ihr Blut in die Venen entleeren. Die makroskopischen Venen werden nicht merklich betroffen. Der Umschlag setzt gewöhnlich dann ein, wenn der Puls unregelmäßig geworden und die Atmung auf einzelne krampfhafte Atemzüge in verhältnismäßig langen Zwischenräumen reduziert ist.

Diese Veränderung entspricht einer Beobachtung von BIER (1898, Nr. 27), welcher am Hinterbein eines Schweines durch lang anhaltenden Kreislaufverschluß eine reaktive Hyperämie erzeugte. Während der Hyperämie wurde das Tier asphyktisch gemacht; als die Haut blau wurde, blaßte die Hyperämie schnell ab; als man das Tier wieder atmen ließ, kam sie wieder zum Vorschein.

HOOKER (1921) machte ganz ähnliche mikroskopische und makroskopische Beobachtungen an den Ohren von Katzen, die plötzlich durch Überdosierung von Äther getötet wurden; es ist daher möglich, daß die Erstickung nicht eine notwendige Bedingung für das Auftreten der prämortalen Zusammenziehung der kleinsten Blutgefäße darstellt.

Es ist klar, daß diese Reaktion für die bekannte „Todesblässe" verantwortlich ist, die oft, auch am Menschen, so deutlich ist. Sie kann nach gewissen Krankheiten fehlen; eine Parallele dazu bildet HOOKERS Beobachtung, daß die Capillaren bei Katzen im Zustande des Histaminschocks im Tode weit bleiben.

Um den Mechanismus dieser auffälligen Reaktion aufzuklären, haben REHBERG und ich in mehreren Versuchen vor Beginn des Atmungsversuches die Nerven an einem Ohr durchschnitten. Durchschneidung der hauptsächlich sensiblen Nerven, Auricularis anterior und posterior, hat keinerlei Einfluß, dagegen hebt Durchschneidung des Halssympathicus die Contractionsreaktion entweder ganz auf oder vermindert ihre Intensität sehr erheblich. Für die letztere Wirkung sind wahrscheinlich die sympathischen Fasern, welche das Ohr auf dem Wege des dritten Cervicalnerven erreichen, die Ursache (FLETCHER 1898). Auf jeden Fall beruht die beobachtete Contraction auf einem kräftigen Reiz, der, wahrscheinlich aus bulbären Zentren, auf dem Wege sympathischer Fasern abgeschickt wird.

In seinen Versuchen an Katzen beobachtete HOOKER, daß Durchschneidung des Halssympathicus die Reaktion verhinderte. Wir müßen daher mit HOOKER schließen, daß das Zentralnervensystem in diesem Fall nicht mit beteiligt ist, und daß die Contraction durch einen lokalen Mechanismus hervorgerufen wird. Das Vorkommen eines derartigen Mechanismusses beim Menschen würde uns helfen die als „weiße BIERsche Flecken" bekannte Erscheinung zu erklären.

In seinem Versuch 76 (1898) ruft BIER am Arm eines Menschen mit hellem Teint durch venöse Stase eine leichte Hyperämie hervor, so daß der Arm etwas bläulich wird, und er schließt dann durch die

EsMARCHsche Binde die Blutzufuhr vollständig ab. Nun läßt er den Arm vor einem Heißluftapparat herunterhängen. Zuerst ist er gleichmäßig blau, wird aber bald weißgefleckt, und nach 15 Minuten überwiegen die weißen Flecke am Oberarm. Zu dieser Zeit sind Unterarm und Hand noch größtenteils blau, aber selbst an den Fingerspitzen fehlen weiße Flecke nicht ganz. Bei Betrachtung der blauen Flecke unter der Lupe sieht man in ihnen viele kleine weiße Inselchen. Diese Flecke kommen, dank dem größeren Farbkontrast, am besten zum Vorschein, wenn eine Hyperämie erzeugt wird bevor die Druckmanschette zur Ausschaltung der Blutzufuhr angelegt wird. In dem Fall treten weiße Flecke an dem blauen Arm nach 5—10 Minuten auf. Sie nehmen an Größe zu, bis sie ein oder mehrere Zentimeter breit sind oder zu größeren Flächen zusammenfließen, die einen beträchtlichen Teil des Armes bedecken. Bevor sich diese Flecke am Arm entwickeln, treten außerdem an der Hand, wo echte weiße Flecke nur gelegentlich zu sehen sind, leichte rote Flecke von heller arterieller Blutfärbung auf.

Mikroskopische Beobachtung des Handrückens an einer Stelle, die während der Kreislaufunterbrechung blau bleibt, zeigt folgende Änderungen. Während der ersten oder der ersten zwei Minuten öffnen sich die Capillaren abwechselnd, wie sie es normalerweise tun; aber allmählich werden mehr und mehr im Gesichtsfeld sichtbar, bis am Ende von 2—3 Minuten alle Capillaren offen sind; sie bleiben dann während der Versuchsdauer von 20—25 Minuten offen. Die tieferliegenden Gefäße sind jedoch nur eben erkennbar. Das Blut nimmt eine tiefblaue Farbe an. Nach Wiederherstellen des Kreislaufs schlägt die Farbe fast augenblicklich ins Arterielle um, der Untergrund wird ebenfalls rot, der Venenplexus hebt sich stark gefüllt hervor. Doch ist das ganz vorübergehend, und in einer Minute fangen einige der Capillaren an zu verschwinden, der Untergrund wird weniger leuchtend, und 2 oder 3 Minuten später sieht die Haut ganz normal aus. Betrachtet man einen roten Fleck während des Verschlusses unter dem Mikroskop, so kann man ihn von einem Hautfeld mit normalem Kreislauf nicht unterscheiden. Ein weißer Fleck am Handrücken zeigt mikroskopisch, daß die tieferliegenden Gefäße ganz verschwunden sind; nur die Spitzen sehr weniger Capillaren sind sichtbar. Nach Wiederherstellen des Kreislaufs wird der weiße Fleck ebenfalls hyperämisch, aber nicht so intensiv wie die um-

gebende blaue Haut, und kehrt auch rascher zum normalen
Zustand zurück.

Am Arm konnte man mit Hilfe des Mikroskops nicht zu einer
deutlichen Unterscheidung zwischen „roten Flecken“ und „weißen
Flecken“ gelangen, weil die Hautfarbe schon in der Norm weiß
ist und nur wenige Capillaren offen sind. Doch berechtigen die
vorhandenen Tatsachen zu dem Schluß, daß es zwei Arten von
Flecken gibt. Die ersten sind arterielle Flecken, d. h. Bezirke
mit arteriellem Blut, die wahrscheinlich durch einen Kollateral-
kreislauf von dem Knochenmarkzweig der Art. superior profunda
gespeist werden; denn dieser läuft eine Strecke weit durch den
Humerusknochen, wird daher durch die Manschette nicht komprimiert und schickt dann einen Ast zur Anastomose mit dem
rücklaufenden Ast der Radialis. Wenn man den Finger auf einen
solchen Fleck aufdrückte, so daß das Blut aus ihm und dem umgebenden Gewebe ausgedrückt wurde, so sah man zwar beim Aufheben des Druckes das Blut in das umgehende Gewebe vom Rande
her einfließen, aber der arterielle Fleck selbst füllte sich unmittelbar von unten. Es ist recht bemerkenswert, daß die geringe Zufuhr
arteriellen Blutes, die durch Anastomosen im Knochen in den abgebundenen Arm gelangt, sich an bestimmten Flecken in der Oberfläche lokalisieren läßt, die gewöhnlich immer wieder an denselben
Stellen angetroffen werden.

REHBERG und Miß CARRIER fanden, daß die echten weißen
Flecke bei Abkühlen des Armes größer und zahlreicher wurden.
Sie schlossen daraus, daß das Auftreten derselben auf der Abkühlung beruht, da diese mit dem Aussetzen der Blutzufuhr
unvermeidlich einhergeht. Die Beobachtungen von Miß WOLF
(1924) zeigen jedoch, daß diese Erklärung unzureichend ist (LE-
WIS S. 280). Einmal wird hierdurch nicht erklärt, warum die
Zusammenziehung der kleinsten Gefäße sich auf bestimmte Bezirke beschränkt, während die Temperaturabnahme sich so gut
wie gleichmäßig auf die ganze Oberfläche erstreckt; LEWIS fand
weiter, daß echte weiße Flecke an einem abgebundenen Arm auftreten können, der in ein Wasserbad von 41° C getaucht wird,
obwohl sich in anderen Bezirken die Venchen erweitern. LEWIS
hat das Auftreten BIERscher weißer Flecken auch an unempfind-
licher Haut beobachtet, deren Nerven seit langem degeneriert
waren; daraus schließt er, daß Nerveneinflüsse und vor allem

Axonreflexe nicht verantwortlich sein können. Wenn dem so
ist, so ist es schwierig nicht die Theorie anzunehmen, in welche
LEWIS seine sehr lehrreiche Erörterung zusammenfaßt, daß nämlich gleichzeitig mit den vorher erörterten gefäßerweiternden Substanzen gefäßverengernde Substanzen gebildet werden, wenn die
Blutversorgung eine Zeitlang abgeschnitten ist. Folglich müßen
notwendig letztere sehr viel leichter diffundieren als erstere.

2. Capillarreaktionen im Haushalte des Organismus. Bisher
haben wir hauptsächlich den Mechanismus der untersuchten
Reaktionen behandelt. Wir haben gefunden, daß sich einige von
ihnen ziemlich bestimmt erklären lassen, während wir von anderen
angeben mußten, daß ihr Mechanismus noch ganz dunkel ist.
Wir wollen jetzt die Rolle betrachten, die Capillarreaktionen bei
den allgemeinen Vorgängen der Regulierung und Verteidigung
des Organismus spielen. Wir werden hierbei wieder auf einige
der bereits erörterten Reaktionen stoßen, die jedoch hier von
einem neuen Gesichtspunkt aus betrachtet werden; wir werden
weiter andere Reaktionen erörtern, deren Bedeutung für den
Organismus offensichtlich, deren Mechanismus jedoch gänzlich
unbekannt ist. Zum Schluß werden wir noch auf Reaktionen,
deren Bedeutung und Mechanismus dunkel sind, und auf gewisse pathologische Zustände hinweisen.

Bei der Regulierung der normalen Blutversorgung müssen wir,
wie bereits betont wurde, zwischen arteriomotorischen und
capillarmotorischen Einflüßen unterscheiden, die die Blutströmung
und die Austauschbedingungen zwischen dem Gewebe und dem
durchfließenden Blut beherrschen. Da der Stoffaustausch im
folgenden Vortrag im einzelnen erörtert wird, werden wir hier
nur die allgemeinen Grundlagen berühren.

Durch Arteriolenerweiterung nimmt die Blutmenge, die eine
Gewebseinheit in der Minute durchströmt, zu. Selbst bei einer beträchtlichen Zunahme kann das Capillarbett nahezu unverändert
bleiben, so daß wir nur eine Erhöhung der Durchströmungsgeschwindigkeit erhalten. Dies reicht z. B. für die Wärmeabgabe
vollständig aus; es verbessert auch allgemein die Bedingungen
für den Stoffaustausch dadurch, daß der mittlere Konzentrations-
unterschied der diffusiblen Substanzen zunimmt. Eine beträchtliche Verbesserung der Austauschbedingungen kann jedoch durch

einfache Zunahme der Durchströmung nicht erhalten werden; hierzu sind Regulationsvorgänge im Capillarsystem selber notwendig. Wenn die Capillaren sich erweitern, so findet im Verhältnis, wie der Capillardurchmesser zunimmt, eine Zunahme der Oberfläche statt, durch die der Austausch stattfindet. Werden weiter neue Capillaren eröffnet, so nimmt die Entfernung, die die Stoffe zwischen den Zellen und dem Blut zurücklegen müssen, wesentlich ab. In bestimmten Geweben reicht schon ein Teil der gesamten Zahl von Capillaren aus, um den Zellbedarf während der Ruhe zu decken, erst während der Tätigkeit öffnen sie sich mehr; in anderen Fällen scheinen alle Capillaren normalerweise offen zu sein, und die Regulierung geschieht nur durch Änderung ihrer Weite. Im allgemeinen reicht selbst die Zahl der offenen Capillaren im ruhenden Gewebe aus, um eine beträchtliche Erhöhung der Blutströmung durch Erweiterung von Arteriolen zuzulassen, die normalerweise sehr eng sind.

Im dritten Vortrag wurde das Vorhandensein einer gewissen Zahl offener Capillaren in ruhenden Muskeln von Fröschen und Warmblütern erörtert; es wurde weiter auch darauf hingewiesen, daß die offenen Capillaren sich ziemlich regelmäßig über das Muskelgewebe verteilt finden.

An der Zunge, der Blase und im Darm des Frosches sind normalerweise ebenfalls zahlreiche Capillaren geschlossen.

RICHARDS (1922) und RICHARDS und SCHMIDT (1925) haben beobachtet, daß in der Froschniere bei geringer Diurese viele Glomeruli vollständig vom Blutstrom abgesperrt sind; sie können entweder leer erscheinen oder viele stagnierende Blutkörperchen enthalten. Im einzelnen Glomerulus sind für gewöhnlich auch einzelne Capillarschlingen vom Blutstrom abgeschlossen, obgleich sie nur an den Abzweigungsstellen von den afferenten Arteriolen contractil erscheinen.

In der Haut, dem Gehirn, der Lunge und der Leber des Frosches sind normalerweise anscheinend nahezu alle Capillaren offen, doch ist die Strömung durch dieselben sehr verschieden. In der Haut ziehen sie sich oftmals so zusammen, daß die Blutkörperchen schwer hindurchkommen, doch ist eine vollständige Aufhebung der Strömung selten.

An Säugetierorganen sind nicht sehr viele Beobachtungen angestellt worden, und diese widersprechen sich in einigen Punkten.

Zweifellos sind in der Cunjunctiva die meisten Capillaren normalerweise geschlossen. Bei verschiedenen Säugetieren, beim Hund
(KOLLS und GEILING), bei der Katze (HOOKER) und beim Kaninchen (KROGH und REHBERG) läßt sich leicht zeigen, daß eine beträchtliche Zahl von Capillaren in der Haut des Ohres normalerweise geschlossen sind.

An der menschlichen Haut scheinen die Befunde etwas widersprechend; der Zustand der kleinen Gefäße scheint nicht nur
in den verschiedenen Hautpartien, sondern auch bei jedem Individuum zu wechseln. Im großen ganzen ist man sich wohl
trotz des nicht ganz ausreichenden Beweises darüber einig, daß die
Venchen, die als Riesencapillaren wirken und unter den Papillen
ein ziemlich regelmäßiges Netz parallel zur Oberfläche bilden,
immer offen sind, sich in ihrer Weite jedoch beträchtlich ändern.

Die Capillarschlingen am Nagelwall, an dem man sie am leichtesten beobachten kann, sind so gut wie immer offen, obgleich
einzelne Schlingen gelegentlich aus dem Gesichtsfelde verschwinden. LEWIS (S. 193) fand, daß die Capillaren am Handrücken,
Handgelenk und Arm bei zahlreichen Menschen unter gewöhnlichen Umständen ebenfalls nahezu alle offen sind. Dagegen
fand Miß CARRIER (1922) am Handrücken einiger weniger Menschen nur eine wechselnde Zahl (zwischen 15 und 50%) der
Capillaren offen. Die Beobachtungen von WEIL (1924, S. 196)
und von BROWN und SHEARD (1926), auf die wir weiter unten
eingehen (s. S. 214), stimmen im wesentlichen mit denen von Miß
CARRIER überein; dagegen fand FISCHER (1927), der das Öffnen
und Schließen einzelner Capillarschlingen bestätigen konnte, daß
im Durchschnitt jedesmal ungefähr 70% der Capillaren offen
waren.

REHBERG und ich haben daher einige ergänzende Beobachtungen angestellt und können sowohl die Aussagen von LEWIS als auch
die von Miß CARRIER bestätigen. Bei einigen Individuen und an
einigen Hautpartien der von uns Untersuchten waren die Capillaren dauernd offen, obgleich die Sichtbarkeit einzelner Capillarschlingen ziemlich wechselte. Bei anderen, vor allem an der ge-
schützten Haut des Unterarmes einer Versuchsperson (V. L.),
fanden wir normalerweise nur eine geringe Zahl von offenen
Capillaren; durch leichtes Streichen mit einem stumpfen Glasstab
unter dem Mikroskop ließen sich viele neue eröffnen. An den

dauernd unbedeckten und pigmentierten Unterarmen dreier Kinder waren alle Capillaren offen. Ich vermute, daß Unterschiede im Epidermiswachstum für das verschiedene Verhalten verantwortlich sind.

Man sollte annehmen, daß im weißen Narbengewebe eine große Zahl von Capillaren geschlossen ist; eine mikroskopische Untersuchung ist jedoch nicht gemacht worden. Capillaren sind hier vorhanden, aber sie reagieren nach EBBECKE anders als die in normaler Haut; sie verursachen weder die lokalen Weiß- noch Rotreaktionen. Werden sie der Kälte ausgesetzt, so erschlaffen sie in einem früheren Stadium, wodurch sich die Narben mit deutlich bläulicher Färbung von der sonst blassen Haut abheben (EBBECKE).

BIER (1897, S. 452) führt den Fall eines schwer seekranken Menschen an. Sein Gesicht war totenbleich, aber die zahlreichen Mensurnarben aus seiner Studentenzeit hoben sich mit blauer Farbe ab. Wir können daraus schließen, daß sich die Capillaren und Venchen in den Narben der Contraction der Arterien nicht angeschlossen haben. Die eingetretene Erweiterung könnte eine Folge des Sauerstoffmangels sein.

OTFR. MÜLLER (1922, S. 33) führt die Beobachtungen von HUETER (1879) an, der fand, daß an der Innenseite der Unterlippe des Menschen eine große Zahl von Capillaren normalerweise geschlossen ist und sich bei Reizung öffnet.

STERNBERG (1922) zeigte, daß nach vitalen Injektionen am Meerschweinchen zahlreiche offene Capillaren an der Schleimhaut der Nase und der oberen Atmungswege, mit Ausnahme der Stimmbänder, vorhanden sind, während in den kleinen Bronchi die meisten geschlossen sind. Wird eine Trachealkanüle eingeführt, so schließen sich die meisten Capillaren, die dem Luftstrom nicht länger ausgesetzt sind.

RICH (1921) untersuchte mittels vitaler Injektionen die Capillaren im Omentum der Katze. Beinahe jede Fettzelle wird von einer Capillarschlinge versorgt, doch ist im normalen Ruhezustand nur ein Bruchteil dieser Schlingen offen; der geringe Reiz, der dadurch entsteht, daß das Netz freigelegt und der Luft von 37° ausgesetzt wird, reicht jedoch schon aus, um eine allgemeine Hyperämie mit Öffnung aller Capillaren hervorzurufen.

HAYMAN und STARR haben die gleiche Methode bei der Säugetierniere angewendet. Sie fanden, daß bei nicht sehr starker

Diurese ungefähr nur die Hälfte der Glomeruli offen war; eine Untersuchung der einzelnen Capillaren im Glomerulus wurde jedoch nicht angestellt.

Doan (1922) fand bei Untersuchung des Knochenmarkes von Tauben nach gewöhnlichen Injektionen an hungernden Tieren zahlreiche Capillaren, ,,die anscheinend nicht geöffnet und funktionell in bezug auf den Kreislauf in Ruhe waren." Sie sind so kollabiert, daß nur eine Spur feiner Tuschekörnchen die Gegenwart eines Lumens anzeigt; die Weite erscheint selbst für den unbehinderten Durchgang einer einzelnen Blutzelle unzureichend. Nach einer normalen Injektion (an nicht hungernden Tieren) sind sie vollkommen kollabiert und nur als Septen zu sehen, die die Fettzellenräume umgeben. Drinker, Drinker und Lund (1922) beschreiben eine gleiche Anordnung für das Säugetierknochenmark; sie erhielten jedoch nicht so klare Befunde, da sie nur normale Tiere injizierten.

Nach vitalen Injektionen von Lithium-Carmin fand Toyama (1925), daß in den Lungen in der Ruhe eine große Zahl von Capillaren in ,,Reserve" verbleibt, während bei Muskelarbeit alle aktiv am Kreislauf teilnehmen; Wearn, Barr und German (1924) berichten über entsprechende mikroskopische Beobachtungen an der lebenden und vollkommen intakten Lunge; es gelang ihnen, diese ohne Eröffnung des Brustraumes zu untersuchen. Trotzdem bezweifle ich, ob Lungencapillaren je aktiv geschlossen sind. Hall (1925) fand bei direkter mikroskopischer Untersuchung an Katzen- und Kaninchenlungen keinen Beweis für geschlossene Capillaren; seine Methode zur Freilegung der Lunge war jedoch kaum empfindlich genug.

Die biologische Bedeutung der Tatsache, daß eine große Zahl von Capillaren in bestimmten Organen, von denen die Muskel bei weitem die bedeutendsten darstellen, normalerweise geschlossen sind, liegt in der für das Blutvolumen erreichten Ökonomie. Das im Organismus zur Verfügung stehende Blut reicht nicht aus, um das Gefäßsystem zu füllen, wenn alle Capillaren so weit offen sind, daß sie Blutkörperchen hindurchlassen. Andererseits reicht eine kleine Zahl offener Capillaren in vielen Fällen aus, um die für den Bedarf eines ruhenden Gewebes notwendige Oberfläche und eine ausreichende Diffusion zu gewährleisten.

Im folgenden Vortrag werde ich zeigen, daß in einem derartigen System mit einer gerade ausreichenden Zahl offener, verhältnismäßig weit voneinander entfernt liegender Capillaren die Verteilung der von ihnen herangeschafften Stoffe sehr ungleich ist. Die den offenen Capillaren zunächst liegenden Gewebselemente werden mehr erhalten, als sie brauchen, und die entfernteren werden darben. Von diesem Gedanken ausgehend habe ich die Meinung geäußert, daß die Lage der offenen Capillaren fortwährend wechselt, so daß eine Zelle, die in einem Augenblick Not leidet, alles bekommt, was sie braucht, sobald eine ihr zunächst liegende Capillare sich geöffnet hat. Auf diese Weise kann für jeden einzelnen Punkt eine angemessene, wenn auch wechselnde Versorgung gewährleistet werden, wobei das Blut in dem betreffenden Gewebe mit äußerster Sparsamkeit ausgenützt wird, da jederzeit nur das gerade notwendige Minimum in einem Gewebe vorhanden ist.

Ich muß zugeben, daß die zur Zeit vorhandenen Beweise für ein derartiges abwechselndes Sichöffnen von Capillaren unzulänglich sind; sie sind absolut unzureichend für den Beweis, daß es sich um eine Erscheinung handelt, die von allgemeiner Bedeutung für den Haushalt des Organismus ist, sie reichen kaum aus, um das Vorkommen überhaupt zu zeigen. Beobachtungen dieser Art sind besonders schwer zu machen und festzuhalten; ein wirklicher objektiver Beweis kann nach meiner Meinung nur durch mikro-kinematographische Aufnahmen erhalten werden. Die technischen Schwierigkeiten bei derartigen Aufnahmen sind sehr groß, doch werden wir erneut versuchen, sie zu überwinden.

Bei 15 Minuten langem oder noch längerem Betrachten eines kleinen Gesichtsfeldes mit wenigen offenen Capillaren habe ich im Froschmuskel Anzeichen für ein derartiges Wechseln gesehen.

HAGEN (1921) hat am Kaninchenohr eine Reihe von Änderungen im flachen capillären Netzwerk gesehen und gibt eine schematische Darstellung des abwechselnden Sichöffnens während weniger Minuten. Miß CARRIER hat das abwechselnde Sichöffnen von Capillarschlingen in verschiedenen Feldern ihres eigenen Handrückens beobachtet und gibt die beistehenden Abbildungen eines einzelnen Feldes wieder[1].

---

[1] Siehe Anhang unter a) S. 219.

RICHARDS und SCHMIDT (1924) beschreiben die Veränderungen des Blutstromes im capillären Glomerulusknäuel des Frosches;

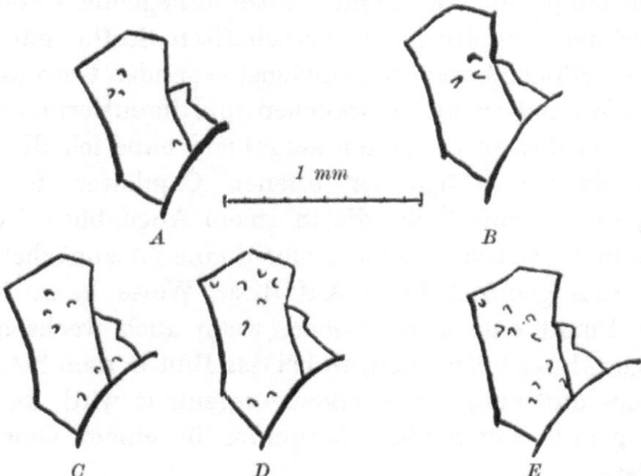

Abb. 67. Ein Bezirk des Handrückens, der durch die darunterliegenden Gefäße begrenzt wird. Die sichtbaren Capillarspitzen am 12. Dezember um 11 Uhr (*A*), am 14. um 11 Uhr (*B*), am 15. um 11 Uhr (*C*), um 12 Uhr (*D*), und nachmittags um 4 Uhr (*E*). (Nach CARRIER.)

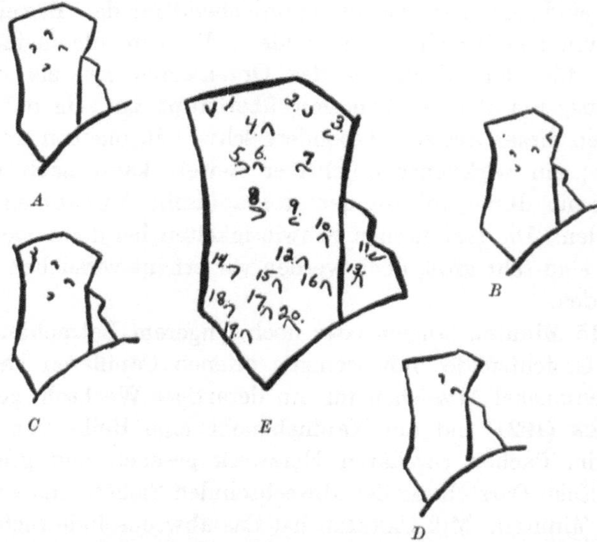

Abb. 68. Derselbe Bezirk wie in Abbildung 67 in Abständen von 3 Minuten (*A—F*); bei *E* nach leichtem Druck. (Nach CARRIER.)

diese werden offenbar durch die Tätigkeit contractiler Elemente am Anfang jeder Capillare hervorgerufen. Von größerer Be-

deutung, wenn auch nur durch Analogie auf capillare Zustände
anwendbar, sind ihre Beobachtungen an der ruhenden Niere des
Frosches; diese Beobachtungen sind oft wiederholt und bestätigt
worden. Nur eine gewisse Zahl von Glomeruli ist, wie wir gesehen haben, offen, es findet ein dauerndes Öffnen und Schließen
von Glomeruli statt, so daß, wie RICHARDS und SCHMIDT angeben, kein Glomerulus so lange ohne Blut bleibt, daß eine Schädigung des Endothels hervorgerufen wird.

Der Mechanismus des abwechselnden Sichöffnens von Capillaren
bei unzureichender oder für den Gewebsbedarf gerade ausreichender Blutversorgung ist nicht bekannt. Man kann ihn als eine
Wechselwirkung vorstellen zwischen gefäßerweiternden Substanzen — LEWIS H-Substanz —, die z. B. dort gebildet werden, wo
die Sauerstoffversorgung fehlt, und dem Hypophysen- (oder einem
anderen) Hormon, welches einen erhöhten Capillartonus verursacht, wenn der Blutstrom durch eine Capillare sehr schnell ist.
Eine Fortsetzung der LEWISschen Arbeiten an geeigneten Objekten würde wahrscheinlich Klarheit über diesen Punkt bringen.

3. **Die Reaktionen auf Änderungen des Blutvolumens.** Das
Prinzip der Anpassung an die Blutversorgung wird klar durch
die Reaktionen veranschaulicht, die auf natürliche oder künstliche
Änderungen im gesamten verfügbaren Blutvolumen auftreten.
Wie bekannt, entsteht nach reichlichem Blutverlust eine sehr
charakteristische Blässe der Haut und der Schleimhäute. Obgleich
diese Blässe wahrscheinlich zum Teil auf der Blutverdünnung
beruht, die rasch nach dem Blutverlust eintritt, ist doch anzunehmen, daß dabei ebenfalls eine aktive Contraction von
Capillaren und Venchen mitspricht.

Bei Versuchen, in denen Hunde weitgehend entblutet wurden,
beobachteten MEEK und EYSTER (1921) eine plötzliche Contraction der mikroskopischen Ohrgefäße, aber ihre Beschreibung
weist eher auf eine prämortale Contraction hin als auf eine
kompensatorische Reaktion. Auch machen sie darauf aufmerksam, daß die in der Haut enthaltene Blutmenge so klein ist
(2—3% der Gesamtmenge), daß die Contraction nur sehr geringen
Einfluß haben würde, wenn sie auf die Hautgefäße beschränkt wäre.

Der Beweis für ein Sichöffnen von Hautcapillaren und Venchen
bei der Plethora ist bestimmter. MEEK und EYSTER (1922), die

Versuche über künstliche Plethora bei Hunden anstellten, photographierten die Ohrgefäße eines gleichen Feldes vor und nach der Injektion von Gummi-Ringerlösung und zeigten, daß sich eine beträchtliche Zahl neuer Capillaren und Venchen öffnete. Schöne Untersuchungen quantitativer Art sind von BROWN und GIFFIN (1926) am Menschen und besonders von BROWN und SHEARD (1926) ausgeführt worden. Sie bestimmten die Hautfarbe und machten Zählungen von Capillaren und Bestimmungen von capillaren Bezirken in Fällen von Polycythämia vera mit beträchtlich erhöhten Blutvolumen und, zur Kontrolle, an normalen Menschen. Bei Untersuchung von Momentaufnahmen entsprechender Bezirke an den Fingern beobachteten sie bei ihren Patienten eine Vermehrung in der Zahl der offenen Capillaren. Diese Vermehrung, im Mittel 40 pro Quadratmillimeter bis auf 65, ist nicht sehr groß, liegt aber zweifellos außerhalb der Fehlergrenzen. Die einzelnen Schlingen waren größer geworden; während bei den Kontrollversuchen der Gesamtquerschnitt im Mittel 5% der Oberfläche ausmachte, betrug er bei den Patienten 15%. Bei zwei Patienten wurde das Blutvolumen verringert, doch offensichtlich nicht bis auf den normalen Wert; in beiden Fällen nahm die Zahl der offenen Capillaren um ungefähr die Hälfte der vorhergefundenen ab, wobei der Querschnitt der einzelnen Schlingen nur verhältnismäßig wenig abnahm.

Diese Reaktionen auf Änderungen des Blutvolumens können nicht als Wirkungen eines verminderten oder erhöhten Druckes in den in Betracht kommenden Gefäßen erklärt werden. Die Druckänderungen sind, wenn sie überhaupt vorhanden sind, hierfür viel zu gering. Es muß ein besonderer Mechanismus vorhanden sein, über den wir jedoch nur Vermutungen anstellen können. Die Capillarreaktionen auf Veränderungen des Blutvolumens erscheinen ziemlich langsam. Es gibt andere Regulationsmechanismen, die schnell zu wirken vermögen[1].

4. Die Reaktion auf Zelltätigkeit. Die Gefäßreaktion auf Zelltätigkeit besteht in einer Erweiterung von Arteriolen mit der hierdurch bedingten Zunahme der Blutströmung und im allgemeinen auch in einer Erweiterung und in einem Sich-Öffnen von Capillaren. Die letzte Reaktion ist besonders auffällig im

---

[1] Siehe Anhang unter b) S. 220.

Muskel, wo bereits eine einzelne Contraction immer eine deutliche Zunahme in der Zahl offener Capillaren bedingt. Am Frosch gelingt es nicht durch Reizung motorischer Nerven ein Sichöffnen von Capillaren hervorzurufen, wenn die Contraction durch Curare verhindert wird; dennoch ist eine reflektorische Abnahme im sympathischen Tonus offensichtlich eine Möglichkeit bei willkürlichen oder reflektorischen Contractionen. Nach Lewis' Arbeiten müssen wir annehmen, daß die Reaktion auf der örtlichen Bildung einer gefäßerweiternden Substanz beruht; sicherlich lohnt es sich, die Reaktion von diesem Gesichtspunkt aus zu untersuchen.

5. Die Reaktion auf Zellschädigungen. Während die biologische Bedeutung der Reaktion auf Tätigkeit klar und universell ist, ist die entsprechende Reaktion auf Zellschädigung und Verletzung vom teleologischen Gesichtspunkt aus komplizierter. Der Nutzen der oben (s. S. 213) erörterten Reaktionen, die einen Blutverlust auf das kleinste Maß zurückführen, und die von Herzog (1921, 1) eingehender untersucht worden sind, liegt klar zutage. Ebenso kann kein Zweifel darüber bestehen, daß sowohl die erhöhte Blutversorgung als auch die günstigeren Bedingungen für den capillaren Austausch, die nach jeder Art von Verletzung in der Haut, den Muskeln und vielleicht in anderen Organen folgen, dazu beitragen, schädigende, in die Haut eingeführte oder durch geschädigte Zellen gebildete Substanzen zu entfernen und das Gewebe wiederherzustellen. Die Bedeutung der einzelnen Bestandteile der Reaktion läßt sich jedoch nicht zufriedenstellend erklären. Lewis betrachtet den „reflektorischen roten Hof" als eine Reaktion zum Zweck der Verteidigung der „bedrohten Punkte", die den eigentlichen Sitz der Schädigung umgeben. Es scheint nach meiner Ansicht jedoch sehr zweifelhaft, ob unter den gewöhnlichen Lebensumständen der Menschen und anderer Säugetiere die Umgebung einer geschädigten Stelle mehr als die allgemeine Haut bedroht wird, und es ist ebenso zweifelhaft, ob ein allgemeines Sichöffnen von Arteriolen, wenn es einer Schädigung vorausgeht, wirklich von Nutzen ist. Es wird bei mechanischer Verletzung sicherlich zu vermehrtem Blutverlust führen; die interessanten Versuche von Török, Lehner und Urban (1925, S. 391) aber zeigen, daß in der hyperämischen Zone die sichtbare Reaktion auf Gifte anscheinend herabgesetzt ist.

Die freie Exsudation von Plasma aus den Capillaren verletzter Haut kann von Vorteil sein, da es die Plasmaproteine den Zellen zur Verfügung stellt, sie kann weiter auch dazu beitragen, schädigende Stoffe oder Partikelchen fortzuwaschen, die die Capillarwand nicht durchdringen können. In vielen Fällen überschreitet die Reaktion jedoch sicherlich den möglichen nützlichen Wert und wirkt direkt schädigend. Lewis (S. 48) fand,

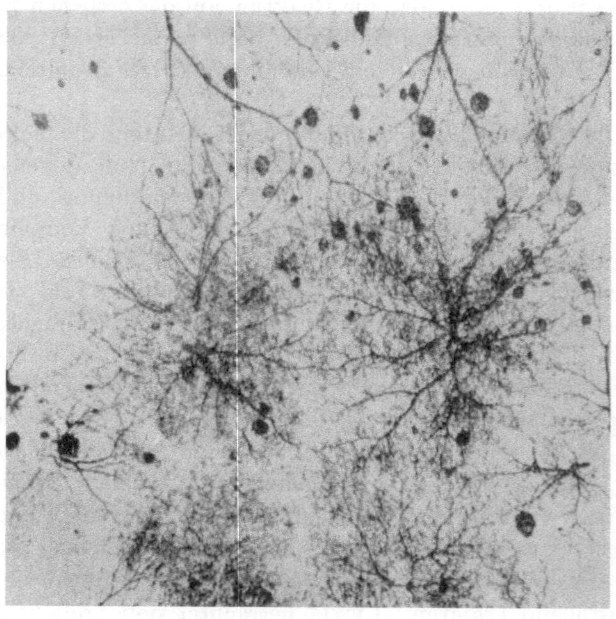

Abb. 69. Haut einer Maus. Vitale Injektion von chinesischer Tusche nach lokaler Teerbehandlung (10 mal in 22 Tagen). Außerhalb des mit Teer bepinselten Bezirkes sind die Capillaren geschlossen. (Nach Kreyberg.)

daß 15 Minuten langes Anhalten des Kreislaufes nach Verbrennungen oder schwerem Gefrieren die nachfolgende Quaddelbildung vermindert und die Zeit, bis die ganze Reaktion abklingt, abkürzt. Man erinnere sich auch daran, daß Senföl auf denervierter Haut eine verhältnismäßig unschädliche Substanz darstellt, während es normalerweise eine schmerzhafte und wahrscheinlich ziemlich schädliche Reaktion auslöst.

Wird die Haut einer Maus mit Teer behandelt, wodurch sich zum Schluß Krebs entwickelt, so ist die erste Reaktion, wie

KREYBERG (1927) fand, eine sehr beträchtliche Hyperämie, die alle Arten von Gefäßen betrifft. Dies geht aus den mir von Dr. KREYBERG freundlichst vor der Veröffentlichung zur Verfügung gestellten Aufnahmen vitaler Injektionen gut hervor (Abb. 69). Es ist wahrscheinlich, daß die Schädigung sehr gering sein dürfte, wenn die Haut nicht in dieser Weise auf den Teer reagieren würde.

Es ist natürlich zu erwarten, daß Reaktionen, die im wesentlichen einen defensiven Charakter haben, nicht allen Angriffsarten, denen der Organismus ausgesetzt sein kann, gleich gut angepaßt sind.

6. Andere Reaktionen. Eine ganz eigenartige Reaktion hat CONNOLLY (1926) für den Fisch Fundulus beschrieben. Dieser Fisch zeigt eine ganz ausgesprochene Farbenanpassungsfähigkeit an die Umgebung; wird die Haut in roter Umgebung rot, so beruht die Farbe nur zum Teil auf Chromatophorenausbreitung, zum großen Teil auf Erweiterung von Hautcapillaren.

GÄNSSLEIN (1927) berichtet über Reaktionen der menschlichen Hautcapillaren auf die Eigenart der Nahrung. Er beschreibt, daß die Hautcapillaren an der Brust, dem Arm, den Lippen und dem Nagelwall nach 10 Tagen ausschließlicher Fleischkost weit werden und zahlreiche Aneurysmen und kleine Petechien zeigen, die an die Anfangserscheinungen von Skorbut erinnern. Lacto-vegetabile Kost soll langsam (innerhalb von 20—30 Tagen) zu einer Abnahme der sichtbaren Capillaren führen und sie schließlich abnorm eng machen.

7. Die vasoneurotische Konstitution. Zum Schluß will ich kurz von der sog. vasoneurotischen Konstitution sprechen, wie sie aus dem Institut von OTFR. MÜLLER (PARRISIUS 1921; MÜLLER 1922) beschrieben und von HAGEN (1922) übernommen worden ist. Sie ist durch die große Labilität oder Unausgeglichenheit der Innervation des Gefäßsystems gekennzeichnet, die sich in den Capillaren ebenso wie in den Arterien äußert. Häufiger Wechsel der Innervation kommt entweder „spontan"oder aus verhältnismäßig alltäglichen Anlässen vor. In den Krankengeschichten von PARRISIUS wird erwähnt, wie die Finger von manchen Kranken zuweilen ganz weiß werden (gleichzeitige Contraction von

Arterien, Capillaren und Venchen), zuweilen lebhaft rot (Erweiterung aller Gefäße) oder dunkelblau (Contraction der Arteriolen mit Erweiterung der Capillaren und Venchen).

Die Innervation schwankt nicht nur von Zeit zu Zeit, sondern auch von Ort zu Ort in beträchtlichem Maße. Capillaren, die am Nagelwall oder anderswo nebeneinanderliegen, können ganz erstaunliche Unterschiede zeigen, wie auf Abb. 70 zu sehen ist, wo die engen Schlingen nahezu normal sind, während einige Schlingen enorm erweitert sind. Selbst innerhalb desselben Capillargefäßes können erweiterte Abschnitte zwischen anderen mit normaler Lichtung liegen, richtige Capillaraneurysmen (Abb. 71).

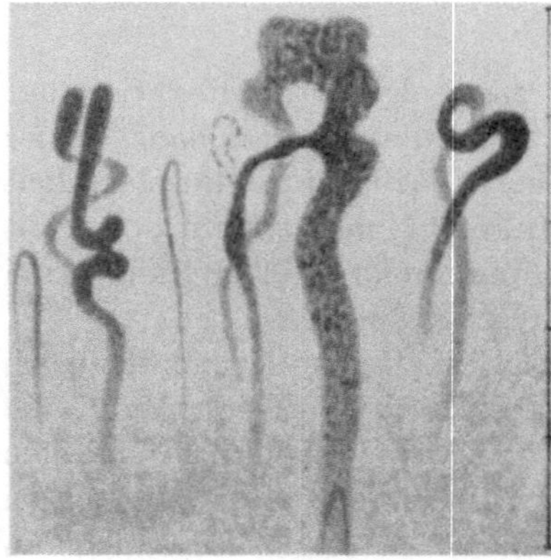

Abb. 70. Capillarschlingen am Nagelwall in einem Fall von Vasoneurose. (Nach PARRISIUS.)

Alle diese Symptome veranschaulichen die Unausgeglichenheit der — sympathischen — Innervation, und ohne mich auf eine bestimmte Meinung festzulegen, möchte ich auf die lehrreiche Analogie zwischen diesen Beobachtungen und jenen, die am Frosch gewisse Zeit nach Nervendurchschneidung eines Beines oder nach operativer Entfernung der Hypophyse gemacht worden sind und über die in vorhergehenden Vorträgen berichtet wurde, hinweisen.

Da die Innervation der Hautgefäße am normalen Individuum keineswegs konstant ist, gibt es natürlich keine scharfe Grenze zwischen der normalen und der vasoneurotischen Konstitution, aber nach HAGEN, der den Capillarkreislauf an vielen Kindern und jungen Leuten untersucht hat, sind Personen, die in dieser Richtung Abweichungen vom Normalen zeigen, keineswegs selten.

In den schwersten Fällen von Vasoneurose bilden lokale Arterienspasmen das hervorstechendste Symptom. Diese führen zur Cyanose, oft mit recht beträchtlicher Erweiterung der entsprechenden Capillaren und subpapillären Venchen, und sogar zur RAYNAUDschen Gangrän.

PARRISIUS (1921) und ERBEN (1918) sind der Meinung, daß
eine spastische Contraction der subcutanen Venen großenteils
für die Cyanose in diesen Fällen verantwortlich ist, und PARRISIUS
beschreibt eine Erschei-
nung, die sich, wie er glaubt,
nur erklären läßt, wenn man
annimmt, daß die subcu-
tanen Venen durch Contraction verschlossen werden:
Wenn ein runder Fleck an
der cyanotischen Haut mit
einem Finger gedrückt wird,
so wird er ganz weiß, und
die blaue Färbung schießt
danach von allen Seiten zusammen wie das Schließen
einer Irisblende, kommt
aber gar nicht von unten.
Diese Beobachtung erklärt
sich leicht durch den Um-
stand, daß die subcutanen
Venen mit Klappen ver-
sehen sind, die einen Blut-

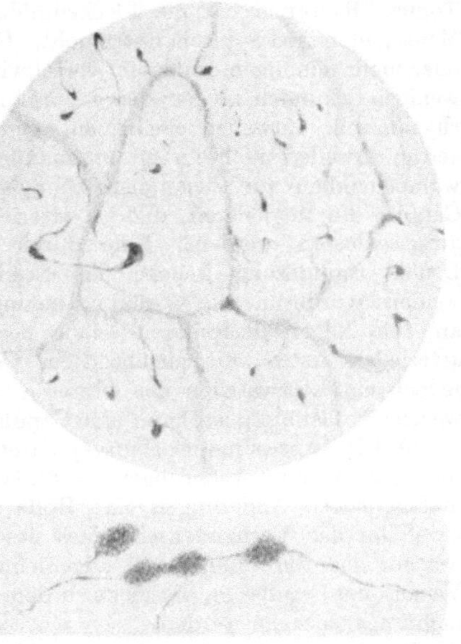

Abb. 71. Capillaraneurysmen. (Nach PARRISIUS.)

rückfluß nicht erlauben, während die kleinen Hautvenen keine
Klappen haben. Es gibt keine Tatsachen, die eine spastische
Contraction subcutaner Venen beweisen könnten; diese ist viel-
mehr von vornherein als ziemlich unwahrscheinlich anzusehen.

8. Anhang.

a) An der Innenfläche der Hände sieht man oft deutlich kleine rote und
weiße Flecken. Sie sind zuerst von EBBECKE (1917 S. 51) beschrieben worden. EBBECKE beobachtete in der Farbe der einzelnen Flecken einen
mehr oder minder starken rhythmischen Wechsel ein oder mehrmals in der
Minute, hierdurch verschmolz zuweilen ein größerer Bezirk zu einem ein-
heitlichen, und zuweilen wurde hierdurch ein ganz bestimmtes Flecken-
muster von lebhaft roten und weißlichen Flecken verursacht.

LEWIS (S. 186) hebt hervor, daß das Muster dieser Fleckenbildung nahezu
konstant ist, und zwar nicht nur innerhalb kurzer Zeiträume am gleichen
Tage, sondern von Tag zu Tag zum mindesten über mehrere Wochen.
Dies können REHBERG und ich auf Grund eigener Beobachtungen bestätigen. Es kann daher nicht daran gezweifelt werden, daß im allgemeinen

Hautbezirke, in denen der Capillartonus für gewöhnlich hoch ist, mit anderen abwechseln, in denen er für gewöhnlich niedriger ist, und daß die Ausbreitung und Verteilung dieser Bezirke auffallend konstant bleibt.

Eine konstante Verteilung bedeutet jedoch nicht einen konstanten Tonus. REHBERG hat die Fleckenbildung an den Händen verschiedener Menschen mikroskopisch untersucht. Gruppen von Capillaren, die 5—10 oder mehr Schlingen umfassen, verschwinden plötzlich und erscheinen nach wenigen Sekunden wieder; dieser Vorgang wiederholt sich mehr oder minder rhythmisch. Zuweilen erscheinen aneinander grenzende Gruppen gleichzeitig, zuweilen wechseln sie miteinander ab. Die Veränderungen beruhen wahrscheinlich auf Zusammenziehungen und Erweiterungen der kleinen Gefäße; die Möglichkeit, daß sie arteriell bedingt sind, kann jedoch nicht ausgeschlossen werden. Eine durch arteriolare Contraction bedingte Druckverminderung könnte die Capillaren sicherlich nicht entleeren, sondern würde nur die Strömung behindern oder aufheben; dies läßt sich an den Nagelwallcapillaren leicht beobachten. Die Erweiterung eines arteriellen Astes mit gleichzeitiger Contraction eines anderen könnte jedoch ein Leerwaschen der letzteren verursachen, und sofern das Leerwaschen vollständig ist, kann eine Capillarcontraction vorgetäuscht werden.

b) Die Anpassung der Hautcapillaren und wahrscheinlich der Capillaren im allgemeinen an Änderungen des Blutvolumens scheint nur bei verhältnismäßig großen Änderungen eine Rolle zu spielen; ein Grund hierfür ist zweifellos das Vorhandensein eines besonderen sehr feinen Mechanismus, welcher das Blutvolumen im allgemeinen Kreislauf so reguliert, daß die Venen oder Capillaren, die nicht zu dem Regulationssystem selber gehören, nicht beansprucht werden.

Durch Analyse zahlreicher verschiedener Versuche konnte ich zeigen (1912), daß der Portalkreislauf, einschließlich der Capillaren, Venchen und Venen des Magens, Darmes und der Niere, und außerdem noch der Pfortaderstamm infolge der doppelten Widerstände als ein veränderliches Blutreservoir wirkt. Erweitern sich die Arteriolen, die dies System versorgen, so wird solange Blut in das Reservoir gebracht, bis der Pfortaderdruck so steigt, daß er die entsprechend vermehrte Durchströmung der Lebercapillaren bedingt. Transfusionen großer Blutvolumina (WORM MÜLLER 1878, JOHANSSON und TIGERSTEDT 1889) werden im wesentlichen vom Pfortadersystem aufgenommen; die Leber wird „beinahe so hart wie ein Brett", und die Wirkung außerhalb dieses Systems ist verhältnismäßig gering. JARISCH und LUDWIG (1927) haben vor kurzem die durch intravenöse Injektionen oder Entnahmen kleiner Mengen Blut hervorgerufenen Volumänderungen an einer Eingeweideschlinge untersucht. Sie beobachteten Volumenänderungen, die darauf hindeuten, daß der größte Teil der der allgemeinen Zirkulation injizierten oder entnommenen Menge durch das Pfortadersystem kompensiert wird. Wird z. B. 1 cm³ Blut entnommen, so zieht sich das Darmvolumen derartig zusammen, daß ein Bruchteil eines cm³ dem allgemeinen Kreislauf zugeführt wird. Diese Reaktion bleibt nach Denervierung der Darmschlinge bestehen, nimmt jedoch nach Denervierung der Leber sehr ab. Hieraus geht hervor, daß der Leberwiderstand in dem System von größerer Bedeutung ist.

Mautner und Pick (1915, 1922) haben in der Leber von Fleischfressern das Vorhandensein einer besonderen Muskelversorgung an den kleinen Venen dargelegt. Ihre Befunde sind anatomisch von Arey und Simonds (1920) und in erneuten Versuchen von Baer und Roessler (1927) bestätigt worden. Diese Venen ziehen sich zusammen, wenn kleine Dosen Histamin auf sie einwirken; dies soll eine der Hauptursachen sein, warum Histamin bei Fleischfressern einen Kreislaufschock hervorruft, bei Kaninchen und Meerschweinchen aber nicht.

Die schönen Untersuchungen von Barcroft (1926, 1927) über die Milz zeigen, daß dies Organ eine besondere Funktion als Regulator des zirkulierenden Blutvolumens und der Blutkörperchen hat. Während der Ruhe nimmt es ein maximales Volumen an und enthält Blut mit hohem Hämoglobingehalt, das sehr langsam erneuert wird. Verlangen die Umstände eine Zunahme im zirkulierenden Blut, wie z. B. während der Muskelarbeit oder wenn Muskelarbeit bevorsteht, so zieht sich die Milz unter dem Einfluß des Nervensystems zusammen, wie Barcroft gezeigt hat. Um die Gesamtzirkulation zu erhöhen, muß der Druck in der Vena cava steigen, wie Krogh (1912) gezeigt hat und wie es durch die Untersuchungen an Starlings Herz-Lungen-Präparat vollkommen bestätigt ist. Der von Barcroft erforschte Mechanismus muß daher, um wirksam zu sein, in Verbindung mit dem eben erörterten Druckmechanismus an den Venae hepaticae arbeiten. Wenn die Milz sich contrahiert, müssen die Venae hepaticae erschlaffen und umgekehrt.

Zwölfter Vortrag.

Der Stoffaustausch durch die Capillarwand.

In den vorhergehenden Vorträgen habe ich mich hauptsächlich mit der Physiologie der contractilen Elemente in der Capillarwand beschäftigt und zunächst absichtlich alles beiseite gelassen, was zu der Funktion gehört, die, alles in allem genommen, die Hauptleistung der Capillaren darstellt: das ist der Stoffaustausch zwischen Blut und Geweben oder Gewebsflüssigkeiten, der durch die Capillarwand hindurch stattfindet.

Allem Anschein nach ist diese Austauschleistung eine höchst zusammengesetzte: Gase, Wasser, anorganische Salze, organische Krystalloide der mannigfaltigsten Beschaffenheit und in gewissen Geweben sogar Kolloide gehen fortwährend durch das Capillarendothel, und nicht selten wechselt die Richtung des Durchtritts. „Nach einem Blutverlust wird die Gesamtblutmenge im Körper sehr rasch wiederhergestellt. Die Capillaren scheinen das erforderliche flüssige und feste Material aufzunehmen, und gleichzeitig wird dieses Material neugebildet, so daß wieder Blutplasma von normaler Zusammensetzung entsteht ... Bei Bluttransfusion von einem Tier zum andern wird der flüssige Teil des injizierten Blutes rasch ausgeschieden." Angesichts solcher Tatsachen ist man zweifellos versucht, den Capillaren selber die Fähigkeit des Stoffdurchtritts durch ihre Wände zuzuschreiben. Der eben zitierte Satz meines Freundes und bedeutenden Vorgängers als Lektor der Silliman-Vorträge, Dr. HALDANE (1917, S. 81), scheint den Glauben an eine solche *Regulierung* zu enthalten; diese Regulation bedeutet ihm das wichtigste Studienobjekt der Physiologie. Ich bin jedoch der Meinung, daß man den wesentlichen Zielen der Physiologie besser dient, wenn man trotz der scheinbaren Aussichtslosigkeit des Gegenstandes versucht, kausale Erklärungen zu finden, wenn man untersucht, welche Kräfte den Stoffaustausch bewirken, und wenn man so genau wie möglich zu bestimmen versucht, was das Capillarendothel zu leisten imstande ist und was nicht.

Es ist also unsere Aufgabe zu sehen, wie weit wir mit den bekannten physikalischen und chemischen Kräften kommen, wenn wir versuchen, den Austausch jeder einzelnen Substanz durch die Capillarwand zu erklären, wobei wir die Capillarwand als eine inaktive permeable Membran annehmen. Wenn diese Kräfte nicht ausreichen, haben wir zu bestimmen, in welchem Grade und unter welchen Umständen sie nicht ausreichen, und festzustellen, welche Substanz oder Substanzen aktiv durch das Endothel transportiert werden können, in welcher Richtung und womöglich mit welcher Geschwindigkeit.

Statt an dieser Stelle eine abstrakte Definition zu geben, was ich unter den Worten „bekannte physikalische und chemische Kräfte" und „aktiver Transport" verstehe, halte ich es für zweckmäßiger, das durch Beispiele zu veranschaulichen, die aus dem Gebiet, mit welchem wir uns gerade beschäftigen, entnommen sind.

1. Der Gasaustausch in den Geweben. Als einen Fall, in dem der Austausch mit physikalischen Kräften sicher ausreichend erklärt werden kann, kann ich keinen besseren wählen als die Sauerstoffversorgung der Muskeln. Es ist dies das Problem, welches ich in meinem ersten Vortrag als allgemeine Einführung in die Physiologie der Capillaren erwähnte.

Sauerstoff ist in Wasser und wäßrigen Flüssigkeiten wie Blut und Gewebsflüssigkeiten im allgemeinen löslich. Im gelösten Zustand ebenso wie im freien gasförmigen Zustand breitet er sich durch den Vorgang, der Diffusion genannt wird, von jedem Punkt, wo seine Konzentration gerade hoch ist, zu allen anderen Punkten aus, wo die Sauerstoffkonzentration niedriger ist. Dabei hängt die Diffusionsgeschwindigkeit vom Konzentrationsgefälle ab. Die Konzentration gelösten Sauerstoffs läßt sich messen durch den Sauerstoffdruck in einer Atmosphäre, mit welcher der gelöste Sauerstoff im Gleichgewicht ist. Die Zahl Kubikzentimeter des Gases, die in einer Minute über eine Fläche von 1 cm² diffundiert, wenn der Druckabfall eine Atmosphäre Sauerstoff pro μ (0,001 mm) ist, bezeichne ich als die Diffusionskonstante für Sauerstoff. Diese einigermaßen willkürlichen Einheiten sind gewählt, weil sie sich für physiologische Zwecke eignen. Hüfner (1897) hat die Diffusionsgeschwindigkeit von Sauerstoff in Wasser gemessen. Die aus seinen Bestimmungen berechnete Diffusionskonstante beträgt 0,34. Ich habe (1919) die Diffusion in einigen tierischen Geweben gemessen und fand für Sauerstoff bei 20° C folgende Diffusionskonstanten:

in Wasser	0,34	(Hüfner)
Gelatine 15%	0,28	(Krogh)
Muskel	0,14	„
Bindegewebe	0,115	„
Chitin	0,013	„
Kautschuk	0,077	„

Diese Versuche zeigen, daß die tierischen Gewebe für Sauerstoff durchlässig sind, sie setzen jedoch, wie man sieht, dem Durchtritt der Sauerstoffmoleküle einen viel größeren Widerstand entgegen, als Wasser oder auch Gelatine.

Die Diffusionskonstante für tierische Gewebe steigt zwischen 0° und 40° mit steigender Temperatur um etwa 1% pro Grad, wobei die Geschwindigkeit bei 20° als Einheit genommen ist.

Hat man den Wert für die Sauerstoffdiffusion im Muskel und nimmt man die im zweiten Vortrag angeführten Messungen der Verteilung und Größe der Muskelcapillaren hinzu, so wird es möglich, den Sauerstoffdruck zu berechnen, der zur Versorgung eines Muskels mit der unter verschiedenen Bedingungen notwendigen Sauerstoffmenge erforderlich ist.

Wie im dritten Vortrag gezeigt wurde, finden wir auf dem Querschnitt eines quergestreiften Muskels die offenen Capillaren mit bemerkenswerter Regelmäßigkeit zwischen den Muskelfasern verteilt. Im ruhenden Muskel sind nur wenige offen, und ihre gegenseitigen Abstände sind infolgedessen beträchtlich. Im arbeitenden Muskel liegen sie dicht nebeneinander. In beiden Fällen können wir, ohne einen wesentlichen Fehler zu machen, voraussetzen, daß jede Capillare unabhängig von allen anderen einen sie umgebenden Gewebszylinder mit Sauerstoff versorgt. Auf einem Querschnitt stellt sich ein solcher Zylinder als eine Fläche dar, die als kreisförmig gelten kann; die zu jeder Capillare gehörende Durchschnittsfläche läßt sich berechnen, indem man die Capillaren auf einem Querschnitt zählt und die gefundene Zahl durch die Gesamtfläche dividiert.

Abb. 72 soll den Querschnitt einer Capillare (r) mit dem von ihr versorgten Gewebszylinder (R) darstellen; dann haben wir

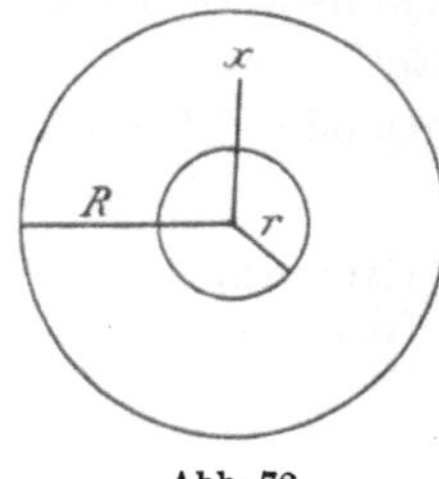

Abb. 72.

Sauerstoffmoleküle, die fortwährend die Capillaren durch die Wand verlassen und in das umgebende Gewebe eintreten, wo sie mit einer von den Stoffwechselvorgängen abhängigen Geschwindigkeit aufgebraucht werden. Das Sauerstoffdruckgefälle zwischen der Innenseite der Capillarwand und einem Punkt im Abstand x vom Mittelpunkt der Capillare muß dem Sauerstoffverbrauch p direkt und der Diffusionsgeschwindigkeit d umgekehrt proportional sein; kennt man diese Werte, zusammen mit den Radien r und R von Capillare und Gewebszylinder und dem Abstand x, so wird es möglich, eine mathematische Formel aufzustellen, aus der sich das Druckgefälle berechnen läßt. Da ich selber kein Mathematiker bin, hat mein Freund, der dänische Mathematiker ERLANG, eine derartige Formel für mich ausgearbeitet[1]. Sie lautet:

$$T_0 - T_x = \frac{10^4\,p}{d}\left(\frac{1}{2}\,R^2 \cdot \log \text{nat}\,\frac{x}{r} - \frac{x^2 - r^2}{4}\right),$$

wo T_0 und T_x die in Atmosphären angegebenen Sauerstoffdrucke in der Capillare und in dem Punkte x bedeuten; d ist die im vorhergehenden definierte Diffusionskonstante, und p ist die

---

[1] Siehe Anhang unter a) S. 242.

Zahl Kubikzentimeter Sauerstoff, die 1 cm³ Muskel in der Minute verbraucht; die Entfernungen r, x und R sind in Zentimetern gemessen. Setzt man $x = R$ und ersetzt die natürlichen Logarithmen durch gewöhnliche, so ergibt sich die Formel

$$T_0 - T_R = \frac{10^4\,\dot{p}}{d}\left(1{,}15\,R^2 \log \frac{R}{r} - \frac{R^2 - r^2}{4}\right),$$

die uns den Druckunterschied angibt, der zur Muskelversorgung nötig und ausreichend ist. Findet man, daß dieser Unterschied kleiner als der Sauerstoffdruck des venösen Blutes ist, das den Muskel verläßt, so folgt daraus, daß jeder Punkt des Muskelgewebes mit Sauerstoff durch Diffusion allein versorgt werden kann: Die Diffusion reicht *quantitativ* aus, den Sauerstoffbedarf des Muskels zu decken.

Die erforderlichen Druckwerte sind für eine kleine Anzahl typischer Beispiele von Meerschweinchenmuskeln ausgerechnet, bei denen die Capillaren und ihre mittleren Abstände gemessen worden sind. Die in der Tabelle angeführten Werte für den Sauerstoffverbrauch sind mehr oder weniger willkürlich, da sich unter den gegebenen Umständen keine Bestimmungen machen ließen. Sie richten sich nach dem Ergebnis der Bestimmungen von

	a	b	c	d	e	f	g
	Angenommener O-Verbrauch pro Minute in Volum.-% des Gewebes	Zahl der Capillaren im mm² Querschnitt	R μ	$2r$ μ	$T_0 - T_R$ in % einer Atmosphäre	Gesamtoberfläche der Capillaren in 1 cm³ Muskel cm²	Gesamtkapazität der Capillaren in Vol.-% des Gewebes
Ruhe	0,5	31[1]	100	3,0	6,5	3	0,02
	1,0	85	60	3,0	3,5	8	0,06
	3	270	33	3,8	2,5	32	0,3
Massage	5	1400	15	4,6	0,6	200	2,8
Arbeit	10	2500	11	5,0	0,4	390	5,5
Maximale Durchblutung	15	3000	10	8	0,25	750	15

[1] Diese Zahl ist berechnet aus einer (naturgemäß etwas ungenauen) Schätzung der Entfernung zwischen offenen Capillaren ($2\,R$) am lebenden Tier. Der entsprechende Wert für die Weite der offenen Capillaren ($2\,r$) ist den Messungen am vital injizierten Präparat mit 85 offenen Capillaren im Quadratmillimeter entnommen.

BARCROFT und KATO (1915) an Hundemuskeln. Die beiden niedrigsten Werte sind dann zu erwarten, wenn der Muskel, besonders nach Nervendurchschneidung, mehrere Stunden vollkommen geruht hat. Den höchsten Ruhewert (3%) beobachteten BARCROFT und KATO an einem Muskel, der auf künstliche Reizung hin kurze Zeit vor Ausführung der Bestimmung tätig gewesen war. Der für den arbeitenden Muskel angenommene Höchstwert ist etwas größer als der höchste von BARCROFT und KATO gemessene Wert (13%).

Der Sauerstoffdruck des die Muskeln verlassenden venösen Blutes beträgt wahrscheinlich zwischen 4 und 5% einer Atmosphäre. Wenn eine Spannungsdifferenz von 6,5% zur Versorgung des gesamten Muskels erforderlich ist, kommt es zu Sauerstoffmangel an den Stellen, die von offenen Capillaren am weitesten entfernt sind. Die anderen während der Ruhe gezählten Capillarzahlen geben, in Verbindung mit den angenommenen Werten für den Sauerstoffverbrauch, überall im Muskel einen kleinen positiven Sauerstoffdruck.

In einer Reihe von Versuchen, die VERZÁR (1912) in BARCROFTS Laboratorium anstellte, ergab sich, daß der Sauerstoffverbrauch ruhender Muskeln bis zu einem gewissen Grade von der Sauerstoffzufuhr abhängt und abnimmt, wenn sie vermindert ist. Zu ähnlichem Ergebnis gelangte GAARDER (1918) in meinem Laboratorium bei Messung des Gasstoffwechsels von Fischen, die eine äußerst kleine Anzahl offener Capillaren in ihren Muskeln haben. VERZÁR und GAARDER schlossen daraus, daß der Sauerstoffdruck in Teilen des Gewebes normalerweise Null sein muß, und es ist klar, daß unsere in der Tabelle angeführten Zahlen durchaus nicht im Widerspruch zu ihren Befunden stehen. Es ist tatsächlich wahrscheinlich, daß der Capillarkreislauf in ruhenden Muskeln so reguliert wird, daß der Druck an bestimmten Stellen gegen Null bleibt; doch wechseln diese Stellen fortwährend, je nach der wechselnden Lage der offenen Capillaren.

Nach Massage und während der Arbeit wird der Sauerstoffdruck im Muskelgewebe dem des Blutes so gut wie gleich. Das bliebe selbst dann gültig, wenn noch höhere Werte für den Sauerstoffverbrauch angenommen würden, und es ist klar, daß in diesen Fällen die Zahl der durchbluteten Capillaren viel größer ist, als für die Deckung des Sauerstoffbedarfs nötig wäre. Es ist daher ziemlich wahrscheinlich, daß die Zunahme in der Zahl der offenen Capillaren noch anderen Bedürfnissen des Muskels dient.

In Spalte f habe ich die Gesamtoberfläche der offenen Capillaren in 1 cm³ Muskel berechnet. Das ist die Fläche, die für Diffusion und Austausch irgendwelcher beliebiger Stoffe zwischen Blut und Gewebe zur Verfügung steht. Wenn viele Capillaren offen sind, so sieht man, daß diese Fläche gewaltig zunimmt.

Wenn nun die Diffusion des Sauerstoffs durch die Capillarwand und die Gewebszellen mehr als ausreicht, um den Bedarf der Muskeln bei schwerster Arbeit zu decken, so folgt daraus, daß sie wahrscheinlich in allen Geweben ausreicht, da das zur Verfügung stehende Capillarnetz in den am meisten tätigen Geweben sogar noch engmaschiger ist als in den Muskeln, und es folgt erst recht, daß die in den Geweben gebildete Kohlensäure immer durch Diffusion in die Capillaren ausgeschieden werden kann, da die Diffusionskonstante für CO_2 im Gewebe ungefähr 30 mal größer ist als für Sauerstoff. Das CO_2-Druckgefälle zwischen irgendeinem Gewebspunkt und dem Blut muß daher unter allen Umständen verschwindend klein sein.

In einem früheren Vortrag (X) habe ich die Reaktionen der menschlichen Haut auf Kreislaufverschluß und mäßige Temperaturerhöhungen erörtert und die Ansicht vertreten, daß in beiden Fällen Sauerstoffmangel für die beobachtete Gefäßerweiterung verantwortlich sein könne.

Die Anordnung der Hautgefäße ist an den meisten Stellen zu kompliziert, um eine Berechnung der Sauerstoffversorgung durch Diffusion zu ermöglichen; nur SPALTEHOLZ hat in der Fußsohle einen Wert für die papilläre und vasculäre Anordnung angegeben, wo die Versorgung so regelmäßig ist, daß zum mindesten der Versuch einer Berechnung gemacht werden kann.

Wir haben hier Papillen von ungefähr 0,25 mm Höhe; der mittlere Abstand zwischen den Spitzen derselben beträgt ungefähr 0,3 mm. Angenommen, die Capillarschlinge einer jeden Capillare versorgt einen Gewebszylinder der Keimschicht der Epidermis mit Sauerstoff, so wird der Radius $R = 150\,\mu$ sein. Für den Radius des zuführenden Gefäßes, welches durch zwei Äste der Capillarschlinge dargestellt wird, nehme ich einen Durchmesser $2\,r = 20\,\mu$ an. Die Diffusionskonstante des Gewebes wird mit $d = 0,12$ angenommen, und den Sauerstoffverbrauch pro

Minute erhält man aus GESSLERS (1922) Versuchen über den Gaswechsel ausgeschnittener Stückchen Schweinehaut. GESSLER findet pro Milligramm N in 30 Minuten bei 37° C im Mittel eine Sauerstoffabsorption von 2 mm². Der mittlere Stickstoffprozentgehalt von frischen Geweben ist 3,3, hieraus ergibt sich pro Minute und 100 cm³ Gewebe 0,22 cm³. GESSLERS Werte sind sicher Minimalwerte, da die in seinen Respirationsversuchen benutzten Stückchen von 100—200 mg zu groß sind, um den Sauerstoff der Atmosphäre durch Diffusion ins Innere gelangen zu lassen; außerdem ist zu bedenken, daß die Keimschicht leicht einen Gaswechsel haben kann, der weit über dem Mittelwert liegt. Andererseits wird sicher von den tieferen subpapillären Venen her etwas Sauerstoff die Epidermis erreichen, und ein wenig wird auch durch die Hautschicht der Epidermis hindurchdiffundieren. Benutzen wir die gegebenen Zahlen, so finden wir

$$T_0 - T_R = \frac{10^4 \cdot 0,0022}{0,12} \left(1,15 \cdot 15^2 \cdot 10^{-6} \log 15 - 10^{-6} \frac{15^2 - 1}{4}\right)$$

$$= 0,045 \text{ oder } 4,5\% \text{ einer Atmosphäre.}$$

Dieser Wert würde bedeuten, daß bei der normalen Hauttemperatur von etwa 30° die Sauerstoffversorgung ausreicht, um überall eine positive Sauerstoffspannung zu bedingen, daß aber mit dem erhöhten Sauerstoffverbrauch, wie er bei Temperaturerhöhung auf 40° hervorgerufen wird, und der nach GESSLERS Befunden etwa 80% beträgt, $T_0 - T_R$ auf ungefähr 9% steigen würde; dies würde Sauerstoffmangel bedeuten. Angesichts der Unsicherheit über verschiedene bei der Berechnung benutzte Faktoren ist es unmöglich, eine genaue Aussage zu machen; dennoch scheint es nicht unmöglich, daß ein stark erhöhter Stoffwechsel der Haut zu Sauerstoffmangel und dadurch zu Gefäßerweiterung führen kann.

2. Der Austausch von Krystalloiden durch die Capillarwand. Obgleich es einige wenige andere Stoffe gibt, die, wie der Harnstoff, nach den Untersuchungen von GAD-ANDRESEN (1921) wahrscheinlich imstande sind, durch die meisten Zellen des Körpers frei hindurchzudiffundieren, sind doch die Gase die einzigen, von denen wir mit einiger Sicherheit sagen können, daß ihr Transport im Körper nur durch einfache physikalische Diffusion vermittelt wird; für eine Anzahl von Stoffen können wir bestimmte Beispiele anführen, wo die physikalischen Kräfte ersichtlich nicht ausreichen, wo Moleküle ständig und mit beträchtlicher Geschwindigkeit von einer Stelle niedriger Konzentration zu einer anderen geschafft werden, wo die Konzentration wesentlich höher bleibt. Als Beispiel möchte ich die Frage erwähnen, die HEIDENHAIN im Jahre 1891 aufwarf, und die in den folgenden Jahren viel erörtert wurde, nämlich, wie bei der Kuh das Calcium aus dem Blut in die Milch gelangt. Die Kuh liefert täglich ca. 25 Liter Milch mit einem Calciumgehalt von 42,5 g oder 1,7 g im Liter. Diese Calciummenge stammt aus dem Blut, wo der Calciumgehalt 0,18 g im Liter nicht überschreitet. Unmöglich können die Calciumionen von selbst aus dem Blut in die Alveolen der Milchdrüse wandern. Ihr Transport erfordert Abgabe von Energie, erfordert Arbeit, die in lebenden Zellen mittels einer besonderen, einstweilen durchaus unbekannten, diesem Zwecke angepaßten „Maschinerie“ geleistet wird, kurz, er erfordert *Calciumsekretion*.

Worauf ich in Verbindung mit diesem und vielen anderen bekannten Beispielen von Drüsensekretion besonderen Nachdruck legen möchte ist dies, daß wir nicht vorauszusetzen brauchen, ja, daß überhaupt kein Grund zu der Annahme vorliegt, die sekretorische Arbeit würde, wenn auch nur zum Teil, vom Capillarendothel geleistet. Dafür sind die Drüsenzellen da, große kräftige Zellen von zusammengesetztem protoplasmatischen Bau, einem Bau, dem wir wenigstens andeutungsweise ansehen können, daß er etwas mit der sekretorischen Arbeit, zu der die Zellen berufen sind, zu tun hat; was vom Capillarendothel zu verlangen ist, beschränkt sich darauf, daß es für die Stoffe, welche die Drüsenzellen aufnehmen und sezernieren, durchlässig sein muß. Wenn im angeführten Beispiel der Milchdrüse die Drüsenzellen die Calciumionen so schnell absorbieren, daß ihre Konzentration außerhalb des Endothels dauernd niedriger gehalten wird als im Blut, so braucht ohne Zweifel, bei der gewaltigen zur Verfügung stehenden Endotheloberfläche, das Endothel für Calciumionen nur mäßig durchlässig zu sein, um alles Calcium, dessen die Drüse bedarf, beschaffen zu können.

Bei dieser Erörterung klärt sich noch ein anderer Punkt: Die Drüsen sind für die Untersuchung der Eigenschaften des Capillarendothels nicht recht geeignet, da wir die Funktionen des Endothels von denen der Drüsenzellen nicht *experimentell* trennen können. Für solche Zwecke muß man Gewebe auswählen, wo eine Flüssigkeit in unmittelbare Berührung mit der Außenseite von Capillaren gebracht wird und wo wir den Stoffaustausch zwischen jener Flüssigkeit und dem Blut untersuchen können. Das Unterhautgewebe ist eine der Stellen, wo sich ein solcher Stoffaustausch bequem verfolgen läßt. Man hat sich das für sehr viele Versuche zu Nutzen gemacht, und täglich wenden es die Ärzte vieltausendmal zur Einführung der verschiedensten Stoffe in das Blut der Kranken an. Das allgemeine Ergebnis aller der, bewußt oder unbewußt angestellten, Versuche ist, daß alle krystalloiden Stoffe durch das Capillarendothel nach beiden Richtungen frei hindurchtreten.

Gewöhnlich erscheinen die injizierten Substanzen nach einer so kurzen Zeitspanne im Blut, daß eine Absorption auf dem Wege der Lymphgefäße ausgeschlossen werden kann. In einigen Fällen wurden besondere Vorkehrungen getroffen, die sicherstellten, daß die fraglichen Stoffe in der Tat unmittelbar durch die Capillarwand aufgenommen wurden. In vielen Versuchen wurde ein Durchtritt von Stoffen *aus* dem Blut in eine künstlich injizierte Flüssigkeit oder ein natürliches Ödem verzeichnet. In den Fällen, wo man besonders darauf achtete, wurde für die betreffenden Stoffe zwischen Blut und Außenflüssigkeit ein Konzentrationsgleichgewicht hergestellt oder doch annähernd erreicht.

Ähnliche Resultate wie bei subcutanen Flüssigkeiten erhielt man bei Injektionen in die Leibeshöhle oder bei krankhaften Fällen von Ascites, ungeachtet des Umstandes, daß hierbei die diffundierenden Stoffe außer dem Capillarendothel auch noch das Peritonealepithel zu durchqueren haben.

In einigen von HEIDENHAIN und seinen Schülern und von COHNSTEIN in den neunziger Jahren unternommenen Versuchen wurden dialysable Stoffe ins Blut injiziert und ihre Konzentrationen im Blut und in der Lymphe des Ductus thoracicus zu verschiedenen Zeiten nach der Injektion verglichen. Bei vielen dieser Versuche fand man die Konzentrationen in der Lymphe etwas höher als in der gleichzeitig entnommenen Blutprobe, bei einigen war die Konzentration in einer der Lymphproben sogar höher als bei sämtlichen Blutproben. HEIDENHAIN und seine Schule nahmen an, daß dies auf aktiver Sekretion aus dem Capillarblut in die Lymphe beruhe, obgleich sie zugaben, daß auch die

Diffusion eine Rolle spiele. Wie ich glaube, ist man jetzt allgemein der Ansicht, daß ein solcher Schluß angesichts der unüberwindlichen Schwierigkeiten, die der Bestimmung einer wirklichen zeitlichen Zugehörigkeit zwischen den einzelnen Blutproben und Lymphproben entgegenstehen, nicht endgültig sein kann; hinzu kommt noch weiter die Schwierigkeit, gerade das wirkliche Konzentrationsmaximum in jeder Flüssigkeit zu treffen, wo doch nur verhältnismäßig wenige Proben in Zwischenräumen von 10 oder 20 Minuten entnommen werden.

Autoren, die an das sekretorische Vermögen des Capillarendothels glauben, haben mehrere Fälle angeführt, bei denen ihres Erachtens ein aktiver Transport von Stoffen stattgefunden haben muß (VOLHARD 1917). Doch würde es nicht zweckdienlich sein auf diese Fälle ausführlich einzugehen, weil die Bedingungen gewöhnlich, wie in dem eben erörterten Beispiel, zu undurchsichtig sind, um einen beweiskräftigen Schluß zu erlauben. Überblicke ich alle mir bekannten Tatsachen, so stehe ich nicht an zu sagen, daß es keinen zuverlässigen Beweis dafür gibt, daß die Capillaren einen hindernden oder fördernden Einfluß auf die Diffusionswanderung irgendwelcher Krystalloide durch das Endothel hindurch ausüben könnten.

Die Geschwindigkeit, mit der verschiedene Stoffe durch die Capillarwand diffundieren, scheint zur Geschwindigkeit ihrer freien Diffusion in Wasser oder Gelatine in enger Beziehung zu stehen. Für einige anorganische Salze und für Traubenzucker kommt CLARK (1921) auf Grund einer interessanten Versuchsreihe, auf die ich noch im späteren Verlauf (Vortrag XIII) ausführlicher zurückkomme, zu demselben Schluß.

Einen sehr wichtigen Beitrag zu diesem Gegenstand hat SCHULEMANN (1917) geliefert, der die Geschwindigkeit untersuchte, mit der organische Farbstoffe nach subcutaner Injektion an Mäusen oder Kaninchen im ganzen Organismus verteilt und von gewissen Zellen aufgenommen werden. Er vergleicht diese Geschwindigkeit mit der Geschwindigkeit, mit der dieselben Farbstoffe durch Gelatine diffundieren und findet eine allgemeine nahe Übereinstimmung. Da die Farbstoffe vor ihrer Verteilung durch das Blut an der Injektionsstelle in die Capillaren hinein durchgetreten sind und einen erneuten Durchtritt durch das Endothel hinter sich haben, bevor sie die sie aufnehmenden

Zellen färben, so zeigen SCHULEMANNs Befunde, daß der Durchtritt durch Diffusion geschieht, und daß die relativen Geschwindigkeiten der Dialyse für das Capillarendothel dieselben sind wie für Gelatine.

Die allgemeine Bedeutung der Permeabilität des Capillarendothels für Krystalloide liegt auf der Hand: sie ist die Ursache, daß alle die Stoffe, die jeweils für die intracellularen Stoffwechselvorgänge benötigt werden, an die Oberfläche jeder Zelle gelangen. Denn wenn irgendeine Substanz zwecks Speicherung, Umwandlung oder Transport von einer Zelle aufgenommen wird, so sinkt ihre Konzentration in der Gewebsflüssigkeit an der Oberfläche jener Zelle, und das Sinken führt automatisch zu einer Diffusion jener besonderen Substanz zu der Oberfläche hin, wo sie benötigt wird.

3. Die Undurchlässigkeit der Capillarwand für Kolloide. SCHULEMANN hat gefunden, daß Farbstoffe, die nicht imstande sind, aus einer wäßrigen Lösung in Gelatine zu diffundieren, bei subcutaner Injektion in ein Tier keine allgemeine Vitalfärbung bewirken, sondern an der Stelle der Injektion liegenbleiben, wo sie von bestimmten Zellen aufgenommen werden können. Diese Farbstoffe sind also offensichtlich außerstande, durch das Capillarendothel zu diffundieren, und das gleiche scheint für Kolloide im allgemeinen zu gelten: In den meisten Organen können sie nicht durch das normale Capillarendothel hindurchdiffundieren. Gewisse Ausnahmen von dieser Regel wird der nächste Vortrag behandeln.

Von unserem physiologischen Gesichtspunkt aus ist am wichtigsten die Undurchlässigkeit der Capillaren für die normalen Blutkolloide, die Eiweißkörper. Wird eine Eiweißlösung subcutan injiziert, so geht die Resorption äußerst langsam vor sich, und das Capillarendothel ist daran allem Anschein nach überhaupt nicht beteiligt.

J. H. LEWIS (1921) hat subcutan Serum injiziert, welches er mit Hilfe einer „Komplementbindungs‘‘reaktion noch in Verdünnungen von 1 : 1 000 000 nachweisen konnte. Im Ductus thoracicus fand er dies spezifische Protein nach 40 Minuten, im Blut dagegen ließ es sich erst nach $3^1/_2$ Stunden auffinden.

Eiweißfreie Flüssigkeiten bleiben bei subcutaner Injektion eiweißfrei, bis sie resorbiert sind, und pathologische Ödemflüssig-

keiten können für unbestimmt lange Zeit so gut wie eiweißfrei
bleiben, wie beispielsweise ein von VOLHARD (S. 1478) angeführter
Fall von Ascites zeigt.

4. Der Austausch von Wasser durch die Capillarwand. Die
Undurchlässigkeit der Capillarwand für Kolloide bildet die
Grundlage des Mechanismus für die Resorption isotonischer
Krystalloidlösungen in den Kreislauf, den STARLING im Jahre
1896 in seiner klassischen Arbeit: „Über die Flüssigkeitsresorption
aus den Bindegewebsspalten" beschrieben hat.

Um die Resorption einer mit dem Blut isotonischen Salzlösung
aus den Gewebsspalten unmittelbar in die Capillaren nachzuweisen,
wurde jedes der überlebenden Hinterbeine eines Hundes mit dem
eigenen defibrinierten Blut des Hundes durchspült, wobei für einen
regelrechten Kreislauf im Bein gesorgt war. Das eine Bein wurde
durch Injektion einer 1 proz. NaCl-Lösung ödematös gemacht,
und es stellte sich heraus, daß das Blut, das durch das ödematöse
Bein hindurchfloß, allmählich verdünnter wurde, indem es die
Flüssigkeit aus dem Ödem aufnahm, während das durch das
andere, normale Bein zirkulierende Blut so gut wie unverändert
blieb.

Diese Resorption schien rätselhaft, da der anfangs höhere
osmotische Druck der Außenflüssigkeit Wasser aus dem Blut in
die Gewebsspalten ziehen müßte, und der dauernd höhere hydrostatische Druck des Blutes in den Capillaren eine Filtration
von Wasser und Salzen in derselben Richtung in Gang setzen
müßte. STARLING zeigte, daß der osmotische Druck der Blutkolloide die beobachtete Resorption erklärte.

Es ist hier nicht nötig, auf die zur Zeit noch umstrittene Frage
nach dem Wesen des osmotischen Druckes einzugehen; ich
brauche nur daran zu erinnern, daß die Bezeichnung osmotischer
Druck die Anziehung ausdrückt, welche die gelösten Stoffe auf
das Lösungsmittel ausüben; seine Anwesenheit wird nachgewiesen,
wenn die (wäßrige) Lösung durch eine zwar für Wasser, aber nicht
für den gelösten Stoff durchlässige Membran von reinem Wasser
getrennt ist; denn in diesem Fall geht das reine Wasser fortwährend
durch die Membran in die Lösung, die an Volumen zunimmt und
verdünnter wird. Wird die Lösung unter Druck gesetzt, so
findet eine Filtration von Wasser in entgegengesetzter Richtung

statt, und wenn der Druck so weit gesteigert wird, daß die Filtration dem osmotischen Wasserstrom gerade das Gleichgewicht hält und das Volumen der Lösung weder zu- noch abnimmt, so ist der Filtrationsdruck gleich dem osmotischen Druck der Lösung und kann zu seiner Messung benutzt werden.

Bei jeder reinen Substanz hängt der osmotische Druck der Lösung von der *Zahl* der Moleküle, Ionen oder anderen anwesenden Teilchen ab, ganz gleichgültig, von welcher Art oder Größe sie sind, und beträgt für ein Gramm-Molekül einer undissoziierten Substanz (z. B. 180 g Traubenzucker), das in einem Liter Wasser gelöst ist, 22,4 Atmosphären.

Der osmotische Druck einer Lösung, die mehrere Substanzen enthält, hängt von den Partialdrucken der einzelnen Substanzen ab, und zwar wirkt jede so, als sei sie allein vorhanden; natürlich unter der Voraussetzung, daß die Gesamtzahl der freien Teilchen nicht durch Reaktionen der Stoffe untereinander verändert wird.

Der osmotische Druck des menschlichen Blutes beläuft sich auf etwa 6,5 Atmosphären. Von diesem Druck kommt der bei weitem größte Teil den im Plasma gelösten anorganischen Salzen zu, und von dem, was übrigbleibt, ist das meiste den organischen Krystalloiden zuzuschreiben. So übt beispielsweise der Blutzucker, der etwa 1 g im Liter beträgt, einen osmotischen Druck von 0,125 Atmosphäre oder 1,3 m Wassersäule aus. Dennoch haben, wie Starling zeigte, selbst die Eiweiße, die fast die Gesamtheit der Blutkolloide ausmachen, einen bestimmten, wenn auch kleinen osmotischen Druck.

Der osmotische Druck der Krystalloide kann in normalen Capillaren nicht *wirksam* werden, da ihre Wände für diese Stoffe, die hindurchdiffundieren bis ein Gleichgewicht erreicht ist, durchlässig sind. Der osmotische Druck der Eiweißkörper wird andererseits infolge der Undurchlässigkeit der Capillarwände für kolloidale Substanzen wirksam.

Der osmotische Druck der Blutkolloide kann zur Wirkung kommen und gemessen werden, wenn das Blut von einer proteinfreien Lösung, welche die Blutsalze enthält, durch eine für Eiweiß undurchlässige Membran getrennt wird.

Starling konstruierte Osmometer aus kleinen Glasglocken, die nahe dem oberen Ende mit zwei senkrechten Röhrchen versehen waren. Über die Mündung der Glocke wurde eine Peritonealmembran

gebunden, die nach dem Aufbinden einige Minuten lang mit 10 % Gelatine durchtränkt wurde. Durch Befestigen über einem durch-
löcherten Silberplättchen wurde ein Vorwölben der Membran verhindert. Von den Röhrchen wurde das eine entweder mit einem langen, engen senkrechten Rohr oder mit einem kleinen Quecksilbermanometer verbunden. Diese Osmometer wurden mit Serum gefüllt
und tauchten mit ihrem unteren Ende in eine Salzlösung, die im
allgemeinen leicht hypertonisch gewählt wurde. Unter diesen
Umständen sank die Flüssigkeit im vertikalen Rohr zunächst ein
wenig, aber in allen Versuchen fing sie dann innerhalb von 2 oder
3 Stunden an zu steigen und stieg 3 oder 4 Tage lang stetig weiter,
wobei die zum Schluß erreichte Höhe zwischen 30—40 mm Hg
oder 400—550 mm Wasser schwankte. Ist der Anfangsdruck in
den Osmometern beim Ansetzen des Versuchs höher, so findet
Filtration von Salzlösung statt, bis derselbe Gleichgewichtspunkt
erreicht ist.

In den capillaren Blutgefäßen haben wir ebenso wie im Osmometer eine Membran, die für Krystalloide durchlässig und für
Kolloide undurchlässig ist. Eine Resorption isotonischer Salzlösung kann daher stattfinden und muß in der Tat stattfinden,
wenn der hydrostatische Druck in den Gefäßen — der capillare
Blutdruck — niedriger ist als der osmotische Druck der Eiweiße.
Da die für die Osmose zur Verfügung stehende Capillaroberfläche,
wie wir gesehen haben, sehr groß ist, so kann durch diesen Mechanismus eine rasche Resorption von Salzlösung zustande kommen,
um aber einen genaueren Einblick in den Wasseraustausch zu
gewinnen, müssen wir uns über den osmotischen Druck der
Blutkolloide und über den Filtrationsdruck des Blutes in verschiedenen Capillaren eingehender orientieren.

Seit STARLINGS Veröffentlichung sind die Osmometer für
Kolloide wiederholt verbessert und genauere Bestimmungen des
osmotischen Druckes der Blutkolloide gemacht worden, ohne daß
jedoch zu der STARLINGschen Erklärung wesentlich Neues hinzu-
gekommen wäre.

5. Der kolloid-osmotische Druck des Blutes. Theoretisch besteht
zwischen Krystalloiden und Kolloiden keine scharfe Grenze.
Zwischen den kleinsten Ionen und den mikroskopisch sichtbaren
Teilchen sind alle Übergänge vorhanden. Wie ich gleich zeigen

werde, besteht aber im Blut zwischen den kleinsten Eiweißmolekülen, für die die Capillarwand normalerweise undurchlässig ist, und den größten Krystalloiden, die ohne Schwierigkeit hindurchtreten, eine große Kluft. Als osmotisch wirksame Substanzen brauchen wir nur die Eiweißkörper zu behandeln; es wird daher angebracht sein, den osmotischen Druck reiner Eiweißkörper, der hauptsächlich von Sörensen (1917) und Loeb (1922) untersucht worden ist, kurz zu erörtern[1].

Die Versuche und theoretischen Überlegungen dieser Autoren zeigen, daß der osmotische Druck von Eiweißkörpern hauptsächlich durch den Donnanschen Effekt bestimmt wird, der auf der Salzbildung der Eiweißkörper mit Säuren und Basen und auf dem ionisierten Zustand dieser Salze beruht. Bei einer bestimmten Wasserstoffionenkonzentration, dem isoelektrischen Punkt (oder Zone), der für jedes Eiweiß charakteristisch ist (für krystallinisches Eieralbumin bei $p_H = 4{,}8$), ist das Eiweißmolekül entweder frei oder ein Salz im nicht ionisierten Zustand. In weniger sauren Lösungen (höheres p_H) verhält sich das Eiweiß wie eine Säure in Verbindung mit Basen, und je höher das p_H, um so mehr verbindet es sich bis zu einem gewissen Punkte mit Basen. Der osmotische Druck einer derartigen Lösung hängt nicht nur von der Zahl der Eiweißteilchen oder Moleküle ab, sondern auch von den Metallionen. Diese, die sonst durch die Membran hindurchgehen würden, werden durch die elektrische Anziehung zwischen ihnen und den Eiweißionen zurückgehalten. Der osmotische Druck einer Eiweißlösung ist daher normalerweise höher, manchmal sogar viel höher als der Druck, der der Zahl der Eiweißteilchen direkt entspricht.

Wie auch experimentell bestätigt worden ist, folgt aus der Donnanschen Theorie weiter, daß der osmotische Druck einer Eiweißlösung nicht nur von dem p_H, sondern auch von der Anwesenheit von Neutralsalzen beeinflußt wird und daß man unter sonst gleichen Bedingungen nicht erwarten kann, daß er der Eiweißkonzentration einfach proportional sei. Es bestehen vielmehr zwischen Druck und Konzentration viel verwickeltere Beziehungen. Wie Loeb gefunden hat, nimmt bei Abwesenheit von Neutralsalzen, oder wenn ihre Konzentration sehr niedrig ist, der Ge-

---

[1] Siehe Anhang unter b) S. 243.

samtdruck pro Grammprozent mit der Konzentration beträchtlich zu.

Verschiedene Eiweiße zeigen in bezug auf ihren osmotischen Druck ein sehr verschiedenes Verhalten; bei Beobachtung gewisser Vorsichtsmaßregeln lassen sich die osmotischen Drucke zur Bestimmung der „Molekulargewichte von gelösten Eiweißkörpern" bestimmen. ADAIR (1926) hat für Serumalbumin ein Molekulargewicht von 62 000, für Pseudoglobulin von 130 000 bis 150 000 und für Euglobulin von 174 000 abgeleitet. Die isolierten Globuline sind kaum reine Substanzen. Für unseren Gesichtspunkt ist es jedoch wichtig, daß sie sicherlich größere Moleküle als die Albumine haben und daher, verglichen mit diesen, bei gleichen Gewichtsmengen einen kleineren osmotischen Druck ausüben (FARKAS 1927).

Im Blut ist ein wechselndes Gemisch von Albuminen und Globulinen für den osmotischen Druck der Kolloide verantwortlich. Die Verhältnisse werden durch die Anwesenheit von Salzen und durch deutliche, wenn auch geringe Änderungen in der Wasserstoffionenkonzentration noch verwickelter. Trotz Versuchen in dieser Richtung (GOVAERTS 1927) ist es bisher noch nicht möglich, aus den Bestimmungen an reinen Eiweißkörpern die im Blut angetroffenen Verschiedenheiten abzuleiten oder die osmotische Wirkung durch Messungen der Gesamtproteine und des Albumin-Globulinanteiles mit genügender Sicherheit zu errechnen. Wir haben in meinem Laboratorium (KROGH und NAKAZAWA 1927) zahlreiche Bestimmungen ausgeführt, um empirisch die Beziehung zwischen dem von den Serumkolloiden ausgeübten osmotischen Druck und den Faktoren, die bekanntermaßen veränderlich sind, zu messen. Wir fanden, daß die Temperatur einen äußerst geringen Einfluß hat; der osmotische Druck der Kolloide von Säugetierserum ist bei Zimmertemperatur kaum meßbar niedriger als bei Körpertemperatur. Im Gebiet der physiologischen oder selbst pathologischen Veränderungen konnte ein Einfluß der Wasserstoffionenkonzentration, von Neutralsalzen und Kohlensäure ($p_{\mathrm{H}} = 8—6{,}5$; $0{,}3—1{,}5\%$ Salz; $0—20\%$ CO_2-Spannung[1]) nicht nachgewiesen werden. Diese Ergebnisse bestätigen und erweitern die entsprechenden Versuche von MAYRS (1926). Sie sind technisch

---

[1] Siehe Anhang unter c) S. 243.

sehr wichtig, denn hiernach dürfen Bestimmungen bei gewöhn-
licher Temperatur gemacht werden, ohne daß genau auf Bedingungen, wie CO_2-Verlust oder andere Änderungen des p_H, geachtet
zu werden braucht.

Obwohl so viel Neutralsalze vorhanden sind, daß die sonst
zu erwartende Zunahme des DONNANschen Effektes bei zunehmender Eiweißkonzentration auf ein Minimum herabgesetzt

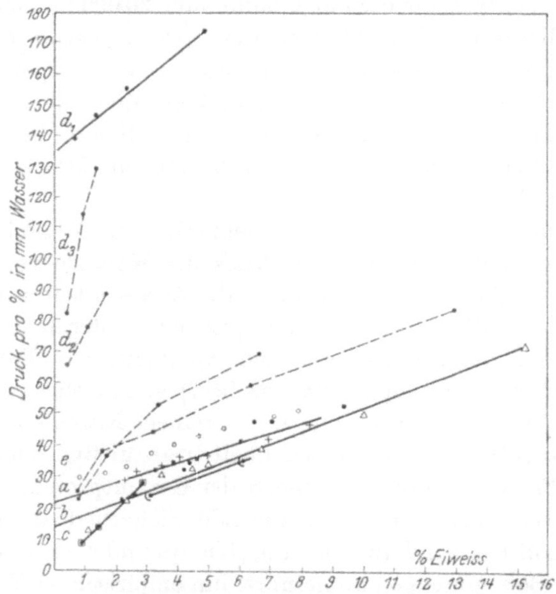

Abb. 73. Kolloid-osmotischer Druck von verschiedenen Flüssigkeiten % Kolloid bei den
angegebenen Konzentrationen. *a* Menschenserum. + Bestimmungen von KROGH und
NAKAZAWA; o Bestimmungen von MEYRS; ● Bestimmungen von VERNEY. *b* Standard-
Pferdeserum. *c* Froschserum. d_{1-3} Menschenharne. *e* Hühnereiweiß. (· Bestimmungen
an Gummilösungen. (Nach KROGH und NAKAZAWA.)

wird, nimmt der kolloid-osmotische Druck von Blut oder Serum
pro Gramm Eiweißprozent mit der Konzentration zu. Diese
Zunahme wurde von MAYRS und VERNEY (1926) untersucht;
unsere Befunde bestätigen und erweitern ihre Beobachtungen, wie
in Abb. 73 gezeigt wird. Die Kurven stellen den Druck pro Grammprozent bei verschiedenen Konzentrationen von gleichem Serum,
eiweißhaltigem Urin oder anderen kolloidalen Lösungen dar.

Zur Zeit läßt sich für diese Beziehung von Konzentration und
osmotischem Druck keine befriedigende theoretische Erklärung

geben (VERNEY, KROGH und NAKAZAWA, MARRACK und HEWITT 1927). Sie muß jedoch in Betracht gezogen werden, wenn Sera mit verschiedenem Eiweißgehalt, wie bei der Untersuchung pathologischer Fälle, verglichen werden.

Wir haben in meinem Laboratorium viel Arbeit darauf verwendet, um den von uns sog. fraktionierten kolloid-osmotischen Druck des Blutes zu bestimmen. Ein kurzer vorläufiger Bericht findet sich in der ersten Ausgabe. Wir mußten jedoch den Versuch aufgeben, da die technischen Schwierigkeiten unüberwindlich waren, obgleich das Prinzip, wie wir später sehen werden, richtig und, in gewissen Fällen, auf Vorgänge im Organismus anwendbar ist. Wir hatten die Absicht, den osmotischen Druck durch Kollodiummembranen von verschiedener Durchlässigkeit in Fraktionen aufzuteilen, die immer auf Teilchen über einer gewissen Größe beruhen würden, die durch die Poren der jeweils benutzten Membran bestimmt würden. Es gelang uns zu zeigen, daß eine ganz bestimmte kolloidale Fraktion vorhanden ist. Denn wir fanden bei Anwendung von Membranen, die für Eiweißkörper gerade undurchlässig waren, einen bestimmten Druck, sobald jedoch die Außenflüssigkeit eine Eiweißreaktion gab, war der Druck meßbar niedriger, wurden jedoch Membranen mit viel kleineren Poren angewendet, so war der Druck wieder genau derselbe wie im ersten Falle[1].

Wir können weiter zeigen, daß eine ganz deutliche Kolloidfraktion, die Fibrinogenfraktion, vorhanden ist, deren osmotischer Druck zu vernachlässigen ist; denn wir finden, daß hirudinisiertes oder Oxalatplasma eines Tieres denselben Druck ausübt wie das defibrinierte Serum. Wir finden z. B. für das Plasma eines Kaninchens mit 6,5% Eiweiß einen Druck von 332 mm Wasser und für das Serum desselben Blutes mit 6,2% Eiweiß einen Druck von 334 mm.

Die Trennung bestimmter Kolloidfraktionen mittels verschieden durchlässiger Membranen mißlang, weil wir die Membranen nicht genügend einheitlich machen oder erhalten konnten. Man kann leicht eine Membran herstellen, die gewisse kleinere Eiweißmoleküle hindurchläßt und bei wiederholten Bestimmungen denselben osmotischen Druck gibt, aber es war uns un-

---

[1] Siehe Anhang unter d) S. 244.

möglich, eine gleiche Membran erneut zu erhalten. Wir stellten eine Reihe von genau gleichen Membranen mit einer Filtrierfähigkeit für Wasser (die Definition hierfür siehe Anhang S. 319) von z. B. 6 cm³ her. Mit ihnen erhielt man osmotische Drucke, die zwar alle niedriger waren als die mit der 1-cm³-Membran, die aber dennoch zu verschieden waren, um von Nutzen zu sein. Wir können daher nur folgern, daß kolloidale Moleküle und Aggregate in allen möglichen Größen im Blut vorhanden sind. Wir haben Grund zu der Annahme, daß das im Blut vorkommende Serumalbumin im allgemeinen aus kleineren Teilchen besteht als die Globuline, und daß es für die größere Fraktion des osmotischen Drucks verantwortlich ist.

Der osmotische Druck der Blutkolloide ist bei verschiedenen Tieren sehr verschieden. Ich habe eine Anzahl von Bestimmungen teils aus der Literatur, teils aus den in meinem Laboratorium ausgeführten Versuchen, die dazu dienen sollten, die verschiedenen Fraktionen der Blutkolloide zu erhalten, gesammelt.

Beim Grasfrosch (Rana temporaria) ist sowohl der Eiweißgehalt des Blutes als auch der osmotische Druck der Blutkolloide je nach der Jahreszeit und dem Zustand des einzelnen Frosches sehr verschieden; die Verschiedenheiten sind nicht immer parallel. Die normalen Werte für das Serum liegen anscheinend bei einem Eiweißgehalt von ungefähr 2,5% und einem osmotischen Druck von 70 mm Wasser. Bei einem abgemagerten Exemplar maßen Churchill, Nakazawa und Drinker (1927) einen osmotischen Druck von nur 15 mm, dem ein Eiweißgehalt von 1,4% entsprach; wir fanden jedoch wiederholt, daß Blut mit derartig geringem Eiweißgehalt einen normalen Druck aufweisen kann. In zwei Fällen zeigte das Blut einen Eiweißgehalt von 4,1—4,3% mit einem Druck von 140 und 150 mm. Am Ochsenfrosch (R. catesbiana) hat White (1924) drei Bestimmungen ausgeführt, die ich wiedergebe, da sie in der gleich zu erörternden Arbeit von Landis verwendet und bestätigt worden sind. Er fand für das Froschplasma Eiweißprozentgehalte von 2,40, 2,52 und 2,80 mit entsprechenden Drucken von 96, 98 und 115 mm Wasser.

Für das Säugetierserum sind die Drucke höher und lange nicht so verschieden. An 7 Kaninchen fanden wir einen mittleren Eiweißgehalt von etwas unter 6% mit einem Druck von 270 mm, der niedrigste war 4,8% mit 230 mm, der höchste 6,2% mit

330 mm. An 5 Katzen fanden wir im Mittel 7,4% und 310 mm
mit Unterschieden von 6,6—8,4% und entsprechenden Drucken
von 260 und 300 mm. Der höchste Druck, 345 mm, wurde an
einem Serum mit nur 6,8% Eiweiß gemessen. Für den Ochsen
variierten die Werte von 5 Tieren nur von 6,8—8,2% Eiweiß mit
Drucken von 340—380 mm.

Am Menschen haben verschiedene Beobachter zahlreiche Bestimmungen gemacht; in den einzelnen Befunden bestehen starke
Abweichungen, wie nicht anders zu erwarten ist, wenn eine ver-
änderliche Funktion untersucht wird. Die Werte betragen unter
300 bis über 500 mm Wasser. Sie sind im ganzen unverkennbar
von der Eiweißkonzentration abhängig, aber in den einzelnen
Fällen ist die Beziehung infolge der Unterschiede in den osmotischen Eigenschaften des Eiweiß oft undeutlich.

Die Unterschiede in den mittleren Werten bei den verschiedenen Autoren sind viel zu groß, als daß sie durch das individuell
verschiedene Verhalten erklärt werden könnten; sie müssen daher
auf der Technik und, in einzelnen Fällen, auf der verschiedenen
Durchlässigkeit der angewendeten Membranen beruhen. Die
höchsten Werte hat DIETER (1925) gefunden, der mit hirudini-
siertem Blut arbeitete und die mühsame aber genaue Technik
von SÖRENSEN benutzte. Sein Mittelwert von 54 Fällen ist
420 mm mit Schwankungen von 370—480 mm. Leider hat er keine
Bestimmungen des Eiweißgehaltes ausgeführt. MAYRS (1926)
fand für das gemischte hirudinisierte Plasma mehrerer Menschen
einen Druck von 410 mm, dem ein Eiweißgehalt von 7,9%
entsprach. In meinem Laboratorium haben wir Bestimmungen
an Serum von 12 Fällen gemacht und einen mittleren Druck von
380 mm mit einem Eiweißgehalt von 7,65% erhalten. In diesen
Werten sind die normalen Fälle von IVERSEN und NAKAZAWA mit
einbezogen (1927; 8 Fälle 360 mm und 7,56%). GOVAERTZ (1924)
findet bei 10 Fällen einen Mittelwert von 380 mm mit einem mittleren Eiweißgehalt von 8,15, und SERR (1924) gibt einen Druck
von 370 mm als Mittelwert von 72 Fällen an. Seine Eiweißwerte,
die zu hoch sein müssen, liegen zwischen 8,2 und 10,3%, der gefundene osmotische Druck ist um einen unbekannten Wert zu
niedrig, weil nahezu alle seine Membranen für Eiweiß etwas durchlässig waren. RUNGE und KESSLER (1925) geben 367 mm (27 mm
Hg) als Mittelwert für ihre normalen Fälle an; sie arbeiteten mit

der Methode von SCHADE. Die niedrigsten Werte geben SCHADE und CLAUSEN (1924) an. Die Bestimmungen im Serum von 10 Fällen betragen 280—370 mm, im Mittel 340. Die angewendete, sonst schöne Methode machte es unmöglich, die Außenflüssigkeit auf Eiweiß zu prüfen.

Ich bezweifle nicht, daß die niedrigsten Werte dieser Reihe falsch sind und neige dazu, die höchsten als die wahrscheinlich richtigen anzusehen; jedoch bedarf der Gegenstand offensichtlich weiterer Untersuchungen. Für viele Zwecke sind die relativen Werte, die mit konstanter Methode erhalten werden, gänzlich ausreichend, in anderen Fällen sind absolute Werte, wie wir gleich sehen werden, wesentlich.

5. Anhang.

a) Professor PARSONS gab mir die folgende Erklärung von den einzelnen Stufen, auf welchen man zu dieser Gleichung gelangt.

Wenn die äußerste Gewebslage, die zu dem Zylinder gehört, gerade ausreichend mit Sauerstoff versorgt ist, wird das Druckgefälle des diffundierenden Gases so groß sein, daß die Geschwindigkeit, mit der die Diffusion innerhalb des Gewebszylinders durch jede zylindrische Fläche (z. B. mit dem Radius x) stattfindet, dem Sauerstoffverbrauch zwischen dieser und der äußeren Fläche (Radius R) gleich sein muß. Diese in Worte gekleidete Beziehung kann in einer mathematischen Gleichung ausgedrückt werden.

Betrachtet man eine Länge l der Capillare und ihren umgebenden Gewebszylinder, so findet man den Sauerstoffverbrauch des Gewebes, das zwischen der Fläche (x) und dem äußeren Randbezirk (R) liegt:

$$(\pi R^2 l - \pi x^2 l)\, p \text{ cm}^3 \text{ pro Minute,}$$

und die Diffusionsgeschwindigkeit des Sauerstoffs über die zylindrische Fläche x ist

$$-\frac{dt}{dx} \cdot 2\pi x l D \,,$$

wo $2\pi x l$ das Areal der Fläche x, D die Diffusionskonstante für Sauerstoff im Gewebe in cm-Einheiten ausgedrückt und $-\dfrac{dt}{dx}$ die unbekannte Änderung der Sauerstoffspannung mit der Entfernung in dem Abstand x ist, d. h. das Sauerstoffdruckgefälle ist im Abstande x negativ, weil mit zunehmender Entfernung die Sauerstoffspannung abnimmt.

Aus dem, was oben erklärt ist, sind die zwei angegebenen Werte gleich.

$$-\frac{dt}{dx} 2\pi x l D = (\pi R^2 l - \pi x^2 l)\, p \,.$$

Diese Differentialgleichung wird gelöst, indem man die Variabeln T und x auf verschiedene Seiten bringt. Gleichzeitig wird π und l herausgebracht, und wir erhalten

$$- dt = \frac{p}{2D}\left(\frac{R^2\,dx}{x} - x\,dx\right).$$

Wir integrieren zwischen den Grenzen $x = r$, wo $T = T_0$ ist, und $x = x$, wo $T = T_x$ ist, und bekommen

$$-\int_{T_0}^{T_x} dt = \frac{p}{2D}\left(R^2\int_{r}^{x}\frac{dx}{x} - \int_{r}^{x} x\,dx\right)$$

oder

$$T_0 - T_x = \frac{p}{2D}\left(R^2 \log\mathrm{nat}\,\frac{x}{r} - \frac{x^2 - r^2}{2}\right).$$

Wie eben gesagt wurde, ist D die Diffusionskonstante für Sauerstoff, gemessen durch die Einheit des Druckgefälles von 1 Atmosphäre auf 1 cm. Setzen wir hierfür unsere Diffusionskonstante für Atm$/\mu$, so haben wir $D = \dfrac{d}{10^4}$ und bekommen

$$T_0 - T_x = \frac{10^4\,p}{d}\left(\frac{1}{2}\,R^2 \log\mathrm{nat}\,\frac{x}{r} - \frac{x^2 - r^2}{4}\right).$$

b) Verschiedene Autoren (ELLINGER und HEYMANN 1921, SCHADE und Mitarbeiter) machen eine scharfe Trennung zwischen dem osmotischen Druck von Krystalloiden, die echte Lösungen bilden, und dem „Imbibitionsdruck von Kolloidsolen", der nach ihrer Ansicht im wesentlichen der gleiche wie der durch die Schwellung von Gelen ausgeübte Druck ist. SCHADE (SCHADE und MENSCHEL 1923) hat das Wort „onkotischer" Druck geprägt, um den Unterschied hervorzuheben. ELLINGER und HEYMANN versuchten mittels Durchströmungsversuchen an Fröschen zu zeigen, daß der „Imbibitionsdruck" kleiner Mengen Serumproteine, die ihren Durchströmungsflüssigkeiten zugefügt waren, viel höher war, als osmotisch von derselben Substanz in vitro ausgeübt werden konnte. Ihre Resultate sind später durch die im nächsten Vortrag zu erörternden Versuche von DRINKER und CHURCHILL erklärt worden. SCHADE mißt den onkotischen Druck in der üblichen Weise mit Kollodiumosmometer; es handelt sich also offenbar nur um Unterschiede in der Nomenklatur. Doch sollten Verhältnisse, die bereits an sich schwierig genug sind, durch eine verschiedene Nomenklatur nicht noch mehr kompliziert werden. Die Versuche von Chemikern wie SÖRENSEN, LOEB und SVEDBERG lassen keinen Zweifel darüber, daß die Vorgänge, die sich als osmotischer Druck von Kolloiden und Krystalloiden äußern, im wesentlichen identisch sind.

c) SCHADE (1927) hebt die Tatsache hervor, daß die Veränderungen im gesamten Blut, die während des Durchströmens durch die Capillaren stattfinden, eine Wasseraufnahme der Blutkörperchen aus dem Plasma bedingen. Die hierdurch bedingte Konzentrationszunahme muß eine entsprechende Erhöhung im kolloid-osmotischen Druck hervorbringen, die für die Frage des Flüssigkeitsaustausches im umgebenden Gewebe sehr wichtig sein soll. Es wäre selbst schwierig einzusehen, wie eine deutliche Zunahme einen wesentlichen Einfluß auszuüben vermöchte; auf alle Fälle ist die Wirkung jedoch so gering (weniger als 1% nach L. J. HENDERSON, BOCK, FIELD und STODDARD 1924), daß sie für den osmotischen Druck gänzlich zu vernachlässigen ist.

d) In unseren anfänglichen Versuchen fanden wir eine deutliche Zunahme des Druckes, wenn wir an Stelle von Membranen mit einer Filtrationsfähigkeit von 1 cm³, die normalerweise für Eiweiß undurchlässig sind, solche mit einer Filtrierfähigkeit von ungefähr 0,1 cm³ setzten. Es zeigte sich jedoch, daß dies ein Fehler war, der auf Ursachen beruhte, die seitdem entdeckt und ausgeschaltet worden sind (KROGH und NAKAZAWA).

Dreizehnter Vortrag.

Der Wasseraustausch zwischen dem Blut und den Gewebsspalten.

1. Der Blutdruck in den Capillaren. Durch sein Verhältnis zum osmotischen Druck derjenigen Kolloide, für welche die Capillarwand undurchlässig ist, bestimmt der hydrostatische Druck des Blutes in den Capillaren die Richtung und Geschwindigkeit des Austausches von Wasser (isotonischer Salzlösung) zwischen den Gewebsspalten und dem Blut. Ist der Blutdruck in den Capillaren größer als der osmotische Druck, so tritt mehr Wasser, als osmotisch angezogen wird, durch Filtration durch die Capillarwand, und es entsteht Ödem. Ist dagegen der Capillardruck kleiner als der osmotische Druck, so wird ein etwa in den Gewebsspalten vorhandener Flüssigkeitsüberschuß resorbiert. Die Geschwindigkeit, mit der eine solche Resorption stattfindet, hängt von der Differenz zwischen osmotischem Druck und capillarem Blutdruck ab.

Bei dieser vorläufigen Feststellung habe ich zwei Faktoren für den Flüssigkeitsaustausch außer acht gelassen, nämlich den Gewebsdruck außerhalb der Blutgefäße und die osmotische Wirkung der in den Gewebsspalten vorhandenen Kolloide. Wie wir später sehen werden, kann man diese Faktoren in den meisten Fällen vernachlässigen, obgleich es Zustände gibt, wo sie das Geschehen in ausgesprochener Weise beeinflussen.

Nach der ursprünglichen Vorstellung von STARLING, die SCHADE (1927) kürzlich wieder aufnahm und erweiterte, soll der Druck am arteriellen Ende eines normalen Capillarsystems den kolloid-osmotischen Druck überschreiten und so eine Fil-

tration von Wasser bedingen; an einem Punkt innerhalb der
Capillaren soll ein Gleichgewicht herrschen, und am venösen
Ende sollen die Verhältnisse umgekehrt liegen, so daß Wasser
resorbiert wird. Dies würde einen halb ödematösen Zustand nahe
den Arteriolen und eine konstante extracapillare Wasserströmung
vom arteriellen Ende jeder Capillare nach der venösen Seite hin
bedingen. SCHADE sieht anscheinend eine derartige Strömung
als wesentlich für die capillare Austauschtätigkeit an; diese Ansicht ist jedoch sicher falsch. Der Austausch findet durch dauernde
Bewegung von Ionen und Molekülen, einschließlich der Wassermoleküle, nach beiden Richtungen an jeder Stelle der Capillarwand statt. Wir brauchen nur den Endeffekt dieser Bewegungen
und den speziellen Fall der Wassermoleküle zu betrachten. Nach
der Vorstellung von SCHADE dürfte der mittlere Capillardruck vom
osmotischen Kolloiddruck nicht sehr abweichen. SCHADE (1927)
nimmt für die einzelne Capillare einen Druckabfall von ungefähr
50 mm Hg am arteriellen bis unter 10 mm am venösen Ende an.
Daraus würde folgen, daß jede Druckerhöhung in den Capillaren
oder jede Verminderung der Wasseranziehung von den Blut-
kolloiden eine überschüssige Filtration eines Wasserquantums
nach außen durch die Capillarwand hindurch bedingen würde.
Dieses könnte nur von den Lymphgefäßen entfernt werden.

Die zahlreichen, in meinem Laboratorium ausgeführten mikroskopischen Beobachtungen am lebenden Gewebe haben mich zu
einer ganz anderen Vorstellung geführt, auf die ich im ersten Vortrag kurz hingewiesen habe. Wir finden, daß das Gefäßbett in
den Arteriolen normalerweise im Vergleich zu dem der größeren
Arterien und der Capillaren und Venen äußerst eng ist. Der
hauptsächlich zu überwindende Widerstand liegt daher zweifellos
in den Arteriolen, wo demnach der hauptsächliche Druckabfall
stattfinden muß, während für die Strömung durch Capillaren
und Venen eine verhältnismäßig unbedeutende Druckdifferenz
ausreichen muß. Diese Beobachtungen sind an der Haut des
Menschen, des Kaninchens und des Frosches, an Muskeln verschiedener Tiere und an der Blase und dem Darm des Frosches
gemacht worden. Dagegen scheinen die Zungenschleimhaut und
das Mesenterium des Frosches bemerkenswerte Ausnahmen zu
bilden, indem die relative Verengerung des Gefäßbettes in den
Arteriolen dieser Organe viel weniger ausgesprochen ist.

Auf Grund derartiger Beobachtungen bin ich zu der Ansicht gekommen, daß der Druck in den meisten Capillarsystemen überall niedriger als der kolloid-osmotische Druck des Blutes ist. Diese Ansicht wurde durch die über die Resorption aus den Gewebsspalten bekannten Tatsachen gestützt; für eine endgültige Entscheidung waren jedoch direkte Druckmessungen nötig.

Die in der älteren Literatur vorhandenen Bestimmungen des Blutdruckes in den Capillaren sind sehr widersprechend und unbestimmt. Die meisten wurden an der menschlichen Haut gemacht; es wurde beobachtet, welcher Druck nötig ist, um die Strömung zum Stillstand zu bringen oder die Haut blaß zu machen. Es ist gezeigt worden (LANDIS 1926, KLINGMÜLLER 1927, LEWIS 1927), daß sich mit diesen Methoden sehr viel höhere und auch auffallend niedrigere Werte als die wirklichen Drucke, die man messen will, erhalten lassen. Sogar die Methode von BASLER (1914), der einen Einschnitt in das Gefäß macht, dessen Druck gemessen werden soll, und dann den Druck bestimmt, der gerade ausreicht, um die Blutung zum Stillstand zu bringen, gibt oft zu hohe Werte, da die Kapsel, welche den äußeren Druck überträgt, eine Behinderung des venösen Abflusses bedingen und so künstlich den Blutdruck erhöhen kann.

Die ersten direkten und zuverlässigen Messungen des Blutdruckes in den Capillaren erhielt Frl. CARRIER, die mit REHBERG in meinem Laboratorium (1922) an der menschlichen Haut arbeitete. Mit einer Glascapillare, die physiologische Kochsalzlösung unter verstellbarem Druck enthält, wird die Haut und die Spitze einer günstig gelegenen Capillarschlinge durchbohrt. Die Spitze der Glascapillare wird ein paar Sekunden im Blutstrom gehalten, und es wird beobachtet, ob Blut in die Glasröhre hineinläuft. Falls das Blut in die Röhre einläuft, ist sein Druck deutlich höher und in diesem Fall stellt man den Druck einige Zentimeter höher ein und wiederholt die Probe an einer anderen Capillarschlinge. Läuft dann kein Blut mehr in die Glasröhre, so versucht man es noch an zwei oder drei Schlingen, um den Befund zu sichern, und setzt den Druck danach auf einen zwischen den beiden Werten liegenden Punkt herab. Indem man die Grenzen zwischen dem zu kleinen und dem zu großen Druck einengt, kann man den Druck in den Capillaren mit einer Genauigkeit bis zu $^1/_2$ cm Wasser fuiden. Gelegentlich ist der Druck in der Blutcapillare dem Druck in der Glascapillare gerade gleich. Wenn das der Fall ist, pulsiert das Blut in der Spitze der Glascapillare mit jedem Herzschlag. Die Zuverlässigkeit dieser Methode ist mit der Begründung bezweifelt worden (Kylin), die Glasröhre behindere die Strömung in der fraglichen Capillare. Dies ist sicher in einigen Fällen so, und wenn wir annehmen, daß die Röhre den Zufluß vom arteriellen Schenkel vollständig behindert, müssen wir den venösen Schenkel und die Glasröhre als eine geschlossene seitenständige Röhre von den nächstgelegenen Venchen ansehen. In diesem Falle messen wir den Druck in dem ersten Venchennetz anstatt in der Spitze der Capillarschlinge. Der Unterschied ist jedoch zu gering, um meßbar zu sein.

Man findet, daß es für den Druck in den Capillaren und Venchen sehr darauf ankommt, wie groß der senkrechte Abstand des zur Messung gewählten Oberflächenpunktes von der Brusthöhle ist. Eine Reihe von Messungen des Capillardruckes an der Hand einer der Versuchspersonen (A. R.) möge das veranschaulichen. In der Tabelle ist die Stellung der Hand, auf die Mitte des Schlüsselbeins bezogen, angegeben. Stellungen über dem Schlüsselbein sind mit —, unter dem Schlüsselbein mit + bezeichnet. Der Druck ist sowohl in Zentimeter Wasser als auch, dividiert durch 1,05, in Zentimeter Blut angegeben.

Stellung	−20	+1	+7	+8	+12	+19	+33,5	+36
Capillardruck								
in Blutsäule .	4,3	4,3	4,3	5,7	9,5	16,2	27,5	30,5
in Wassersäule	4,5	4,5	4,5	6	10	17	29	32

Wie man sieht, ist der Druck konstant und sehr niedrig, wenn die Hand 7 cm unter dem Schlüsselbein oder höher steht. Unter diesem Punkt nimmt er gleichmäßig mit zunehmendem senkrechten Abstand zu. Die Befunde sind auf der Kurve Abb. 74 graphisch dargestellt.

Bei einer anderen Versuchsperson (P. R.) lag der Indifferenzpunkt ungefähr 10 cm unter dem Schlüsselbein, und der in dieser oder einer höheren Stellung gemessene Druck betrug 7,5 cm Wasser. Bei einigen anderen Versuchspersonen fand sich das Minimum der Capillardrucke in der Hand zwischen den Grenzwerten von 4,5 und 7,5 cm Wasser.

Um zu verstehen, warum der Capillardruck oberhalb einer gewissen Handstellung konstant wird, muß man an den schwach negativen Druck im Thorax denken und an den eigenartigen Bau der leicht kollabierenden Venen, welche die Capillaren mit der Brusthöhle verbinden. Denn bei dem Druck wirken zwei Komponenten: der hydrostatische Druck, der auf der Niveaudifferenz zwischen dem Capillarsystem und der Brusthöhle beruht, und der Druck des Reibungswiderstandes, der vom Gesamtquerschnitt der Venen und der Strömungsgeschwindigkeit abhängt. Wenn die Hände über eine bestimmte Höhe gehoben werden, so fangen die Venen an zu kollabieren mit dem Erfolg, daß der Reibungswiderstand anwächst. Da die Wände der Venen ganz weich sind und dem geringsten von außen einwirkenden Überdruck nachgeben, so wird der negative hydrostatische Druck, der in einer starren Röhre entstehen würde, sobald sie über das Niveau ihres Eintritts in die Brust gehoben wird, automatisch kompensiert durch die Zunahme des Reibungswiderstandes im Venensystem, das mehr und mehr kollabiert, je höher die Hand gehoben wird. Es ist also eine einfache physikalische Folge der Strömungsbedingungen in kollabierenden

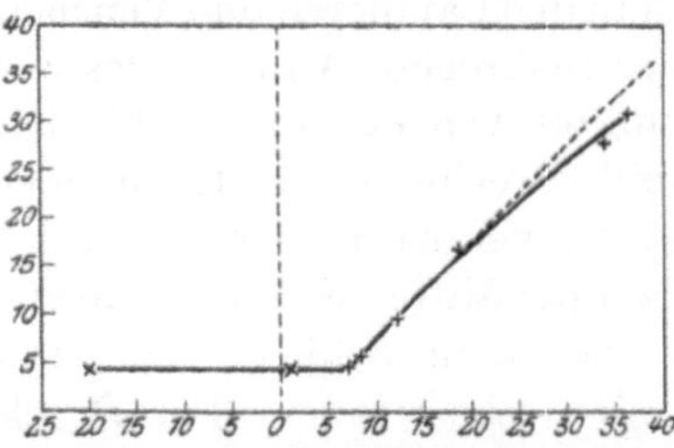

Abb. 74. Blutdruck in den Capillaren der Hand, die über und unter Schlüsselbeinhöhe gehalten wird. Gestrichelt: Berechneter hydrostatischer Druck. (Nach REHBERG und CARRIER.)

Röhren, daß der Capillardruck für alle Stellungen oberhalb eines Niveaus, bei dem die Venen anfangen zu kollabieren, konstant werden muß.

Lassen wir unsere Überlegungen über den hohen Druck, welcher bei großer Niveaudifferenz zwischen einem Capillarsystem in niedriger Lage und dem Herzen durch das Gewicht einer Blutsäule in den Venen entsteht, im Augenblick beiseite, so finden wir, daß der bei einfacher mikroskopischer Beobachtung gewonnene Eindruck durch die Druckmessungen an der normalen Haut vollkommen bestätigt wird.

Nimmt die Blutströmung durch Arteriolenerweiterung zu, so muß natürlich eine Druckerhöhung in den Capillaren stattfinden; ich habe in den Venchen mit drei verschiedenen Methoden Druckbestimmungen im „arteriolaren" reflektorischen roten Hof nach Histaminpunktion gemacht. Eine einzige Bestimmung wurde

nach der Carrierschen Methode gemacht und ergab einen Druck
unter 15 cm Wasser. Ein paar Bestimmungen wurden mittels
der im Anhang beschriebenen (S. 323) Pulsdruckmethode gemacht;
es wurden Drucke zwischen 10 und 18 cm, an einer Stelle 10 cm
unter dem Schlüsselbein, erhalten. Mit einer modifizierten Methode
nach Basler wurden im Minimum gleiche Werte erhalten; andere
lagen höher. In einigen dieser letzteren Versuche war es jedoch
deutlich, daß Arteriolen angeschnitten waren.

Die Druckerhöhung ist daher wahrzunehmen und verhältnismäßig groß, z. B. von dem Normalwert 7 bis zu einem Mittelwert
von ungefähr 12 cm. Man muß jedoch bedenken, daß in diesem
Falle die Capillaren und Venchen selber aktiv erweitert sind
(vgl. S. 108 u. 117). Bei rein arteriolarer Erweiterung, wo die Hautfarbe unverändert bleibt, wird der Capillardruck zweifellos einen
noch höheren Wert annehmen; aber wahrscheinlich werden selbst
dann die Drucke im ganzen Verlauf der Hautvenchen hinter dem
kolloid-osmotischen Druck des Blutes zurückbleiben; sonst würde
es zu Filtrationsödem in der Hand kommen. Der Gleichgewichtspunkt zwischen dem kolloid-osmotischen Druck und dem Blutdruck
liegt normalerweise nicht in den Capillaren, sondern irgendwo in
den Arteriolen, wo die Oberfläche klein ist. Das ganze System der
Venchen steht für die Resorption zur Verfügung, so daß innerhalb
weiter Grenzen eine eventuelle Blutverdünnung oder eine Zunahme des venösen Druckes gewährleistet werden kann.

Eine ganz besonders schöne Reihe von Beobachtungen hat
Landis (1926) am Froschmesenterium gemacht, wo, wie schon erwähnt, die Bedingungen andere als in der menschlichen Haut sind,
da nämlich das gesamte Gefäßbett beim Übergang von Arteriolen
in Capillaren viel weniger zunimmt. Ein weiterer Unterschied besteht darin, daß die Mesenterialvenen zu dem Pfortadersystem
mit einem zweiten Widerstand in der Leber gehören. Landis
hat die Mikroinjektionstechnik von Frl. Carrier verbessert.
Bei Anwendung des Mikromanipulators von Chambers konnte
er in jedem Gefäß Bestimmungen mit äußerster Genauigkeit
und augenscheinlich ohne große Schwierigkeiten machen. Die
Durchströmungsbedingungen im Mesenterium sind sehr verschieden, dennoch lassen sich aus einer großen Zahl von Bestimmungen sehr gute Mittelwerte erhalten. Landis faßt seine im
Mittel gefundenen Werte in Abb. 75 zusammen, die ein ein-

gehendes Studium verdient. Über 6 mm der Arterie ist der Druck auf der ganzen Strecke nahezu derselbe, wobei natürlich zwischen systolischem und diastolischem Druck ein großer Unterschied besteht. Der hauptsächliche Druckabfall findet in den Arteriolen statt, setzt sich jedoch im ganzen Capillarsystem fort, welches eine Länge von nicht weniger als 3—4 mm annimmt, was im Vergleich zu der normalen Länge von $^1/_2$ mm oder weniger sehr viel ist. Der mittlere Druck in Venen von ungefähr 300 μ Durchmesser zeigt den hohen Wert von 7,5 cm Wasser, während er in den venösen Capillaren von 30—45 μ 10,1 cm und in den

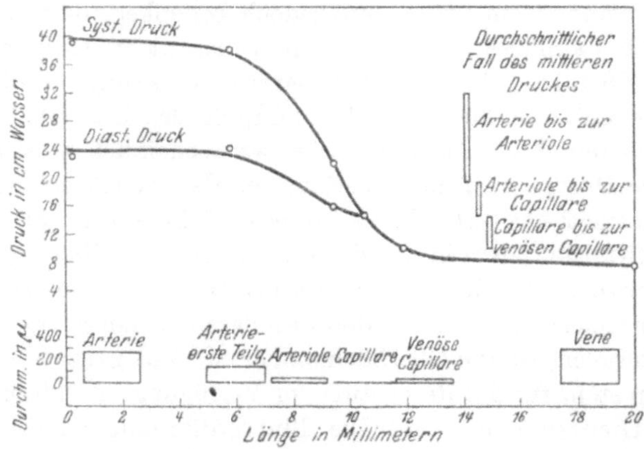

Abb. 75. Mittlerer Druckabfall in den Gefäßen des Froschmesenteriums. (Nach Landis.)

arteriellen Capillaren von 10—30 μ 14,4 cm beträgt. Für den kolloid-osmotischen Druck des Blutes fand White bei der benutzten Froschart 9,6—11,5 cm. Nehmen wir diese Zahlen an, so haben wir, wie Landis darlegt, die von Starling geforderten Bedingungen, die eine Filtration von Wasser aus den arteriellen Capillaren und eine osmotische Rückresorption in die Venen bedingen, verwirklicht. In einigen von Landis untersuchten Fällen ist der Blutdruck nahezu im ganzen Capillarsystem höher, als der kolloid-osmotische Druck; es muß daher dauernd eine Flüssigkeitsfiltration vom Blut aus in die Lymphräume stattfinden. Wie wir später sehen werden, geschieht dies auch normalerweise im Kreislauf des Frosches.

2. Der hydrostatische Blutdruck in den Venen. Bei einem kleinen Tier, wie dem Frosch, liegen alle Capillarsysteme in nahezu

gleicher Höhe mit dem Herzen, und der Druck wird durch das
Gewicht des Blutes nirgends wesentlich erhöht; bei großen Tieren
liegt der Fall jedoch anders. Die vorher angeführten Bestimmungen (S. 247) zeigen, daß der Capillardruck in der menschlichen
Hand leicht über 30 cm steigen kann, so daß nur ein geringes Überwiegen über den osmotischen Druck zur Verhinderung der Filtration
übrigbleibt. Hängt die Hand frei herunter, so steigt der Druck
weiter, und es erscheint unvermeidlich, daß in den unteren Körper-
partien der hydrostatische Druck überwiegt und daß eine Filtration
stattfindet. Es gibt jedoch einen Mechanismus, der den Druck
normalerweise herabsetzt und
die Filtration verhindert.

Auf der Kurve Abb. 74 fällt
auf, daß der beobachtete Capillardruck bei der tiefsten Stellung, in welche die Hand gebracht werden konnte, etwas
hinter dem zu erwartenden
hydrostatischen Druck zu-
rückbleibt. Hierauf war man
schon früher bei Versuchen
über den Venendruck aufmerksam geworden; besonders deutlich ist es am menschlichen
Fuß (v. Recklinghausen

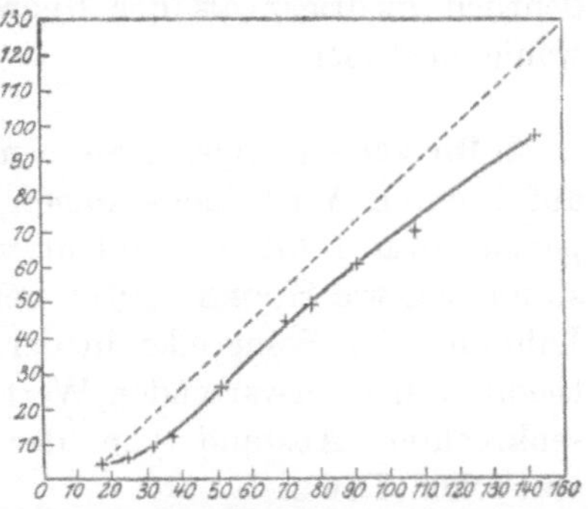

Abb. 76. Venendruck im menschlichen Fuß
bei verschiedener Haltung. Der berechnete
hydrostatische Druck gestrichelt. Die Linie
wäre nach rechts zu verschieben, wahrscheinlich von einem Ausgangspunkt der Abscisse
bei 25. (Nach Rehberg und Carrier.)

1906, Hooker 1911). Zur Klärung der Frage haben Miss Carrier
und Rehberg einige Venendruckmessungen angestellt.

Sie bestimmten den Venendruck in ähnlicher Weise wie
v. Recklinghausen und Hooker durch Messung des Außendrucks,
der erforderlich ist, um eine Vene zum Kollabieren zu bringen.
Bei gut gefüllten Venen arbeitet die Methode mit einer Genauigkeit von $\pm$ 1 cm und ohne systematische Fehler. Bei Venen, die
schon halb kollabiert sind, ist die Methode schwer anwendbar
und nicht sehr genau.

Verglichen mit dem Capillardruck ist der Druck in oberflächlichen Venen von Hand oder Fuß gewöhnlich um 2—3 cm Wasserdruck niedriger.

Bei einem einfach aufrechtstehenden Menschen finden sie wie
v. Recklinghausen und Hooker, daß der Venendruck im Fuß

beträchtlich hinter dem hydrostatischen Druck zurückbleibt, wobei die Entfernung vom unteren Brustbeinrand, etwa 25 cm unter dem Schlüsselbein, gerechnet ist, und daß er außerdem erheblich schwankt. Wenn die Person auf einem Bein auf einem niedrigem Stuhl steht, und das zu untersuchende Bein frei herunterhängt, so vermindert sich die Differenz, und nach 5 Minuten langem Stehen erhält man konstante Befunde. Ihre Kurve Abb. 76 gibt eine Anzahl von Bestimmungen an der Versuchsperson P. R., die in einem Stuhl saß oder lag, wobei der Fuß in verschiedenen Stellungen ruhte. In den tieferen Stellungen ist der gefundene Druck deutlich niedriger als der hydrostatische, in den höheren nur wenig niedriger.

3. Die Venenpumpe. Diese bemerkenswerte Erscheinung beruht auf leichten Muskelbewegungen im Bein, welche die Versuchsperson zwar fühlt, aber nicht vollständig zu unterdrücken imstande ist, wie HOOKER (1911) zeigte, der außerdem fand, daß bei Lähmung der Beine oder in der Narkose der Druck bis zu dem theoretisch zu erwartenden Wert anstieg — etwas über dem dem senkrechten Abstand von der Brust entsprechenden hydrostatischen Druck.

Die Einzelheiten des Mechanismus dieser „Venenpumpe" verdienen zweifellos vom anatomischen und vom physiologischen Gesichtspunkt aus weitere Untersuchung; ganz allgemein gesprochen beruht die Pumpwirkung auf einem Zusammendrücken der Venen durch Muskelbewegungen. Dank den Klappen führt jede Kompression eines Venenabschnitts zu einer wenigstens teilweise eintretenden Entleerung des Abschnitts in der Richtung zum Herzen hin; dadurch wird der Druck herabgesetzt, und der Abschnitt füllt sich wieder von unten her.

Der Wirkungsgrad der Venenpumpe ist nicht gering. Wie wir gesehen haben, können sogar die leichten unwillkürlichen Bewegungen, die ein in aufrechter Haltung stehender Mensch macht, ausreichen, um den Druck um einige 40 cm herabzusetzen. Beim Gehen wird der Druck in den Venen des Fußes gewöhnlich auf nahezu Null vermindert, wie man an den Fußvenen eines gehenden Menschen sehen oder fühlen kann. Im menschlichen Arm ist die Wirksamkeit viel schwächer, aber sogar an einer senkrecht herunterhängenden Hand kann der hohe Druck, den man durch Betasten der Venen fühlen kann, beträchtlich herabgesetzt werden, wenn die Hand einigemal rasch geöffnet und geschlossen wird.

Sicherlich gibt es bei den Beinen aller Tiere von hohem Wuchs eine wirksame Venenpumpe. Am Pferdehuf ist eine besondere Einrichtung mit Klappen versehener Venen beschrieben (Lungwitz 1910), die bei den Tretbewegungen abwechselnd komprimiert und erweitert werden und eine Pumpe darstellen, welche den Druck in den Capillaren dieser „Zehe" herabsetzt.

4. Gewebsdruck und Filtrationsödem. Einer Flüssigkeitsfiltration aus den Capillaren in die Gewebsspalten wirkt der Gewebsdruck entgegen. H. Hagen (1927) nimmt an, daß dieser in der Haut durch den Injektionsdruck, der zur Quaddelbildung notwendig ist, gemessen werden kann. Hierdurch wird jedoch der Druck gemessen, der nötig ist, um die Gewebselemente auseinander zu bringen. Aller Wahrscheinlichkeit nach entspricht der Druck in der Haut wie in dem subcutanen Gewebe normalerweise nahezu dem atmosphärischen Druck. Dies gilt auch für die Extremitäten unterhalb des Herzens, solange kein Ödem vorhanden ist. Ödem verursacht natürlich eine Ausdehnung der elastischen Haut und eine Druckerhöhung, die einer weiteren Zunahme des Ödems entgegenwirkt. Die Elastizität der Haut ist jedoch unvollkommen, und es bildet sich leicht eine dauernde Ausdehnung aus. Iversen (1928) maß z. B. in einem Fall von Ascites einen Abdominaldruck von 120 mm Wasser. Wurden 3 Liter Flüssigkeit von den gesamten 16 Litern entfernt, so nahm der Druck bis auf 20 mm ab, und nach Ablassen von weiteren 3 Litern fiel er auf Null. Diese Druckbestimmungen wurden am höchsten Punkt des Abdomens von Kranken in Rückenlage gemacht. Unterhalb dieses Punktes nahm der Druck natürlich infolge des Gewichts des Abdominalinhalts entsprechend dem lotrechten Abstand zu. Dies ist zweifellos auch in normalen Fällen so. Der Inhalt der Bauchhöhle übt einen Druck aus, als ob er vollkommen aus Flüssigkeit bestände, und es folgt daraus, daß in dieser Höhle die hydrostatische Druckerhöhung in den Venen durch den hydrostatischen Gewebsdruck genau ausgeglichen wird, so daß alle Capillaren in bezug auf die Filtrationsbedingungen so betrachtet werden können, als ob sie an der höchsten Stelle der Bauchhöhle lägen.

Wird der Körper ins Wasser gebracht, so wird der hydrostatische Druck überall ausgeglichen, und alle Capillarsysteme können so betrachtet werden, als ob sie in Höhe des Herzens lägen. Dies ist wahrscheinlich für große Wassertiere, wie den Walfisch, von Wichtigkeit. Dieser bedarf trotz seiner enormen Größe nur eines geringen osmotischen Druckes der Blutkolloide, um eine Filtration zu verhindern.

Bei großen Landtieren wird, wenn die Venenpumpe nicht in Wirkung tritt, der Capillardruck in den unteren Abschnitten der Beine entschieden höher, als der osmotische Druck der Blutkolloide, und das Auftreten eines Filtrationsödems wird unvermeidbar. Bei dem schon berichteten Versuch an P. R. blieb der Betreffende 15 Minuten lang stehen, währenddessen nahm der Umfang des herunterhängenden Fußes durch Schwellung von 27 auf 29 cm zu. Daß die Hände etwas anschwellen, soll bei Soldaten, die mit herunterhängenden Armen längere Zeit marschieren oder stehen müssen, häufiger vorkommen. Später sollen noch mehr Beispiele für dieses Filtrationsödem angeführt werden, das durch das Überwiegen des Capillardrucks über den wirksamen osmotischen Druck verursacht wird.

Es ist klar, daß trotz der Tätigkeit der Venenpumpe, die gänzlich von Contractionen „willkürlicher" Muskeln abhängt, die Capillaren in den unteren Körperteilen eines großen Tieres, dem Euter einer Kuh z. B., oft ziemlich hohen hydrostatischen Drucken ausgesetzt sein müssen, und wir verstehen hiernach, ein wie wichtiges Schutzmittel gegen Filtrationsödem es bedeutet, wenn das Blut in den Capillaren einen hohen kolloid-osmotischen Druck hat, und dieser Schutz wird um so dringlicher, je höher über dem Fußboden das Herzniveau ist. Der Umstand, daß bei den meisten großen Tieren das Herz die tiefstmögliche Lage im Brustraum einnimmt, ist vielleicht auch in diesem Zusammenhang von Bedeutung. Seine Lage ist in der Tat im allgemeinen so tief, daß der Elefant und der Giraffe, soviel ich weiß, die einzigen jetzt lebenden Tiere sind, die ihr Herz in einer höheren Ebene haben als der Mensch.

Bei der Giraffe mit einer Gesamthöhe von 5 m liegt das Herz in einer Höhe von ungefähr 2,5 m, und es wäre außerordentlich wissenswert, wie gerade die Giraffe die Entstehung von Filtrationsödem in ihren langen Beinen vermeidet. Leider war uns keine

Möglichkeit gegeben, Giraffenblut zur Bestimmung des fraktionierten osmotischen Druckes zu erhalten.

Im ersten Vortrag erwähnte ich den Umstand, daß die Leistungsfähigkeit einer anatomischen Struktur ebensosehr von ihrer Größe wie von ihrer Gestalt abhängen kann. Ich möchte gern Ihre Aufmerksamkeit auf das Beispiel für die Regel lenken, das, soviel ich sehe, dieser Fall uns bietet. Man könnte sich denken, daß ein Kreislaufsystem wie das eines Säugetiers in jedem gewünschten Maßstab wiederholt werden könnte, aber doch ist es zum mindesten nicht unwahrscheinlich, daß die Giraffe nicht sehr weit von der Grenze entfernt ist, wo bei einem an Land lebenden Tier die unvermeidbare Zunahme des hydrostatischen Capillardrucks noch durch Zunahme des kolloid-osmotischen Blutdrucks kompensiert werden kann, die ja ihrerseits durch die davon abhängige Zunahme der Viscosität und vielleicht noch durch andere Faktoren begrenzt sein muß.

Derartige Spekulationen, so wenig gegründet sie sind, sind doch manchmal ganz nützlich. Früher oder später bietet sich Gelegenheit, sie auf die Probe zu stellen. Es ist natürlich sehr erfreulich, sie bestätigt zu finden; im allgemeinen nützen sie jedoch noch mehr, wenn sie sich als falsch herausstellen, denn in diesem Fall dienen sie dazu, die Stelle zu entdecken, wo der Gedankengang vom richtigen Wege abkam, und ihn zurück auf eine Bahn zu leiten, die vielleicht vorwärtsführt. Die Probleme der Physiologie sind so kompliziert, daß man, um es drastisch auszudrücken, nicht erwarten darf, wenn man von den Tatsachen ausgeht, in seinem Gedankengang länger als fünf Minuten auf richtigem Geleise zu bleiben.

5. Unterschiede in der Capillardurchlässigkeit. Die im vorigen Vortrag gegebene kurze Übersicht über die Durchlässigkeit normaler Capillaren für die Krystalloide und Kolloide des Blutes bedarf wichtiger Einschränkungen. In gewissen Tieren und Organen sind Capillarsysteme vorhanden, die normalerweise für Kolloide durchlässig sind, und die meisten, vielleicht alle, Capillaren können reversible Veränderungen eingehen, die zeitweilig ihre Durchlässigkeit erhöhen. Namentlich durch STARLINGS bewunderswerte Untersuchungen über die Lymphbildung bei Säugetieren (1894) ist erwiesen, daß die Capillaren in der Leber und dem Darm normalerweise für Eiweiß in solchem Grade durchlässig sind, daß der wirksame osmotische Druck niedriger als der capillare Blutdruck wird und daß es fortwährend zu einer Filtration von Lymphe durch die Capillarwand kommt.

Die durchlässigsten Capillaren sind die der Leber, was mit ihrem sehr eigenartigen Bau, über den im dritten Vortrag berichtet wurde, in natürlichem Zusammenhang steht.

Wie Bayliss und Starling (1894) aus gleichzeitigen Druckmessungen in der Vena portae und Vena cava folgerten, ist der normale Blutdruck in den Lebercapillaren außerordentlich niedrig, und daher ist der Lymphfluß nicht sehr groß. Jeder Druckanstieg in den Lebercapillaren bringt jedoch eine dem Druck proportionale Zunahme des Lymphflusses zuwege, und die Zusammensetzung dieser Lymphe kommt der des Blutplasmas so nahe, daß man daraus schließen muß, daß die Capillaren für alle Blutkolloide durchlässig sind. Freilich ist die Filtration der Kolloide unzweifelhaft langsamer als die der Krystalloide, und dadurch wird die Lymphe im Vergleich zum Plasma etwas verdünnter und der Lymphfluß bis zu einem gewissen Grade aufgehalten.

Die Capillaren der Darmschleimhaut sind ebenfalls für Eiweiß durchlässig, aber der Eiweißgehalt der Darmlymphe ist immer geringer als der des Blutes, und im Licht der im vorhergehenden Vortrag angeführten Versuche über fraktionierten osmotischen Druck erscheint die Annahme natürlich, daß die betreffenden Capillaren für eine bestimmte Fraktion der Bluteiweiße durchlässig sind. Wie es scheint, beträgt diese Fraktion mehr als die Hälfte oder vielleicht zwei Drittel des Gesamtgewichts an Eiweiß, und da es die kleineren Moleküle sein müssen, die hindurchgehen, so wird die dadurch zustande kommende Abnahme des wirksamen osmotischen Druckes im Blut sogar noch größer sein. Nach Bayliss und Starling (1894) ist der Druck in der Pfortader mittelgroßer Hunde ungefähr 100 mm Wasser. In den Darmcapillaren muß der Druck höher sein, wenn auch der Unterschied wahrscheinlich klein ist. So stimmen die zur Verfügung stehenden Daten zu der Annahme, daß im Darm normalerweise der Capillardruck den wirksamen osmotischen Druck etwas übertrifft, und so erklärt sich die beobachtete dauernde Lymphproduktion des Darms.

Starling hat durch seine mannigfachen Versuche festgestellt, daß jede Druckzunahme in den Darmcapillaren eine entsprechende Zunahme des Lymphflusses vom Darm her mit sich bringt und hat dabei zugleich die ältere Beobachtung bestätigt, daß während einer derartigen Zunahme der Prozentgehalt an Trockensubstanz (d. h. an Eiweiß) in der Lymphe immer abnimmt.

Diese Beobachtung hat einige theoretische Bedeutung. Allgemein gesprochen, muß die Geschwindigkeit der Lymphfiltration von der Geschwindigkeit der am langsamsten filtrierenden Substanz abhängen. Wenn wir z. B. voraussetzen, daß Wasser mit größerer Geschwindigkeit filtriert als Salze, so wird der Wasserüberschuß im Filtrat osmotische Kräfte hervorbringen, welche der Wasserfiltration entgegenwirken und ihre Geschwindigkeit auf die der Salze herabsetzen. Daraus folgt, daß das Verhältnis der Krystalloide im Filtrat dasselbe sein muß wie im Blut. Dagegen ist die von einem Proteindefizit in der Lymphe hervorgebrachte osmotische Kraft so klein (für 1 proz. Eiweiß etwa 50 mm Wasserdruck nach den im vorigen Vortrag gegebenen Messungen), daß sie durch den Filtrationsdruck überwunden werden kann, und so ist offenbar die Sachlage am Darm, wenn Lymphe durch Filtration mit großer Geschwindigkeit gebildet wird.

Es ist höchst wahrscheinlich, daß die an den Leber- und Darmschleimhautcapillaren von Säugetieren nachgewiesene Durchlässigkeit für Kolloide auch in den entsprechenden Organen anderer Wirbeltiere vorhanden ist; außerdem besteht in Fröschen und Kröten noch ein weiterer normaler Mechanismus, durch welchen große Flüssigkeitsmengen aus dem Blut herausfiltriert und demselben auf dem Wege über die Lymphbahnen wieder zugeführt werden. Ich muß Sie daran erinnern, daß wir bei diesen Tieren zwei Pfortadersysteme haben, in welche nicht nur aus den Eingeweiden, sondern auch aus den Hauptteil der Haut und den hinteren Extremitäten das Venenblut fließt. In diesen Gebieten ist der Capillardruck infolge des erneuten Widerstandes in den Nieren und der Leber verhältnismäßig hoch. Wir haben außerdem bei den Batrachiern ausgedehnte kommunizierende Lymphräume zwischen der Haut und den Muskeln, und schließlich haben wir bei allen Amphibien vier Lymphherzen, die Flüssigkeit aus den unter der Haut liegenden Räumen aufnehmen und ins Blut zurückführen. ISAYAMA (1924) und später ITO (1926) machten in BRÜCKES Institut den Versuch, den Lymphzufluß zum Blut durch Kauterisierung oder Curaresierung der Lymphherzen aufzuheben und beobachteten hierbei eine schnelle Konzentrationserhöhung des Blutes, die im Laufe von 10—20 Minuten ungefähr 30% erreichte. Der aus Isayamas Beobachtungen abzuleitende Flüssigkeitsaustritt aus dem Blut entspricht in 24 Stunden mindestens dem Gewicht des Tieres, wahrscheinlicher sogar dem doppelten Gewicht.

Nach den Bestimmungen von Landis beträgt der mittlere Blutdruck in den Mesenterialvenen des Frosches 75 mm Wasser. Die Venen der beiden Pfortadersysteme sind so miteinander verbunden, daß der Druck in den Capillaren der Hinterbeine und dem größten Teil der Haut auch nicht niedriger sein kann. Bei den europäischen Fröschen liegt der osmotische Druck der Blutkolloide häufig unter diesem Wert; daher muß man in allen diesen Fällen eine stetige Filtration von Wasser und Krystalloiden erwarten, selbst wenn die Capillaren für Kolloide undurchlässig sind. Die in meinem Laboratorium von Churchill, Nakazawa und Drinker (1927) ausgeführten Versuche zeigen jedoch, daß zum mindesten einige Capillaren für Eiweiß durchlässig sein müssen, da die aus den Lymphräumen entnommene Flüssigkeit einen Eiweißgehalt von 0,3 bis über 2% (gewöhnlich etwas über 1%) hat und einen dem Eiweißgehalt entsprechenden kolloidosmotischen Druck aufweist, der im Durchschnitt 42 mm Wasser beträgt. Die gleich im einzelnen zu erörternden Versuche von Landis zeigen, daß die Capillaren des Froschmesenteriums sicher für Proteine undurchlässig sind.

Für die Muskelcapillaren haben wir weder dafür noch dagegen bestimmte Beweise, doch halte ich es für möglich, daß sie normalerweise ebenfalls undurchlässig sind. Bei den Bestimmungen von Drinker und seinen Mitarbeitern wurden die Lymphproben für gewöhnlich oberhalb der Pfote entnommen und müssen daher hauptsächlich aus der Haut und Schwimmhaut stammen; man kann daher natürlich folgern, daß die Hautcapillaren für den Eiweißgehalt verantwortlich sind.

Fassen wir die in diesem und dem vorigen Vortrage angeführten Tatsachen über die Beziehung zwischen dem Capillardruck und dem wirksamen osmotischen Druck des Blutes zusammen, so müssen wir gestehen, daß sie für irgendwelche allgemeinen Schlüsse zu fragmentarisch sind. Bei der menschlichen Haut finden wir, daß der wirksame osmotische Druck weit über dem capillaren Blutdruck liegt, im Froschmesenterium dagegen erreicht der

Druck in den Capillaren nahezu die Höhe des wirksamen osmotischen Druckes, und in der Haut des Frosches, der Leber und der Schleimhaut von Säugetieren wird der wirksame osmotische Druck infolge der Durchlässigkeit der Capillaren für einige oder alle Blutkolloide so erniedrigt, daß der Blutdruck in den Capillaren überwiegt.

Es gibt jedoch indirekte Beweise, die zeigen, daß der Fall der menschlichen Haut für zahlreiche Gewebe typisch ist, nämlich die von LEWIS (S. 161) gezeigte Tatsache, daß der Capillardruck im menschlichen Arm durch venöse Stauung auf 25 mm Hg (= 340 mm Wasser) erhöht werden kann, bevor eine allmähliche Volumenzunahme des Armes anzeigt, daß eine Flüssigkeitsfiltration in die Gewebsspalten stattfindet, und weiter die Leichtigkeit, mit der kolloidfreie Flüssigkeiten vollständig aus dem subcutanen Gewebe, den Muskeln und der Peritoneal- und Pleurahöhle resorbiert werden. Die Resorption von der Pleurahöhle aus ist von besonderer Bedeutung, da infolge des „negativen" Druckes in den Pleuraräumen die Flüssigkeit hier nur durch derartige Resorption verschwinden kann.

Es ist schließlich wichtig, daß bei einem normalen Tier das Blut durch Kochsalzinfusion beträchtlich verdünnt werden kann (MAGNUS 1899), ohne daß eine Exsudation entsteht. Die Exsudation fehlt ebenso auch bei einigen Menschen mit abnorm niedrigem Eiweißgehalt des Blutes, wie wir im letzten dieser Vorträge sehen werden.

6. Der Austausch von Wasser gegen dialysable Substanzen. Die Behauptung, daß das Blut normalerweise in den meisten Geweben Wasser aus den Gewebsspalten anzieht, berücksichtigt nicht die Wasserbewegung in arbeitenden Muskeln und sezernierenden Drüsen.

In ihren schönen Untersuchungen über die „Wirkungen gesteigerter Funktion im quergestreiften Muskel und in der Submaxillardrüse" haben BARCROFT und KATO (1915) die Exsudation aus dem Blut in diese Organe beim Hund mit einer einfachen sinnreichen Methode gemessen. Sie stellten die Strömungsgeschwindigkeit fest und verglichen den Hämoglobingehalt des arteriellen und venösen Blutes miteinander. Eine Zunahme des Prozentgehaltes beim Durchfließen durch ein Organ bedeutet natürlich eine entsprechende Eindickung des Blutes und gibt so ein Maß für die abgegebene Flüssigkeitsmenge. Die Lymphbildung, die sie am ruhenden Gastrocnemius unbedeutend und an der Drüse gar nicht fanden, wird während und stundenlang nach der Tätigkeit sehr beträchtlich. Beim Muskel wurde für kurze Zeit sogar die gewaltige Exsudation von 5 cm³ für 100 g Muskel in der Minute registriert, wenn sie auch in den meisten Fällen nicht über 2 cm³ hinausging. Aber selbst das bedeutet, daß in weniger als einer Stunde ein dem Organvolumen gleiches Lymphvolumen gebildet wird. In der sezernierenden Submaxillardrüse dient das meiste der abgegebenen Flüssigkeit zur Speichelbildung, jedoch tritt auch ein Lymphstrom auf, der pro Minute dieselbe Menge erreichen kann wie der Speichel.

Der Mechanismus dieser Lymphbildung während der Tätigkeit ist wahrscheinlich zusammengesetzter Art und je nach dem Organ verschieden. Die Tatsache jedoch, daß die Lymphbildung eng mit einer starken Steigerung des Oxydationsvorganges verbunden ist, weist darauf hin, daß sie zum Teil, wenigstens in den Muskeln, durch Stoffwechselprodukte verursacht wird, die so langsam diffundieren, daß sie eine Zeitlang osmotisch wirksam sind. Die meisten organischen Krystalloide, einschließlich des Traubenzuckers, diffundieren im Vergleich mit Wasser so langsam, daß eine Konzentrationserhöhung derselben außerhalb der Capillarwand Wasser aus dem Blut anzieht.

Als auffallendes Beispiel für diesen Einfluß möchte ich das Lungenödem erwähnen, das LAQUEUR (1919) experimentell durch Injektion von 1 cm³ konzentrierter (50proz.) Traubenzuckerlösung in die Luftröhre von Kaninchen erzeugte. Der Zucker zieht osmotisch Wasser aus dem Blut des Lungenkreislaufes an; gleichzeitig treten auch leicht diffundierende Salze, im besonderen NaCl, aus, während der Zucker langsam hineinwandert. In weniger als einer Stunde hat die Flüssigkeitsmenge in den Lungen 15 cm³ oder mehr zugenommen und ist mit dem Blut isotonisch geworden, worauf die Menge durch Resorption ins Blut wieder abzunehmen anfängt.

In zahlreichen Versuchen von BRASOL (1884), LEATHES (1895), WHITE und ERLANGER (1920) u. a. wurden Traubenzuckerlösungen ins Blut von Tieren mit dem unfehlbaren Erfolg injiziert, daß den Geweben vom Blut Wasser entzogen wird, und zwar so schnell, daß schon in $^1/_2$—2 Minuten der normale osmotische Druck — der osmotische Gesamtdruck — wiederhergestellt ist, worauf eine verhältnismäßig langsame Rückkehr zu normalen Bedingungen erfolgt, indem der Zuckerüberschuß in die Gewebe diffundiert und von den Nieren ausgeschieden wird.

In einer interessanten Reihe von Versuchen hat CLARK (1921) die Resorption annähernd isotonischer Lösungen von verschiedenen Stoffen aus der Peritonealhöhle von Kaninchen ins Blut untersucht. Er findet die Resorptionsgeschwindigkeit der Flüssigkeit im ganzen abhängig von der Dialysierbarkeit der gelösten Stoffe; mit abnehmender Dialysierbarkeit wird sie langsamer. Traubenzucker diffundiert, verglichen mit den Salzen, so langsam, daß die Flüssigkeitsmenge im Peritoneum während der ersten paar Stunden zunimmt, weil Salze aus dem Blut hinausdiffundieren und das zur Erhaltung der isotonischen Flüssigkeitsbeschaffenheit nötige Wasser mit sich ziehen. Nach 3 Stunden sind ungefähr 75% der Glucose resorbiert, aber selbst dann kann das Volumen der vorhandenen Flüssigkeit noch das injizierte Volumen übertreffen.

CLARK zieht aus seinen Versuchen den sehr interessanten Schluß, daß die in Betracht kommende Membran (Capillarendothel und Peritonealepithel) keinerlei selektive Durchlässigkeit zeigt. Das Verhältnis der Geschwindigkeiten, mit denen die verschiedenen Stoffe hindurchtreten, ist zum mindesten annähernd das gleiche, wie wenn sie durch tote Membranen und sogar durch Gelatine oder Wasser diffundieren.

Vierzehnter Vortrag.

Die Veränderungen in der Capillardurchlässigkeit und ihr Mechanismus.

Die Durchlässigkeit der Capillarwand kann durch zahlreiche Reize erhöht werden. Mit Ausnahme eines einzigen Falles, auf den ich bald zurückkommen werde, haben wir keinen Beweis dafür, daß sie unter den Normalzustand verringert werden kann; doch scheint es a priori nicht unwahrscheinlich, und man sollte sich die Möglichkeit gegenwärtig halten[1].

---

[1] Siehe Anhang, S. 280.

Im ersten Vortrag beschrieb ich den eigenartigen, als echte Stase bezeichneten Zustand, der zuweilen an Capillaren beobachtet wird, die in irgendeiner Weise geschädigt sind und der an der Froschzunge experimentell leicht durch Urethanisierung hervorgebracht werden kann. In diesem Zustand wird alles Plasma von den Blutkörperchen durch die Capillarwand hindurchfiltriert, und wir müssen daher schließen, daß das Endothel für alle Kolloide des Plasmas durchlässig geworden ist. Tritt trotz eines freien venösen Abflusses Stase auf, so geht die Filtration von Plasma offenbar sehr schnell vor sich, kommt jedoch zum Stillstand, sowie die fraglichen Capillaren vollkommen mit zusammengeballten Blutkörperchen angefüllt sind. Eine weniger schnelle Filtration kann lange Zeit anhalten und führt zu lokalem Ödem.

Ein lokales Ödem in Form von Quaddeln und Blasen läßt sich leicht an der menschlichen Haut hervorrufen; es ist ausführlich von Thomas Lewis untersucht worden. Wie in einem früheren Vortrag (X) eingehend auseinandergesetzt wurde, konnte Lewis zeigen, daß die Quaddelbildung, die auf die verschiedensten Reize hin auftrat, auf der Bildung einer dem Histamin verwandten H-Substanz in dem Gewebe beruht. Wie Lewis an entnommenen Proben zeigte, gerinnt die Quaddelflüssigkeit leicht; dies weist darauf hin, daß sie das wahrscheinlich am wenigsten dialysable Eiweiß des Plasmas, das Fibrinogen, enthält. Mittels einer sinnreichen Vergleichsmethode gelang es Lewis, den Eiweißgehalt der Quaddelflüssigkeit im Bruchteil eines Kubikmillimeters zu bestimmen; er fand, daß er ungefähr 70—80% vom Eiweißgehalt des entsprechenden Blutserums ausmachte, was wieder beweist, daß die Capillarwand für alles Plasmaeiweiß durchlässig ist.

Die Geschwindigkeit, mit der sich ein lokales Ödem entwickelt, ist sehr verschieden und hängt bei vollständig durchlässigen Capillarwänden zum Teil vom Blutdruck der betreffenden Gefäße, im wesentlichen aber, wie Lewis gezeigt hat, von der Strömungsgeschwindigkeit in diesen Gefäßen ab. Lewis stellt folgende sehr lehrreiche Berechnung an. Bei einer Quaddel wird die Haut über dem Quaddelbezirk im Laufe von 3 Minuten zuweilen doppelt so dick. Nehmen wir an, daß 50% vom Blut austreten, so bedeutet dies in $1^1/_2$ Minuten eine dem ursprünglichen Hautvolumen gleiche Blutzufuhr oder eine 7—14mal so große, wie die für den menschlichen Arm in der Ruhe gemessene. In vielen Fällen geht die Quaddelbildung natürlich viel langsamer vor sich.

Wie BRUCK (1909) zeigte, kann die zu lokalem Ödem führende erhöhte Durchlässigkeit durch Nervenreizung hervorgerufen werden; er reizte den einen Nervus glossopharyngeus beim Frosche und sah, daß sich in dem innervierten Zungenteil ein ausgesprochenes Ödem bildete. Die Quaddeln und Blasen, die sich beim Herpes zoster in den von den betroffenen Ganglien innervierten Bezirken entwickeln, zeigen, daß bei den Säugetieren ein entsprechender Mechanismus vorhanden ist, obgleich sich hier experimentell durch Nervenreizung bisher keine Exsudation hervorrufen ließ.

Als ich mich zuerst mit dem Mechanismus der eben beschriebenen erhöhten Durchlässigkeit beschäftigte, kam ich, indem ich nach der Geschwindigkeit, mit der Flüssigkeit aus den Capillaren austritt, und nach einer möglichen Analogie mit der Diapedesis der roten Blutkörperchen urteilte, auf den Gedanken, daß wirkliche Öffnungen in der Capillarwand entstünden. Ich hatte die hypothetische Vorstellung einer Spaltbildung *zwischen* den Endothelzellen, die, wie ich dachte, hauptsächlich an den Stellen vorkämen, wo drei oder mehr Zellen mit ihren Rändern zusammenstießen. Der Gedanke erwies sich als ganz falsch, als er der folgenden Prüfung unterworfen wurde.

Dialysierte und filtrierte chinesische Tusche, deren Teilchen submikroskopisch klein sind und schätzungsweise einen Durchmesser von 200 $\mu\mu$ haben, wird dem Blut zugesetzt, so daß das Plasma in den Capillaren deutlich grau gefärbt wird, während das Plasma in den größeren Gefäßen beinah schwarz ist. Würden jetzt durch Anwendung von Urethan in der Capillarwand mikroskopische Öffnungen gebildet, so müßte das graue Plasma abfiltrieren. Der Erfolg des Versuches war jedoch in Wirklichkeit der, daß die Tuscheteilchen quantitativ zurückgehalten wurden, während das klare Plasma nach wie vor verschwand. Der Versuch ist häufig wiederholt und mannigfach abgeändert worden, doch immer mit demselben Erfolg.

Ich ließ daher diesen Gedanken fallen und kam zu dem Schluß, daß eine mechanische Dehnung der Capillarwand für die erhöhte Durchlässigkeit, die eine regelmäßige Begleiterscheinung der Erweiterung darstellt, verantwortlich ist; dies war die Ansicht, die ich in der ersten Auflage dieser Vorträge vertreten habe. Obwohl ich die Möglichkeit entschieden zugab, daß die Durchlässigkeit der Endothelzellen sich unabhängig von einem Kaliberwechsel ändern kann, konnte ich die damals verfügbaren Belege für derartige Änderungen nicht als beweisend ansehen. Diese skeptische Haltung ist auch vielen späteren Befunden gegenüber berechtigt; durch die glänzenden Arbeiten von E. M. Landis hat sich die Lage jedoch vollständig verändert. Ich bestand im Jahre 1922 auf der Notwendigkeit einer quantitativen Formulierung der Durchlässigkeitsprobleme und auf „quantitativen, wenn auch nur angenäherten Bestimmungen der Eigenschaften der Capillarwand". Wir müßten, sagte ich, die absolute Durchlässigkeit der Capillaren kennen, die Größe der Moleküle, die sie

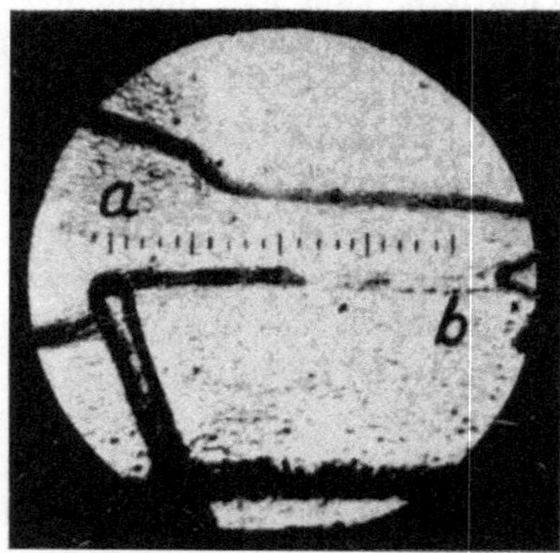

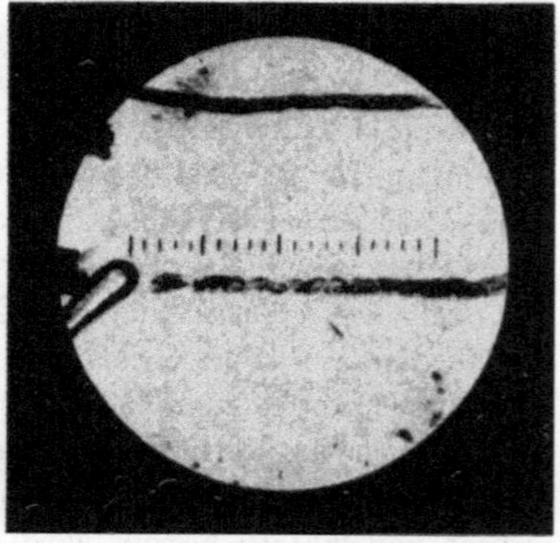

Abb. 77. Capillare im Froschmesenterium 2 Minuten nach Absperren der Strömung bei *a*. Filtration von Flüssigkeit. Capillardruck 26 cm Wasser. 80 fache Vergrößerung. (Nach Landis.)

Abb. 78. Eine andere ebenso behandelte Capillare. Die Lage der Blutkörperchen bleibt unverändert. Druck 9,5 cm. 70 fache Vergrößerung. (Nach Landis.)

unter verschiedenen Bedingungen hindurchlassen; weiter sind uns aber Kenntnisse über ihre Filtrierfähigkeit für Wasser ebenso dringend nötig. Während ich einen vorläufigen Versuch machte, die absolute Durchlässigkeit mit Hilfe kolloidaler Farbstoffe zu messen, verzweifelte ich daran, ein Mittel zu finden, um die Filtrationsgeschwindigkeit zu messen. Die Untersuchungen von Landis haben jetzt gezeigt, daß man an diese Frage mit Erfolg herangehen kann, und man hat bereits äußerst wertvolle Kenntnisse in dem neuen Gebiet erhalten.

Landis legt das Mesenterium eines großen Frosches frei und hält es mit Frosch-Ringer feucht. Durch Anwendung leichten Druckes mit einem mikroskopischen Glasstab sperrt er die Strömung in einer geeigneten Capillare ab. Wenn der Blutdruck in der Capillare den kolloid-osmotischen Druck des Blutes überwiegt, so beobachtet man, daß die Blutkörperchen in der verschlossenen Capillare sich wie in Abb. 77 nach dem Glasstab zu bewegen. Besteht Gleichgewicht, so bleiben sie stationär, und überwiegt der kolloid-osmotische Druck, so bewegen sie sich aus der Capillare heraus. Der Blutdruck wird mit LANDIS' Mikroinjektionsmethode gemessen, und die Geschwindigkeit der Bewegung eines geeigneten Blutkörperchens wird an der in den Abbildungen wiedergegebenen Mikrometerskala abgelesen. Wie Abb. 79 veranschaulicht, wird die Bewegung allmählich langsamer, da sich die Eiweißkonzentration infolge von Wasseraustritt oder Resorption ändert, aber aus den Kurven läßt sich die anfängliche Geschwindigkeit ableiten. Wird der Durchmesser der Capillare und die Entfernung der beobachteten Blutkörperchen von dem Glasstab ebenfalls gemessen, so kann man die Filtrationsgeschwindigkeit in μ^3 für ein μ^2 pro Sekunde errechnen. In Abb. 80 hat LANDIS zahlreiche derartige Messungen angegeben. Die Beobachtungen sind so angeordnet, daß der Capillardruck auf der Abszisse angegeben ist, und es ist klar, daß

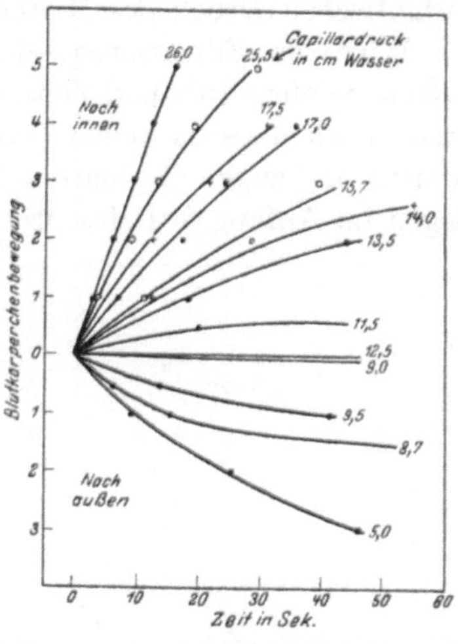

Abb. 79. Die Geschwindigkeit, mit der sich ein einzelnes Blutkörperchen in einer geschlossenen Capillare fortbewegt; in ihrer Abhängigkeit von Capillardruck und Zeit. (Nach LANDIS.)

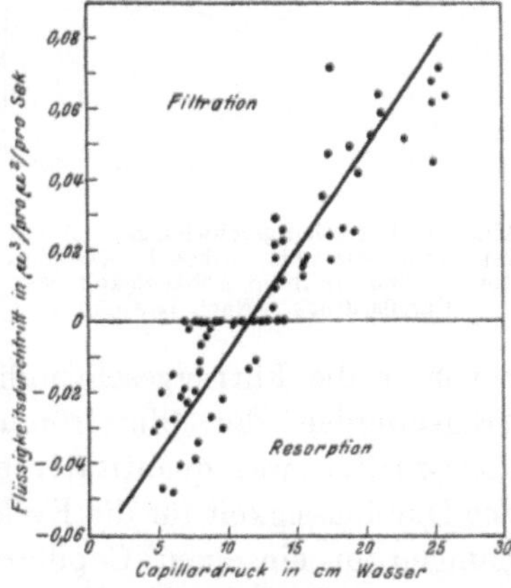

Abb. 80. Anfängliche Filtrations- und Resorptionsgeschwindigkeiten in ihrer Abhängigkeit vom Capillardruck. (Nach LANDIS.)

die Ergebnisse durch die gerade ausgezogene Linie ziemlich gut wiedergegeben werden. Diese Linie zeigt, daß bei einem Druck von 115 mm Wasser im Durchschnitt weder Resorption noch Filtration stattfindet, dieser Druck entspricht daher dem kolloidosmotischen Druck des Blutes in den Capillaren.

Wird die Filtrationsgeschwindigkeit pro Druckeinheit (cm), Flächeneinheit (μ^2) und Zeiteinheit (Sekunde) gemessen, so findet man nach LANDIS keinen systematischen Unterschied zwischen weiten und engen Capillaren. Er weist darauf hin, daß nach Freilegen im Anfang des Mesenteriums alle Capillaren eng sind. Das Freilegen bewirkt eine allgemeine Erweiterung, von der sich einige Capillaren erholen und wieder contrahieren, während andere weit bleiben. Diese Versuche und eine andere Versuchsreihe, in welcher die Filtration durchströmter Farbstofflösungen untersucht wurde (s. S. 271), zeigen also, daß die Durchlässigkeit dieser Capillaren, wie sie durch ihre Filtrierfähigkeit für Wasser dargestellt wird, innerhalb der untersuchten Grenzen, vom Zustand ihrer Weite unabhängig ist.

LANDIS zeigte weiter, daß die Filtriergeschwindigkeit bei Schädigung der Capillarwand deutlich zunimmt. In einer Versuchsreihe berieselte er das Mesenterium mit 10 Prozent Alkohol in Ringer,

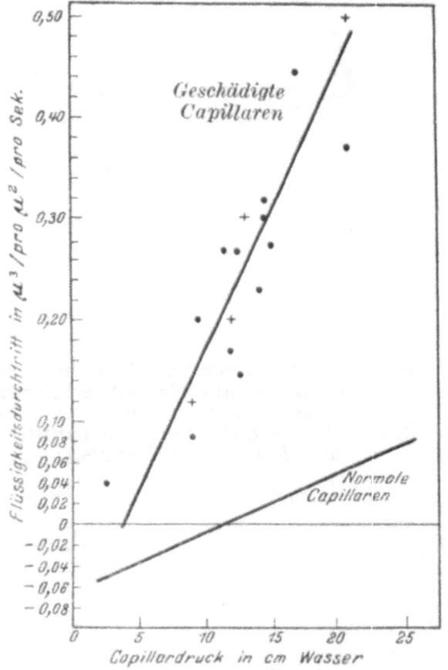

Abb. 81. Filtrationsgeschwindigkeiten von Capillaren, die mit Alkohol behandelt worden sind in ihrer Abhängigkeit vom Capillardruck. (Nach LANDIS.)

bevor er die Filtriergeschwindigkeit maß. Dies verursachte ein Trägerwerden der Blutströmung; die Blutkörperchen wurden konzentriert, was quantitativ eine Erhöhung der Filtration und der Durchlässigkeit für die Kolloide des Plasmas anzeigt. Bestimmungen in einzelnen Capillaren zeigten, daß die Filtrationsgeschwindigkeit um das Siebenfache zugenommen hatte und daß der Gleichgewichtspunkt (der wirksame osmotische Druck) von 115 auf ungefähr 40 mm gesunken war. Ähnliche Versuche, in welchen der Berieselungsflüssigkeit Quecksilberchlorid 1 : 10000 zugesetzt wurde, gaben ein gleiches Ergebnis (Abb. 81).

In seiner letzten Arbeit hat Landis mit im wesentlichen gleicher Methode die Wirkungen von Sauerstoffmangel, erhöhtem CO_2-Druck und erhöhter Acidität untersucht. Berieselte er das Mesenterium abwechselnd mit durchlüfteter und nichtdurchlüfteter Ringerlösung, und maß er dabei die Geschwindigkeit, mit der sich ein einzelnes Blutkörperchen in einer geschlossenen Capillare fortbewegte, so erhielt er die äußerst interessanten, in Abb. 82 wiedergegebenen Kurven. Bei einem Druck, der dem normalen kolloid-osmotischen Druck ziemlich nahe liegt (13,3 und 8,7 cm), kommt das Blutkörperchen in den Versuchen mit durchlüfteten Ringerlösungen bald zum Stillstand, da durch Verdünnung oder Konzentration des Plasmas ein Gleichgewicht erhalten wird. Bei sauerstofffreier Ringerlösung wird das Gleichgewicht nach 30 bis 50 Sekunden gestört, und eine schnelle Plasmafiltration setzt ein, was auf eine Schädigung der Capillarwand hinweist. Wollte man quantitative Werte erreichen, so war es, wie Landis fand, notwendig die Blutzufuhr zum Mesenterium 3 Minuten lang zu unterbrechen, weil sonst Sauerstoff von benachbarten

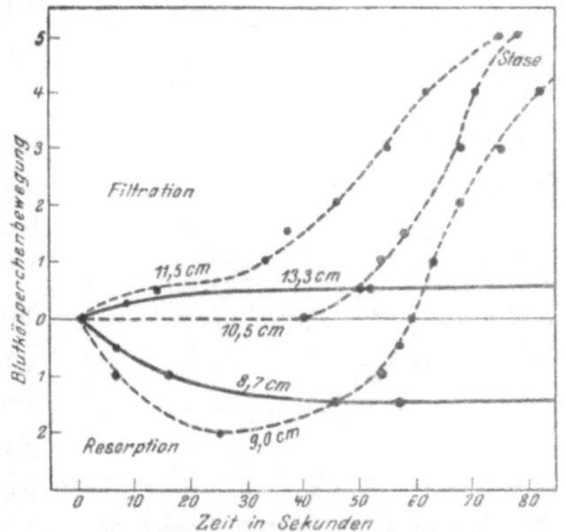

Abb. 82. Die Geschwindigkeit, mit der sich ein einzelnes Blutkörperchen in einer geschlossenen Capillare fortbewegt in ihrer Abhängigkeit vom Capillardruck und Zeit. Die ausgezogenen Kurven wurden mit durchlüfteter Ringerlösung, die gestrichelten Kurven mit sauerstofffreier Ringerlösung erhalten. (Nach Landis.)

Gefäßen, in denen sauerstoffhaltiges Blut frei zirkulierte, in die beobachtete Capillare diffundierte. Besonders ausgeführte Kontrollversuche zeigten, daß dieser Eingriff nur eine geringe Durchlässigkeitserhöhung verursacht, wenn das Mesenterium in sauerstoffhaltiger Ringerlösung gebadet wird. Nach Wiederherstellung der Blutströmung wurde an einer einzelnen Capillare ein Filtrationsversuch ausgeführt.

Die Ergebnisse von 70 derartigen Versuchen sind in Abb. 83 zusammengefaßt. Nach 3—4 Minuten langer Sauerstoffberaubung zeigen die Capillaren einen wirksamen osmotischen Druck von 65 mm und eine um ungefähr das Vierfache vermehrte Filtrationsgeschwindigkeit. Bei Anwesenheit von Sauerstoff findet eine schnelle Erholung statt; nach 3—5 Minuten wird oft ein normaler osmotischer Druck erreicht. In allen Versuchen wurden die Bestimmungen 15 Minuten später wiederholt. Die Ergebnisse sind in Abb. 83 als kleine Kreise wiedergegeben. Der osmotische Druck ist nun normal und die Filtrationsgeschwindigkeit nur noch wenig erhöht.

Bei Abwesenheit von Sauerstoff erhöht ein 5—10 Minuten langer Verschluß des Blutstromes die Durchlässigkeit derart, daß sich eine irreversible Stase entwickelt, sobald das Blut wieder zugelassen wird. Das gleiche gilt für 10proz. Alkohol.

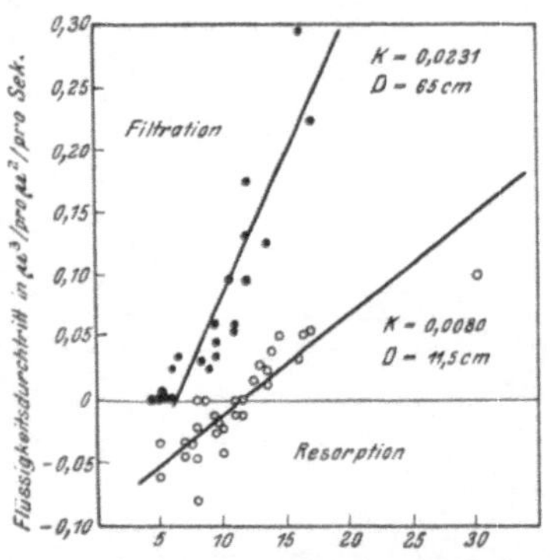

Abb. 83. Anfängliche Filtrationsgeschwindigkeit von Capillaren, die des Sauerstoffs beraubt waren (●), und nachdem sie sich 15 Minuten lang erholt hatten (o). (Nach Landis.)

Besondere Versuche wurden gemacht, um die (sehr unwahrscheinliche) Möglichkeit zu prüfen, ob die Veränderung auf Anhäufung von CO_2 oder sauren Stoffwechselprodukten überhaupt beruht. Verschiedene CO_2-Konzentrationen, bis zur halben Sättigung, welche die Wasserstoffionenkonzentration vom p_H 8.2 bis nahezu auf p_H 5,4 reduzierten, verursachten keine meßbare Veränderung in der Flüssigkeitsbewegung oder im wirksamen osmotischen Druck, obgleich der Mesenterialkreislauf in gewissem Ausmaße durch Erweiterung der Capillaren und durch einen schnelleren Blutstrom durch das capillare Netzwerk eine Veränderung erfuhr. Vollkommen mit CO_2 gesättigte Ringerlösung (p_H 5,1—5,2) verursachte eine geringe Zunahme der Filtrationsgeschwindigkeit von dem normalen Wert 0,0056 auf 0,0083, aber keine Veränderung des wirksamen osmotischen Druckes. Mit Lösungen, die durch Zusatz von HCl sauer gemacht wurden, erhielt man die auf S. 269 oben wiedergegebenen Ergebnisse.

Bei zunehmender Acidität besteht bis zu einem gewissen Punkt, von wo ab die sehr sauren Lösungen das Endothel sicher schädigen, eine allmähliche, aber langsame Erhöhung der Filtrationsfähigkeit. Es ist offensichtlich, daß Veränderungen des p_H

p_H der Ringer-flüssigkeit	Zahl der Beobachtungen	Filtrations-konstante	wirksamer osmotischer Druck (cm Wasser)
8,0	70	0,0056	11,5
6,0	58	0,0065	11,7
5,0	28	0,0074	11,4
4,0	28	0,0154	11,6
3,5	22	0,0207	11,7
3,0	schnell einsetzende Stase		

innerhalb physiologischer Grenzen überhaupt keinen Einfluß haben.

Es ist interessant, die von LANDIS gefundene Filtrierfähigkeit für das normale Endothel mit der für künstliche Kollodiummembranen bestimmten zu vergleichen; diese sind ebenso wie das Endothel für das Eiweiß des Plasmas undurchlässig. Multipliziert man die oben angegebenen Filtrationskonstanten mit 600, so werden sie in die im vorhergehenden Vortrag angewendeten Einheiten umgewandelt (Kubikzentimeter pro Minute durch 100 cm² bei einem Druck von 1 Atmosphäre).

Hierdurch erhält man für das normale Endothel eine Filtrationsfähigkeit von 3,4, die bis auf 9,1 zunehmen kann, bevor das Endothel für Eiweiß durchlässig wird. Unsere normalen Membranen haben eine Filtrationsfähigkeit von 1, die bis auf 1,4 zunehmen kann; aber man muß daran denken, daß sie über 100 mal so dick sind wie das Endothel.

Ich kann mit Bezug auf die absolute Genauigkeit von LANDIS' Werten einen geringen Zweifel nicht unterdrücken. Die Filtrationsgeschwindigkeit wurde durch Beobachtung von Blutkörperchen gemessen, und es scheint mir, daß bei den in Betracht kommenden ganz langsamen Bewegungen die Fortbewegung des Plasmas schneller ist als die der etwas zurückbleibenden Blutkörperchen. Ich muß jedoch andererseits zugeben, daß ein derartiges Zurückbleiben bei den größten gemessenen Geschwindigkeiten wahrscheinlich geringer ist, was daher gegen die Möglichkeit sprechen würde, die Ergebnisse in geradlinigen Kurven auszudrücken. Eine weitere Schwierigkeit ist die, daß die durch den Gleichgewichtspunkt in LANDIS' Kurven bestimmten kolloid-osmotischen Drucke ziemlich hoch sind; dies gilt ganz besonders für den Druck von 70 mm, der für die mit Alkohol oder Quecksilberchlorid behandelten Capillaren erhalten wurde. Diese Capillaren gehen in vollkommene Stase über, das ganze Plasma filtriert ab. Mit einem wirksamen osmotischen Druck von 40 mm sollte bei jedem der untersuchten Drucke ein beträchtlicher Teil des Plasmas in den Gefäßen zurückbleiben, und das für die Entstehung der Stase bei freiem venösen Abfluß notwendige enge Zusammenbacken der Blutkörperchen wäre unmöglich.

Trotz dieser Zweifel hinsichtlich der absoluten Genauigkeit einzelner Resultate ist es offenbar, daß LANDIS' Methoden der quantitativen Untersuchung die Möglichkeit eines eingehenden Verständnisses der Capillarphysiologie eröffnen, welches weit über frühere Vorstellungen hinausgeht. Ich hoffe, sie werden weiter verfolgt und auf andere capillare Systeme ausgedehnt werden, so daß die Gefahren übereilter Verallgemeinerungen vermieden werden. Es kann nicht oft genug betont werden, daß die Capillaren verschiedener Gewebe in ihren Reaktionen voneinander sehr abweichen. Als Beweis hierfür möchte ich auf die Hautcapillaren und Venchen beim Menschen hinweisen, die, nach den im zehnten Vortrag erörterten Versuchen über reaktive Hyperämie, für Schädigung durch Sauerstoffmangel viel weniger empfänglich sind, als die des Froschmesenteriums.

1. Die absolute Durchlässigkeit von Capillaren. Ich habe die absolute Durchlässigkeit durch die Größe der Teilchen oder Moleküle bestimmt, die eine Membran noch eben durchläßt. Vor einigen Jahren wurde in meinem Laboratorium versucht, die absolute Durchlässigkeit von Capillaren in verschiedenen Stadien zu messen. Wir fanden, daß hochkolloidale Farbstoffe, wie Brillant-Vitalrot oder Chicagoblau 6 B, durch die normale Capillarwand in der Froschzunge oder Schwimmhaut sehr langsam diffundierten, aber überall, wo die Capillaren etwas erweitert waren, wurden sie von einer gefärbten Schicht umsäumt.

Ein paar Versuche sind mit gelöster Stärke, deren Teilchendurchmesser auf etwa 5 $\mu\mu$ veranschlagt wird, angestellt worden. Stärke wird von normalen Capillaren zurückgehalten. Sie tritt aus, wenn die Capillaren stark erweitert sind, und läßt sich durch Zusatz einer verdünnten Jodlösung erkennen. In diesem Fall beträgt daher die Porenweite mehr als 5 $\mu\mu$, während unsere Versuche mit chinesischer Tusche zeigen, daß sie unter 200 $\mu\mu$ liegt.

Die besonderen Schwierigkeiten, die Bestimmungen dieser Art anhaften, vergegenwärtigte ich mir in meinen ersten Versuchen nicht; sie sind jedoch durch einige Versuche von Landis klar herausgebracht worden. Er durchströmte einzelne Capillaren im Froschmesenterium mit Farbstofflösungen und wählte hierzu eine kleine Zahl von Farbstoffen mit zunehmenden kolloidalen Eigenschaften, beginnend mit Vitalrot HR (-Trypanrot) über Toluidinblau und Trypanblau bis zum Brillant-Vitalrot. Er stellte die Zeit von Beginn der Durchströmung bis zum Sichtbarwerden des Farbstoffes außerhalb der durchströmten Capillare fest. Alle diese Farbstoffe, möglicherweise mit Ausnahme von Brillant-Vitalrot, können die normale Capillarwand leicht pas-

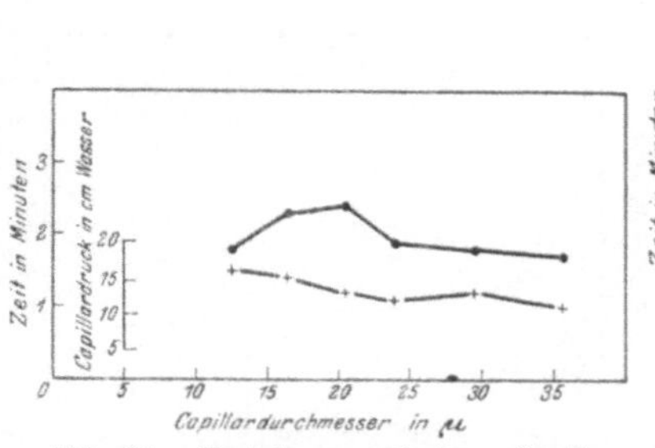

Abb. 84. Beziehung zwischen Capillardurchmesser und der Geschwindigkeit, mit der 0,015 Mol Toluidinblau die Wand passiert. (Nach Landis.)

Abb. 85. Beziehung zwischen Capillardruck und Filtrationsgeschwindigkeit von Toluidinblau. (Nach Landis.)

sieren; Landis zeigt jedoch, daß die Geschwindigkeit, mit der sie hindurchtreten, von dem Druck in der durchströmten Capillare bestimmt wird. Dies bedeutet natürlich, daß die Farbstoffmoleküle im wesentlichen nicht durch Diffusion — das heißt auf Grund ihrer individuellen Brownschen Bewegungen — hindurchtreten, sondern daß sie von dem Filtrationsstrom des Wassers hindurchgeführt werden. Man mißt daher also nicht die absolute Durchlässigkeit, sondern annähernd die Filtrationsgeschwindigkeit für Wasser. Landis gibt die sehr lehrreichen Abbildungen 84—87. Die ersten beiden zeigen die Beziehung zwischen der Filtrationsgeschwindigkeit, wie sie vom Toluidinblau angezeigt wird, zum Capillardurchmesser und Druck; sie lassen erkennen, daß die Filtration vom Zustand der Erweiterung im wesentlichen unabhängig ist. Die beiden letzten zeigen die relativen Durchtrittsgeschwindigkeiten der in lebenden und künstlichen Capillaren untersuchten Farbstoffe. Hierbei läßt sich feststellen, daß der Farbstoff mit den kleinsten Molekülen, Vitalrot HR so schnell durch die lebende Capillarwand hindurchdiffundiert, daß die Zeit, in welcher er an der Außenseite in Erscheinung tritt, vom Druck nahezu unabhängig ist. Dies veranschaulicht den oben betonten äußerst wichtigen Punkt, daß der Austausch von Krystalloiden von der durch die Capillarwand hindurchtretenden Wasserströmung so gut wie unabhängig ist. Der viel langsamere Durchtritt desselben Farbstoffes durch negativ geladene Kollodiumcapillaren beruht, wie LANDIS darlegt, wahrscheinlich auf deren Säurecharakter, während saure und basische Farbstoffe offenbar ohne Unterschied

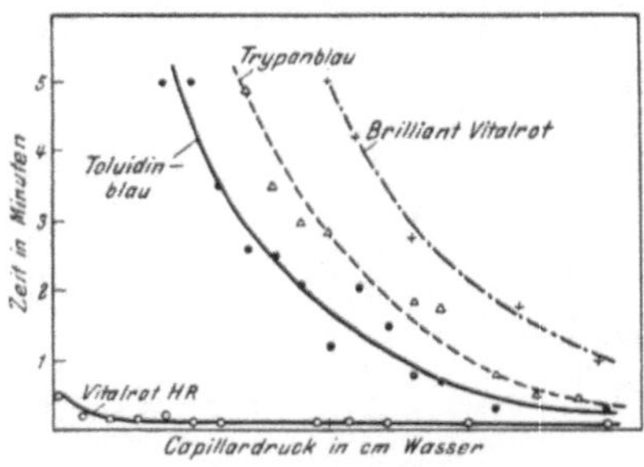

Abb. 86. Beziehung zwischen Capillardruck und der Filtrationsgeschwindigkeit verschiedener Farbstoffe in aequimolekularen Konzentrationen. (Nach LANDIS.)

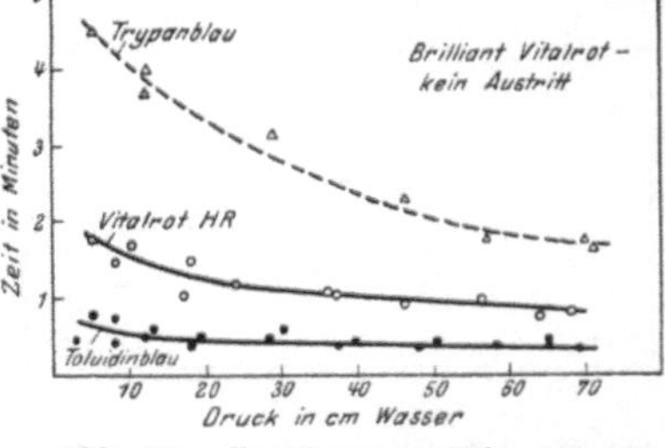

Abb. 87. Beziehung zwischen Durchströmungsdruck und Filtrationsgeschwindigkeit verschiedener Farbstoffe durch künstliche Kollodiumcapillaren. (Nach LANDIS.)

durch lebende Capillaren hindurchtreten. Aus LANDIS' Versuchen läßt sich allgemein schließen, daß, wenn ein Farbstoff in einer angemessenen Zeit nicht außerhalb der Capillaren sichtbar wird, dies nicht unbedingt bedeutet, daß die Capillarwand für diese Substanz undurchlässig ist, sondern daß es auf einer ungenügenden Wasserfiltration beruhen kann. Will man also aus Versuchen mit Farbstoffen Schlüsse auf die absolute Durchlässigkeit ziehen, so bedarf es der äußersten Vorsicht. Dennoch glaube ich Ihnen zeigen zu können, daß sich sehr interessante und wertvolle Kenntnisse erhalten lassen.

FLOREY (1925) gelang der Nachweis, daß Kolloide ebenso wie Krystalloide direkt das Cytoplasma, aber nicht die Kerne der Endothelzellen passieren. Wurde entzündetes Gewebe mit einer

Lösung, die gelöste Stärke enthielt, und unmittelbar danach mit Formalin, welches Jod enthielt, durchströmt, so fand er den Niederschlag der blauen Jodstärkeverbindung im Endothel.

In seinen Versuchen an der Froschzunge brachte HERZOG (1925) Chicagoblau und chinesische Tusche zusammen ins kreisende Blut. Jeder mechanische, thermische oder chemische Reiz, der eine Erweiterung bewirkte, verursachte einen Durchtritt von Farbstoff; gleichzeitig wurde das Endothel mit einer Schicht von schwarzen Tuscheteilchen bedeckt, die jeden weiteren Durchtritt von Farbstoff zu versperren schienen. In einigen Fällen wurden die Tuscheteilchen später von den Endothelzellen aufgenommen.

HOFF und LEUWER (1926) experimentierten am Menschen und injizierten Kongorot intravenös. Dieser Farbstoff bleibt lange Zeit im Kreislauf; sie finden jedoch, daß der Farbstoff im entzündeten Gewebe oder im Gewebe mit amyloider Entartung die Gefäße schnell verläßt. Wird 0,1 cm³ Flüssigkeit intradermal injiziert, so wird Kongorot aus dem Blut in die künstlich so gebildete Quaddel abgegeben. Bei nahezu schmerzloser Injektion (Ringer, isotonischer NaCl- oder $CaCl_2$-Lösung) ist die austretende Menge sehr gering, bei der etwas schmerzhaften Injektion von $MgCl_2$ ist die Menge größer und bei der sehr schmerzhaften KCl-Injektion beträchtlich. Eine intradermale Seruminjektion verursacht etwas Schmerzen und wird stark gefärbt. Dieses Ergebnis, welches auf den ersten Blick mit den eben angeführten Tatsachen in Widerspruch zu stehen scheint, erklärt sich leicht aus LANDIS' Versuchen. Die Capillaren sind selbst in normalem Zustand für Kongorot durchlässig, die Diffusion ist jedoch zu langsam, um eine sichtbare extravasculäre Verfärbung zu verursachen. Wird entweder durch Schädigung der Gefäße, welche sie für Eiweiß durchlässig macht, oder weil der kolloid-osmotische Druck durch Kolloide außerhalb der Gefäße ausgeglichen wird, ein Filtrationsstrom hervorgerufen, so wird die Filtration von Wasser den Farbstoff in ausreichender Konzentration hindurchführen.

In einer späteren Arbeit beschreibt HOFF (1927) Versuche an einem Urticaria-factitia-Patienten. Er zeigt, daß durch Streichen der Haut auch dort eine Quaddel hervorgerufen werden kann, wo die kleinsten Gefäße durch Adrenalin contrahiert sind, und daß in einer solchen Quaddel Kongorot auftritt. Er findet, daß unmittelbar nach Abklingen einer Quaddel, ebenso in Gebieten, die mit Senföl oder sonstwie gereizt werden, eine erneute Reizung an derselben Stelle nicht zur Quaddelbildung führt. Es handelt sich hier um die von Lewis und seinen Mitarbeitern (Lewis S. 240) als refraktäres Verhalten der Gefäße beschriebene Erscheinung, auf die häufig Bezug genommen wird und die nach der Ansicht von Lewis auf einer Veränderung der Gefäßwand beruht, die, obwohl gereizt und durch die H-Substanz erweitert, für eine Zeit undurchlässig wird. Hoff, dem seltsamerweise Lewis' Arbeit unbekannt ist, erklärt die Beobachtung unter einem ganz anderen Gesichtspunkt. Er setzt den zweiten Reiz nach einer intravenösen Injektion von Kongorot und zeigt, daß die „refraktären" Gefäße frei durchlässig sind und daß in dem Bezirk, in welchem die Quaddelbildung ausbleibt, in der Tat der Zustand eines „latenten" Ödems besteht. Es wird gezeigt, daß sich die elastischen Eigenschaften der betreffenden Hautstelle verändert haben, die Hautstruktur hat sich gelockert, und zahlreiche Risse sollen sich eröffnet haben, durch welche die austretende Flüssigkeit mehr oder weniger schnell in die subcutanen Räume abfließt. Ich stimme mit den von Hoff gegebenen Beobachtungen und Erklärungen rückhaltslos überein. Sie erklären, soweit ich sehen kann, alle die von Lewis angeführten Beobachtungen über das refraktäre Verhalten und erklären auch die rätselhafte von Goldscheider und Hahn (1925) untersuchte und als klinische Prüfung (Guggenheim und Hirsch 1926, Cohen, Applebaum und Hainsworth 1926) verwendete Erscheinung, daß eine künstlich durch intradermale Injektion von 0,1 cm physiologischer Salzlösung hervorgerufene Quaddel, die von der normalen Haut sehr langsam resorbiert wird, viel schneller verschwindet, wenn die Haut eine latente „Ödembereitschaft" oder ein wirkliches Ödem zeigt. In diesen Fällen wird nur ein kleiner Teil der Flüssigkeit direkt von den Blutgefäßen resorbiert, während der Rest in die Subcutis abfließt.

2. Der Mechanismus der erhöhten Permeabilität. Es ist angebracht, in diesem Stadium die bekannten Tatsachen über die erhöhte Durchlässigkeit einmal zusammenzufassen und sie mit den Ergebnissen, die wir in den vorhergehenden Vorträgen über Veränderungen im Capillardurchmesser angeführt haben, in Beziehung zu bringen. Dies wird in der nachstehenden tabellarischen Übersicht versucht.

Tier	Organ	Reiz	Wirkung auf Capillar-Durchmesser	Wirkung auf Capillar-Durchlässigkeit	beobachtete Erscheinungen
Säugetiere	Haut	nervös durch hintere Wurzelfasern	Zunahme	nicht beobachtet	
Frosch	Zunge	,,	Zunahme	Zunahme	Ödem
	Schwimm-haut	,,	Zunahme	nicht beobachtet	
Mensch	Haut	Herpes zoster	Zunahme	Zunahme	Quaddeln und Blasen
		Kälte (Lähmung)	Zunahme	Zunahme nicht beobachtet	
Frosch	Zunge und andere Organe	Urethan	gewöhnliche Zunahme	Zunahme	Stase
Säugetiere	Haut	Äther, Chloroform und andere Narkotica	Zunahme	Zunahme	subcutanes Ödem
,,	,,	Phosphor, Arsen (Capillargifte)	Zunahme	Zunahme	,,
Frosch	Zunge	mechanische	Zunahme	Zunahme	Stase
,,	Zunge und andere Organe	Histamin	nichts	nichts	
Mensch und Säugetiere	Haut und andere Organe	Histamin	Zunahme	Zunahme	Quaddel-bildung
,,	,,	H-Substanz infolge Schädigung	Zunahme	Zunahme	Quaddel-bildung
,,	,,	Sauerstoff-mangel (H-Sub-stanz?)	Zunahme	zweifelhaft oder nichts	
Frosch	Mesenterium	,,	zweifelhaft oder nichts	Zunahme	erhöhte Fil-tration, Stase
,,	Zunge	Licht (H-Sub-stanz?)	Zunahme	Zunahme	Stase
Mensch	Haut	Licht (H-Sub-stanz)	Zunahme	Zunahme	Quaddel- und Blasen-bildung

Die meisten in dieser Tabelle angeführten Beispiele sind in diesem oder einem der vorhergehenden Vorträge erörtert worden, einige bedürfen jedoch noch einiger erläuternder Worte.

In einigen sehr interessanten Versuchen untersuchte MAGNUS (1899) die Wirkung einer Plethora, die durch Infusion einer Salzlösung in das Blut hervorgerufen worden war. Wie er fand, kann bei normalen Tieren (Hunden und Kaninchen) das Blut beträchtlich verdünnt werden, ohne daß es zu subcutanem Ödem kommt, ein Zeichen für das Vorhandensein einer gewissen Reserve von kolloid-osmotischem Druck im normalen Blut. Bei Tieren, die eine halbe Stunde zuvor getötet sind, bewirkt die Infusion ein sehr ausgesprochenes Ödem, und dasselbe gilt für lebende Tiere, die mit Arsen oder Phosphor behandelt oder mit Chloroform, Äther oder Chloral tief narkotisiert sind. MAGNUS erwähnt auch einige Versuche von COHNHEIM und LICHTHEIM, bei denen eine geringfügige experimentelle Entzündung ein lokales Ödem veranlaßte, sobald das Blut durch Infusion von Salzlösung verdünnt war.

Diese Versuche zeigen, daß eine gesteigerte Durchlässigkeit, die zu gering ist, um zu Erscheinungen zu führen, solange die Blutbeschaffenheit normal ist, dies tut, sobald die Reserve des kolloid-osmotischen Druckes ausreichend durch Verdünnung des Blutes herabgesetzt ist. Der Beweis, daß die Capillarerweiterung eine Folge der Wirkung dieser Stoffe ist, ist nur indirekt und nicht bindend. Man hat mikroskopisch beobachtet, daß bestimmte Narkotica (Urethan) und Capillargifte (Goldsalze) eine Erweiterung hervorrufen; von denen aber, um die es sich hier handelt, schließt man es hauptsächlich aus ihrer den Schock verstärkenden Wirkung, die ausschließlich auf der Durchlässigkeitszunahme beruhen kann.

In zahlreichen Versuchen verschiedener Forscher ist beobachtet worden, daß die durch lokale mechanische Reize verursachte Capillarerweiterung zu beträchtlicher Flüssigkeitsexsudation führen kann. Ich sah es zuweilen an der Froschzunge, wenn durch wiederholte sehr schwache Reizung mit einem Haar eine scharf lokalisierte Erweiterung hervorgebracht war. EBBECKE (1917, S. 31) sah an der Leberoberfläche bei Säugetieren ein vorübergehendes Ödem, welches das durch leichte mechanische Reizung bewirkte Nachröten begleitete.

In einigen Geweben scheint eine gesteigerte Durchlässigkeit ohne gleichzeitige Erweiterung aufzutreten. LANDIS (1927, 1) hat dies am Froschmesenterium bei Urethanbehandlung gezeigt, und er erwähnt den Fall, daß er eine Capillare im Mesenterium des Frosches mit einem Glasstab komprimiert und hierdurch eine Filtration von Plasma und Farbstoff durch die geschädigten Zellen hindurch verursacht habe. Eine allgemeine Erscheinung der Schädigung ist die, daß die Zellen klebrig werden, so daß Fremdkörperchen und sogar die roten Blutkörperchen an ihnen haften bleiben.

Eine Schädigung kann direkt oder indirekt hervorgerufen werden. Bei der Schädigung des Froschmesenteriums durch mechanische Reize oder durch Urethan, Alkohol oder Quecksilberchlorid haben wir keinen Grund daran zu zweifeln, daß das schädigende Agens direkt auf die Capillarwand wirkt. In vielen anderen Fällen, besonders bei Säugetieren, wirkt die Schädigung dadurch, daß aus dem geschädigten Gewebe eine besondere H-Substanz frei wird, die sowohl auf die Rougetzellen als auch auf das Endothel wirkt und eine Erweiterung und Durchlässigkeitszunahme verursacht. Sehr wahrscheinlich wirken H-Substanzen auch beim Frosch, doch müssen es andere als die der Säugetiere sein, da der Prototyp der Säugetier-H-Substanz, das Histamin, bei Aufbringen auf die Froschcapillaren weder Erweiterung noch erhöhte Durchlässigkeit (HERZOG) bewirkt.

Sauerstoffmangel stellt eine besondere Form der chemischen Schädigung dar. Es wurde gezeigt, daß seine Wirkung an der menschlichen Haut und bei Säugetieren überhaupt in der Bildung einer besonderen H-Substanz beruht, die wahrscheinlich der H-Substanz von LEWIS nach grober Schädigung nahe steht, aber sicherlich nicht mit ihr identisch ist. Sie bewirkt in zahlreichen Säugetiergeweben unverzüglich eine Erweiterung von Capillaren und etwas größeren Gefäßen, scheint aber einen geringen oder gar keinen Einfluß auf die Durchlässigkeit zu haben. Viele Minuten lang dauernder Verschluß eines Armes führt nicht zu nachfolgendem Ödem. Im Froschmesenterium verursacht Sauerstoffmangel andererseits eine unmittelbare Durchlässigkeitssteigerung, diese ist bei 30 Sekunden langem Sauerstoffmangel bereits sehr deutlich und führt bei einer Dauer von weniger als 15 Minuten zu einer irreversiblen Stase, während die Wirkung auf den Capillardurchmesser hierbei unbedeutend zu sein scheint.

Wenn die Tabelle auch einen allgemeinen Parallelismus zwischen Capillarerweiterung und erhöhter Durchlässigkeit aufweist, so zeigen die eben erörterten Fälle doch, daß dieser Parallelismus nicht vollständig ist. Es gibt bemerkenswerte Ausnahmen, und wir müssen daher annehmen, daß die Mechanismen wahrscheinlich verschiedene sind. Der Durchmesser der Capillaren wird hauptsächlich, vielleicht sogar ausschließlich, von dem Tonus der Rougetzellen bestimmt, während die Durchlässigkeit auf dem Zustand des Endothels beruht. Das Endothel kann immer durchlässiger und sogar für alle Eiweißkörper des Blutes vollkommen durchlässig werden, ohne hierbei gedehnt zu werden. Eine gewisse Erweiterung kann ohne Durchlässigkeitszunahme stattfinden; ich finde jedoch keinen einzigen Fall, in welchem eine beträchtliche Erweiterung stattgefunden hätte, die ohne eine Durchlässigkeitszunahme einherging. Mechanische Dehnung des Endothels findet nur statt, wenn die Erweiterung über die Entfaltung der für eine contrahierte Capillare charakteristischen Endothelfaltung hinausgeht, und es ist daher möglich, daß mechanische Dehnung eine Ursache erhöhter Durchlässigkeit darstellt. Sollte sich dies bei erneuten Untersuchungen als falsch herausstellen, so müssen wir das auffallende Zusammentreffen von Zunahme des Durchmessers und Zunahme der Durchlässigkeit in der Tabelle als gänzlich zufällig annehmen.

3. Wiederherstellen der normalen Undurchlässigkeit. Ein Hormon für die Durchlässigkeit? Die durch die erörterten Reize hervorgerufene Durchlässigkeitszunahme ist für gewöhnlich reversibel. Selbst in den Fällen, in denen sich Stase ausgebildet hat, wird die Blutkörperchensäule zuweilen wieder aufgebrochen und eine normale Strömung aufgenommen. Eine notwendige Bedingung für eine derartige Wiederaufnahme ist die, daß die normale Undurchlässigkeit für die Kolloide des Plasmas wieder hergestellt wird.

Die für diese Wiederherstellung verantwortlichen Vorgänge sind wenig bekannt und sogar noch unklarer als die Vorgänge, die zur gesteigerten Durchlässigkeit führen.

Wie zahlreiche Forscher wiederholt beobachtet haben, können Calciumsalze, subcutan oder per os gegeben, die Exsudation bei einer Entzündung vermindern (CHIARI und JANUSCHKE 1910), die Resorption von Farbstoffen aus Gewebsspalten und ihren Durchtritt aus dem Blut in das Kammerwasser verzögern (Rosenow 1916) und nach Phosgenvergiftung die Exsudation in die Lungen vermindern (Laqueur und Magnus 1921). Alle diese Wirkungen werden gemeinhin einer Wirkung des vermehrten Calciumgehaltes im Blut auf das Capillarendothel zugeschrieben, das, wie man annimmt, undurchlässiger gemacht wird. Das kann so sein, aber der bisher dafür erbrachte Beweis kann kaum als endgültig angesehen werden. R. Hamburger hat mit Rücksicht auf diese Frage einige Durchströmungsversuche angestellt, aber soweit ich sie verstehen kann, scheinen die Ergebnisse ziemlich widerspruchsvoll. In einigen ihrer Versuche gaben Hoff und Leuwer $CaCl_2$ gleichzeitig mit Kongorot. Sie fanden jedoch kein Anzeichen einer verminderten Durchlässigkeit. Dasselbe läßt sich von den Versuchen von Descamps (1925) sagen.

Im Jahre 1921 veröffentlichten Ellinger und Heymann eine Reihe von Durchströmungsversuchen an Hinterschenkeln von Fröschen, in welchen sie versuchten, die Geschwindigkeit, mit der sich ein Ödem entwickelt, quantitativ zu bestimmen. Ihre Durchströmungsflüssigkeiten bestanden zum Teil aus Ringer-lösung mit verschiedenen Krystalloidzusätzen, teils aus Serum von Säugetieren und Mischungen von Serum mit Krystalloid-lösungen. Ihre Ergebnisse können nicht verwendet werden, da sie nicht auf den Zustand der Capillaren achteten; aber die Tatsache bleibt bestehen, daß Serum eine Wirkung im Sinne einer Verhinderung oder Reduktion von Ödem hat, die zu seinem kolloid-osmotischen Druck in gar keinem Verhältnis steht. In meinem Institut verfolgte Drinker (1927) diese Tatsache weiter.

Drinker durchströmte einen Fuß vom Frosch (R. temporaria); die Anordnung war so, daß Schwellung und Schrumpfung der Schwimmhaut direkt mittels der Feineinstellung des Mikroskopes bestimmt werden konnte. Der Zustand der Erweiterung der Schwimmhautgefäße konnte in jedem Stadium photographiert werden, indem für kurze Zeit auf eine Durchströmungsflüssigkeit umgeschaltet wurde, welche Graphitaufschwemmung enthielt, die dank der geringen Größe ihrer Teilchen die Capillaren voll-ständig füllt, ohne eine freie „Plasmazone“ übrig zu lassen. Die Durchströmungsflüssigkeiten wurden aus Froschringer hergestellt, dem 3% Gummi arabicum zugefügt wurde, um einen kolloid-osmotischen Druck von 75 mm Wasser zu erhalten, außerdem verschiedene Mengen Standard-Hypophysenextrakt, Pferdeserum oder beides. Die Versuche zeigen, daß Pituitrin unter diesen Bedingungen nur eine geringe Wirkung auf den Durchmesser der Capillaren und keinerlei Wirkung auf ihre Durchlässigkeit hat.

Wird eine Schwimmhaut mit Gummi arabicum (3 oder 6%) oder mit Gummi arabicum und Pituitrin durchströmt, so beginnt nach 10—20 Minuten eine Schwellung, und nach einer halben Stunde ist das Ödem meist auffallend. Die Capillaren werden für die kolloidalen Gummimoleküle gut durchlässig.

Durch Zufügen von Pferdeserum konnte man diesem Ödem entgegenwirken; für gewöhnlich war eine 15proz. Lösung eines Vorratsserums ausreichend, um die Undurchlässigkeit für Kolloide (einschließlich Gummi) 3 Stunden oder länger aufrecht zu erhalten, eine 20proz. Lösung war immer ausreichend, eine 10proz. Lösung war deutlich unzureichend. Offensichtlich ist im Pferdeserum außer seinen kolloidalen Eigenschaften irgend etwas vorhanden, was wesentlich ist, damit die Capillaren der Froschschwimmhaut im normalen Zustand der Durchlässigkeit erhalten bleiben. Dieses Etwas ist nicht Pituitrin; es verdirbt nicht wie Pituitrin, wenn das Serum unter sterilen Bedingungen mehrere Monate aufbewahrt wird. Die Fähigkeit mag den Serumproteinen anhaften, oder es kann sich um ein spezielles Hormon handeln, von dem man berechtigterweise hoffen kann, daß es eines Tages isoliert wird.

Es ist bemerkenswert, daß die Capillaren der Froschhaut, von der die Schwimmhaut einen Teil darstellt, normalerweise für Froschplasma etwas durchlässig sind und einen stetigen Lymphstrom veranlassen. In DRINKERS Versuchen wurde der Abfluß von Lymphe aus dem Fuß sorgfältig verhindert. Trat mehrere Stunden lang keine Schwellung auf, so mußten die Capillaren weniger durchlässig als normal gewesen sein. Meiner Ansicht spricht dies überzeugend dafür, daß in dem Serum ein stark wirksames Hormon vorhanden ist.

4. Anhang.

ITO (1926) setzte die Arbeit von ISAYAMA über den beobachteten Flüssigkeitsverlust des Froschblutes fort, der eintritt, wenn die Contractionen der Lymphherzen zum Stillstand gebracht worden sind. Er findet, daß der Verlust bei lokaler Curareapplikation unmittelbar nach dem Stillstand der Lymphherzen, bei Zerstörung derselben durch Kauterisation jedoch erst nach einer Latenzzeit von 6 Minuten einsetzt. Er nimmt einen Mechanismus an, welcher die Capillaren für kurze Zeit nach der Schädigung sogar für Krystalloide dicht macht. Obwohl ich auf Grund unserer heutigen Kenntnisse keine andere Erklärung bieten kann, halte ich den Beweis für eine derartige Veränderung der Durchlässigkeit für unzureichend.

Fünfzehnter Vortrag.

Anwendung der Capillarphysiologie auf einige komplexe Vorgänge in Gesundheit und Krankheit.

In den vorhergehenden Vorträgen habe ich nach bestem Wissen zusammengetragen und geordnet, was an Kenntnissen über die Eigenschaften und Reaktionen der Capillaren vorliegt. Wohl niemand ist sich des fragmentarischen und gänzlich unzureichenden Charakters dieser Kenntnisse mehr bewußt als ich; dennoch glaube ich, sollte man versuchen, die Kenntnisse, so wie sie sind, auf einige physiologische und pathologische Fragen anzuwenden.

Ein derartiger Versuch wird unser Wissen gleichsam auf die Probe stellen. Ist es im ganzen richtig, wenn auch noch bruchstückhaft, so dürfte es mit dem, was aus anderen Quellen als bekannt gilt, nicht in ernsthaften Widerspruch geraten und sollte auf einige der Fragen von der einen oder anderen Seite her neues Licht werfen.

Von den Fragen, die ich zu behandeln beabsichtige, sind vier physiologischer Art: der negative Druck in der Brusthöhle, die Resorption von Substanzen aus dem Darm ins Blut, der Verkehr zwischen Kammerwasser und Blut durch den SCHLEMMschen Kanal und die Bildung von Harn in den Glomeruli; vier weitere sind pathologischer Art und umfassen nichts Geringeres als die großen Probleme von Urticaria, Entzündung, Kreislaufschock und Ödem. Die physiologischen Fragen wurden zum Teil im Hinblick auf die eigentümlichen Schwierigkeiten gewählt, die sie darbieten.

1. Der „negative" Druck in der Brusthöhle. Wie ich in einem der vorhergehenden Vorträge dargelegt habe, ist der Gewebsdruck beim Menschen und bei Landtieren praktisch fast immer dem Atmosphärendruck sehr nahe. Die einzigen bemerkenswerten Ausnahmen von dieser Regel sind die Bauchhöhle, in deren unteren Teil das Gewicht der Eingeweide einen positiven Druck schafft, und die Pleurahöhle, in welcher der Druck „negativ", das heißt, im Mittel um ungefähr 6 mm Quecksilber oder 80 mm Wasser niedriger ist als der Atmosphärendruck. Verschiedene Theorien sind aufgestellt worden, um den Mechanismus dieses negativen Druckes (vgl. v. NEERGAARD 1927) zu erklären, der in Wirklichkeit ganz einfach ist und sich als eine Folge der normalen Verhältnisse zwischen dem Blutdruck in den Capillaren und dem wirksamen osmotischen Druck des Blutes in Verbindung mit der anatomischen Eigenart der Pleurahöhle ableiten läßt; d. h. die Wände der Pleurahöhle haben eine so große Widerstandsfähigkeit, daß sie das Auftreten deutlicher Druckdifferenzen gestatten. Wie wir in den vorhergehenden Vorträgen gesehen haben, beträgt der kolloid-osmotische Druck des menschlichen Blutes normalerweise ungefähr 360—400 mm Wasser. Der Capillardruck in den Wänden der Pleurahöhle und in den Lungenoberflächen ist unbekannt; wir haben jedoch keinen Grund anzunehmen, daß er in den in Betracht kommenden Oberflächen die Höhe von einigen Zentimetern Wasser übersteigen kann. Sind also die Capillaren für Kolloide undurchlässig, so wird ein hoher wirksamer osmotischer Überdruck bestehen, welcher Wasser mit Krystalloiden aus der Brusthöhle ins Blut ziehen wird und hierdurch die Lungen des Neugeborenen ausdehnen und sie von dann ab ausgedehnt halten wird. Die zur vollen Entfaltung der Lungen notwendige Kraft bestimmt den schließlich erreichten Druck.

Es muß eine langsame, aber stetige Flüssigkeitsfiltration aus umgebenden Geweben in die Pleurahöhlen stattfinden, aber diese Flüssigkeit wird ständig vom Blut aufgenommen.

2. Die Resorption gelöster Substanzen aus dem Dünndarm ins Blut. Durch das Darmepithel eines Menschen treten im Durchschnitt pro Tag etwa rund 400 g Zucker und 100 g Aminosäuren. Diese Stoffe sind in Wasser gelöst, dessen Menge man nicht sehr genau kennt, für gewöhnlich aber auf rund 5 Liter schätzt; es handelt sich also um eine 10proz. Lösung von Zucker und Aminosäuren. Die Lösung enthält auch Salze, und wenn man nach dem Salzgehalt der verschiedenen Verdauungssäfte, der im Durchschnitt etwas geringer ist als der des Blutes, und nach der Salzmenge, die gewöhnlich mit der Nahrung aufgenommen wird, urteilt, so hat die resorbierte Lösung wahrscheinlich ungefähr die gleiche Salzkonzentration wie das Blut. Auf jeden Fall·überwiegt ihr gesamter osmotischer Druck weitaus den des Blutes.

Die Frage, wie diese Lösung durch das Zylinderepithel hindurchgeschafft wird, beschäftigt uns hier nicht, sondern wir wollen uns nur mit der Frage befassen, was mit ihr geschieht, nachdem sie in die Darmzotten eingetreten ist. Wie Sie sehen werden, bietet diese Frage, die in den Lehrbüchern gewöhnlich mit wenigen Worten erledigt wird, sehr ernsthafte Schwierigkeiten und erfordert erneute Untersuchung.

Es ist die übliche Ansicht, daß das in den Darmzotten aufgenommene Wasser mit den darin gelösten Stoffen so gut wie ausschließlich vom Blut weiterbefördert wird, daß nach einer Mahlzeit nur eine geringe Vermehrung der Darmlymphe eintritt, daß diese Lymphe keinen vermehrten Zucker- oder Aminosäurengehalt hat und daß sogar der Prozentgehalt dieser Stoffe im Chylus nicht größer als im arteriellen Blut ist. Wenn diese Sätze richtig sind, so laufen sie, soviel ich sehen kann, auf die Behauptung hinaus, daß das Capillarendothel in den Zotten sekretorische Eigenschaften hat, Eigenschaften, die man, wie wir gesehen haben, für die gewöhnlichen Körpercapillaren nicht anzunehmen braucht.

Bei der Erörterung des Lymphflusses vom Darm kamen wir zu dem Schluß, daß das Endothel der Darmcapillaren wie das Capillarendothel im übrigen Körper einfach für Wasser und Krystalloide durchlässig·ist und ferner, in diesem Sonderfall, für eine bestimmte Fraktion der Blutproteine. Wenn wir auf Grund dieser Sachlage zu schildern versuchen, was während der Resorption geschehen wird, wenn eine verhältnismäßig starke Lösung von Zucker, Aminosäuren und Salzen aus dem Zottenepithel in die Pericapillarräume eintritt, so können wir nur folgern, daß die osmotisch wirksamen Stoffe von verhältnismäßig geringer Dialysierbarkeit Wasser aus den Capillaren anziehen müssen. Zur selben Zeit treten natürlich die diffundierenden Stoffe durch die Capillarwand in den Blutstrom ein, und da die Capillaroberfläche, wie im ersten Vortrag gezeigt, sehr groß und außerordentlich durchlässig ist, das Blut in den Capillaren aber fortwährend rasch erneuert wird, so läßt sich denken, daß ein vollständiges Gleichgewicht erreicht wird, so daß der Prozentgehalt der dialysabeln Substanzen im Chylus derselbe ist wie in einer entsprechenden Probe aus dem Pfortaderblut.

Ist zwischen den Krystalloiden auf beiden Seiten des Endothels vollständiges Gleichgewicht hergestellt, so läßt sich ferner denken, daß das dem Blut durch die anfangs konzentrierte Lösung entzogene Wasser infolge der Unterschiede im kolloid-osmotischen Druck zwischen Blut und Chylus zum Teil wieder in die Capillaren zurückresorbiert werden kann; aber es ist Wert darauf zu legen, daß solche osmotische Rückresorption erst nach völligem Ausgleich der Krystalloidkonzentration stattfinden kann, da ein Unterschied von weniger als 0,01% Zucker groß genug ist, um den möglichen kolloid-osmotischen Überdruck im Blut zu übertreffen, und ferner ist zu beachten, daß die verlangte Rückresorption angesichts der Tatsache, daß schon das normale Verhältnis zwischen den hydrostatischen und osmotischen Kräften in den Zotten zu einer regelmäßigen Lymphtranssudation führt, auf jeden Fall unvollständig bleiben muß. Rückresorption von Wasser ist nur bis zu dem Punkt denkbar, wo der Chylus die normale Eiweißkonzentration der Lymphe in nüchternem Zustand erreicht hat.

Soll daher bei der Resorption überhaupt die Verteilung von Wasser und Krystalloiden zwischen Blut und Chylus als einfacher osmotischer Vorgang erklärbar sein, so kommen wir folgerichtig zu dem Schluß, daß die Konzentration jeder einzelnen Substanz im Chylus niemals kleiner sein darf als im Blut, während die Chylusmenge, die in der Zeiteinheit vom Darm wegfließt, mindestens etwas größer sein muß als die entsprechende Lymphmenge, die vom leeren Darm her abfließt. Dieser Schluß stimmt mit den Tatsachen, so wie sie für gewöhnlich dargestellt werden, zwar nicht überein; wir haben jedoch, wie ich meine, Grund zu glauben, daß einige der angestellten Beobachtungen falsch sind.

HENDRIX und SWEET (1917) haben während der Resorption von Aminosäuren und Glucose gleichzeitig entnommene Blut- und Chylusproben analysiert. Sie fanden ohne Ausnahme, daß die Menge des Aminostickstoffs im Chylus beträchtlich anstieg und viel größer wurde als in gleichzeitigen Blutproben aus dem allgemeinen Kreislauf. Dasselbe war beim Zucker der Fall, und in einem, freilich nur vereinzelten Versuch haben sie den Zuckerprozentgehalt des Chylus mit dem von Proben aus dem Pfortaderblut verglichen und praktisch gleich gefunden.

Bei einigen Versuchen, bei denen er sehr große Mengen von 0,3 proz. Kochsalzlösung in den Dünndarm fastender Hunde brachte, beobachtete HEIDENHAIN (1888) eine beträchtliche Zunahme des intestinalen Lymphflusses; die durch die Lymphkanäle transportierte Menge der eingeführten Flüssigkeit betrug dabei durchschnittlich ungefähr $^1/_{10}$ der vom Blut aufgenommenen Menge, aber in anderen Versuchen zeigte sich der Lymphfluß kaum vermehrt.

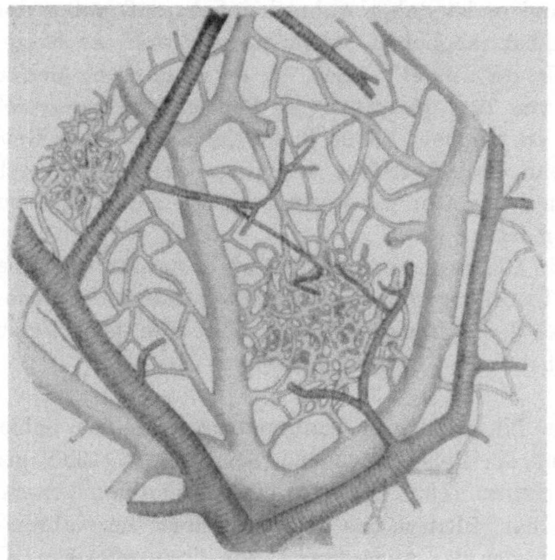

Abb. 88. Nester kleiner Venen in der Darmsubmucosa vom Hund.
Stark vergrößert. (Nach MALL.)

HEIDENHAIN schien gedacht zu haben, daß die Darmzotten während der Resorption so stark contrahiert sein könnten, daß die Intercapillarräume nahezu zum Verschwinden gebracht würden und fast alle von den Epithelzellen abgegebene Flüssigkeit unmittelbar in die Capillaren eintreten müßte. Diese Vorstellung würde die Aufnahme der genannten resorbierten Flüssigkeit ins Blut erklären, scheint aber nicht sehr glaubhaft.

Bei seiner Beschreibung der Blutgefäße des Darms erwähnt MALL (1887) eine sehr merkwürdige Anordnung kleiner Venen, die sich in der Submucosa findet. An Injektionspräparaten erscheinen diese Venen dem bloßen Auge als „kleine farbige Punkte", die in sehr großer Zahl vorhanden sind: Bei „starker Vergrößerung" sehen sie so aus, wie Abb. 88 zeigt. Leider ist der Maßstab der Vergrößerung nicht angegeben. Zahlreiche kleine Venen, die von den größeren Venen abzweigen, vereinigen sich, um ein kugel- oder linsenförmiges „rete" zu bilden. Nach der Beschreibung, die MALL für die Lymphgefäße des Darmes gibt, kann es keinem Zweifel unterliegen, daß die Venen in enger Berührung mit den aus den Zotten kommenden Lymphgefäßen stehen, und es ist daher wahrscheinlich, daß außer dem in den Zotten selbst möglichen Stoffaustausch wohl noch ein weiterer Austausch stattfindet. Doch ist es unmöglich, sich eine Vorstellung von der quantitativen Bedeutung eines solchen Austausches zu machen, bevor nicht die Zahl dieser Gebilde festgestellt und ihre Oberfläche wenigstens annähernd geschätzt und mit der in den Zotten zur Verfügung stehenden Capillaroberfläche verglichen ist.

Alles in allem genommen, halte ich es für das wahrscheinlichste, daß die Verteilung der vom Darm resorbierten Substanzen sich auf Grund der Diffusion erklären läßt, aber neue Versuche hierüber sind dringend erforderlich.

3. Die Filtration von Kammerwasser in den Schlemmschen Kanal und die Episcleralvenen. Wie LEBER (1903) gezeigt und kürzlich SEIDEL (1921, 1922) in einer Reihe von Untersuchungen bestätigt hat, filtriert das Kammerwasser fortwährend aus der Vorderkammer des Auges durch den SCHLEMMschen Kanal oder Ciliarplexus in die Episcleralvenen. Der SCHLEMMsche Kanal ist gewöhnlich ein im Kreis verlaufender Plexus kleiner Venen, die im Hornhautgewebe fest eingebettet liegen und von der Vorderkammer durch eine Endothelschicht und durch die feinen, als FONTANAsche Räume bekannten Spalten getrennt sind.

Nach den nicht ganz lückenlosen Daten aus den Untersuchungen LEBERS läßt sich die Größe der filtrierenden Oberfläche auf 10—50 mm^2, also etwa 30 mm^2, schätzen.

Der hydrostatische Druck im Auge beträgt ungefähr 25 mm Hg, und die hindurchfiltrierende Kammerwassermenge wird auf 6 mm^3 in der Minute geschätzt.

Wenn wir die im Anhang S. 319 definierte Filtrierfähigkeit ausrechnen, so finden wir 60 cm³ oder ungefähr zehnmal soviel als die Filtrierfähigkeit der durchlässigsten künstlich hergestellten

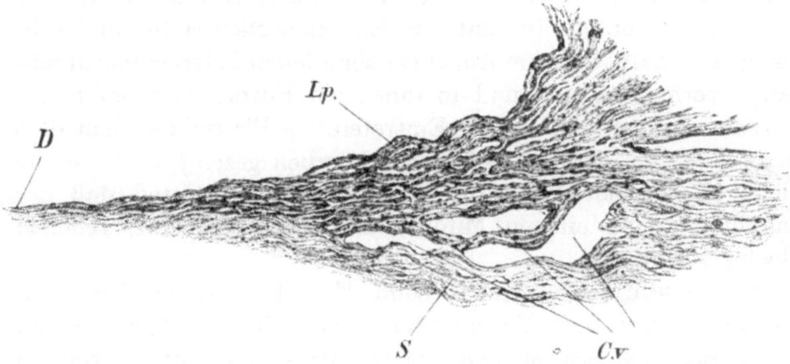

Abb. 89. Schnitt durch die Grenze zwischen Cornea und Sclera *S*. *Cv* = Schlemmscher Kanal. *Lp* = Fontanasche Räume. *D* = Ende der Descemetschen Membran. (Nach LEBER.)

Kollodiummembran. Dies stimmt gut damit überein, daß das nach Punktion der Vorderkammer erzeugte eiweißreiche Kammerwasser leicht abfiltriert, und stimmt auch zu der wiederholt gemachten

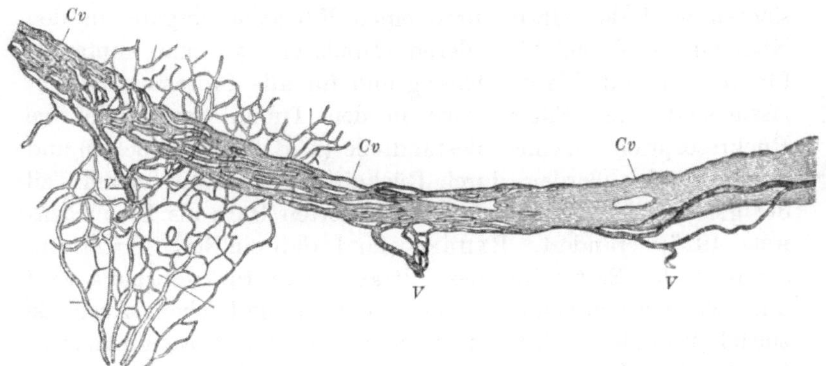

Abb. 90. Teil des Schlemmschen Kanals *Cv*. *V* = Verbindungen mit Ciliarvenen. (Nach LEBER.)

Beobachtung, daß die schwarzen Tuscheteilchen, deren Größe gerade submikroskopisch ist, ebenfalls leicht aus der Kammerflüssigkeit in den SCHLEMMschen Kanal und die Episcleralvenen übertreten können. Aber es erhebt sich eine ernstliche Schwierigkeit.

Wenn das Endothel des Kanals für Eiweiß und sogar für Tuscheteilchen durchlässig ist, so sollte auch in entgegengesetzter Richtung Diffusion stattfinden und müßte das Kammerwasser normalerweise eiweißhaltig sein. Die einzige Erklärung, die mir in den Sinn kommt, ist, daß die Endothelzellen selbst undurchlässig sind, daß aber eine Anzahl äußerst feiner Intercellulardurchgänge vorhanden sind und in ihnen ein Filtrationsstrom fließt, der schnell genug ist, um das Eintreten von Plasma aus dem Blut zu verhindern. SEIDEL (1927) hat kürzlich gezeigt, daß nur die kleinsten Tuscheteilchen im Beginn durchtreten und daß der Durchtritt nach einigen Minuten durch die größeren Teilchen blockiert wird.

Der SCHLEMMsche Kanal beim Menschen ist insofern kein Teil des regelrechten Venensystems, als keine Capillaren in ihn einmünden, sondern ist eine Art Divertikel, das mit zahlreichen kleinen Durchgängen in die Ciliarvenen einmündet. SEIDEL (1922) ist der Meinung, daß der Kanal in der Norm kein Blut enthält, sondern mit der von der Vorderkammer abfiltrierenden Flüssigkeit gefüllt ist.

4. Die Filtration in den Glomeruli. Nach den neueren Ansichten wird der Harn durch einen Filtrationsvorgang in den Nierenglomeruli gebildet, deren Capillaren, wie man annimmt, für alle Krystalloide durchlässig und für alle Proteine undurchlässig sind. Das Filtrat wird in den Tubuli durch selektive Rückresorption einzelner Bestandteile (z. B. Traubenzucker) und Wasser und außerdem durch Rückdiffundieren von einem Teil der gelösten Stoffe aus dem konzentrierten Harn ins Blut (REHBERG 1926) verändert. REHBERG fand, daß ein Stoff, Kreatinin, ein normaler Bestandteil des Filtrats, nicht rückresorbiert wird und, wie man annehmen kann, nicht in merklichem Ausmaße zurückdiffundiert. Vergleicht man also die Kreatininkonzentration einer Harnprobe mit der entsprechenden Konzentration im Plasma oder in einem Ultrafiltrat des Blutes, so gibt das Verhältnis beider Konzentrationen einen Hinweis auf die rückresorbierte Wassermenge und ermöglicht es die anfängliche Menge des Filtrates zu berechnen. REHBERG folgert aus seinen Bestimmungen, daß die 2 Millionen Glomeruli, die in den normalen menschlichen Nieren vorhanden sind (VIMTRUP, s. S. 35), im

Maximum 200 cm³ Filtrat in der Minute bilden, von denen während des Durchganges durch die Tubuli zum mindesten 180 und sogar bis 190 cm³ rückresorbiert werden. Diese ungeheuren Mengen der Filtration und Rückresorption halten einige Autoren für sehr unwahrscheinlich und macht sie gegen die ganze Vorstellung eines reinen Filtrations-Rückresorptionsvorganges skeptisch.

Verbindet man die von VIMTRUP erhaltenen Schätzungen der Glomerulusoberflächen mit den von LANDIS gegebenen Bestimmungen der Capillarfiltration, so wird es möglich, eine Art Prüfung anzustellen, obgleich man natürlich nicht vergessen darf, daß alle benutzten Zahlen nur ziemlich grobe Annäherungen darstellen, und daß es leicht möglich ist, daß die Filtrierfähigkeit der menschlichen Glomeruluscapillaren von der für die Mesenterialgefäße des Frosches gefundenen sehr verschieden ist.

Aus LANDIS' Angaben läßt sich eine Filtrierfähigkeit von 3,4 cm³ pro Minute auf 100 cm² bei einem Druckunterschied von einer Atmosphäre ableiten, und besondere, vorher eingehend angeführte Versuche zeigen, daß sie bis auf 9,1 gesteigert werden kann ohne daß die Capillaren für eine Fraktion des Eiweißes durchlässig werden. VIMTRUP gibt für die gesamte Oberfläche der Glomeruli in den menschlichen Nieren 15 000 cm² an.

Der vorhandene Filtrationsdruck ist der Blutdruck in den Glomeruli minus dem kolloid-osmotischen Druck des Blutes. Es läßt sich aus anatomischen Überlegungen, die durch physiologische Versuche (STARLING 1899) gestützt werden, ableiten, daß der Blutdruck in den Glomeruli sehr hoch sein muß, aber wie hoch er genau ist, können wir bisher nicht feststellen. Ich nehme an, daß der Filtrationsdruck nicht unter $^1/_{20}$ Atmosphäre (gleich 500 mm Wasser) und wahrscheinlich nicht über $^1/_{10}$ Atmosphäre (gleich 1000 mm Wasser) liegt. Nehmen wir weiter an, daß die Glomeruluscapillaren dieselbe Permeabilität haben wie die Capillaren am Froschmesenterium, so könnten wir eine Filtrationsgeschwindigkeit von 25—50 cm³ pro Minute erhalten, und wenn wir die Permeabilität, bei der ein Durchtritt von Proteïnen eben noch nicht beobachtet wird, annehmen, eine Filtration von 65 bis 130 cm³. Diese Zahlen stimmen mit REHBERGs Schätzung der wirklich stattfindenden Filtration so gut überein, daß sie die allgemeine Theorie stützen.

Die Versuche von STARR (1926) weisen darauf hin, daß die Glomeruluscapillaren der Menschen und der Säugetiere ebenso wie die des Froschmesenteriums sehr empfindlich gegen Sauerstoffmangel sind, wodurch sie für Eiweiß durchlässig werden.

Bei den pathologischen Zuständen von Urticaria, Entzündung, Kreislaufschock und Ödem spielen Capillarreaktionen eine wichtige und mehr oder weniger auffällige Rolle. Dabei soll diese Aufzählung keinen systematischen Zusammenhang andeuten, sondern nur die Reihenfolge angeben, in der es von meinem Gesichtspunkt aus zweckmäßig ist, die Erscheinungen zu erörtern.

5. Urticaria und Entzündung. Die von altersher für die Charakterisierung der Entzündung benutzten Symptome, nämlich Rubor, Calor, Turgor und Dolor entsprechen nahezu der dreifachen Reaktion von LEWIS. Die Röte wird durch Eröffnen und Erweitern von Capillaren und Venchen hervorgebracht, die Hitze durch erhöhte Blutströmung als Folge von Arteriolenerweiterung, die Schwellung durch Flüssigkeitsaustritt aus den Gefäßen infolge ihrer erhöhten Durchlässigkeit, und der Schmerz schließlich durch Reizung von Nerven, wodurch auch der umgebende rote Hof in der Haut verursacht wird. Aus den Untersuchungen von LEWIS haben wir gelernt, daß dieser Symptomenkomplex normalerweise auf dem Freiwerden von H-Substanz beruht; dieser Stoff entsteht immer, wenn die Gewebszellen irgendwie geschädigt werden; mit LEWIS sehen wir die ganze Reaktion als einen im wesentlichen defensiven Mechanismus an, der der Schädigung entgegenwirkt, ohne die zentrale Organisation des Körpers in Anspruch zu nehmen.

Die entweder als „dreifache Reaktion" oder unter den vier Kardinalsymptomen gegebene Beschreibung paßt ausgezeichnet auf all die Hautreaktionen, die als „urticarielle" zusammengefaßt werden können; wenden wir sie aber auf die Entzündung (im eigentlichen Sinne) an, so fehlt etwas Wesentliches. Wenn ich auch zugebe, daß das Wort Entzündung oft in einem sehr umfassenden Sinne gebraucht wird und Vorgänge (z. B. Zellproliferation) mit einbegreift, die, wenn sie überhaupt mit den hier in Betracht kommenden in Beziehung zu setzen sind, wahrscheinlich nur in-

direkt sind, so glaube ich doch, daß man sich allgemein darüber
einig ist, daß die Leukocytenauswanderung mit in den Begriff
der Entzündung, vielleicht sogar als die zentrale Reaktion,
einbezogen werden muß. Eine Leukocytenauswanderung wird
durch Stoffe hervorgerufen, die eine positive chemotaktische
Wirkung haben, und man kennt mehrere derartige Substanzen,
deren Wirkung sich in vitro darstellen läßt. Es ist sehr bezeichnend,
daß Histamin, der Prototyp für Lewis' H-Substanz, die Leukocyten von Menschen und Hunden, wie Wolf (1921) zeigte, noch in
Verdünnungen bis zu 0,000025% anzieht. Obgleich diese Wirkung
in vivo von Bloom (1923) nicht erhalten wurde, ist es kaum
zweifelhaft, daß sie vorhanden ist (Wolf, E. P. 1923), und insofern

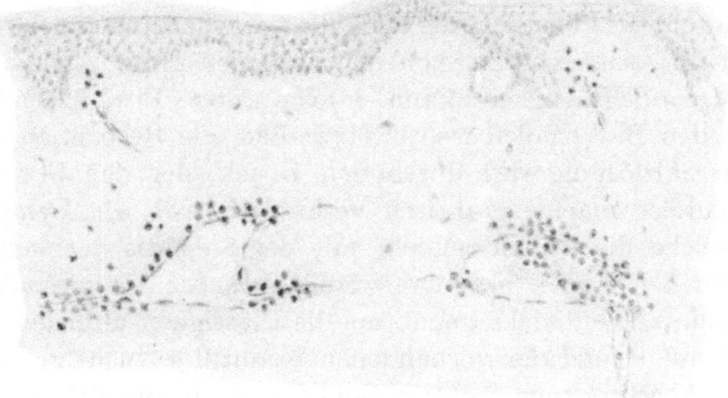

Abb. 91. Querschnitt durch eine mit Brennesselgift hervorgerufene Quaddel.
Auswanderung von Leukocyten. (Nach Török.)

Histamin der wirkliche Vertreter der H-Substanz ist, haben wir
die urticariellen Erscheinungen in dieselbe Klasse zu reihen wie
die Entzündungen. Török (1928) führt zahlreiche Fälle an, in
welchen die Auswanderung bei experimentellen und spontanen
Urticariafällen auftritt, ein derartiger mit dem Gift von Brenn-
nesseln erhaltener Fall ist hier abgebildet (Abb. 91). Trotzdem
läßt sich nicht leugnen, daß die Auswanderung keine sehr auffallende Erscheinung der Urticaria ist. Worauf ich besonders
hinweisen möchte, ist, daß wir bei den meisten Entzündungen
außer der H-Substanz oder den H-Substanzen noch weitere
chemotaktische Stoffe haben; es können dies direkt eingeführte
Substanzen (z. B. Cantharidin), bakterielle Stoffwechselprodukte

oder Substanzen sein, die aus dem abnormen Zellstoffwechsel oder Zellzerfall wie bei der durch Abrin (vgl. S. 184) verursachten Entzündung entstehen.

Das Hauptsymptom der Urticaria ist die Quaddel, die durch eine beträchtliche Permeabilitätserhöhung der kleinsten Hautgefäße und einer hierdurch bedingten Filtration von Flüssigkeit, deren Zusammensetzung der des Blutplasmas sehr nahekommt, hervorgerufen wird. Normalerweise wird eine Quaddel in der Papillenschicht der Cutis und längs des ersten venösen Plexus gebildet. Sie breitet sich horizontal aus, behält scharf begrenzte Ränder und bewirkt eine harte Infiltration und Schwellung einer dünnen Gewebsschicht. Eine gleiche Infiltration kann man durch intradermale Injektion von physiologischer NaCl-Lösung hervorrufen. Sowohl die künstliche als auch die natürliche Quaddel verschwindet nur sehr langsam von der normalen Haut. Die natürliche Quaddelflüssigkeit kann infolge ihres Eiweißgehaltes nicht von den Blutgefäßen resorbiert werden, die Resorption der injizierten Salzlösung wird durch den Druck, der das Gewebe nahezu blutleer macht, praktisch verhindert. Ob die Lymphkanäle, welche die Papillenschicht mit der Subcutis verbinden, auch durch den Druck blockiert werden oder ob sie normalerweise zu schwach entwickelt sind, um die Flüssigkeit abfließen zu lassen, ist auf Grund der vorhandenen Kenntnisse nicht zu entscheiden. Aber in einem späteren Stadium, wenn die Flüssigkeit ihren Weg durch die Haut findet, bleiben die Durchtrittsstellen eine Zeitlang offen, und eine frische Quaddel kann selbst bei rascher Flüssigkeitsfiltration nicht gebildet werden.

Eine Exsudation in die tieferen Schichten der Cutis verursacht keine scharf begrenzte Quaddel (Török 1928), und die Möglichkeiten des Abfließens sind offensichtlich bessere. Aus irgendwelchen bisher unklaren Gründen findet das herausfiltrierte Plasma zuweilen den Weg bis ins Stratum germinativum der Epidermis und bildet eine Blase, deren Inhalt von den Lymphbahnen, vielleicht infolge der Verhornung der sie nach unten zu begrenzenden Zellen, gänzlich abgeschlossen ist.

Die gesamten Gefäßreaktionen der Urticaria und Entzündung sind vom Nervensystem unabhängig und verlaufen im denervierten Gewebe im wesentlichen ebenso wie im Gewebe mit normaler sympathischer und sensibler Innervation (Lewis S. 65 u. 115;

Török 1928 S. 90). Die „reflektorische Hyperämie“ kann natürlich nach Degeneration der Schmerzfasern nicht mehr auftreten, doch beeinflußt dies den lokalen Vorgang nicht. Im Gewebe, das der sympathischen Innervation beraubt ist, kann die Reaktion etwas modifiziert sein; Capillarerweiterung und erhöhte Blutzufuhr können eher beginnen, und Dreyer und Jansen (1905) berichten, daß in einigen Fällen die Erholung beschleunigt, in anderen wieder behindert und verzögert sein kann.

In der Hauptsache müssen wir Ribbert (1909) wohl darin zustimmen, daß man die Entzündung als einen Reaktionskomplex zu Schutz und Wiederherstellung anzusehen hat, an dem die Gefäße und die Elemente des Blutes gemeinsam mit den übrigen Gewebselementen ihren Anteil übernehmen. Doch möchte ich hervorheben, daß zwar die Reaktion in ihrer Gesamtheit gewiß für den Organismus nutzbringend ist, daß aber wenigstens einige von den Teilreaktionen des Gefäßsystems oft schädlich sind. Die Entwicklung völliger Stase in zahlreichen Capillaren zum Beispiel kann die Gewebe nur schweren Gefahren aussetzen. Es ist, vorsichtig ausgedrückt, schwer einzusehen, wie die ödematöse Schwellung im entzündeten Gewebe nutzbringend sein kann.

Sicherlich würde sich eine Untersuchung der Gefäßreaktionen während der Entzündung lohnen, die das Ziel im Auge hat, die Reaktionen beherrschen zu lernen, sie zu beschränken dort, wo sie schädlich zu werden drohen, und sie anzuregen, wo sie Nutzen bringen. Die von Chiari und Januschke ins Leben gerufene Calciumtherapie kann, wenn ich es recht verstehe, als ein Versuch in dieser Richtung gelten. Die Versuche von Poulsson (1926) zeigen, daß Pituitrin in geeigneten Mengen die Exsudation in experimentell hervorgerufenen Fällen von Entzündung und Ödem herabsetzen kann.

6. Kreislaufschock. Mit dem Wort Schock wurden und werden noch häufig sehr verschiedene pathologische Zustände bezeichnet, die zum Teil außer den Symptomen des Kollapses vielleicht nichts gemeinsam haben. Hier haben wir es nur mit dem Versagen des Kreislaufes zu tun, wie es, in der im neunten Vortrag beschriebenen Art, bei gewissen Tieren nach einer großen Dosis Histamin eintritt und dort als Histaminschock bezeichnet wurde. Wie Sie sich erinnern, ergab die Analyse von Dale und Laidlaw, daß die Symptome durch eine allgemeine Erweiterung der Capillaren zustande kommen, die von dem zur Verfügung stehenden Blut so viel aufnehmen, daß der Rückfluß zum Herzen versagt und der arterielle Blutdruck allmählich sehr niedrig wird.

Eine Reihe von Untersuchungen, unter denen, zugleich als Beispiel dafür, was einmütige Zusammenarbeit leisten kann, die „Berichte über Wundschock und Blutverlust" vom englischen Sonderausschuß zur Untersuchung des chirurgischen Schocks (1919) besondere Erwähnung verdienen, haben gezeigt, daß durch schwere traumatische Insulte ein dem Histaminschock wesensgleicher Zustand hervorgebracht wird. Die Arbeit des Ausschusses hat überzeugend bewiesen, daß der traumatische Schock primär auf der Wirkung toxischer Substanzen beruht, die im verletzten Gewebe ohne den Einfluß von Mikroorganismen gebildet und von dem zirkulierenden Blut durch den ganzen Körper verteilt werden. Es ist jetzt klar, daß diese Substanzen zur Klasse der H-Substanzen gehören müssen.

Ein sehr wesentlicher Zug in der Ätiologie des Schocks ist der Circulus vitiosus, der durch die Vergiftung der Capillaren eingeleitet wird. Wenn der Kreislauf zu versagen anfängt, so leidet die Blutzufuhr zu den Geweben, und das führt seinerseits wieder infolge von Sauerstoffmangel oder infolge der verminderten Zufuhr des tonisierenden Hormons zu noch stärkerer Erweiterung und Zunahme der Durchlässigkeit. In weiter fortgeschrittenen Stadien ist die Durchlässigkeit der Capillarwand so sehr gesteigert, daß es zu Plasmaverlust kommt, was wieder das Versagen des Kreislaufes verschlimmert[1].

Weitere wichtige Befunde der Ausschußuntersuchungen sind die Nachweise, daß Äthernarkose und Kälteeinwirkung geeignet sind, die Schockzustände ernsthaft zu verschlimmern. Die Wirkungen der Narkose wurden im neunten Vortrag erörtert und lassen sich leicht verstehen, aber die Wirkungen der Abkühlung scheinen komplizierter zu sein und haben eine voll befriedigende Erklärung bisher nicht gefunden. Die mit Wahrscheinlichkeit vorkommenden Kältegrade, sollten unter gewöhnlichen Umständen eher zu Capillarverengerung wenigstens in der Haut führen, aber es ist durchaus möglich, daß die Capillaren in den inneren Organen

---

[1] Siehe Anhang unter a) S. 304.

anders reagieren, wenn die Körpertemperatur wirklich herabgesetzt wird. An diesem Punkt müssen weitere Untersuchungen einsetzen.

Zustände von Versagen des Kreislaufes, deren Mechanismus dem des traumatischen Schocks insofern ähnelt, als sie hauptsächlich toxämischen Ursprungs sind, kommen, wie ich glaube, durchaus nicht selten vor. Mir ist der anaphylaktische Schock, dessen Mechanismus vielleicht sehr kompliziert ist, der aber nach BIEDL und KRAUS (1909) wichtige Züge mit dem traumatischen Schock gemeinsam zu haben scheint, nur sehr unvollkommen bekannt; weiter möchte ich die Aufmerksamkeit auf die Symptome bei schwerer Peritonitis lenken und auf die Symptome, die sich oft bei Kranken nach mehr oder weniger ausgedehnten Verbrennungen entwickeln.

H. OLIVECRONA (1922) hat sehr klar gezeigt, daß experimentelle Peritonitis bei Kaninchen, Katzen und Hunden zu typischem Kreislaufschock mit schnellem Puls, niedrigem Blutdruck, cyanotischer Blässe und der charakteristischen Verminderung der zirkulierenden Blutmenge führt. Dabei sind Beweise dafür erbracht, daß der Schock auf der Wirkung von Giften beruht, wahrscheinlich von Eiweißspaltprodukten, die im Blut frei werden.

Bekanntlich kommt es nach Verbrennungen, besonders nach mehr oder weniger ausgedehnter Verbrühung, in Fällen, wo die primären Schädigungen verhältnismäßig geringfügig sind und kein lebenswichtiges Organ betreffen, zuweilen zu einem Kollapszustand, der mit dem Tode des Kranken endet und sich innerhalb von 1—2 Tagen entwickelt. Diese Fälle, die sich nicht auf bakterielle Infektion zurückführen ließen, haben natürlich erhebliches Interesse erweckt und sind ausgiebig untersucht worden, aber soviel ich weiß (ich bin mit der klinischen Literatur nicht vertraut genug, um ganz sicher zu sein), ist der einzige sichere Schluß, zu dem man gekommen ist, der, daß die Erscheinungen auf Vergiftung beruhen. Betrachtet man jedoch diese Symptome im Licht der über Kreislaufschock gewonnenen Kenntnisse, so ist die Ähnlichkeit mit den Schocksymptomen, wie ich meine, sehr auffällig.

Es findet sich der typische Abfall des Blutdrucks, der sehr kleine frequente Puls, die Eindickung des Blutes, die sich in der

Zunahme des Blutkörperchenzahl äußert. Dabei wird bemerkt (Helsted, A. 1905), daß die Brandvergiftung oft zu einer Steigerung der Körpertemperatur führt, ein Punkt, wo ein Unterschied zwischen den toxischen Produkten vorzuliegen scheint, je nachdem sie aus traumatisch oder durch Verbrennung geschädigten Geweben stammen.

Cevario (1921) hat Versuche an Ratten angestellt, die durch seitliche Laparotomie paarweise vereinigt waren. Wurde nur an einem Tiere experimentell die Haut verbrüht, so litten beide Tiere in gleichem Grade, woraus hervorgeht, daß im Blute kreisende toxische Substanzen für die Symptome verantwortlich sind.

Vor kurzem haben Edmunds und Johnston (1928) beobachtet, daß sich im experimentell durch Diphtherietoxin hervorgerufenen Schock durch Pituitrininjektionen ein ausgesprochener Blutdruckanstieg hervorrufen läßt, während Adrenalin ohne Wirkung ist.

7. Die Entstehung und die Resorption von Ödemen. Die allgemeine Frage nach den Ursachen des Ödems ist äußerst kompliziert, und um zu irgend triftigen Schlüssen zu kommen, müssen wir bestimmte Unterscheidungen treffen zwischen jenen Typen von Ödem, die mehr oder weniger vom Capillarzustand und von den Druckverhältnissen abhängig sind, und den anderen, bei denen das nicht der Fall ist.

Zu den letzteren Fällen sollten alle die Fälle von Ödem gerechnet werden, bei denen das Ödem intracellulär ist und durch Schwellung der Gewebselemente selbst hervorgebracht wird, während die intercellulären, pericapillaren und Lymphräume nicht mehr als das gewöhnliche Flüssigkeitsquantum enthalten.

Einen sehr lehrreichen Fall von intracellulärem Ödem hat F. Mendel beschrieben (1922). Es äußerte sich in einer Schwellung der Cutiszellen, die an der ganzen Körperoberfläche vorhanden, aber an den Beinen besonders ausgesprochen war, und die zu einer Gewichtszunahme des Patienten von 77 auf 95 kg geführt hatte. Von seiten der Nieren oder des Herzens bestanden keine Symptome. Als der Kranke auf kochsalzfreie Kost gesetzt wurde, setzte in wenigen Tagen eine schnelle Wasserausscheidung ein, und in einer Woche war das Gewicht zur Norm zurückgeführt.

Als versuchsweise wieder eine salzhaltige Kost gegeben wurde, kehrten auch die Ödemerscheinungen wieder.

MENDEL weist darauf hin, wie wir es hier mit einer abnormen Affinität der Cutiszellen für NaCl zu tun haben. Sie nehmen das Salz aus dem Blut auf, solange es im Überschuß oder auch in normaler Menge im Blut vorhanden ist, und müssen aus einfachen osmotischen Gründen eine entsprechende Wassermenge mit aufnehmen. Der Capillarzustand hat mit dem Vorgang nicht das geringste zu tun. Die Capillaren können die Aufnahme von Salz und Wasser weder hindern noch beschleunigen, denn beide Stoffe diffundieren frei durch das Endothel, ob es nun normal oder abnorm durchlässig ist.

Ohne eine Meinung darüber zu äußern, ob vom klinischen Gesichtspunkt das intracelluläre oder das intercelluläre Ödem wichtiger ist, möchte ich nur den Punkt hervorheben, daß vom Standpunkt der Capillarphysiologie und -pathologie die Fälle von intracellulärem abgesondert werden sollten. Sie gehören zu einer ganz anderen Kategorie.

Die Fälle von intercellulärem Ödem, mit denen wir es zu tun haben, sind selbst schon kompliziert genug und werden von so viel Faktoren beeinflußt, daß man sehr vorsichtig vorgehen muß, wenn man Schlüsse ziehen will. Die Exsudation und unter Umständen Rückresorption von Flüssigkeit in den Intercellularräumen hängt ab: vom capillaren Blutdruck, vom kolloid-osmotischen Druck des Blutes, von der Durchlässigkeit der Capillarwand, von der Leistungsfähigkeit des Lymphflusses und von der Stoffwechseltätigkeit der Gewebszellen. Es kann nicht überraschen, wenn der aus dem Zusammenwirken dieser Faktoren sich ergebende Vorgang oft schwer und manchmal gar nicht zu entwirren ist.

Wenn wir für den Anfang die möglichen Änderungen in der Capillardurchlässigkeit und in der Zelltätigkeit ausschließen, können wir als die einfachste Form von intercellulärem Ödem das Filtrationsödem nehmen, das in jeglichem Gewebe entsteht, sobald der Filtrationsdruck, der capillare Blutdruck, den wirksamen osmotischen Druck des Blutes übertrifft. Solange der Überschuß nicht groß ist, kann das Transsudat wahrscheinlich auf dem Wege über die Lymphkanäle ebenso rasch, wie es gebildet wird, wieder weggeschafft werden, und es entsteht kein sichtbares Ödem, aber die Geschwindigkeiten, mit denen in verschiedenen Geweben die

Ableitung geschieht, sind nicht gemessen. Das Filtrationsödem kommt entweder durch eine genügend große Abnahme des kolloid-osmotischen Druckes bei hydrämischer Plethora oder durch eine Zunahme des Capillardruckes oder durch beide in derselben Richtung wirkende Faktoren zustande.

Beispiele für experimentelles Filtrationsödem sind in den vorhergehenden Vorträgen angeführt. Es kommt beim Menschen leicht an den Füßen durch den hydrostatischen Druck zustande, wenn man die Füße herunterhängen läßt. In einer interessanten Reihe von Versuchen hat Mende (1919) die Geschwindigkeit und den Grad des Anschwellens an den Armen normaler Individuen nach Anbringen einer Gummimanschette gemessen, in der ein bestimmter Druck konstant gehalten wurde. Wenn der Druck auf 100 cm Wasser erhöht wurde, so wurde eine unmittelbare Volumzunahme von ungefähr 40 cm³ beobachtet, die natürlich von der Auffüllung der Gefäße, besonders der Venen, mit Blut herrührte. Während der nächsten 15 Minuten fand eine weitere Zunahme von ungefähr 60 cm³ statt, die sich teils auf Erweiterung von Capillaren und Venchen, teils auf die Bildung eines Filtrationsödems zurückführen ließ. Diese Zunahme dauerte, wenn auch in langsamerem Tempo, noch über einen Zeitraum von fast 20 Minuten an, und darauf, nach einer gesamten Volumzunahme von 120 cm³, erfolgte die Dekompression. Dabei ging das Volumen in ein paar Minuten um rund 70 cm³ zurück und brauchte danach noch 35 Minuten, um zum Anfangsvolumen zurückzukehren. Durch einen 22 Stunden lang einwirkenden Druck von 63 cm Wasser konnte Mende ein deutliches Ödem erzeugen, das 2—4 Stunden nach der Dekompression verschwand; mit 50 cm erzielte er dagegen nur eine passive Hyperämie, die sich sofort bei der Dekompression zurückbildete.

Könnte man den angewendeten Druck in Mendes Versuchen als Maßstab für den erreichten Venendruck ansehen, so würden sie ein Maß für den wirksamen osmotischen Druck im Blut seiner Versuchspersonen abgeben. Mende zeigt jedoch, daß dies in seinen Versuchen, infolge von Eigentümlichkeiten des benutzten Apparates, nicht der Fall ist; was wir sagen können, ist nur, daß der Venendruck sicher beträchtlich niedriger, wahrscheinlich um ungefähr 20 cm Wasser niedriger gewesen ist, so daß sich ein wirksamer osmotischer Druck von etwa 30—40 cm berechnet. Wie

Sie sich erinnern, fanden wir in für Eiweiß gerade undurchlässigen Osmometern einen durchschnittlichen osmotischen Druck menschlichen Blutes von 46 cm mit individuellen Schwankungen von 40—51 cm. Der niedrigere Druck, der sich aus MENDES Versuchen berechnen läßt, rührt wahrscheinlich von einer durch die Erweiterung bewirkten Zunahme der Capillardurchlässigkeit her. Das verhältnismäßig langsame Verschwinden des Ödems nach 63 cm Druck weist darauf hin, daß die Flüssigkeit wahrscheinlich etwas eiweißhaltig war[1].

Ein einfaches Filtrationsödem, das mit dem von MENDE u. a. experimentell erzeugten vergleichbar ist, tritt häufig, wenn auch im allgemeinen in geringer Stärke, bei normalen Menschen auf. Die oft beobachtete Erscheinung der dickergewordenen Füße am Abend stellt ein derartiges Beispiel dar. THOMPSON, THOMPSON und DAYLEY (1918) untersuchten kürzlich die Änderungen in der Blutzusammensetzung bei Menschen, die 20—30 Minuten lang ruhig stillgestanden hatten. Sie fanden eine Zunahme in der Zahl und eine Änderung des Volumens der roten Blutkörperchen, was auf eine Konzentration des Blutes hinweist; entsprechende Erhöhungen im Eiweißgehalt des Plasmas zeigten, daß die verloren gegangene Flüssigkeit zum mindesten annähernd eiweißfrei war. Der Wasserverlust aus dem Blute betrug im Mittel 290 cm³ mit individuellen Abweichungen von 190—475 cm³. Zweifellos ging die Filtration dieser Flüssigkeit durch die Capillaren der unteren Extremitäten vor sich.

VOLLMER und LEE (1927) beschreiben, daß eine gleiche Blutkonzentration eintritt, wenn Säuglinge heftig schreien. In einigen Fällen wird das Gesicht deutlich ödematös. Meiner Meinung nach ist der Mechanismus hier eine Behinderung des venösen Rückflusses in die Brusthöhle; hierdurch wird eine derartige Erhöhung des allgemeinen venösen Druckes hervorgerufen, daß eine Filtration stattfindet. Doch sollte die Frage direkt untersucht werden.

In Fällen von Herzinsuffizienz ist der Venendruck erhöht; nach EYSTER (1926) sind Drucke von 250 mm Wasser in den Zentralvenen nicht ungewöhnlich. Entsprechende Erhöhungen des Capillardruckes in den Organen sind zu erwarten, doch fehlen direkte Bestimmungen. IVERSEN und NAKAZAWA (1927)

---

[1] Siehe Anhang unter b) S. 305.

haben gezeigt, daß wir bei der Ödembildung bei bettlägerigen Herzkranken außer dem vorauszusetzenden erhöhten Capillardruck deutlich niedrigere kolloid-osmotische Drucke des Blutes als normalerweise finden; es scheint, daß im allgemeinen zur Ödementstehung ein Zusammentreffen beider Faktoren notwendig ist. In verschiedenen Fällen beobachteten sie eine Resorption des Ödems, sobald der kolloid-osmotische Druck auf ungefähr den Normalwert stieg. In allen Fällen mit einem kolloid-osmotischen Druck unter 230 mm Wasser, und in den meisten mit einem Druck unter 300, war Ödem vorhanden, obwohl bei Menschen mit leistungsfähigem Kreislauf der osmotische Druck der Kolloide beträchtlich herabgesetzt werden kann, ohne daß sich Ödem ausbildet. IVERSEN und NAKAZAWA finden, daß die Herabsetzung des wirksamen osmotischen Druckes bei ihren Herzkranken auf der Albuminurie beruht, wodurch die Eiweißkörper dauernd verlorengehen. Sie machen es wahrscheinlich, daß die Albuminurie eine Folge des unzureichenden Nierenkreislaufes ist und somit primär auf dem Versagen des Herzens beruht.

Viele Fälle von Ascites, bei denen die Flüssigkeit in der Bauchhöhle einen niedrigen Eiweißgehalt zeigt, beruhen auf einer Lebercirrhose; hierdurch nimmt der Widerstand so zu, daß der Druck im Pfortadersystem den kolloid-osmotischen Druck des Blutes überschreitet. IVERSEN (1928) schlägt als Behandlung für schwere Fälle die Verringerung der Blutzufuhr zum Pfortadersystem durch Entfernung der Milz und eines Teiles der Därme vor.

Bei den bisher erörterten Fällen, die durch weitere Beispiele leicht vermehrt werden können, stellt ein abnorm hoher hydrostatischer Druck in den Capillaren die primäre Ursache des Flüssigkeitsaustrittes dar, wobei der wirksame osmotische Druck des Blutes entweder normal ist oder sekundär herabgesetzt wird. Es gibt jedoch andere Fälle, bei denen eine Verminderung des kolloid-osmotischen Druckes den primären Faktor darstellt. Der erste Fall dieser Art wurde von HAGEDORN, RASMUSSEN und REHBERG in meinem Laboratorium während meiner Abwesenheit als Lektor für die Silliman-Vorträge (Oktober 1922) untersucht nnd in einer Anmerkung der ersten Auflage kurz mitgeteilt. Der prozentuale Eiweißgehalt im Blut des Patienten war etwas verringert (auf 5%), aber die osmotische Eigenschaft des Eiweißes war sehr

minderwertig; der gemessene Druck betrug nur ungefähr 100 mm
Wasser. Eine Flüssigkeitsfiltration aus den Capillaren in die
Gewebsspalten war daher in vielen Teilen des Körpers unvermeidbar. Die Krankheitsursache wurde durch eine Harnuntersuchung
gefunden; der Harn enthielt 2,8% Eiweiß mit einem osmotischen
Druck von 240 mm. Die Glomeruli schieden also die kleinsten und
osmotisch wirksamsten Eiweißmoleküle aus.

Seitdem sind eine Anzahl ähnlicher Fälle ans Licht gekommen
(GOWAERTZ 1924, SCHADE). Ich gebe eine kurze Tabelle aus der
Arbeit von IVERSEN und NAKAZAWA (1927) über einige verschieden
schwere Fälle.

Diagnose	Blut			Harn			Ödem
	Eiweiß %	Osmot. Druck mm H_2O	Osmot. Druck pro % Eiweiß mm H_2O	Eiweiß %	Osmot. Druck mm H_2O	Osmot. Druck pro % Eiweiß mm	
Nephrose.	6,77	89	13	1,65	185	112	+++
Amyloidose	3,94	80	20	1,0	76	76	++
Hg-Nephrose	4,81	175	26	0,9	85	96	++
Chronische Nephritis .	7,2	292	41	0,5	50	100	—
Akute Nephritis . . .	6,12	239	39	0,6	64	106	+
„ „ . . .	6,36	270	43	0,125	?	?	—

In dieser Gruppe von Fällen fehlt das Ödem, wenn der wirksame osmotische Druck höher als 250 mm ist. Die primäre Ursache
ist die Albuminurie, und es ist bezeichnend, daß für gewöhnlich
zwischen der Eiweißkonzentration im Harn und dem spezifischen
osmotischen Druck seines Eiweißes ein gewisses Verhältnis vorhanden ist; er ist um so höher, je niedriger die Konzentration,
während, wie Sie sich erinnern werden, das Gegenteil der Fall ist,
wenn eine Eiweißlösung einfach verdünnt wird. IVERSEN und
NAKAZAWA geben zur Veranschaulichung dieses Verhältnisses eine
Tabelle, nach der ich die Abb. 92 konstruiert habe. Das Eiweiß
im Harn zeigt in allen Fällen eine stärkere Wirksamkeit als das
von normalem Blut, und bei den schwächsten Konzentrationen
wird die Wirksamkeit sehr groß. Die Glomeruli stellen offenbar
ein Ultrafilter dar, das für die wirksamste Eiweißfraktion durchlässig werden und sie vom übrigen Eiweiß trennen kann. Da das
Eiweiß des Glomerulusfiltrats beim Durchgang durch die Tubuli
um das 50—200fache konzentriert wird, müssen wir annehmen,

daß diese stark wirksamen Moleküle nur in sehr geringer Konzentration im Blut vorhanden sind.

Die Ödemflüssigkeit ist in den eben beschriebenen Fällen von Filtrationsödem durch normale Capillaren nie wirklich eiweißfrei. Für gewöhnlich enthält sie jedoch unter 0,1%, doch kann der Prozentgehalt, besonders in Ascitesflüssigkeit, höher sein. Der Ursprung dieses Eiweißes ist noch nicht genau bestimmt. Es kann natürlich aus den Gewebszellen kommen, doch kann man die Möglichkeit nicht ausschließen, daß in einigen der untersuchten Fälle eine Anzahl von Capillaren nicht normal geblieben, sondern für Eiweiß durchlässig geworden sind. Praktisch können wir also nicht so scharf, wie es theoretisch wünschenswert wäre, zwischen Fällen von einfachem Filtrationsödem und der anderen Gruppe unterscheiden, bei der die Filtration auf einer gesteigerten Durchlässigkeit der Capillarwand durch irgendwelche Schädigung beruht, ohne daß in diesem Falle der Blutdruck in den Capillaren oder der ganze kolloid-osmotische Druck des Blutes sich zu ändern braucht.

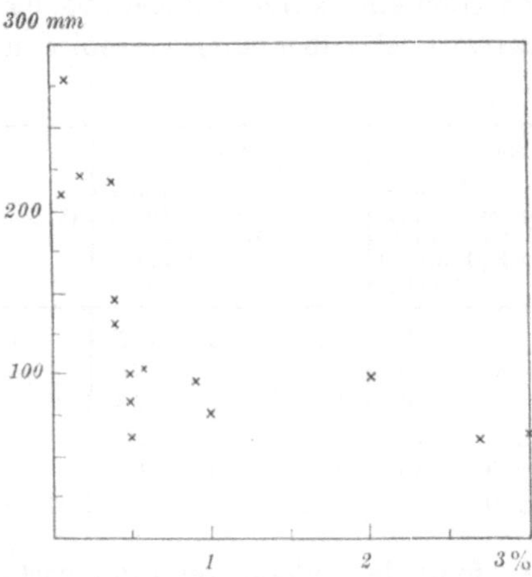

Abb. 92. Die Beziehung zwischen der Eiweißkonzentration von Harnen und dem spezifischen osmotischen Druck des Eiweiß. Abszisse: Eiweiß im Harn %. Ordinate: Druck pro % in mm H$_2$O.

Es ist zu beachten, daß wir mit Ausnahme der Glomeruluscapillaren und der Mesenterialcapillaren vom Frosch, nach LANDIS' vorher angeführten Versuchen, keinen Beweis für irgendeine selektive Durchlässigkeit von seiten geschädigter Capillaren haben. In den, wie zugegeben werden muß, wenigen Fällen, in welchen die kolloid-osmotischen Eigenschaften der Ödemflüssigkeit untersucht worden sind, ergab sich, daß der errechnete Druck für jedes Prozent Eiweiß derselbe war, wie der von Blut, welches auf die gleiche oder auf eine niedrigere Eiweißkonzentration verdünnt wurde (IVERSEN 1928).

Während die durch normale Capillaren hindurchfiltrierte eiweißfreie Flüssigkeit direkt ins Blut rückresorbiert werden kann und wird, wenn der kolloid-osmotische Druck dieser Flüssigkeit über den hydrostatischen Druck in den Capillaren erhöht wird, kann eine Eiweiß enthaltende Flüssigkeit unmöglich vollständig ins Blut rückresorbiert werden. Solange die gesteigerte Capillarpermeabilität anhält, geht die Transsudation weiter, und wenn die Capillaren zur Norm zurückkehren, werden sie auch für die Eiweiße im Transsudat undurchlässig, deren osmotischer Druck zudem die Rückresorption des Wassers und der Krystalloide verhindert.

Für die Resorption eiweißhaltiger Ödemflüssigkeiten lassen sich zur Zeit zwei verschiedene Mechanismen erkennen. Der eine ist die Rückkehr zum Blut auf dem Wege der Lymphstränge; die im zwölften Vortrag angeführten Versuche von J. H. LEWIS (1921) weisen überzeugend nach, daß Eiweiß auf diesem Wege befördert wird; der andere ist in einer Arbeit von LANDSBERG (1921) hervorgehoben, der beobachtete, daß die Proteine in einem pleuritischen Exsudat allmählich durch Enzyme aufgespalten wurden, die zweifellos aus benachbarten Zellen stammten. Die Spaltprodukte würden dann ins Blut übertreten können, und so würde eine direkte Rückresorption des Ödems ermöglicht werden.

Ein derartiger Mechanismus scheint besonders für die Pleurahöhle angemessen, deren Lymphstränge infolge des negativen Druckes keine Flüssigkeit aufzunehmen vermögen. In der Bauchhöhle vorhandene Flüssigkeit und sogar Blutkörperchen und andere Suspensionen gelangen leicht in die Lymphbahnen der unteren Zwerchfellfläche (SIPERSTEIN und SANSBY 1923). Vor kurzem hat FLOREY (1927) gezeigt, daß dieser Durchtritt durch vorgebildete Öffnungen vor sich geht, und daß die treibende Kraft der positive Druck in der Bauchhöhle ist.

In der klinischen Literatur finden sich zahlreiche Fälle, für die VOLHARD (S. 1163, 1255, 1274) charakteristische Beispiele gibt, wobei nach diuretischen Mitteln, Coffein, Theobromin, Calomel und anderen eine rasche Resorption der Ödemflüssigkeiten eintritt. Der Mechanismus dieser Heilwirkungen ist zur Zeit unbekannt, und ich möchte darauf hinweisen, daß es müßig ist, über denselben Spekulationen anzustellen, bis die Tatsachen in diesen Fällen vollständiger feststehen.

Seit dem glänzenden Werke Claude Bernards (1852), der die Erforschung der vasomotorischen Mechanismen ins Leben rief, ist der Zweig physiologischer Wissenschaft, der von der Regulierung des Kreislaufs handelt, immer ein Lieblingsgegenstand der Untersuchung gewesen und hat allgemein auf das physiologische und pathologische Denken tiefen Einfluß ausgeübt.

Bis vor kurzem galt das Wort vasomotorisch als gleichbedeutend mit arteriomotorisch. Jetzt wissen wir, daß es außer den bekannten arteriomotorischen gewisse capillarmotorische Mechanismen gibt, und wenn sich auch die systematische Erforschung der Capillaren und ihrer Reaktionen noch in den Kinderschuhen befindet, so hat sie doch sowohl als Zweig der reinen Wissenschaft als in Hinsicht auf ihre direkten und indirekten Anwendungen zum Wohl der Menschheit eine kräftige Entwicklung gezeigt, und es läßt sich getrost voraussagen, daß ihr schließlich die gleiche Bedeutung zuerkannt werden wird wie der Erforschung des Herzens und des Arteriensystems.

Ich hege die Hoffnung, daß diese Vorträge zu ihrem Teile dazu beitragen mögen, das Wachstum dieses jungen Zweiges der Physiologie zu fördern, daß sie helfen mögen, ein lebhaftes Interesse an einem Forschungsgebiet zu erwecken, welches, indem es das schöne Zusammenwirken der Tätigkeiten im Organismus immer mehr enthüllt, der Absicht dient, derentwegen diese Silliman Memorial Lectures eingerichtet worden sind.

8. Anhang.

a) In Erwägung der Wichtigkeit, welche die Aufrechterhaltung des kolloid-osmotischen Druckes in den zirkulierenden Flüssigkeiten hat, wird der Schock jetzt ganz allgemein mit intravenöser Injektion entweder von Blut oder von isotonischer Gummiarabicumlösung behandelt. Dieser Vorschlag wurde zuerst von Bayliss (1916) gemacht.

Injektionen isotonischer und hypertonischer Lösungen verschiedener Krystalloide sind immer wieder ausprobiert worden, haben sich als nutzlos erwiesen; es ist leicht einzusehen, daß in Fällen mit gesteigerter Durchlässigkeit der Capillarwand solche Lösungen sehr rasch wieder aus dem Kreislauf herausgehen müssen. Bluttransfusionen sind oft schwer einzurichten und erfordern gewisse Vorsichtsmaßnahmen, während Gummiarabicum leicht zu beschaffen und einzuverleiben ist und in einer großen Zahl von Fällen gleich wirksam ist.

Nach Versuchen in meinem Laboratorium hängt der wirksame osmotische Druck des Gummis größtenteils von den Salzen in der Lösung ab. Wie kürzlich Gasser und Erlanger (1919) gezeigt haben, ist sein osmotischer

Druck in reinem Wasser sehr viel höher. In physiologischer Kochsalzlösung aufgelöst, hat eine 6 proz. Gummilösung nahezu denselben kolloid-
osmotischen Druck wie menschliches Blut, während ihre Viscosität ein
wenig höher ist; in reinem Zustand scheint es ein völlig unschädliches
Mittel zu sein. Wie wir gefunden haben, entspricht die Dialysierbarkeit von
Gummiteilchen durch Kollodiummembranen fast genau der am wenigsten
diffundierenden Fraktion der Bluteiweißkörper, so daß das Gummi wahrscheinlich noch in Capillaren zurückgehalten wird, die für die normalen
Plasmakolloide schon größtenteils durchlässig geworden sind.

Käufliches Gummi enthält Salze, und, wie BAYLISS (Med. Res. Comm.
1919) festgestellt hat, genügt es, das Gummi in 0,9 proz. Kochsalzlösung
aufzulösen, da im Gummi schon genug Calcium- und Kaliumsalze enthalten sind.

ZONDEK (1921) hat in einer kürzlich erschienenen Arbeit die Wirkungen
von Gummilösungen auf ihren Calciumgehalt zurückzuführen gesucht, den
er für sehr hoch hält. Bestimmungen, die RASMUSSEN in meinem Laboratorium vornahm, zeigen jedoch, daß die in einer 6 proz. Lösung vorhandene Konzentration sowohl von Calcium wie von Kalium nur ungefähr
doppelt so groß ist wie die Konzentration der gleichen Stoffe in Ringerlösung, d. h. 0,06% $CaCl_2$ und 0,05% KCl. Hiernach würde die Gummilösung einen beinahe idealen vorläufigen Ersatz für Blutplasma bedeuten.

Es ist über ungünstige Erfolge mit Gummiinjektionen berichtet worden,
diese beruhen offenbar auf dem Gebrauch minderwertiger Präparate.
BRICKER und dessen Mitarbeiter (1926) haben Gummi mit gutem Erfolg
in menschlichen Fällen angewendet, und UEKI (1924) hat ausgedehnte Versuche am LANGENDORFschen Herzen und an verschieden stark, bis zu 30%
des Blutvolumens, entbluteten Katzen gemacht. UEKI empfiehlt Gummi,
welches durch einen elektro-osmotischen Vorgang gereinigt wird.

Es ist klar, daß in Fällen von Schock das injizierte Gummi oder Blut
nur dadurch wirken kann, daß es dem Versagen des Kreislaufes abhilft
und den Circulus vitiosus unterbricht. Wenn trotzdem die Capillaren unter
dem Einfluß der entstandenen Gifte fortfahren, sich zu erweitern, kann die
Hilfe nur vorübergehend sein, und wenn der Schock ein Stadium erreicht
hat, wo die Capillaren sogar für Gummi durchlässig geworden sind, erweist
sich die Injektion als nutzlos.

b) Eine gleiche Versuchsreihe wurde vor kurzem am menschlichen Bein
von DRURY und IONES (1927) angestellt. Sie benutzten einen sinnreich konstruierten Wasserplethysmographen, um die Geschwindigkeit der Ödembildung zu messen. Unglücklicherweise läßt sich aus den von ihnen veröffentlichten Versuchen das absolute Verhältnis von Capillardruck und
Filtrationsgeschwindigkeit und dem Druck, der notwendig ist, um gerade
eine merkliche Volumenszunahme hervorzurufen, nicht errechnen. Denn
diese Autoren haben den Fehler begangen, den Gegendruck des Wassers
in ihren Plethysmographen nicht mit einzubeziehen.

Anhang.

Über die Methoden für das Studium der Capillaranatomie und -physiologie.

1. Beobachtungen des Capillarkreislaufs. Die Technik zur Beobachtung von Capillaren wechselt beträchtlich, je nach der Tierart und der verwendeten Beleuchtungsart (durchfallendes oder auffallendes Licht).

Am leichtesten lassen sich Beobachtungen an kleinen Kaltblütern im durchfallenden Licht ausführen. Die Schwänze junger Larven von Molchen und Fröschen sind besonders geeignet. Vimtrup (1922) gibt folgende Anordnung an, um Kaulquappen ohne Anwendung von Narkotica, die bei Beobachtung normaler Capillaren soweit wie möglich vermieden werden sollten, ruhig zu stellen.

Zwei Klumpen Plastilin werden auf einen Objektträger gebracht und so modelliert, daß sie den Körper der Larve festhalten, ohne ihn zu drücken. Der zu untersuchende Schwanz kann gut unter ein Deckglas mit Plastilinfüßen oder unter ein sehr dünnes Glimmerblättchen gebracht werden. Der Körper wird mit einem schmalen Streifen Fließpapier bedeckt, das Mikroskop wird in einem geeigneten Winkel geneigt, dann läßt man ein bis zwei Wassertropfen in der Minute auf das Fließpapier fallen. Diese Anordnung ist besonders zum Studium von Rougetzellen im lebenden Zustand geeignet.

Für die Untersuchung des ausgewachsenen Frosches ist es ebenfalls wichtig, den Körper so schonend wie möglich ruhig zu stellen und feucht zu halten. Die Schwimmhaut, die Zunge, die Blase, das Mesenterium und die Lungen sind geeignete Organe für die Beobachtung im durchfallenden Licht. Zur Ausbreitung der Schwimmhaut werden aus Objektträgern dreieckige Stücke geschnitten und zwischen die Zehen gelegt. Von den europäischen Fröschen kann nur der Grasfrosch verwendet werden, und selbst bei diesem wird der Kreislauf oft durch das Pigment verdeckt. Kleine helle Frösche sind am geeignetsten. Die Zunge wird auf einen Korkrahmen, welcher eine kleine Glasplatte umgibt, ausgespannt (s. Abb. 21). Hierzu eignen sich am besten die Stacheln vom Igel. Sie reizen das Gewebe nicht und können so kurz abgeschnitten werden, daß sie nicht im Wege sind.

Um innere Organe freizulegen, wird mit der Schere oder dem Thermokauter in der Nähe der Mittellinie, wo keine Gefäße liegen, ein kleiner Einschnitt gemacht. Die Haut wird angehoben und ein Blick auf die innere Oberfläche geworfen, um beim weiteren Einschneiden die sichtbaren Gefäße zu vermeiden.

Die Blase wird durch die Öffnung hindurch vorgelagert, indem sie von einer in die Kloake eingeführte Pipette aus mit Kochsalzlösung gefüllt wird.

Die Lunge wird leicht gedehnt, indem man etwas Luft durch eine gebogene Glasröhre einführt. Es ist im allgemeinen nicht nötig, eine Dauerkanüle im Kehlkopf zu lassen. Man erhält eine ebene Oberfläche zur Beobachtung, indem man ein Plastilinklümpchen neben die Blase oder Lunge legt und ein Stück eines Objektträgers oder eines dicken Deckglases draufpreßt.

Das Mesenterium wird durch einen seitlichen Einschnitt freigelegt, der zur Vermeidung von Blutverlusten am besten mit Hilfe eines Thermokauters gemacht wird. Die Öffnung wird mit der Schere passend vergrößert, eine Darmschlinge vorsichtig herausgezogen und auf einen durchsichtigen gläsernen Tisch gebracht. Sie wird besser nicht mit Nadeln befestigt. Dauerndes langsames Aufträufeln von Kochsalzlösung hält das Präparat feucht und rein.

Bei den Warmblütern lassen sich bestimmte durchsichtige Hautanhänge, wie die Ohren einiger Kaninchenrassen, von Ratten und Mäusen (Frölich und Zak 1924) und die Flügel der Fledermäuse (Carrier, E. B. 1926) für Beobachtungen im durchfallenden Licht verwenden. Wie aus den Erfahrungen von Rich hervorgeht, ist es äußerst schwierig, den wirklichen normalen Kreislauf in den inneren Organen von Säugetieren zu beobachten. Dennoch lassen sich bei vorsichtigem Verhalten wertvolle Ergebnisse erzielen.

Die verschiedenen Anordnungen zur mikroskopischen Beobachtung von Säugetieren können hier nicht beschrieben werden, doch soll wenigstens auf den äußerst geeigneten, von Florey (1926) konstruierten Trog zur Beobachtung des Rattenmesenteriums hingewiesen werden. Die Organe müssen genau auf der richtigen Temperatur gehalten werden. Das übliche Verfahren, sie mit Ringerlösung zu berieseln, ist unzulänglich, aber schwer durch etwas anderes zu ersetzen. Es ist wahrscheinlich nicht unwichtig, die annähernd richtigen Kohlensäure- und Sauerstoffspannungen, d. h. 5% einer Atmosphäre für jedes Gas, innezuhalten.

Die zur Beobachtung benutzte Beleuchtung sollte nicht stärker als notwendig sein; es ist oft nützlich, zur Entfernung der roten und violetten Enden des Spektrums ein Filter vorzuschalten. In Fällen, wo der Kreislauf der roten Blutkörperchen beobachtet werden soll, ist ein Filter aus Flavazin und Naphtholgrün oft äußerst nützlich. Photographische Platten werden hierzu mit 1proz. Lösungen der beiden Farbstoffe behandelt und miteinander verbunden. Die kombinierten Filter lassen nur das Licht zwischen Orange und Blaugrün durch. Die Absorptionsbanden des Hämoglobins nehmen den mittleren Teil dieses Gebietes ein, und der Unterschied zwischen Blut und dem Gewebe wird daher sehr verstärkt.

2. Beobachtungen im auffallenden Licht (LOMBARD 1912, WEISS 1916) bedürfen einer besonders starken Lichtquelle. Die gesammelten Lichtstrahlen einer kleinen Bogenlampe sind für die meisten Zwecke jeder anderen Beleuchtung überlegen, vorausgesetzt, daß sie passend gefiltert werden. Für Beobachtungen unter schwacher Vergrößerung ist ein Greenough-Mikroskop und schräge Beleuchtung durch das Kontrastfilter für Hämoglobin am besten. Die Anwendung eines Deckgläschens (SCHUR 1920) kann sich manchmal als vorteilhaft erweisen. Starke Vergrößerungen können mit dem Vertikalilluminoter (VONWILLER 1924) benutzt werden, und um die Reflektion an der Oberfläche des Präparates auszuschalten, haben CRAWFORD und ROSENBERGER (1926) den Gebrauch von polarisiertem Licht eingeführt.

Zur Untersuchung der menschlichen Haut muß man durch Aufbringen eines Tropfens einer stark lichtbrechenden Substanz die Oberfläche und die Durchsichtigkeit erhöhen. Mit Paraffinöl erhält man gute Erfolge, und in Fällen, wo es nicht geraten ist, Öl zu verwenden, kann man Glycerin anwenden. LEWIS (S. 9) empfiehlt absoluten Alkohol, um die Epidermis zu dehydrieren, bevor das Öl (Zedernöl) auf die Haut gebracht wird. In einigen Fällen ruft er eine Blase hervor, entfernt die Epidermis und bedeckt die Haut mit Paraffinöl.

3. Photographie. In vielen Präparaten kann der Capillarkreislauf leicht mit Hilfe eines Apparates vom „Phoku"-Typ, der eine gleichzeitige Beobachtung erlaubt, aufgenommen werden. Das starke, für Momentaufnahmen notwendige Licht sollte nicht länger als notwendig beibehalten werden. Um Momentaufnahmen bei reflektiertem Licht zu machen, wendeten BROWN und SHEARD (1926) den einfachen Kunstgriff an, den Strom der zur Beobachtung dienenden Bogenlampe für wenige Sekunden zu verstärken. Kinematographische Anordnungen haben KROGH und REHBERG (1924) und BROWN und SHEARD beschrieben.

4. Die Anatomie von Capillarsystemen. Die Capillaranordnung wird an injizierten Präparaten untersucht. Es können die verschiedensten Injektionsflüssigkeiten angewendet werden, ich ziehe jedoch auf Grund eigener Erfahrungen eine Mischung von Gelatine und chinesischer Tusche vor. Die Gefäße werden mit Ringerlösung ausgewaschen; hierbei kann das Herz bei allmählicher Injektion in eine Vene des narkotisierten Tieres den größten Teil des Auswaschens leisten. In quergestreiften Muskeln, in vielen Darmabschnitten und wahrscheinlich auch noch in anderen Organen ist es schwierig, vollständige Injektionen zu bekommen, und es gibt hier bisher noch kein sicheres Verfahren. Es kann nützlich sein, die Organe vor der Injektion viele Stunden oder sogar Tage nach dem Tode liegenzulassen und weiter die großen Venen am Schluß der Injektion abzubinden und die Capillaren durch hohen Druck gewaltsam zu eröffnen.

Von den injizierten Proben werden geeignete Stücke herausgeschnitten und für quantitative Zwecke sorgfältig gemessen. Es kann nützlich sein, die Proben zum Gefrieren zu bringen und Messungen im gefrorenen Zustand zu machen. Gewebsstücke, aus der Niere, werden so ausgeschnitten, daß sie ebene, rechteckige Flächen bilden, die leicht gegen gewöhnliches Schreibpapier gepreßt werden, auf dem sie einen Eindruck hinterlassen, der später gemessen werden kann. Ich habe die Muskelstückchen und andere Organstückchen vor dem Fixieren immer ausgespannt. Man sollte eine Fixierungsflüssigkeit wählen, die möglichst geringe Schrumpfung verursacht; doch müssen die Abstände auf alle Fälle nach dem Einbetten gemessen und die Schrumpfung, die in der Regel in verschiedenen Richtungen verschieden ist, berücksichtigt werden.

Soll die allgemeine Anordnung der kleinen Gefäße untersucht werden, so werden kleine Gewebsstückchen oder dicke Schnitte aufgehellt, so daß sie durchsichtig werden. Diaphanol erweist sich hierfür zuweilen als brauchbar, doch kommt man im allgemeinen durch Wasserentziehung und Behandlung mit Nelkenöl zum Ziel. Diese Präparate werden mit dem GREENOUGHSCHEN binokularen Mikroskop untersucht. Für quantitative Zwecke muß man die Technik des Schneidens und Einschließens je nach dem Gewebe verändern.

Quergestreifte Muskeln schneidet man nach genauer Messung der Schrumpfung in dünne Querschnitte und zählt die Punkte,

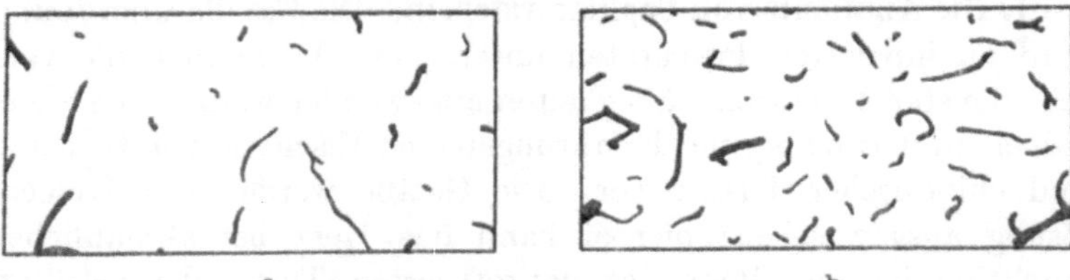

Abb. 93. Blutgefäße in 20 μ dicken Schnitten des (a) Hypoglossus- und (b) Vestibulariskerns aus dem Hirn einer neugeborenen weißen Ratte. (Nach CRAIGIE.)

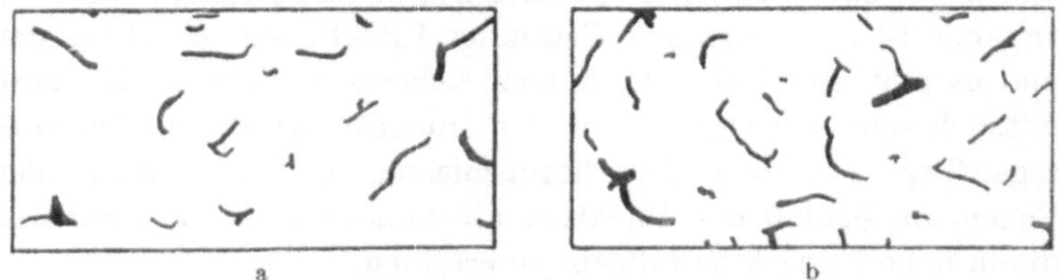

Abb. 94a, b.   Blutgefäße in entsprechenden Schnitten von einer ausgewachsenen männlichen Ratte. (Nach CRAIGIE.)

welche die durchschnittenen Capillaren darstellen. Es hat im allgemeinen keinen Sinn, an künstlich injizierten Präparaten die Capillardurchmesser zu bestimmen, die sich in verschiedenem und unkontrollierbarem Maße verändert haben.

Von Häuten und anderen Geweben, in denen das Capillarsystem nahezu in einer Ebene liegt, lassen sich Aufnahmen machen und passend vergrößern. Auf diesen läßt sich die Gesamtlänge von Capillaren in einem bestimmten Bezirk bestimmen, indem man mit einem kleinen Meßrad an ihnen entlang fährt.

Um die Capillarlänge in dem dreidimensionalen, sehr unregelmäßigen System des Rattengehirns zu bestimmen, machte

CRAIGIE 20 μ dicke Schnitte, die, wie er fand, einen passenden Bruchteil der Größe des capillaren Netzes darstellten; in diesen Schnitten, von denen Abb. 93 u. 94 einige Beispiele geben, maß er die Capillarschlingen, eine nach der anderen, unter Berücksichtigung der bei jeder Messung notwendigen Verkürzung. Es wäre wahrscheinlich leichter und gerade so genau, den mittleren Grad der Verkürzung zu berechnen und ein Meßrad auf passend vergrößerten Aufnahmen zu verwenden.

5. Capillarcontraction und Dilatation. Die Erscheinung der Contraction von Capillaren untersucht man durch einfache Beobachtung. Vitale Injektionen mit nachfolgendem Fixieren von geeigneten Gewebsstücken stellen die allgemeine Methode dar, um die Frage, welchen Zustand die Capillaren in einem bestimmten Organ unter bestimmten Bedingungen einnehmen, zu lösen.

Für vitale Injektionen können verschiedene Substanzen benutzt werden. RICH verwendete in seinen Untersuchungen am Omentum die durch geeignetes Färben brauchbar gemachten Blutkörperchen vom eigenen Tier. Diese einfache Methode gibt jedoch nach meiner Erfahrung im allgemeinen keine Bilder mit ausreichendem Kontrast, besonders nicht für quantitative Zwecke. JORES (1927) verwendet Trypanblau; dieser oder ein anderer kolloidaler und ungiftiger Farbstoff kann für viele Fälle brauchbar sein, doch müssen verhältnismäßig hohe Konzentrationen angewendet werden, damit der notwendige Kontrast entsteht. Chinesische Tusche, die ich anfangs verwendete, hat den Nachteil, daß sie zuweilen sofort im Blut agglutiniert; diese Schwierigkeit läßt sich jedoch durch Benutzung von Graphittinte, die nach der Technik von DRINKER und CHURCHILL hergestellt wird, überwinden.

Das Material hierfür ist das Präparat „Hydrocollag 300", welches man von E. DE HAEN, Seelze bei Hannover, erhält. Der schwarze Sirup wird mit dem doppelten · Volumen Wasser vermischt, durch Zusatz von NaOH bis zum p_H 8,5 alkalisch gemacht und der Ammoniak durch einen Luftstrom ausgetrieben. Um das Präparat von den gröberen Teilchen, die es enthält, zu befreien, läßt man es sich in engen Zylindern wenigstens 24 Stunden lang im Eisschrank absetzen. Die oberen Teile werden abgesaugt, und die wenigen zurückbleibenden zu großen Teilchen können dann noch durch Filtrieren entfernt werden. Der Alundum-Tiegel R. A. 98 Norton Co., Worcester, Mass., U. S. A., hat gerade die richtige Porengröße. Er kann durch Glühen in der Gebläseflamme gereinigt werden. Zweifellos können auch andere Filter oder eine Zentrifuge benutzt werden; genügend langes Absetzen würde ebenso zur gleichen Trennung führen. Diese Suspension kann mit Salzen, Pufferlösungen, Gummi arabicum oder Serum gemischt werden, ohne daß sie agglutiniert; in den Gefäßen jedoch agglutiniert sie allmählich.

Da die Leber beim lebenden Tier die Teilchen sehr schnell entfernt, muß man das Tier, sobald die injizierte Flüssigkeit sich vollkommen mit dem kreisenden Blut gemischt hat, schnell töten. Hierfür bedarf es einiger Minuten. Man muß Sorge tragen, daß die Capillarsysteme durch die Tötung nicht gereizt werden. Für kleine Tiere empfehle ich einen Schlag auf den Kopf und unmittelbar danach Gefrieren. Für viele Zwecke kann man das Tier durch einen Schlag töten und die Organe, die man untersuchen will, sofort in eine Fixierungsflüssigkeit bringen. Die vital injizierten Präparate können ebenso wie die Allgemeininjektionen behandelt werden. Quantitative Vergleiche von gereizten und tätigen Organen mit denselben Organen im Ruhezustand geben bestimmt wertvolle Aufschlüsse.

6. Die Histologie der Capillarwand. Die Endothelzellen und ihre Grenzen lassen sich durch Versilbern darstellen. Die Gefäße werden mit Kochsalzlösung ausgewaschen, und danach wird eine verdünnte (0,2proz.) Argentaminlösung injiziert. Nach einer viertel bis einer halben Stunde werden die ausgeschnittenen dünnen Häutchen auf Objektträgern dem Licht so lange ausgesetzt, bis die schwarzen Silberlinien deutlich werden, oder aber das Silber wird mit irgendeinem photographischen Entwickler in sehr verdünnter Lösung reduziert, indem das Präparat in der Lösung belassen wird, bis es braun aussieht. Das Epithel wird mit einem Pinsel entfernt, worauf das Präparat in Glycerin eingeschlossen wird.

Die glatten Muskelzellen kann man in ihrem natürlichen lebenden Zustand an jungen Molchlarven nach der auf S. 306 beschriebenen Technik beobachten.

Für supravitale Färbungen wird die frische Nickhaut eines Frosches 6—12 Stunden in eine 0,1 proz. Methylenblaulösung, welche in 0,7 proz. Kochsalzlösung gelöst ist, gebracht. Das Präparat kann in einer gesättigten Lösung von Ammoniumpikrat 6—12 Stunden fixiert werden und nach Entfernung des Epithels von beiden Oberflächen in einem Gemisch dieser Flüssigkeit mit dem gleichen Volumen Glycerin für dauernd eingeschlossen und untersucht werden.

Um eine elektive Färbung von Myofibrillen zu erhalten, werden die Gefäße eines Frosches nach BENSLEY und VIMTRUP mit Ringerlösung ausgewaschen und danach mit Janus-Grün B (MEISTER, LUCIUS & BRÜNING) 1 : 15 000 in Ringer injiziert. Nach 10—15 Minuten wird eine 5 proz. Lösung wolframsaures Ammonium injiziert, um den Farbstoff zu fixieren. Sicherer ist es jedoch, die Nick- oder Schwimmhaut 5 Minuten nach der Injektion von Janus-Grün unter das Mikroskop zu bringen und die fortschreitende Färbung und Reduktion des Farbstoffes zu beobachten. Zuerst zeigt das Endothel einen blauen Farbton, der im Kern tiefer ist. Danach werden die Zellgrenzen und die Nerven blau. Diese Bestandteile verlieren die Farbe in wenigen Minuten, und die Muskelzellen färben sich mit einem blauvioletten Farbton, der allmählich in Purpur übergeht und sich in den Myofibrillen konzentriert. Die Veränderung und das allmähliche Verschwinden der Farbe wird dadurch hervorgerufen, daß der Farbstoff vom lebenden Gewebe bei Abwesenheit von Sauerstoff abgebaut wird. Die Reaktion wird im geeigneten Stadium durch wolframsaures Ammonium zum Stillstand gebracht und fixiert. Das Präparat bleibt 2—24 Stunden in der fixierenden Flüssigkeit und wird in einer Mischung dieser Lösung mit gleichen Teilen Glycerin untersucht. Um das Präparat zu konservieren, wird es in eiskaltem Alkohol wasserfrei gemacht, mit eiskaltem Xylol behandelt und in Balsam eingeschlossen.

Die Nerven an den Capillaren können nach BUSCH in den Geweben von Kalt- oder Warmblütern vital oder supravital mit Methylenblau (0,01 proz. Lösung in Ringer) oder Rongalitweiß (0,005%) gefärbt werden. Die Farbstoffe werden mittels Injektion oder Infiltration eingeführt. Die zur Untersuchung ausgeschnittenen Häute oder kleinen Gewebsstückchen werden in dieselbe Farbstofflösung gebracht und mit Sauerstoff gesättigt.

Sie müssen, je nach der Dicke des Stückes, 15—30 Minuten lang in einem Brutschrank bei 35—40° unter einem Sauerstoffdruck von 1 Atmosphäre bleiben. Dünne Häute werden innerhalb einer Stunde untersucht, oder das Präparat wird mit gesättigtem Ammoniumpikrat in der vorher beschriebenen Weise fixiert. Das fixierte Präparat kann im gefrorenen Zustand geschnitten, und in einer Mischung von gleichen Teilen Ammoniumpikrat und Glycerin aufgehellt und eingeschlossen werden.

7. Die Reizung von Capillaren kann auf so viele verschiedene Arten ausgeführt werden, daß eine allgemeine Beschreibung von Methoden nicht gegeben werden kann. Dennoch ist es vielleicht nützlich, einige Punkte anzumerken.

Der örtliche Einfluß von Gasen auf häutige Gewebe kann mit Hilfe des im achten Vortrag (S. 143) angegebenen Apparates untersucht werden. Lösliche Substanzen, einschließlich der Gase, können der Ringerlösung zum Bespülen der Gewebe zugesetzt werden; wenn jedoch Gase benutzt werden, muß man zur Vermeidung des Gasaustausches mit der Luft die Berieselung unter einem Deckglas vornehmen.

Arbeitet man ohne Berieselung, so kann man die Reagentien mit Hilfe eines Glasstabes auf das Gewebe unter dem Mikroskop bringen. Der Glasstab ist unten zu einem Knopf zusammengeschmolzen, dessen Größe ungefähr die Größe des abzugebenden Tropfens bestimmt. Sollen verdünnte Lösungen auf ein größeres gut begrenztes Gebiet einwirken, so benutzt man Reaktionsbecken, das sind offene Ringe in passender Größe (z. B. äußerer Durchmesser 4 mm, innerer zwischen 2 und 3,5 mm; Höhe 1 oder 1,5 mm), die auf die Oberfläche gebracht und mit der in Betracht kommenden Lösung gefüllt werden. Da beinahe jedes Metall eine gewisse Wirkung auf das Gewebe und die Capillaren hat, machen wir die Reaktionsbecken jetzt aus Elfenbein.

Die beste Methode, um Substanzen in die menschliche Haut einzuführen, ist im allgemeinen die, einen kleinen Tropfen auf die Haut zu bringen und diesen mit einer feinen Nadel zu durchstechen (TH. LEWIS). Mittels Kataphorese lassen sich viele Stoffe bequem in einen größeren Bezirk einführen (EBBECKE).

8. Durchströmungsmethoden. Die Untersuchung von Capillarreaktionen bei künstlicher Durchströmung ist zur Zeit nur auf einem bestimmten Gebiet von Nutzen, es gibt jedoch Fälle, wo man auf sie zurückgreifen muß. Ich muß betonen, daß oft vergessen wird, daß die gewöhnlichen Methoden für die Aufzeichnung der Durchströmungsmenge für unseren Zweck nutzlos sind. Sie geben den Zustand der Arteriolen an, sagen aber nichts über die Capillaren. Volumenänderungen eines durchströmten Beines oder Organs können sowohl auf Änderungen des Capillarvolumens als auch auf Flüssigkeitsdurchtritt durch ihre Wände beruhen, und wenn die Änderungen nur gering sind, ist es oft schwierig, in dem Versuche zwischen diesen beiden Mechanismen zu unterscheiden. Durchströmungsflüssigkeiten müssen den normalen Gefrierpunkt des Plasmas haben, und der Ionengehalt muß ausgeglichen sein, damit die Gewebe nicht geschädigt werden. Sie müssen einen kolloidalen Stoff enthalten, welcher einen wirksamen osmotischen Druck von geeigneter Höhe aufrecht erhält. Hierfür sind Serumproteine und gereinigte Gummi arabicum geeignet. Sie müssen den Geweben weiter den notwendigen Sauerstoff zuführen. In Versuchen an Warmblütern muß man rote Blutkörperchen hinzufügen, um dies zu gewährleisten; bei Kaltblütern erreicht man denselben Zweck durch Sättigung der Lösung mit Sauerstoff. Sind Durchmesseränderungen der Capillaren Gegenstand der Untersuchung, so muß die Flüssigkeit in geeigneter Weise entweder mit einem kolloidalen Farbstoff oder mit einer Suspension kleiner Teilchen gefärbt werden, welche keine klare Plasmazone an den Gefäßwänden frei lassen.

Graphitsuspensionen und klare Lösungen können kontinuierlich durchströmt werden. Sind Blutkörperchen zugesetzt, so wird eine rhythmische Durchströmung und eine Rühranordnung für die Flüssigkeit in dem Behälter notwendig. Wir haben den Eindruck, daß rhythmische Durchströmungen im allgemeinen vorzuziehen sind. Ein Schema von meinem Apparat zur rhythmischen Durchströmung mit Blutkörperchen enthaltender Flüssigkeit gibt Abb. 95 wieder. Luft oder sonst ein Gas oder Gasgemisch wird längs der Röhre (1) Abb. 95 unter geeignetem Druck zugeleitet. Der Zylinder (2), in dem die Röhre (3) gehoben und gesenkt werden kann, bildet einen Druckregulator, indem der Überschuß der zugeleiteten Luft in Blasen durch das Quecksilber oder Wasser entweicht. (4) ist ein Metallhahn, der in regelmäßigem

Tempo, entsprechend dem Pulsrhythmus, durch einen kleinen Motor gedreht wird. Wenn der Hahn in der gezeichneten Stellung ist, kann die komprimierte Luft in ein Gefäß (5) (in Wirklichkeit eine Reihe von Gefäßen) eintreten, und wenn der Hahn um 180° gedreht ist, entweicht die Luft durch die Röhre (6) und den Flüssigkeitswiderstand (7). Bei jedem Zyklus erhalten wir einen bestimmten systolischen Druck, der durch den Widerstand in (2), und einen diastolischen Druck, der durch (7) reguliert ist. Der Gummistopfen jedes Durchströmungsgefäßes ist von 3 Glasröhren durchbohrt. (8) ist ein T-Rohr, das die komprimierte Luft zuläßt und außerdem zur Einführung der Durchströmungsflüssigkeit dient. (9) und (10) sind Schraubklemmen. Die Röhre (11) ist mit einem Glasansatz versehen, der oben geschlossen ist und Luft enthält. Mit jedem Stoß wird die Durchströmungsflüssigkeit in die Röhre (11) und wieder zurück getrieben, wodurch die Flüssigkeit dauernd und vollständig durchmischt gehalten wird. Die enge

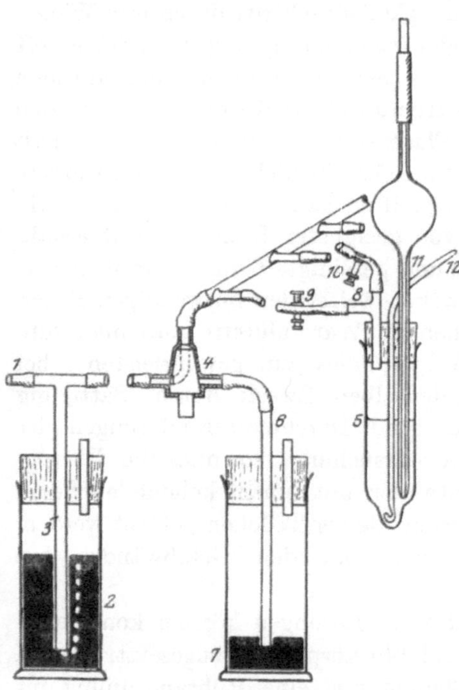

Abb. 95. Apparat zur rhythmischen Durchströmung.

Röhre (12) kann durch einen passenden Gummischlauch mit der Durchströmungskanüle verbunden werden. Wenn ein T-Rohr kurz vor der Kanüle eingeschaltet und mit einem Manometer verbunden wird, kann der im Präparat wirkende Durchströmungsdruck gemessen werden.

DRINKER (1927) beschreibt verschiedene Abänderungen, die dazu dienen, die Durchströmungsgeschwindigkeit zu messen und schnell von einer Flüssigkeit auf eine andere zu wechseln.

9. Die Diffusionsgeschwindigkeit durch Gewebsmembranen. Der in Abb. 96 wiedergegebene Apparat wurde benutzt, um die Diffusion von Gasen zu bestimmen. Er besteht aus zwei Metallkammern A und B, von denen die eine 1,5 cm³, die andere ungefähr 50 cm³ groß ist. Ein Stück eines passenden häutigen Gewebes, beispielsweise ein dünner platter Muskel, wird als Trennungswand zwischen den beiden Kammern angebracht, die mit Blut gefüllt werden. Zwei angebrachte Rührschrauben 7 und 8 dienen zur möglichst vollständigen Erneuerung der Flüssigkeit an beiden Oberflächen der Membran. Das Blut in B ist mit Sauerstoff von 1 Atmosphäre Druck gesättigt, während das in A sauerstofffrei ist. Der durch die Membran diffundierende Sauerstoff

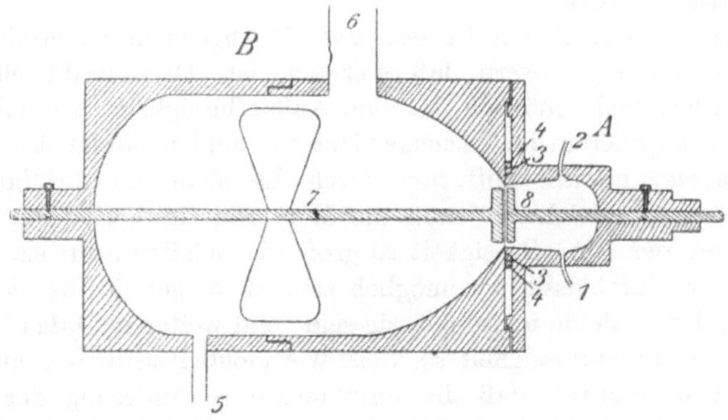

Abb. 96. Apparat zur Messung der Diffusion durch Gewebsmembranen.

geht sofort eine Verbindung mit dem Hämoglobin ein, und nach einer gewissen Diffusionszeit kann seine Menge bestimmt werden. Wird auch noch Fläche und Dicke der benutzten Membran bestimmt, so kann daraus die Diffusionskonstante berechnet werden.

Der wichtige Punkt, den man bei Messungen der Diffusionsgeschwindigkeit gelöster Stoffe von einer Flüssigkeit in eine andere durch eine Membran hindurch berücksichtigen muß, ist der, eine vollständige Mischung der Flüssigkeiten direkt an den Oberflächen der Membran zu gewährleisten. Bleibt noch eine Flüssigkeitsschicht übrig, so muß die Substanz auch durch diese diffundieren und im Falle einer dünnen Membran und einer langsamen Diffusion durch die Flüssigkeit kann der Wert für die gemessene Geschwindigkeit ein gut Teil zu niedrig werden.

10. Die Bestimmung des kolloid-osmotischen Druckes. Die ein oder mehrere Kolloide enthaltende Lösung wird in ein Gefäß eingeschlossen, an welchem der Druck abgelesen und sehr geringe Volumenänderungen festgestellt werden können. Ein Teil der Gefäßwand besteht aus einer Membran, die für die betreffenden Kolloide undurchlässig, für Krystalloide aber durchlässig ist. Auf die Außenseite der Membran wird eine Lösung gebracht, die dieselben Krystalloide wie die Innenflüssigkeit enthält. Sobald Gleichgewicht erreicht ist, wird der Druck der Innenflüssigkeit so weit reguliert, daß das Volum konstant bleibt, das heißt, bis die Filtration von Wasser durch die Membran der osmotischen Wasseransaugung das Gleichgewicht hält, dieses ist der gesuchte osmotische Druck.

Der wichtige Punkt ist der, das Gleichgewicht zu erreichen und sich zu vergewissern, daß es erreicht ist. Da es praktisch für gewöhnlich nicht möglich ist, eine Außenflüssigkeit zu erhalten, die von vornherein im Gleichgewicht ist, muß während des Versuches eine gewisse Diffusion durch die Membran stattfinden. Um dies zu erleichtern, muß die Membran im Verhältnis zum Volumen der Innenflüssigkeit so groß wie möglich sein; sie muß weiter so durchlässig wie möglich sein, d. h. gerade für die betreffenden Kolloide undurchlässig sein; und weiter muß das Volumen der Außenflüssigkeit so klein wie möglich sein, was außerdem gewährleistet, daß die unvermeidbare Änderung der Zusammensetzung der Innenflüssigkeit auf ein Minimum beschränkt wird.

Die erste und dritte dieser Forderungen kann durch die Konstruktion des Osmometers erfüllt werden. Allgemein läßt sich sagen, daß je kleiner das Volumen, desto größer im Verhältnis die der Membran ausgesetzte Oberfläche wird.

Die Membranen müssen auf Eiweißdurchlässigkeit geprüft werden. Dies geschieht entweder durch einen Dialyseversuch von mindestens 24 Stunden Dauer mit der kleinstmöglichsten Menge von Außenflüssigkeit oder besser durch Ultrafiltration von Serum unter Druck. Das Ultrafiltrat oder die Außenflüssigkeit wird qualitativ auf Eiweiß geprüft. Die HELLERsche Probe ist kaum empfindlich genug, aber eine entsprechende Probe mit SPIEGLERscher Lösung (4 g Quecksilberchlorid, 2 g Weinsteinsäure, 10 g Glycerin auf 100 cm³ Aqua dest.) ist sehr zufriedenstellend.

Die Spieglersche Probe muß negativ ausfallen oder höchstens feinste Spuren von Eiweiß anzeigen.

Membranen, die gerade für Eiweiß durchlässig sind, können ganz verschiedene Durchlässigkeit für Wasser und Krystalloide haben. Die Eiweißprobe zeigt, nach den heutigen Vorstellungen, daß keine oder so wenig Poren über einer bestimmten Größe vorhanden sind, daß sie vernachlässigt werden können. Es ist wesentlich, daß andererseits möglichst viele kleinere Poren vorhanden sind. Dies wird durch eine Bestimmung der Filtrationsgeschwindigkeit für Wasser durch eine bestimmte Fläche unter bestimmten Druck geprüft. Ich habe als Filtrationsfähigkeit die Zahl der Kubikzentimeter definiert, die pro Minute durch 100 cm² unter einem Druck von 1 Atmosphäre hindurchfiltrieren. Für die Filter von Zsigmondy wird die „Minutenzahl" als Zeit angegeben, die für die Filtration von 100 cm³ durch 100 cm² nötig ist. Die Minutenzahl ist daher der Filtrationsgeschwindigkeit umgekehrt proportional, und wir haben

$$Z = \frac{100}{F} \quad \text{oder} \quad F = \frac{100}{Z}.$$

Die besten zur Zeit vorhandenen Membranen sind nach Walpole (1915) hergestellte Kollodiummembranen (Krogh und Nakazawa 1927), und besonders die ebenen Membranen, die nach Zsigmondy hergestellt sind und die man von Dr. Kratz in Göttingen erhält. Man kann bei für Eiweiß undurchlässigen Membranen Filtrierfähigkeiten von 0,8—1,4 (Minutenzahl 125—70) erhalten. Pergamentmembranen oder nach Brown (1915) hergestellte Kollodiummembranen haben eine viel geringere Filtrierfähigkeit.

Abb. 97. Osmometer für klinische Zwecke. (Nach Krogh und Nakazawa.)

Verschiedene Osmometertypen, welche die oben angeführten Bedingungen erfüllen, sind im Gebrauch. Ich weise nur auf die besonders zum klinischen Gebrauch (Krogh und Nakazawa) konstruierte Form hin, die man mit passenden Membranen von Dr. Kratz erhält. Das Osmometer ist in Abb. 97 wiedergegeben.

Mit Hinsicht auf die technischen Einzelheiten verweise ich auf die veröffentlichten Beschreibungen. Ich möchte nur die Notwendigkeit betonen, bakterielles Wachstum auszuschalten, da der zu beobachtende osmotische Druck hierdurch für gewöhnlich ständig abnimmt.

11. Die Bestimmung des Druckes in den Capillaren und Venen. Die Standardmethode, um den Druck einer Flüssigkeit an einer bestimmten Stelle in einem Röhrensystem oder in den Blutgefäßen zu bestimmen, besteht darin, die Flüssigkeit an dem gewünschten Punkt mit einem Manometer zu verbinden, dessen einfachste Form eine senkrechte Röhre ist, die mit der Flüssigkeit des Systems gefüllt ist. Dies gilt ebenso für die Capillaren wie für alle anderen Blutgefäße. Die indirekten Methoden, die wir beschreiben werden, können nur insofern als sicher angesehen werden, als sie durch Vergleich mit der Standardmethode unter genau vergleichbaren Bedingungen kontrolliert worden sind.

Bei der direkten Methode zur Bestimmung des Druckes in kleinsten Blutgefäßen, die von LANDIS (1926) ausgearbeitet worden ist, wird das Gefäß und das umgebende Gewebe mit einer aus hartem Glas (Pyrex-Capillarröhre) in eine kurze Spitze von $4—8\,\mu$ Durchmesser ausgezogenen Mikropipette durchstochen. Die Pipette ist in einem Mikromanipulator eingespannt und durch ein elastisches Spiralrohr mit einem Manometersystem verbunden. Das Ganze ist mit Wasser gefüllt, und es sind Anordnungen vorgesehen, um das Niveau des Manometers zu verändern und die Flüssigkeit in der Mikropipette unabhängig vom Manometer zu bewegen. Für die Druckbestimmungen wird eine stark gefärbte Farblösung in die Pipette gebracht. Um Verstopfung der Spitze zu vermeiden, werden die zu diesem Zweck benutzten Lösungen scharf in versiegelten Röhren zentrifugiert, die erst, kurz bevor die Lösung in die Mikropipette gesaugt wird (LANDIS 1927), geöffnet werden. Bisher ist die Methode nur am Froschmesenterium angewendet worden, aber sie müßte sich auf viele andere Gewebe einschließlich der menschlichen Haut, anwenden lassen.

Den Druck, den man normalerweise messen will, ist der Seitendruck eines vollkommen ungestörten Stromes. Theoretisch läßt sich dies nur machen, wenn die Spitze der Pipette im rechten Winkel zum Gefäß liegt und dessen Wand nur gerade eben durchsticht. Praktisch läßt sich diese Bedingung schwer oder überhaupt nicht erfüllen, eine gewisse Behinderung ist im allgemeinen unvermeidlich. Wird die Pipette in ein Gefäß, welches einen Teil eines Netzwerkes bildet, so eingeführt, daß der Strom vollkommen verschlossen wird, so wird der verschlossene Gefäßzweig zu einem Teil des Manometers, und der Druck wird in dem von ihm abzweigenden Gefäß gemessen. Diese Messung gibt den wirklichen Seitendruck, wenn die Abzweigung im rechten Winkel abgeht. Bei der langsamen Strömung in Capillaren und Venchen darf man den Fehler, der durch Winkel zwischen 45° und 135° eingeführt wird, vernachlässigen.

Weil dem Einführen von manometrischen Apparaten in kleinste Gefäße große Schwierigkeiten entgegenstehen, sind zur Bestimmung des Druckes in Capillaren eine Anzahl indirekter Methoden ausgearbeitet worden. In einigen derselben wird ein kleines Glasplättchen gegen das Gewebe, für gewöhnlich die menschliche Haut, gepreßt und die Kraft gemessen, die nötig ist, um die Haut blaß zu machen oder die mikroskopisch sichtbaren Gefäße zusammenzudrücken. Die Kraft, in Gramm pro Quadratzentimeter, soll den Druck in den komprimierten Gefäßen angeben. Dieser Technik haften sehr ernste Fehlerquellen an, von denen eine ist, daß der komprimierte Bezirk stets in unbestimmtem Maße größer als das verwendete Plättchen ist. In einer kürzlich angegebenen Abänderung dieser Methode verwenden RAJKA und WESSELY (1923) eine konvexe Platte, die im Fokus des Objektivs eines Mikroskops angebracht ist, welches seinerseits auf einer Wage montiert ist, um die Gefäße der menschlichen Haut zu komprimieren. Der ausgeübte Druck wird in Grammen ausgedrückt, kann aber nicht auf einen bestimmten Fläche bezogen werden, und die erhaltenen Zahlen haben daher keinerlei Beziehung zu dem Capillardruck im gewöhnlichen Sinne des Wortes.

Der Fehler, der dadurch entsteht, daß der Bezirk unter Druck sich nicht bestimmen läßt, kann durch Anwendung einer Druckkapsel vermieden werden. Es ist dies ein Metallring, der auf einer Seite durch ein Glasfenster zum Durchsehen, auf der anderen durch eine durchsichtige, weiche, aber unelastische Membran verschlossen ist. Die Kapsel ist mit einer Anordnung versehen, daß der Luftdruck in derselben verändert und gemessen werden kann; dieser ist offensichtlich derselbe, der von der Oberfläche der Membran ausgeübt werden kann. Wird die Membran auf die Haut gebracht und der Druck in der Kapsel erhöht, bis die darunterliegende Haut deutlich blaß wird, so nimmt man an, den Capillardruck bestimmt zu haben (KYLIN 1920).

Ein Einwand gegen diese Technik leitet sich daraus her, daß die notwendige Deformierung der elastischen Haut und des subcutanen Gewebes einen bestimmten unbekannten Bruchteil des Druckes aufnimmt, der überhaupt nicht auf die Gefäße übertragen wird. Dieser Fehler macht Bestimmungen über den Weichteilen des Körpers illusorisch, er kann bis zu einem gewissen Grade dadurch überwunden werden, daß man Stellen auswählt, wo die Haut dicht überm Knochen liegt (Knöchel, Ulnakopf, Kniescheibe).

Ein anderer, viel schwerwiegenderer Einwand gegen alle Komprimierungsmethoden, die nicht ein einzelnes, sondern mehrere Gefäße treffen, ist die mangelhafte Bestimmung, welcher Art das Gefäß ist, an welchem die Bestimmung wirklich gemacht wird.

Angenommen, wir könnten mit einer Kapsel eine einzige Capillarschlinge so komprimieren, daß der Blutstrom durch dieselbe aufhört, so wäre der nötige Druck offenbar der, der an der Abzweigungsstelle dieser Schlinge von seiner Arteriole zu erhalten ist. Werden, wie es in Wirklichkeit geschieht, alle Capillaren in einem Bezirk von mehreren Quadratmillimetern bis zum Verschluß komprimiert, so kann niemand das Niveau an der arteriellen Seite, das durch die Messung festgestellt wird, angeben; sicherlich muß es jedoch höher als an den Endarteriolen liegen. LEONARD HILL (1921) hat diese Schwierigkeit besonders hervorgehoben und den Versuch gemacht, sie zu überwinden, indem er als Maßstab nicht den vollkommenen Verschluß der Gefäße nahm, sondern die geringste mikroskopisch zu beobachtende Abnahme des Durchmessers, oder makroskopisch ein eben sichtbares Blaßwerden. Hierin sind ihm KROGH und REHBEGG (1927) gefolgt, die jedoch ein „deutliches Blaßwerden‟ beobachteten, um sicher zu gehen, daß die festgestellten Drucke eher zu hoch als zu niedrig seien. KLINGMÜLLER (1925) und LEWIS (1927) haben jedoch gezeigt, daß die in dieser Weise gemessenen Capillardrucke viel niedriger sein können als die Drucke, die man bei einer

Armmanschette anwenden muß, um den venösen Abfluß zu verschließen. Da dies physiologisch unmöglich ist, folgt daraus, daß die Bestimmungen falsch sind. LANDIS (1926) hat weiter gezeigt, daß die Bestimmungen von LEONARD HILL am Froschmesenterium zu niedrige Werte geben. Die Erklärung des Unterschiedes ergibt sich aus den elastischen Eigenschaften der Gefäßwand und in gewissem Ausmaß der Gewebe überhaupt. Wird eine elastische Röhre durch einen Binnendruck ausgedehnt, bis ein Gleichgewicht erreicht ist, so wird jeder von außen ausgeübte Druck dieses Gleichgewicht stören und eine Contraction verursachen. Es ist daher klar, daß weder der vollkommene Verschluß noch das eben sichtbare Blaßwerden bei Capillarmessungen mittels einer Kapsel als Index benutzt werden kann.

LEWIS hat die Kapseldruckmessungen nachgeprüft, indem er den gleichen Druck in eine Kapsel und eine Armmanschette, zur Verschließung des venösen Abflusses, brachte; er beobachtete, daß der Grad der Blässe im Vergleich mit der Farbe der gestauten aber nichtkomprimierten Haut mit zunehmendem Druck zunahm und daß in allen Fällen nahezu die gleiche Endfarbe, nämlich die ursprünglich ungestaute Hautfarbe, erreicht wird.

Er behauptet daher, daß das Blaßwerden bis zu dieser Endfarbe einen richtigeren Maßstab gibt, als einfaches deutliches Blaßwerden, und zwar ein Maß, welches nicht über den wahren Wert hinausgehen kann. Dies ist wahrscheinlich der Fall, wenn der Blutstrom konstant bleibt oder durch venöse Behinderung verringert wird; nimmt aber die Blutströmung durch arteriolare Erweiterung sehr zu, ohne daß die Venen gestaut und erweitert sind, so muß ein Blaßwerden bis zu diesem Endpunkt zu hohe Werte geben, selbst wenn man unberücksichtigt läßt, daß das Blut arterialisiert wird, und der wirkliche Endpunkt daher einer Hautfarbe entsprechen muß, die deutlich röter ist, als die ursprüngliche, und wenn man weiter auch unberücksichtigt läßt, daß es sehr schwer ist, die Hautfarbe durch die Kapsel hindurch zu beurteilen.

REHBEGG und ich haben versucht, die Capillarpulsation für Druckmessungen nutzbar zu machen; dies ist jedoch nur in den Fällen möglich, wo diese Reaktion deutlich sichtbar gemacht werden kann. Die makroskopische „Capillarpulsation" hängt

21*

von großen Veränderungen, besonders im Durchmesser der Venchen, ab. Gerade so wie bei Arterien erreichen diese Unterschiede ihr Maximum, wenn der Außendruck den Minimaldruck während der Diastole überschreitet, aber unter dem Druck bleibt, der während des Durchtritts der systolischen Welle vorherrscht. Bei Messungen des Capillardruckes mittels dieser Methode wird der niedrigste Druck, bei welchem man deutlich Capillarpulsation beobachten kann, als der mittlere Druck in den Venchen angenommen. Bei höheren Drucken werden die Capillarschlingen und Arteriolen, während der Diastole mehr und mehr komprimiert und während der Systole mit den Venchen wieder eröffnet; der „Capillarpuls" wird noch deutlicher, bis der Druck so hoch wird, daß das meiste Blut durch die arteriellen Anastomosen aus dem komprimierten Bezirk fortgeleitet wird.

Man könnte einwenden, daß selbst unter diesen Bedingungen der Kapseldruck möglicherweise infolge der Elastizität der Gefäße niedriger ist als der wirkliche Gefäßdruck. Dies ist unwahrscheinlich, da der Unterschied zwischen systolischem und diastolischem Druck in den Venchen gering sein muß und daher beträchtliche Änderungen ihrer Durchmesser nur zu erwarten sind, wenn der Außendruck ziemlich der gleiche wie der Innendruck ist. Auf jeden Fall kann die Elastizität nur so lange wirken, wie die Gefäße passiv über ihren normalen Durchmesser erweitert sind, doch kann der Einwand natürlich nur endgültig durch vergleichende Bestimmungen beseitigt werden. Derartige Druckbestimmungen wurden im reflektorischen roten Hof, der über den Ulnaköpfchen hervorgerufen wurde, angestellt. Eine Person beobachtete das Feld durch die Kapsel und gab das Auftreten und Verschwinden des Capillarpulses an, eine zweite Person regulierte und stellte den entsprechenden Kapseldruck fest. Dieser wurde schließlich mit dem Manschettendruck verglichen, der wieder von einer anderen Person reguliert wurde und den anderen beiden unbekannt war. In einem derartigen Versuch am selben Histaminhof wurde eine Pulsation bei Kapseldrucken von 39, 29, 20, 15 und 13 cm Wasser beobachtet, sie verschwand jedoch bei 10 cm. Der Druck in der Armmanschette war 0. Nach unserer Ansicht zeigt das Ergebnis den Druck in den Venchen bei unbehindertem Blutstrom an. In den folgenden Reihen fanden wir:

Pulsation	Keine Pulsation	Armmanschettendruck
bei 30—29 cm	bei 27 cm	28
„ 45—42 „	„ 39 „	38,5
„ 25 „	„ 22 „	16
„ 19—18 „	„ 17 „	0

Die Befunde stimmen darin überein, daß, wie zu erwarten war, bei hohen Manschettendrucken, die den Strom versperren, der Druck in den Venchen nahezu derselbe sein muß wie in den großen Venen, während bei Venendrucken um 0 herum die Durchströmungsgeschwindigkeit einem bestimmten Druckgefälle zwischen Venchen und größeren Venen entsprechen müßte.

Literaturverzeichnis.

Die in [ ] gesetzten Zahlen in Kursivschrift bezeichnen die Vorträge,
in denen die betreffende Arbeit zitiert ist.

ABEL, J. J., and E. M. K. GEILING (1924): Some hitherto undescribed
properties of the constituents of Witte's peptone. J. of Pharmacol. **23**,
1—27. [*9, 10.*] — ADAIR, G. S. (1926): Application of Daltons law of partial
pressures. Physiol. Kongreß Stockholm. [*12.*] — ALBERT, F. (1924): Contri-
bution à l'étude des troubles vaso-moteurs „reflexes" d'origine trauma-
tiques. Thèse de Liège. [*7.*] — AREY and SIMONDS (1920): Anat. Rec. **18**,
219. [*11.*] — ASCHOFF, L. (1924): Lectures on Pathology. New York. [*4.*]
— ASCHOFF, L. (1924): Das reticulo-endotheliale System. Erg. inn. Med. [*4.*]
— ASHER, L., und W. SCHNEIDER (1926): Die Wirkung von Hormonen auf
den Capillarkreislauf, unter möglichst physiologischen Bedingungen. Biochem. Z. **173**, 116. [*9.*]

BAER, R. (1926): Über die Bedeutung der quergestreiften Muskulatur für
die Regelung des Wasserhaushaltes. Arch. f. exper. Path. **119**, 102—118.
[*11.*] — BAER, R., und R. RÖSSLER (1926): Beiträge zur Pharmakologie der
Lebergefäße. I. Arch. f. exper. Path. **119**, 204—221. [*11.*] — BARBOUR, H.
(1921): The heat regulating mechanism of the body. Physiologic. Rev. **1**,
295. [*7.*] — BARCROFT, J. (1908): Mechanism of vasodilatation in cat's submaxillary gland. Proc. Physiol. Soc. J. of Physiol. **36**. [*8.*] — BARCROFT, J.
(1914): The respiratory function of the blood. Cambridge Univ. Press. [*2.*]
— BARCROFT, J. (1926): Die Stellung der Milz im Kreislaufsystem. Erg.
Physiol. **25**, 818—861. [*11.*] — BARCROFT, J., and T. KATO (1915): Effects
of functional activity in striated muscle and the submaxillary gland.
Phil. Trans. Roy. Soc. Lond. B **207**, 149. [*8, 12, 13.*] — BARCROFT, J., and
J. G. STEPHENS (1927): Observations upon the size of the spleen. J. of
Physiol. **64**, 1 [*11.*] — BARDY, H. (1918): Über Hemmung inflammato-
rischer Symptome. Skand. Arch. Physiol. **32**, 198. [*6.*] — BARGER, S.,
and H. H. DALE (1911): β-Imidazolylethylamine, a depressor constituent
of intestinal mucosa. J. of Physiol. **41**, 499. [*9.*] — BARKSDALE, J. (1925):
The effect of dimethyl-guanidinsulphate upon the capillaries. South. med. J.
18, 707. [*8.*] — BASLER, A. (1914): Untersuchungen über den Druck in den
kleinsten Blutgefäßen der menschlichen Haut. Pflügers Arch. **157**, 345. [*13.*]
— BAYLISS, W. M. (1901): On the origin from the spinal cord of the vaso-
dilator fibres of the hind limb and on the nature of these fibres. J. of
Physiol. **26**, 173. [*5.*] — BAYLISS, W. M. (1902): Further researches on
antidromic nerve impulses. J. of Physiol. **28**, 276. [*5.*] — BAYLISS, W. M.
(1902): On the local reactions of the arterial wall to changes of internal
pressure. J. of Physiol. **28**, 220—231. [*10.*] — BAYLISS, W. M. (1916):
Viscosity and intravenous injection of saline solutions. J. of Physiol.
50, 23. [*15.*] — BAYLISS, W. M. (1919): The action of gum acacia on the

circulation. J. of Pharmacol. **15**, 29. [*15.*] — BAYLISS, W. M., and E. H. STARLING (1894): Observations on venous pressures and their relationship to capillary pressures. J. of Physiol. **16**, 159. [*13.*] — BEALE, L. P. (1860): On the distribution of nerves of the elementary fibres of striped muscle. Phil. Trans. roy. Soc. Lond. **1860**, 611. [*5.*] — BENNINGHOFF, A. (1926): Über die Formenreihe der glatten Muskulatur und die Bedeutung der Rougetschen Zellen an den Capillaren. Z. Zellforschg **4**, 125—170. [*4.*] — BENSLEY, R. R., und B. VIMTRUP (1928): Undersøgelser over de Rougetske Cellers Funktion of Struktur. Danske Videnskabernes Selskab. Biol. Medd. **7**, 1—26. — On the nature of the Rouget Cells. Erscheint im Anat. Rec. (1928). [*4. A.*] — BERNARD, CLAUDE (1852): Sur les effets de la section de la portion cephalique du grand sympathique. C. r. Soc. Biol. **4**, 168. [*15.*] — BEST, C. H., H. H. DALE, H. W. DUBLEY and W. V. THORPE (1927): The nature of the vaso-dilator constituents of certain tissue extracts. J. of Physiol. **62**, 397—417. [*9.*] — BIEDL, A., und R. KRAUS (1909): Experimentelle Studien über Anaphylaxie. Wien. klin. Wschr. **1909**, Nr 11. [*15.*] — BIER, A. (1897): Die Entstehung des Collateralkreislaufs. I. Arch. path. Anat. u. Physiol. **147**, 256, 444. [*10, 11.*] — BIER, A. (1898): Die Entstehung des Collateralkreislaufs. II. Arch. path. Anat. u. Physiol. **153**, 306. [*11.*] — BLOOM, W. (1922): Histamine as an inflammatory agent. John Hopkins Bull. **33**, 185—188. [*15.*] — BRASOL, L. v. (1884): Wie entledigt sich das Blut von einem Überschuß von Traubenzucker. Arch. Anat. u. Physiol. **1884**, 211. [*13.*] — BRESLAUER, F. (1918): Die Pathogenese der trophischen Gewebsschäden nach der Nervenverletzung. Berl. klin. Wschr. **1918**, 1073 bis 1079. [*5, 6, 8.*] — BRESLAUER, F. (1919): Die Pathogenese der trophischen Gewebsschäden nach der Nervenverletzung. Dtsch. Z. Chir. **150**, 50. [*5, 6, 8.*] — BRICKER, F., F. SUPONITZKAJA und A. TSCHARNI (1926): Zur Frage der Blutersatzflüssigkeit bei schweren Blutverlusten. Z. exper. Med. **48**, 451—471. [*15.*] — BROWICZ, T. (1899): Ernährungswege in der Leberzelle nebst einem Resumé über die Resultate der seit 1897 in den Publikationen der Akademie veröffentlichten Untersuchungen des Verfassers über die Leberzelle. Anz. Akad. Wiss. Krakau **1899**, 359—365. [*4.*] — BROWN, G. E., and H. Z. GIFFIN (1926): Studies of the vascular changes in cases of polycythemia vera. Amer. J. med. Sci. **171**, 157. [*11.*] — BROWN, G. E., and CH. SHEARD (1926): Measurements on the skin capillaries in cases of polycythemia vera and the rôle of these capillaries in the production of the erythrosis. J. clin. Invest. **2**, 423—434. [*11.*] — BROWN, W. (1915): On the preparation of collodion membranes of differential permeability. Biochemic. J. **9**, 591. [*A.*] — BRUCE, A. N. (1910): Über die Beziehung der sensiblen Nervenendigungen zum Entzündungsvorgang. Arch. f. exper. Path. **63**, 424 [*6.*] — BRUCK, C. (1909): Experimentelle Beiträge zur Ätiologie und Pathogenese der Urticaria. Arch. f. Dermat. **96**, 241. [*5, 14.*] — BRUNS, O., und F. KÖNIG (1920): Über die Strömung in den Blutcapillaren der menschlichen Haut bei kalten und warmen Bädern und über die Reaktion in und nach kühlen Wasser- und Kohlensäurebädern. Z. physik. u. diät. Ther. **24**, 1. [*8.*] — BRÜCKE, E. TH. (1927): L. A. Orbelis Untersuchungen über die sympathische Innervation nicht vegetativer Organe. Klin. Wschr. **1927**, Nr 15. [*7.*] — BURN, J. H. (1922): The relation of nerve supply and blood flow to sweating produced by pilocarpine. J. of Physiol. **56**, 232. [*9.*] — BURN, J. H., and H. H. DALE (1926): The vaso-dilator action of histamine, and its physiological significance. J. of Physiol. **61**, 185—214. [*9.*]

CARRIER, E. B. (1922): The reaction of the human skin capillaries to drugs and other stimuli. Amer. J. Physiol. **61**, 528—547. [*8, 9, 11.*] — CARRIER, E. B. (1926): Observation of living cells in the bat's wing. Physiol. papers. Dedicated to Prof. A. Krogh, Levin and Munksgaard, Copenhagen. **1926**, 1—9. [*A.*] — CARRIER, E. B., and P. B. REHBERG (1923): Capillary and venous pressure in man. Skand. Arch. Physiol. (Berl. u. Lpz.) **44**, 20—31. [*13.*] — CEVARIO, L. (1921): Sulla patogenesi della morte per ustione. Pathologica (Genova) **13**. [*15.*] — CHAUVEAU, A., et M. KAUFMANN (1887): Expériences pour la détermination du coefficient de l'activité nutritive et respiratoire des muscles en repos et en travail. C. r. Acad. Sci. **104**, 1126. [*8.*] — CHIARI, R., und H. JANUSCHKE (1910): Hemmung von Transsudat- und Exsudatbildung durch Calciumsalze. Wien. klin. Wschr. **23**, Nr 12. [*14.*] — CHIARIELLO, A. G. (1925): Contributo alle studio della fine istologia dei capillarie. Ann. ital. Chir. **4**, 888—899. [*4.*] — CHURCHILL, E. D., F. NAKAZAWA and C. K. DRINKER (1927): The circulation of body fluids in the frog. J. of Physiol. **63**, 304—308. [*12, 13.*] — CLARK, A. J. (1921): Absorption from the peritoneal cavity. J. of Pharmacol. **16**, 415. [*12, 13.*] — CLARK, E. R. and E. C. CLARK (1925): A. The development of adventitial (Rouget) cells on the blood capillaries of amphibian larvae. Amer. J. Anat. **35**, 239—264. [*4.*] — CLARK, E. R., and E. C. CLARK (1925): B. The relation of Rouget' cells to capillary contraction. Amer. J. Anat. **35**, 265—282. [*4.*] — CLARK, E. R., and E. C. CLARK (1926): The fate of extruded erythrocytes. Amer. J. Anat. **38**, 41. [*1.*] — COHEN, APPLEBAUM and HAINSWORTH (1926): Intracutaneous salt solution test. J. amer. med. Assoc. **86**, 1677. [*14.*] — COHNHEIM, J. (1867): Über Entzündung und Eiterung. Arch. f. path. Anat. **40**, 1—80. [*1, 3.*] — COHNHEIM, J. (1872): Untersuchungen über die embolischen Prozesse. Berlin. [*10.*] — COHNHEIM, J. (1877): Vorlesungen über allgemeine Pathologie. I. [*1.*] — COHNSTEIN, J., und N. ZUNTZ (1888): Untersuchungen über den Flüssigkeitsaustausch zwischen Blut und Geweben. Pflügers Arch. **42**, 303. [*1.*] — CONNOLLY, C. J. (1926): Vasodilatation in Fundulus due to calor stimulation. Biol. bull. of the Marine. Biol. Lab. **50**, 207. [*11.*] — COTTON, T. F., J. S. SLADE and T. LEWIS (1917): Observations upon dermatographism with special reference to the contractile power of the capillaries. Heart **6**, 227. [*3, 8.*] — CRAIGIE, E. H. (1921): The vascularity of the cerebral cortex of the albino rat. J. comp. Neur. **33**, 193—212. [*2, A.*] — CRAIGIE, E. H. (1924): Changes in vascularity in the brain stem and cerebellum of the albino rat between birth and maturity. J. comp. Neur. **38**, 27—48. [*2.*] — CRAIGIE, E. H. (1925): Postnatal changes in vascularity in the cerebral cortex of the male albino rat. J. comp. Neur. **39**, 301—324. [*2.*] — CRAWFORD, I. H. (1926): Observations on the capillary circulation in normal subjects. J. clin. Invest. **2**, 351 — Rockef. Stud. **58**, 457. [*1.*]. — CRAWFORD, I. H., and H. ROSENBERGER (1926): An apparatus for cinematographic observation of human skin capillaries. J. clin. Invest. **2**, 343 — Rockef. Stud. **58**, 449. [*A.*] — CUSHNY, A. R. (1917. 2. Ausg. 1926): The secretion of the urine. [*4.*]

DALE, H. H., and P. P. LAIDLAW (1919): Histamine shock. J. of Physiol. 52, 355. [9.] — DALE, H. H., and A. N. RICHARDS (1918): The vasodilator action of histamine and of some other substances. J. of Physiol. 52, 110. [3, 9.] — DENNIG, H. (1924): Zur Physiologie der periarteriellen Nerven. Klin. Wschr. 3. [5.] — DESCAMPS, A. (1925): Le calcium imperméabiliset-il les parois vasculaires? Arch. internat. Physiol. 25, 64—73. [14.] — DIETER, W. (1925): Über den Zusammenhang zwischen osmotischem Druck, Blutdruck, insbesondere Capillardruck und Augendruck nach neuen experimentellen und klinischen Untersuchungen. Arch. Augenheilk. 96, 180 bis 264. [12.] — DOAN, CH. A. (1922): The capillaries of the bone marrow of the adult pigeon. John Hopkins Hosp. Bull. 33, 222—226. [11.] — DOAN, CH. A. (1922): The circulation of the bone marrow. Contrib. to Embryol. 14, 27—45. [11.] — DOI, Y. (1920): On the existence of antidromic fibres in the frog and their influence of the capillaries. J. of Physiol. 54, 227. [5, 9.] — DONNAN, F. G. (1924): Theory of membrane equilibria. Chem. Rev. 1, 73. [12.] — DREYER, G., and H. JANSEN (1905): Über den Einfluß des Lichtes auf tierische Gewebe. Mitt. a. Finsens Lichtinst. 9. [10, 15.] — DRINKER, C. K. (1927): The permeability and diameter of the capillaries in the web of the brown frog (R. Temporaria) when perfused with solutions containing pituitary extract and horse serum. J. of Physiol. 63, 249—269. [5, 9, 14, A.] — DRINKER, C. K., and E. F. CHURCHILL (1927): A graphite suspension for intravital injection of capillaries. Proc. roy. Soc. Lond. 101, 462—467. [A.] — DRINKER, C. K., K. R. DRINKER and CH. C. LUND (1922): The circulation in the mammalian bone-marrow. Amer. J. Physiol. 62, 1—92. [1, 11.] — DRURY, A. N. and N. W. JONES (1927): Observations upon the rate at which oedema forms when the veins of the human limb are congested. Heart 14, 55—70. [15.] — DUKE, W. W. (1924): Urticaria caused specifically by the action of physical agents. J. amer. med. Assoc. 83, 3—9. [10.] — DUKE, W. W., and D. D. STOFER (1922): A comparison of capillary and venous blood in pernicious anemia. Arch. int. Med. 30, 94—98. [1, 2.] — DUYFF und BOUMAN (1927): Über die Capillarisation einiger Kaninchenmuskeln. Z. Zellforschg 5, 596—614. [2.] — DÖLLINGER (1821): Denkschr. Kgl. Akad. Wiss., München. (Zitiert nach Stegemann.) [3.] —

EBBECKE, U. (1917): Die lokale vasomotorische Reaktion (L.V.R.) der Haut und der inneren Organe. Pflügers Arch. 169, 1—81. [3, 6, 8, 10, 11, 14.] — EBBECKE, U. (1923): Über Gewebsreizung und Gefäßreaktion. Pflügers Arch. 199, 197—216. [7, 10, A.] — EBBECKE, U. (1923): Gefäßreaktionen. Erg. Physiol. 22, 401—494. [4, 9, 10.] — EDMUNDS, CH. W., and F. O. JOHNSTON (1928): The circulatory collapse in diphteria. J. amer. med. Assoc. 90, 441. [15.] — ELLERMANN, V. (1913): Über Anwendung getrennter Pipetten und Mischgefäße bei der klinischen Blutzählung. Dtsch. Arch. klin. Med. 109, 378—382. [1.] — ELLERMANN, V., und A. ERLANDSEN (1910): Eine neue Technik der Leukocytenzählung. Dtsch. Arch. klin. Med. 98, 245—257. [1.] — ELLINGER, A., und P. HEYMANN (1921): Die treibenden Kräfte für den Flüssigkeitsstrom im Organismus. Arch. f. exper. Path. 90, 336. [12, 14.] — ERBEN, S. (1918): Über vasomotorische Störungen. Wien. klin. Wschr. 1918, Nr 2. [11.] — EUGLING, M. (1908): Untersuchungen über den peripheren Tonus der Blutgefäße. Pflügers Arch. **121**, 275. [*5.*] — EYSTER, J. A. E. (1926): Venous pressure and its clinical applications. Physiologic. Rev. **6**, 281. [*15.*]

FAHR, G. F., and W. W. SWANSON (1926): „Effective“ osmotic pressure of plasma proteins. Amer. J. Physiol. **76**, 201. [*12.*] — FÅHRAEUS, R. (1921): The suspension stability of the blood. Acta med. scand. (Stockh.) **55**, 1. [*1.*] — FÅHRAEUS, R. (1928): Die Strömungsverhältnisse und die Verteilung der Blutzellen im Gefäßsystem. Klin. Wschr. **7**, 100. [*1.*] — FARKAS (1927): Studien über kolloid-osmotischen Druck des Serums. Z. exper. Med. **53**, 666—676. [*12.*] — FAUST (1904): Über das Fäulnisgift Sepsin. Arch. f. exper. Path. **51**, 248. [*9.*] — FEDERIGHI (1927): The blood vessels of annelids. Proc. nat. Acad. Sci. U. S. A. **13**, 639—642. [*4.*] — FELDBERG, W. (1927): The action of histamine on the blood vessels of the rabbit. J. of Physiol. **63**, 211—216. [*9.*] — FERRATA (1925): Haematologica **2**. 242. [*4.*] — FERRIO, C. (1926): Il condetto tessuto reticolare, considerazioni critiche ed osservazione. Monitore Zool. ital. **37**. [*4.*] — FINSEN, N. R. (1900): Neue Untersuchungen über die Einwirkung des Lichtes auf die Haut. Mitt. a. Finsens Lichtinst. **1**. [*10.*] — FISCHER, L. (1927): Die Einwirkung des Adrenalins auf die Capillaren der menschlichen Körperoberfläche. Z. Biol. **86**, 351—366. [*11.*] — FLEISCH, A. (1921): Die Wasserstoffionenkonzentration als peripher regulatorisches Agens der Blutversorgung. Z. allg. Physiol. **19**, 269. [*8.*] — FLETCHER, W. (1898): The vaso-constrictor fibres of the great auricular in the rabbit. J. of Physiol. **22**, 259. [*10, 11.*] — FLOREY, H. (1925): Capillary permeability. Proc. J. of Physiol. **61**, 1. [*14.*] — FLOREY, H. (1925): Microscopical observations on the circulation of the blood in the cerebral cortex. Brain **48**, 43—64. [*6, 8.*] — FLOREY, H. (1926): Observations on the resolution of stasis in the finer blood vessels. Proc. roy. Soc. Lond. B **100**, 269—273. [*1, 15.*] — FLOREY, H. (1927): Reactions of and absorption by lymphatics, with special reference to those of the diaphragm. [*4, 15.*] — FLOREY, H. W.. and H. M. CARLETON (1926): Rouget cells and their function. Proc. roy. Soc. Lond. B **100**, 23—32. [*4, 9.*] — FREY, E. (1919): Das Gesetz der Abwanderung intravenös injizierten Stoffes aus dem Blute und seine Verteilung auf Blut und Gewebe. Pflügers Arch. **177**, 110 bis 156. [*12.*] — FRÖHLICH, A., und E. ZAK (1924): Mikroskopische Studien am peripheren Kreislauf von Kalt- und Warmblütern. Z. exper. Med. **42**, 41. [*4.*] — FÜLLEBORN, F. (1925): Über die Durchlässigkeit der Blutcapillaren für Nematodenlarven. Arch. Schiffs- u. Tropenhyg. **29**, Beiheft 3. [*1.*]

GAARDER, T. (1918): Über den Einfluß des Sauerstoffdruckes auf den Stoffwechsel. Biochem. Z. **89**, 94. [*12.*] — GABBE, E. (1926): Über die Wirkung der sympathischen Innervation auf die Zirkulation und den Stoffaustausch in den Muskeln. Z. exper. Med. **51**, 728. [*5.*] — GAD-ANDRESEN, K. S. (1921): Die Verteilung des Harnstoffes im Organismus. Biochem. Z. **116**, 266. [*12.*] — GÄNSSLEN, M. (1927): Einfluß veränderter Nahrung auf den periphersten Gefäßabschnitt. Klin. Wschr. **6**, 786—791. [*11.*] — GASSER, H. P., J. ERLANGER and W. J. MEEK (1919): Studies in secondary traumatic shock. IV. The blood volume changes and the effect of gum acacia on their development. Amer. J. Physiol. **50**, 31—52. [*15.*] — GEI-

LING, E. M. K., and A. C. KOLLS (1924): Pharmacological action of primary albumoses in unanesthetized dogs. J. of Pharmacol. **23**, 29—43. [*10*.] — GESSLER, H. (1921): Über die Gewebsatmung bei der Entzündung. Arch. f. exper. Path. **91**, 366. [*12*.] — GESSLER, H. (1922): Über die Gewebsatmung bei der vasomotorischen Reaktion. Arch. f. exper. Path. **92**, 273. [*12*.] — GLASER, W. (1920): Innervation der Blutgefäße, in L. R. Müller: Das vegetative Nervensystem. Berlin: Julius Springer. [*5*.] — GOLDBLATT, H. (1926): Observations upon reactive hyperaemia. Heart **12**, 281—294. [*10*.] — GOLDSCHEIDER und H. HAHN (1925): Über Dermographie. Dtsch. med. Wschr. **51**, Nr 11—13. [*14*.] — GOVAERTS, M. P. (1924): Recherches cliniques sur le role de la pression osmotique des proteins du sang, dans la pathogenie des oedemes et de l'hypertension arterielle. Bull. Acad. Méd. belg. **1924**, 1—54. [*12*.] — GOVAERTS, M. P. (1927): Influence de la teneur du sérum en albumines et en globulines sur la pression osmotique des proteins et sur la formation des oedèmes. Bull. Acad. Méd. belg. **13**, 356—374. [*12*.] — GROSSER, O. (1902): Über arterio-venöse Anastomosen an den Extremitätenenden beim Menschen und den krallentragenden Säugetieren. Arch. mikrosk. Anat. u. Entw.mechan. **60**, 191. [*4*.] — GUGGENHEIM, H., und P. HIRSCH (1926): Über den Nachweis latenter Ödeme aus dem Verhalten intracutaner Quaddeln einer Normosallösung. Klin. Wschr. **5**, 704. [*14*.]

HAGEN, H. (1927): Untersuchungen über den intracutanen Gewebsdruck. Z. exper. Med. **57**, 203. [*13*.] — HAGEN, W. (1921): Die Schwankungen im Capillarkreislauf. Z. exper. Med. **14**, 364—405. [*11*.] — HAGEN, W. (1922): Periodische, konstitutionelle und pathologische Schwankungen im Verhalten der Blutcapillaren. Virchows Arch. **239**, 504—556. [*11*.]. — HALDANE, J. S. (1917): Organism and evironment as illustrated by physiology of breathing. Yale University Press. [*12*.] — HALL, H. (1925): A study of the pulmonary circulation by the transillumination method. Amer. J. Physiol. **72**, 446. [*11*.] — HAMBURGER, R. (1922): Über die Bedeutung der Kalium und Calciumionen für das künstliche Ödem und für die Gefäßweite. Biochem. Z. **129**, 153. [*14*.] — HARRIS, E., and H. M. MARVIN (1927): The innervation of mammalian capillaries by vasoconstrictor sympathetic nerves. Heart **14**, 135—138. [*5*.] — HARTMAN, EVANS, MALACHOWSKI and MICHALEK (1928): Effect of sympathetic nerve stimulation upon the capillaries and fibres of skeletal muscles. Amer. J. Physiol. **85**, 99—102. [*5*.] — HARTMAN, EVANS and WALKER (1928): The action of epinephrin upon the capillaries and fibres of skeletal muscle. Amer. J. Physiol. **85**, 91—98. [*8*.] — HASTINGS, C. (1820): Treatise on inflammation of lungs with exp. inquiry on contractile power of blood vessels. London. [*3*.] — HAYMAN, J. M. jr. (1927): Estimations of afferent artierolar and glomerular capillary pressure in the frog kidney. Amer. J. Physiol. **79**, 389—409. [*13*.] — HAYMAN, J. M., and I. STARR (1925): Experiments on the glomerular distribution of blood in the mammalian kidney. J. of exper. Med. **42**, 641—659. [*11*.] — HEIDENHAIN, R. (1888): Beiträge zur Histologie und Physiologie der Dünndarmschleimhaut. Pflügers Arch. **43**, Suppl.-Heft. [*15*.] — HEIDENHAIN, R. (1891): Versuche und Fragen zur Lymphbildung. Pflügers Arch. **49**, 209. [*12*.] — HEIMBERGER, H. (1925): Beiträge zur Physiologie der

menschlichen Capillaren. Z. exper. Med. **46**, 519—557. [*1, 4, 7.*] — HEIM-
BERGER, H. (1925): Experimentelle Untersuchungen über den Mikrocapillar-
puls beim Normalen. Klin. Wschr. **4**, Nr 47. [*4.*] — HEIMBERGER, H. (1925):
Über die Contractilität der kleinsten Venen. Z. exper. Med. **48**, 179—184.
[*4, 8.*] — HEIMBERGER, H. (1926): Beiträge zur Physiologie der menschlichen Capillaren. II. Verhalten auf stumpfen mechanischen Reiz. Z. exper.
Med. **49**, 411—429. [*8.*] — HEIMBERGER, H. (1926): Beiträge zur Physiologie der menschlichen Capillaren. III. Z. exper. Med. **51**, 112—123. [*4, 8.*]
— HEIMBERGER, H. (1926): Beiträge zur Physiologie der menschlichen
Capillaren. IV. Z. exper. Med. **53**, 107—120. [*4, 8.*] — HEIMBERGER, H.
(1927): Contractile Funktion und anatomischer Bau der menschlichen Capillaren. Z. Zellforschg **4**, 713. [*4, 8.*] — HEIMBERGER, H. (1927): Beiträge zur
Physiologie der menschlichen Cypillaren. V. Färbeversuche am Capillarendothel und die Lymphräume des Papillarkörpergewebes. Z. exper. Med. **55**,
17—24. [*4.*] — HELSTED, A. (1905): Bidrag til Laeren om Dødsaarsagerne ved
Forbraending. Dänische Dissertation. [*15.*] — HEMINGWAY, A., and R. J. S.
McDOWALL (1926): The chemical regulation of capillary tone. J. of Physiol.
62, 166—173. [*8.*] — HENSDERON, Y. (1908): Acapnia and shock. I. Carbon
dioxide as a factor in the regulation of the heart rate. (With the collabo-
ration of M. M. SCARBOROUGH, F. P. CHILLINGWORTH and J. R. COFFEY.)
Amer. J. Physiol. **21**, 126. [*9.*] — HENDERSON, Y. (1909): Acapnia and
shock. II. A principle underlying the normal variations in the volume of
the blood stream and the deviation from this principle in shock. Amer. J.
Physiol. **23**, 345—374. [*9.*] — HENDERSON, Y. (1910): Acapnia and shock.
VII. Failure of the circulation. Amer. J. Physiol. **27**, 152—176. [*9.*] —
HENDERSON, Y., and S. C. HARVEY (1918): Acapnia and shock. VIII. The
veno-pressor mechanism. Amer. J. Physiol. **46**, 33—53. [*9.*] — HENDER-
SON, L. J., A. V. BOCK, H. FIELD and J. L. STODDARD (1924): Blood as a
physicochemical system. II. J. of biol. Chem. **59**, 379—431. [*12.*] — HEN-
DRIX, B. M., and J. E. SWEET (1917): Amino-nitrogen and glucose in lymph
and blood before and after the injection of nutrient solutions in the intestine.
J. of biol. Chem. **32**, 299. [*15.*] — HERRING, P. F., and S. SIMPSON (1906):
On the relation of the liver cells to the blood vessels and lymphatics. Proc.
roy. Soc. Lond. **78**, 455. [*4.*] — HERZOG, F. (1925): Die Rolle der Capillaren
bei der Blutstillung. Pflügers Arch. **207**, 476—487. [*1, 11.*] — HERZOG, F.
(1925): Beziehungen zur Dilatation, Durchlässigkeit und Phagocytose an
den Capillaren der Froschzunge. Virchows Arch. **256**, 1—8. [*4, 14.*] —
HERZOG, F. (1925): Endothelium der Froschzunge als Phagocyten und
Wanderzellen. Z. exper. Med. **43**, 79—94. [*4.*] — HEUBNER, W. (1907):
Über Vergiftung der Blutcapillaren. Arch. f. exper. Path. **56**, 370. [*3, 9.*] —
HEUBNER, W. (1922): Physiologie und Pharmakologie der Blutcapillaren.
Klin. Wschr. **2**, Nr 43, 44. [*8.*] — HEUBNER, W. (1925): Zur Pharmakologie
der Reizstoffe. Arch. f. exper. Path. **107**, 129—154. [*9.*] — HILL, LEONARD
(1920): Capillary pressure (I, II). Proc. Physiol. Soc. J. of Physiol. **54**. [*A.*]
— HILL, LEONARD (1921): The pressure in the small arteries, veins and
capillaries of the bat's wing. Proc. Physiol. Soc. J. of Pjhysiol. **54**. [*A.*] —
HINZELMANN (1924): Die Eklampsie. S. 393. [*1.*] — HIRSCHFELDER, A. D.
(1924): Vascular and capillary phenomena and supposed axon reflexes in

development of edema in mustard oil conjunctivitis. Amer. J. Physiol. **10**, 507. [*6.*] — HOFF, F. (1927): Über Dermographia elevata. Z. exper. Med. **57**, 253—293. [*14.*] — HOFF, F., und W. LEUWER (1926): Experimentelle Untersuchungen über die Permeabilität der Capillaren beim Menschen. Z. exper. Med. **51**, 1—15. [*14.*] — HOGBEN, L. T., and F. R. WINTON (1922): Studies on the pituitary. I. The melanophore stimulant in posterior lobe extracts. Biochemic. J. **14**, 619—630. [*9.*] — HOOKER, D. R. (1911): The effect of exercise upon the venous blood pressure. Amer. J. Physiol. **28**, 235. [*13.*] — HOOKER, D. R. (1920): The functional activity of the capillaries and venules. Amer. J. Physiol. **54**, 30. [*4, 5, 8, 9, 11.*] — HORIUCHI, K. (1924): Beiträge zur Frage der Venodilatatoren. Pflügers Arch. **206**, 473 bis 480. [*5.*] — HOUSSAY, B. A. (1918): La acción fisiológica de los extractos hipofisiários. Buenos Aires. [*9.*] — HOYER, H. (1877): Über unmittelbare Einmündung kleinster Arterien in Gefäßäste venösen Charakters. Arch. mikrosk. Anat. **13**, 603, Tafel 38—39. [*4.*] — HUZELLA, TH. (1925): Der Mechanismus des Capillarkreislaufs. Z. Zellforschg **2**, 558—583. [*3.*] — HÜFNER, G. (1897): Über die Bestimmung der Diffusionskoeffizienten einiger Gase für Wasser. Wiedemanns Ann., N. F. **60**, 134—168. [*12.*]

IPSEN, J.: Om Sympathicuskirurgi saerlig den periarterielle Sympathectomie. Bibl. f. Laeger, Juni 1927. [*7.*] — ISAYAMA, S. (1924): Über die Strömung der Lymphe bei den Amphibien. Z. Biol. **82**, 91—99. [*13.*] — ISAYAMA, S. (1924): Über die Geschwindigkeit des Flüssigkeitsaustausches zwischen Blut und Gewebe. Z. Biol. **82**, 101. [*13.*] — ITO, T. (1926): Über den Flüssigkeitsaustausch zwischen Lymphe und Blut beim Frosche. Pflügers Arch. **213**, 748. [*13, 14.*] — IVERSEN, P. (1928): Undersøgelser over Ascitespatogenese. Ugeskr. Laeg. (dän.) **1928**, 575—579. [*13, 15.*] — IVERSEN, P. und F. NAKAZAWA (1927): Über die Biochemie des Filtrationsödems. Biochem. Z. **191**, 307—319. [*12, 15.*]

JACOBY, W. (1920): Beobachtungen am peripheren Gefäßapparat unter lokaler Beeinflussung desselben durch pharmakologische Agentien. Arch. f. exper. Path. **86**, 49. [*8.*] — JACOBI, W. (1921): Pharmakologische Wirkungen am peripheren Gefäßapparat und ihre Beeinflussung auf Grund einer spezifischen Veränderung der Permeabilität der Zellmembranen durch Hydroxylionen. Arch. f. exper. Path. **88**, 333. [*8.*] — JANSEN, H. (1906): Experimentelle Studier over Finsen-Behandlingens Virkemaade. Dänische Dissertation. [*10.*] — JARISCH und LUDWIG (1927): Über das Pfortadergebiet als Blutreservoir. Arch. f. exper. Path. **124**, 102—117. [*11.*] — JORES, A. (1927): Der Einfluß der Muskulatur auf den Füllungszustand der Capillaren. Z. exper. Med. **59**, 172—181. [*4.*]

KENDREW, A. (1926): Graphic registration of venous pressure in man illustrated by some observations on reactive hyperemia. Heart **13**, 101. [*13.*] — KILLIAN, H. (1925): Untersuchungen über die Wirkung von Adrenalin, Hypophysenextrakt und Histamin auf den Blutstrom in den kleinsten Gefäßen der Froschzunge. Arch. f. exper. Path. **108**, 255. [*8, 9.*] — KLINGMÜLLER, M. (1925): Über Capillardruck. Capillarstudien I. **46**. Z. exper. Med. **47**, 244. [*4.*] — KOHLER, R., und G. WETH (1924): Die Wirkung der cervicalen Sympathektomie auf die Angina pectoris und die Ausfallserscheinungen nach diesem operativen Eingriff. Z. klin. Med. **99**, 205—231. [*6.*] —

KOLLS, A. C., and E. M. K. GEILING (1924): Contributions to the pharmacology of extracts of the posterior lobe of the pituitary gland. J. of Pharmacol. **24**, 67—81. [9.] — KRIMKE, A. (1884): Die Nerven der Capillaren. Dissert. München. [5.] — KROGH, A. (1904): On the cutaneous and pulmonary respiration of the frog. Skand. Arch. Physiol. **15**, 328—419. [8.] — KROGH, A. (1912): The regulation of the supply of blood to the right heart. Skand. Arch. Physiol. **27**, 227. [11.] — KROGH, A. (1914): Ethyl urethane as a narcotic for aquatic animals. Internat. Rev. d. Hydrobiol. **6**. 42—47. [9.] — KROGH, A. (1918): Vaevemes Forsyning med Ilt og Kapillaerkredsløbets Regulering de Danske Vid. Selsk. Biol. Méd. **1**, Nr 6. [3.] — KROGH, A. (1919): The rate of diffusion of gases through animal tissues, with some remarks on the coefficient of invasion. J. of Physiol. **52**, 391. [12, A.] — KROGH, A. (1919): The number and distribution of capillaries in muscles with calculations of the oxygen pressure head necessary for supplying the tissue. J. of Physiol. **52**, 405. [2, 3, 12.] — KROGH, A. (1919): The supply of oxygen to the tissues and the regulation of the capillary circulation. J. of Physiol. **52**, 457. [1, 3, 12.] — KROGH, A. (1920): Studies on the physiology of capillaries. I. The reaction to stimuli and the innervation of the blood vessels in the tongue of the frog. J. of Physiol. **53**, 399. [3, 5, 6, 8, 9.] — KROGH, A. (1921): Fortsatte Studier over Kapillærernes Fysiologi (dänisch). Danske Vid. Selsk. Biol. Medd. **3**, Nr 3. [1, 6, 8, 9.] — KROGH, A. (1921): Studies on the physiology of capillaries. II. The reactions to local stimuli of the blood vessels in the skin and web of the frog. J. of Physiol. **55**, 412. [1, 6, 8, 9.] — KROGH, A. (1922): The Anatomy and Physiology of Capillaries. Yale Press. [9.] — KROGH, A. (1924): Anatomie und Physiologie der Capillaren. Berlin: Julius Springer. [9.] — KROGH, A. (1926): The pituitary (posterior lobe) principle in circulating blood. J. of Pharmacol. **29**, 177—189. [9.] — KROGH, A. and G. A. HARROP (1921): On the substance responsible for capillary tonus. Proc. Physiol. Soc. J. of Physiol. **54**. [9.] — KROGH, A., and G. A. HARROP (1921): Some observations on stasis and ædema. Proc. Physiol. Soc. J. of Physiol. **54**. [1, 14.] — KROGH, A., G. A. HARROP, and P. B. REHBERG (1922): Studies on the physiology of capillaries. III. The innervation of the blood vessels in the hind legs of the frog. J. of Physiol. **56**, 179. [5, 6, 9.] — KROGH, A., et B. P. REHBERG (1922): Sur l'influence de l'hypophyse sur la tonicité des capillaires. C. r. Soc. Biol. **87**, 461. [9.] — KROGH, A., and P. B. REHBERG (1924): Kinematographic methods in the study of capillary circulation. Amer. J. Physiol. **68**, 153—160. [9, A.] — KROGH, A., and P. B. REHBERG (1927): The active relaxation of capillaries and venules in „reflex flare". Proc. J. of Physiol. **64**. [A.] — KROGH, A., und F. NAKAZAWA (1927): Beiträge zur Messung des kolloid-osmotischen Druckes in biologischen Flüssigkeiten. Biochem. Z. **188**, 241—258. [12, A.] — KROGH, M. (1915): The diffusion of gases through the lungs of man. J. of Physiol. **49**, 271. [4.] — KREYBERG, L. (1927): Die Rolle der Blutgefäße in der Genese der Teertumoren. Z. Krebsforschg **26**, 191—193. [11.] — KREYBERG, L. (1927): On local alterations of the blood-vessels of tar-painted white nice. Brit. J. exper. Path. **8**, 465—470. [11.] — KUPFFER, C. v. (1876): Über Sternzellen in der Leber. Arch. mikrosk. Anat. **12**, 352—358. [4.] — KUPFFER,

C. v. (1899): Über die sog. Sternzellen der Säugetierleber. Arch. mikrosk. Anat. **54**, 254—288. [*4.*] — Kylin, E. (1920, 1921): Eine Modifikation meines Capillardruckmessers sowie Referat der Secher'schen Nachuntersuchungen mit diesem Messer. Zbl. inn. Med. **41**, Nr 29; **42**, Nr 40. [*A.*] — Kylin (1926): Die Hypertoniekrankheiten. Berlin: Julius Springer. [*13.*]

Landis, E. M. (1926): Capill. Pressure in frog mesentery as determined by micro injection methods. Amer. J. Physiol. **75**, 548—571. [*13, A.*] — Landis, E. M. (1927): Micro-injection studies of capillary permeability. I. Factors in the production of capillary stasis. [*14, A.*] II. The relation between capillary pressure and the rate at which fluid passes through the walls of single capillaries. Amer. J. Physiol. **81**, 124—142; **82**, 217—238. [*14, A.*] — Landis, E. M. (1928): Micro-injection studies of capillary permeability. III. The effect of lack of oxygen on the permeability of the capillary wall to fluid and to the plasma proteins. Amer. J. Physiol. **83**, 528—542. [*14.*] — Landsberg, M. (1921): Studien über den Chemismus der Resorption der pleuritischen Exsudate. Wien. Arch. inn. Med. **3**, 467. [*15.*] — Langley, J. N. (1900): On axon reflexes in the preganglionic fibres of the sympathetic nervous system. J. of Physiol. **25**, 364—398. [*6.*] — Langley, J. N. (1922): Das autonome Nervensystem. Berlin: Julius Springer. (Übersetzt von E. Schilf.) [*6.*] — Laqueur, E. (1919): Über künstlich erzeugtes (osmotisches) Lungenödem und über Resorption in der Lunge. Münch. med. Wschr. **1919**, 1721. [*13.*] — Laqueur, E., und R. Magnus (1921): Über Kampfgasvergiftungen. V. Experimentelle und theoretische Grundlagen zur Therapie der Phosgenerkrankung. Z. exper. Med. **13**, 200. [*14.*] — Lazarew, N. W., und A. Lazarew (1926): Über die funktionellen Veränderungen des Blutstromes nach Röntgenbestrahlung. Strahlenther. **23**, 45 bis 78. [*10.*] — Leathes, J. B. (1895): Some experiments on the exchange of fluid betwene the blood and the tissues. J. of Physiol. **19**, 1. [*13.*] — Leber, Th. (1903): Die Zirkulations- und Ernährungsverhältnisse des Auges. Leipzig. [*15.*] — Lehmann, G. und A. Meesmann (1924): Über das Bestehen eines Donnangleichgewichtes zwischen Blut und Kammerwasser bzw. Liquor cerebrospinalis. Pflügers Arch. **205**, 210—232. [*12.*] — Leriche, R. et A. Policard (1920): Etat des capillaires pendant l'excitation du sympathique périartérial chez l'homme. C. r. Soc. Biol. **20**. [*5.*] — Lewis, J. H. (1921): The rate and route of absorption of subcutaneously injected serum in relation to the occurrence of sudden death after injection of antitoxic horse seurm. J. amer. med. Assoc. **76**, 1342. [*12, 15.*] — Lewis, Th. (1923): The force exerted by contracted capillaries. Proc. Physiol. Soc. J. of Physiol. **58**. [*8.*] — Lewis, Th. (1924): The force exerted by the minute vessels of the skin in contracting. Heart **11**, 109—117. [*8.*] — Lewis, Th. (1924): Vascular reactions of the skin to injury. I. Reaction to stroking. Heart **11**, 119—139. [*10.*] — Lewis, Th. (1924): Studies of capillary pulsation, with special reference to vasodilatation in aortic regurgitation and including observations on the effects of heating the human skin. Heart **11**, 151—193. [*1.*] — Lewis, Th. (1926): Observations upon the regulation of blood-flow through the capillaries of the human skin. Heart **13**, 1—25. [*6, 11.*] — Lewis, Th. (1926): Vascular reactions of the skin to injury. IV. An irresponsive condition of the vessels with special reference to the pathology of telangiectases and allied conditions. Heart **13**, 153—191. [*8.*] — Lewis, Th. (1927): The active relaxation of capillaries and venules in the reflex flare. Proc. J. of Physiol. **64**. [*13, A.*] — Lewis, Th. (1928): Die Blutgefäße der menschlichen Haut und ihr Verhalten gegen Reize. (Deutsche Übers. von E. Schilf.) Berlin: Karger. — Lewis, Th. and R. T. Grant (1924): Vascular reactions of the skin to injury. II. Liberation of a histamine-like substance in injured skin. — Observations upon nervous control of certain skin reactions. Heart **11**, 209—265. [*6, 10, A.*] — Lewis, Th., and R. Grant (1925): Observations upon reactive hyperaemia in man. Heart **12**, 73—120. [*6, 9, 10.*] — Lewis, Th., and R. T. Grant (1926): Vascular reactions of the skin to injury. VII. Notes on the anaphylactic skin reaction. Heart **13**, 219—225. [*10.*] — Lewis, Th., R. T. Grant and E. Harris (1927): Observations relating to the influence of the cutaneous nerves on various reactions of the cutaneous vessels. Heart **14**, 1—17. [*6.*] — Lewis, Th., R. T. Grant and H. M. Marvin (1927): Vascular reactions of the skin to injury. X. The intervention of a chemical stimulus illustrated especially by the flare. The response to faradism. Heart **14**, 139—160. [*6, 10.*] — Lewis, Th., and J. M. Harmer (1927): Further evidence of the release of a histamine like substance from the injured skin. Heart **14**, 19—26. [*10.*] — Lewis, Th., and Imre Haynal (1928): Observations relating to the tone of the minute vessels of the human skin with remarks upon and illustrations of measurement of pressure within these vessels. Heart **14**, 177—194. [*A.*] — Lewis, Th., and W. S. Love (1926): Vascular reactions of the skin to injury. III. Some effects of freezing, of cooling and of warming. Heart **13**, 27—60. [*10, 11.*] — Lewis, Th., and H. M. Marvin (1926): Herpes zoster and antidromic impulses. Proc. Physiol. Soc. J. of Physiol. **62**. [*5, 9.*] — Lewis, Th., and H. M. Marvin (1927): Observations relating to vasodilatation arising from antidromic impulses, to herpes zoster and trophic effects. Heart **14**, 27 bis 47. [*5, 9.*] — Lewis, Th., and H. M. Marvin (1927): Observations upon a pilomotor reaction in response to faradism. J. of Physiol. **64**, 87—106. [*6.*] — Lewis, Th., and Y. Zotterman (1926): Vascular reactions of the skin to injury. V. Annular œdema of the skin in a case of infective endocarditis. Heart **13**, 193—201. [*14.*] — Lewis, Th., and Y. Zotterman (1926): Vascular reactions of the skin to injury. VI. Some effects of ultra-violet light. Heart **13**, 203—217. [*10.*] — Lewis, Th., and Y. Zotterman (1927): Vascular reactions of the skin to injury. VIII. The resistance of the human skin to constant currents in relation to injury and vascular response. J. of Physiol. **62**, 280—288. [*10.*] — Lieben, S. (1910): Fortbewegung der Lymphe in den Lymphgefäßen. Zbl. Physiol. **1910**, 1164. [*4.*] — Liebermann, P. v. (1921): Polare Erregung und Hemmung an Arterien. Pflügers Arch. **192**, 130—134. [*8.*] — Lister, J. (1858): The early stages of inflammation. Phil. Trans. **148**, 645 [*3.*] — Loeb, J. (1922): Proteins and the theory of colloidal behavior. New York: Mc Graw-Hill. [*12.*] — Lombard, W. P. (1912): The blood pressure in the arterioles, capillaries and small veins of the human skin. Amer. J. Physiol. **29**, 335. [*A.*] — Lovén, Chr. (1866): Über die Erweiterung von Arterien infolge einer Nervenerregung. Verh. sächs. Ges. Wiss., Math.-physik. Kl. **1866**, 85. [*7.*] — Lungwitz (1910): Der Fuß des Pferdes. S. 157. [*13.*]

Magnus, G. (1926): Experimentelle Untersuchungen zur Frage der Gefäßinnervierung. Arch. klin. Chir. **143**, 547—581. [*5.*] — Magnus, R. (1899): Über die Entstehung der Hautödeme bei experimenteller hydrämischer Plethora. Arch. f. exper. Path. **42**, 250. [*13, 14.*] — Major, R. H., and W. Stephensohn (1924): J. amer. med. Assoc. **83**, 386. [*8*]; — Johns Hopkins Bull. **1924**. [*8.*] — Mall, J. P. (1887): Die Blut- und Lymphwege im Dünndarm des Hundes. Abh. sächs. Ges. Wiss., Math.-physik. Kl. **14**, 153. [*2, 15.*] — Marchand, F. (1923): Über die Contractilität der Capillaren und die Adventitialzellen. Münch. med. Wschr. **70**, 385—397. [*4.*] — Marrack, J., and L. F. Hewitt (1927): The effect of hydrogen ion concentration and protein concentration on the osmotic pressure of serum proteins. Biochemic. J. **21**, 1129—1140. [*12.*] — Mautner, H. (1924): Über die pharmakologische Beeinflussung der Leber. Klin. Wschr. **3**, 2321—2325, 2369—2372. [*11.*] — Mautner, H., und E. P. Pick (1915): Über die durch „Shockgifte" erzeugten Zirkulationsstörungen. Münch. med. Wschr. **62**, 1141. [*11.*] — Maximow, A. (1926): Über undifferenzierte Blutzellen und mesenchymale Keimlager im erwachsenen Organismus. Klin. Wschr. **5**, Nr 47. [*4.*] — Mayer, S. (1902): Die Muskularisierung der capillaren Blutgefäße. Anat. Anz. **21**, 442. [*4.*] — Mayrs, E. B. (1926): The functional pathology of nephritis. Quart. J. Med. **19**, 273—297. [*12.*] — *Medical Research Committee* (1919): Wound-Shock and Haemorrhage. Spec. Rep. Series Nr 25. [*9, 10, 15.*] — Meek, W. J. and J. A. E. Eyster (1921): Reactions to hemorrhage. Amer. J. Physiol. **56**, 1—15. [*11.*] — Meek, W. J., and J. A. E. Eyster (1922): The effect of plethora and variations in venous pressure on diastolic size and output of the heart. Amer. J. Physiol. **61**, 186—201. [*11.*] — Mende (1919): Über Hyperämie und Ödem bei der Hemmung des Rückflusses des venösen Blutes durch die Staubinde. Dtsch. Z. Chir. **150**, 379. [*15.*] — Mendel, F. (1922): Oedema cutis proprium. Klin. Wschr. **1**, 1502. [*15.*] — Müller, Joh. (1834): Handbuch der Physiologie des Menschen **1**. [*3.*] — Müller, L. R. (1913): Studien über den Dermographismus und dessen diagnostische Bedeutung. Dtsch. Z. Nervenheilk. **47/48**, 413—435. [*6, 7.*] — Müller, O. (1922): Die Capillaren der menschlichen Körperoberfläche in gesunden und kranken Tagen. Stuttgart: Enke. [*1, 6, 7, 11.*] — Möllendorf, W. v. (1927): Einige Beobachtungen über den Aufbau des Nierenglomerulus. Z. Zellforschg **6**, 441—450. [*4.*]

Natus, M. (1910): Beiträge zur Lehre von der Stase. Arch. f. path. Anat. u. Physiol. **199**, 1. [*8.*] — Neergaard, K. v. (1927): Zur Frage des Druckes im Pleuraspalt. Beitr. Klin. Tbk. **65**, 476—485. [*15.*] — Neuburger, J. (1927): Die Stigmata-Frage. Dtsch. med. Wschr. **53**, 193. [*5.*] — Ni, T. G. (1922): Active response of capillaries. Amer. J. Physiol. **62**, 282; **63**, 425. [*8.*] — Nitschke, A. (1928): Über die Bedeutung der Membran bei der Messung des osmotischen Druckes der Plasmaeiweißkörper. Z. exper. Med. **59**, 298—302. [*12.*] — Nordmann, M. (1925): Studien am Fettgewebe, insbesondere dem des lebenden Säugetieres. Z. exper. Med. **48**, 84—110. [*5.*]

Oerskov, J. L. (1925): Observations sur la propriété phagocytaire des endothéliums capillaires. C. r. Soc. Biol. **93**, 959. [*4.*] — Olivecrona, H. (1922): An experimental study of the circulatory failure in peritonitis. Acta chir. scand. (Stockh.) **54**. [*15.*]

PARKER, G. H. (1923): Rouget cells on blood-vessels of invertebrates. Anat. Rec. **26**, 303. [*4.*] — PARRISIUS, W. (1921): Capillarstudien bei Vasoneurosen. Dtsch. Z. Nervenheilk. **72**, 310. [*11.*] — PFUHL, W. (1926): Experimentelle Untersuchungen über die Kupfferschen Sternzellen der Leber. I. Die verschiedenen Formen der Sternzellen, ihre Lage in den Lebercapillaren und ihre allgemeine Biologie. Z. Anat. **81**, 90—114. [*4.*] — PHILIP, A. W. (1804): A treatise on febril diseases. (STEGEMANN zitiert eine deutsche Übersetzung der dritten Auflage.) Leipzig. [*3.*] — PHILIP, A. W. (1826): The laws of the vital functions. 3. Auflage. London. (1. Auflage 1817.) [*3.*] — POULSSON, L. T. (1926): Über die exsudationshemmende Wirkung des Pituitrins. Arch. f. exper. Path. **120**, 120. [*9, 15.*] — POULSSON, L. T. (1926): Observations expérimentales sur l'action de la pituitrine et de l'histamine sur la pression artérielle. Physiol. papers. Dedicated to Prof. A. Krogh, Levin and Munksgaard, Copenhagen **1926**, 232—247. [*9.*]

RAJKA, E., und J. FÜRTH (1924): Über die Genese der reflektorischen Umgebungshyperämie unter physiologischen und pathologischen Verhältnissen. Dtsch. med. Wschr. **1924**, 1—5. [*6.*] — RAJKA, E., und E. WESSELY (1923): Z. exper. Med. **57**, 171. [*A.*] — RANSON, S. W., and W. D. WIGHTMAN (1922): The vasodilator fibers of the dorsal roots. Amer. J. Physiol. **62**, 392. [*5.*] — RECKLINGHAUSEN, H. v. (1906): Unblutige Blutdruckmessung. Arch. f. exper. Path. **55**, 376. [*13.*] — REHBERG, P. B. (1926): Studies on kidney function. Biochemic. J. **20**, 447—482. [*2, 15.*] — REHBERG, P. B., and E. B. CARRIER (1922): Concerning the reaction of the human skin capillaries to venous blood. Skand. Arch. Physiol. **42**, 250—265. [*6.*] — RETZIUS, G. (1891): Über Nervenendigungen an den Parapodienborsten und über die Muskelzellen der Gefäßwände bei den polychäten Annulaten. Verh. Biol. Ver. Stockholm **3**, 85—89. [*4.*] — RETZIUS, G. (1905): Über Muskelzellen an den Blutgefäßen der Polychäten. Biol. Untersuch., N. F. **12**, 75—78. [*4.*] — RIBBERT, H. (1909): Wesen der Krankheiten. (Zitiert nach dem Handwörterbuch d. Naturwiss. **7**, 543.) [*15.*] — RICH, A. R. (1921): Condition of the capillaries in histamine shock. J. of exper. Med. **33**, 287. [*9, 11, A.*] — RICHARDS, A. N. (1922): Kidney function. Amer. J. med. Sci. **163**, 1. [*11.*] — RICHARDS, A. N., and SCHMIDT (1925): Glomerular circulation in the frogs kidney. Amer. J. Physiol. **71**, 178—208. [*4, 11.*] — RICKER, S., und REGENDANZ (1921): Beiträge zur Kenntnis der örtlichen Kreislaufstörungen. Virchows Arch. **231**, 1. [*8, 11.*] — ROHRER, F. (1916): Bestimmung des Mischungsverhältnisses von Albumin und Globulin im Blutserum. Dtsch. Arch. klin. Med. **121**, 221—240. [*12.*] — ROSENOW, G. (1916): Der Einfluß parenteraler Calciumzufuhr auf die Durchlässigkeit der Gefäßwand. Z. exper. Med. **4**, 427. [*14.*] — ROSENTHAL, W. (1921): Phagocytose durch Endothelzellen. Z. Immun.forschg **31**, 372—385. [*4.*] — ROUGET, CH. (1873): Mémoire sur le développement de la tunique contractile des vaisseaux. C. r. Acad. Sci. **79**, 559. [*4.*] — ROUGET, CH. (1879): Sur la contractilité des capillaires sanguins. C. r. Acad. Sci. **88**, 916. [*4.*] — ROUS, P., D. R. DRURY and W. W. BEATTY (1927): Relative reaction within living mammalian tissue. J. of exper. Med. **45**. [*8.*] — ROY, CH., and GRAHAM BROWN (1879): The blood pressure and its variations in the arterioles, capillaries and veins. J. of Physiol. **2**, 323. [*3.*] —

Ruhmann, W. (1927): Über viscerale Reflexe auf lokale thermische Hautreize. III. Z. exper. Med. 57, 768—797. [7.] — Runge, H., und R. Kessler (1925): Beiträge zur Physiologie des Wasserstoffwechsels in der Schwangerschaft. Arch. Gynäk. 126, 45. [12.] — Rusznyak, St. (1924): Untersuchungen über die Entstehung des Ödems bei Nierenkranken. Z. exper. Med. 41, 532. [12.]

Sabin, F. R. (1920): Studies on the origin of blood vessels and of the blood corpuscles. Carnegie Publ. Nr 272, 1920. Contrib. to Embryol. 9, 213—262. [4.] — Sabin, F. R. (1922): Direct growth of veins by sprouting. Contrib. to Embryol. 14, 1—10. [4.] — Sabin, F. R., and Ch. Doan (1926): J. of exper. Med. 43, 823. [4.] — Sacks, B. (1924): Observations upon the vascular reactions in man in response to infundin, with special reference to the behaviour of the capillaries and venules. Heart 11, 353—370. [9.] — Sandor, G. (1926): Vergleichende Untersuchungen an Froschgefäßen, mit besonderer Berücksichtigung des Gehirns. Pflügers Arch. 213, 492—510. [8.] — Schade, H. (1927): Über Quellungsphysiologie und Ödementstehung. Erg. inn. Med. 32, 425—463. [12, 13.] — Schade, H., und F. Claussen (1924): Der onkotische Druck des Blutplasmas und die Entstehung der renal bedingten Ödeme. Z. klin. Med. 100, 363—410. [12, 15.] — Schäfer, E. (1902): On the existence within the liver cells of channels which can be directly injected from the blood vessels. Proc. roy. Soc. Edinburgh 24, 65. [4.] — Schaffer, J. (1920): Histologie und Histogenese. [4.] — Schaly, G. A. (1926): Over het voorkommen van de cellen van Rouget op den wand van de capillairen in het oog van den mensch. Dissert. Groningen. 1—72. [4.] — Schklarewsky, A. (1868): Über das Blut und die Suspensionsflüssigkeiten. Pflügers Arch. 1, 603. [1.] — Schklarewsky, A. (1868): Zur Extravasation der weißen Blutkörperchen. Pflügers Arch. 1, 657. [1.] — Schulemann, W. (1917): Vitale Färbungen mit sauren Farbstoffen. Biochem. Z. 80, 1. [12.] — Schur, H. (1920): Haut und Hautcapillaren im mikroepiskopischen Bilde. Z. angew. Anat. 5, 193. [A.] — Scott, F. H. (1916): The mechanism of fluid absorption from tissue spaces. J. of Physiol. 50, 157. [13.] — Seidel, E. (1921): Experimentelle Untersuchungen über intraokulare Saftströmung. IX. Über den Abfluß von Kammerwasser. Arch. f. Ophthalm. 104, 357. [15.] — Seidel, E. (1922): Weitere· experimentelle Untersuchungen über die Quelle und den Verlauf der intraokularen Saftströmung. XVI. Mitteilung. Arch. f. Ophthalm. 108, 285. [15.] — Seidel, E. (1927): Methoden zur Untersuchung des intraokularen Flüssigkeitswechsels. Abderhaldens Handb. d. biol. Arbeitsmeth. Abt. V, Teil 6, 1064—1078. [15.] — Serr, H. (1924): Blutbeschaffenheit und Glaukom. Graefes Arch. 114, 393. [12.] — Sheard, Ch. (1924): Instantaneous photomicrography of the skin capillaries in the living human body. Science (N. Y.) 60, 409—410. [A.] — Sherrington, C. S. (1920): The integrative action of the nervous system. 6th printing, Yale University Press. [4, 6.] — Siperstein, D. M., and J. M. Sansby (1923): Intraperitoneal transfusion with citrated blood. Amer. J. Dis. Childr. 23, 107—129. [15.] — Slonimski, P. (1927): Über die Darstellung winziger Blutgefäße mittels der Benzidinprobe. Z. wiss. Mikrosk. 44, 1—8. [A.] — Smith, H. P., H. R. Arnold and S. H. Whipple (1921): Blood volume studies. VII. Amer. J.

Physiol. **56**, 336. [*1.*] — SPALTEHOLZ, W. (1888): Die Verteilung der Blutgefäße im Muskel. Abh. sächs. Ges. Wiss., Math.-physik. Kl. **14**, 509. [*2.*] — SPALTEHOLZ, W. (1893): Die Verteilung der Blutgefäße in der Haut. Arch. Anat. u. Physiol. **1893**, 1. [*2, 4.*] — SPALTEHOLZ, W. (1927): Blutgefäße der Haut. Handb. d. Haut- u. Geschlechtskrankh. **1**, 379—433. [*4.*] — SPERAN-SKAJA-STEPANOWA, E. (1928): Über die Kreuzung der die Hautdrüsen und die Blutgefäße der hinteren Extremitäten versorgenden sympathischen Grenzstrangfasern beim Frosch. Pflügers Arch. **210**, 627. [*7.*] — SPERAN-SKAJA-STEPANOWA, E. (1925): Postganglionäre sympathische vasoconstrictorische und vasodilatatorische Axonreflexe. Pflügers Arch. **210**, 633—640. [*7.*] — STARLING, E. H. (1894): The influence of mechanical factors on lymph production. J. of Physiol. **16**, 224. [*13.*] — STARLING, E. H. (1896): On the absorption of fluid from the connective tissue spaces. J. of Physiol. **19**, 312—327. [*12.*] — STARLING, E. H. (1899): The glomerular functions of the kidney. J. of Physiol. **24**, 317—330. [*15.*] — STARR, J. jr. (1925): Production of albuminuria by renal vasoconstriction. Amer. J. Physiol. **72**, 184. [*15.*] — STARR, J. jr. (1926): The production of albuminuria by renal vasoconstriction in animals and man. J. of exper. Med. **43**, 31—52. [*15.*] — STEGEMANN, H. (1927): Vergessene Capillarbeobachtungen. Klin. Wschr. **6**, 412—416. [*3.*] — STEINACH, E., und R. H. KAHN (1903): Echte Contractilität und motorische Innervation der Blutcapillaren. Pflügers Arch. **97**, 105. [*3.*] — STERNBERG, H. (1927): Über die Blutverteilung resp. Capillarinjektion in der Schleimhaut der Luftwege und ihre physiologische und pathologische Bedeutung. Z. Hals- usw. Heilk. **18**, 593, 598. [*11.*] — STEWART, G. N. (1895): Manual of Physiology. London. S. 59. [*4.*] — STEWART, G. N. (1911): Studies on the circulation in man. I. Heart **3**, 33. [*7.*] — STILWELL, F. (1926): On the phagocytic capacity of the blood vessel endothelium of the frogs tongue and its presumed transformation into wandering cells. Fol. haemat. (Lpz.) **33**, 81—94. [*4.*] — STOEL, G. (1925): Über die Blutversorgung von weißen und roten Kaninchenmuskeln. Z. Zellforschg **3**, 91—98. [*2.*] — STRICKER, S. (1865): Studien über Bau und Leben der capillaren Blutgefäße. Sitzgsber. Akad. Wiss. Wien, Math.-naturwiss. Kl. II **52**, 379. [*3.*] — STRICKER, S. (1879): Untersuchungen über die Contractilität der Capillaren. Sitzgsber. Akad. Wiss. Wien, Math.-naturwiss. Kl. III **74**, 313. [*4.*] — STÖHR, P. jr. (1926): Mikroskopischer Beitrag zur Innervation der Blutcapillaren beim Menschen. Z. Zellforschg **3**, 431—447. [*5.*] — STÖHR, PH. jr. (1927): Anatomische Beobachtungen und Bemerkungen über den Aufbau des sympathischen Nervensystems. Klin. Wschr. **6**, Nr 21. [*5.*] — STÖHR, PH. jr. (1927): Beobachtungen und Bemerkungen über den Aufbau des sympathischen Grenzstranges. Z. Zellforschg **5**, 117—149. [*5.*] — SÖRENSEN, S. P. L. (1915—1917): Proteinstudier. Medd. fra Carlsberg Lab. **12**. [*12.*]

TANNENBERG, J. (1925): Experimentelle Untersuchungen über lokale Kreislaufstörungen. III. Die Stase, zugleich Untersuchungen über die Entstehungsbedingungen eines Kollateralkreislaufes. Frankf. Z. Path. **31**, 285—350. [*1.*] — TANNENBERG, J. (1925): Experimentelle Untersuchungen über lokale Kreislaufstörungen. IV. Die Leukocytenauswanderung und die Diapedese der roten Blutkörperchen. Frankf. Z. Path. **31**, 351—384. [*1.*] —

Tannenberg, J. (1925): Über die Capillartätigkeit. Erg. Path. **36**, Erg.heft 374. [*4.*] — Tannenberg, J. (1926): Bau und Funktion der Blutcapillaren. Dtsch. med. Wschr. **1926**, Nr 10. [*4.*] — Thompson, W. O., P. K. Thompson, and M. E. Dayley (1928): The effect of posture upon the composition and voume of the blood in man. Proc. nat. Acad. Sci. U. S. A. **14**, 94—99. [*15.*] — Toyanna, K. (1925): Experimentelle Forschung über die Lungencapillaren. Z. exper. Med. **46**, 168. [*11.*] — Trotter, W., and H. M. Davies (1909): Experimental studies in the innervation of the skin. J. of Physiol. **38**, 134—246. [*6.*] — Török, L. (1928): I. Zirkulationsstörungen der Haut. II. Angioneurosen. III. Urticaria. IV. Urticaria pigmentosa. V. Nachtrag zum Kapitel Entzündung. Handb. d. Haut- u. Geschlechtskrankh. **6**, 1—679. [*10, 15.*] — Török, L., E. Lehner, und F. Urban (1925): Über Veränderungen der Reaktion der Haut nach wiederholten Einwirkungen auf dieselbe Hautstelle. Krkh.forschg **1**, 371—406. [*6, 11.*] — Török, L., und E. Rajka (1924): Beitrag zur Pathogenese der Hyperämie und des Ödems bei der Urticaria und der akuten Entzündung der Haut. Arch. f. Dermat. **147**, 559—580. [*6, 15.*] — Török, L., und E. Rajka (1925): Experimentelle Untersuchungen über die Entstehung des hyperämischen Entzündungshofes. Wien. med. Wschr. **1925**, Nr 6. [*6.*]

Ueki, R. (1924): Versuche mit gummiarabicumhaltigen Blutersatzflüssigkeiten. Arch. f. exper. Path. **104**, 239—249. [*15.*]

Verney, E. (1926): The osmotic pressure of the proteins of human serum and plasma. J. of Physiol. **61**, 319—328. [*12.*] — Verzár, P. (1912): The influence of lack of oxygen on tissue respiration. J. of Physiol. **45**, 39. [*12.*] — Vimtrup, Bj. (1922): Beiträge zur Anatomie der Capillaren. I. Über contractile Elemente in der Gefäßwand der Blutcapillaren. Z. Anat. **65**, 150. [*4, A.*] — Vimtrup, Bj. (1923): Beiträge zur Anatomie der Capillaren. II. Weitere Untersuchungen über contractile Elemente in der Gefäßwand der Blutcapillaren. Z. Anat. **68**, 469—482. [*4.*] — Vimtrup, Bj. (1926): Über die Malpighischen Körperchen der menschlichen Niere. Physiol. papers. Dedicated to Prof. Aug. Krogh, Levin and Munksgaard, Copenhagen 357—375. [*4.*] — Vimtrup, Bj. (1928): Undersögelser over Antal, Form, Bygning og Overflade af Glomeruli i Nyren hos Mennes-ket og nogle Pattedyr. Danske Vid. Sel. Biol. Medd. **7**, 1—368. [*2, 14.*] — Vimtrup, Bj. (1928): On the number, shape structure and surface area of the glomeruli in the kidneys of man and mammals. Amer J. Anat. **41**, 123—151. [*2, 14.*] — Volhard, A. (1917): Die doppelseitigen hämatogenen Nierenerkrankungen (Brightsche Krankheit). Handb. d. inn. Med. **3** II, 1148—1722. [*12, 15.*] — Volterra, M. (1925): Einige neue Befunde über die Struktur der Capillaren und ihre Beziehungen zur sog. Contractilität derselben. Zbl. inn. Med. **1925**, 876—881. [*4.*] — Volterra, M. (1925): Considerazioni sulla struttura dei capillari sanguini e su una categoria di cellule a carattere emoistioblastico in rapporto all' anatomia patologica e alla fisio-patologica. — La contractili à capillare. Lo Sperimentale. Arch. di Biol. norm. e patol. **79**, 1—24. [*4.*] — Volterra, M. (1925): Sulla struttura dei capillari sanguigni e l'anatomia del sistema reticolo-endoteliale. Monit. zool. ital. **34**, 49—58. [*4.*] — Vollmer, H., und S. Lee (1927): Zur Physiologie des Schreiweinens der Säuglinge. Klin. Wschr. **6**, 1990. [*15.*] — Vonwiller, P. (1924): Neue Mikro-

342   Literaturverzeichnis.

skopiermethode für Beobachtung lebender Organismen. Z. wiss. Mikrosk. **41**, 190. [*A.*]

WALPOLE, G. S. (1915): Notes on collodion membranes for ultrafiltration and pressure dialysis. Biochemic. J. **9**, 284. [*A.*] — WEARN, J. T. (1926): Proc. Soc. exper. Biol. a. Med. **23**, 707—708. [*2.*] — WEARN, J. T. (1928): The extent of the capillary bed of the heart. J. of exper. Med. **47**, 273, 291. [*1, 2.*] — WEARN, J. T. (1928): The rôle of the Thebesian vessels in the circulation of the heart. J. of exper. Med. **47**, 293—316. [*4.*] — WEARN, J.T., J. S. BARR, and W. J. GERMAN (1926): Behavior of arterioles and capillaries of the lung. Proc. Soc. exper. Biol. a. Med. **24**, 114—115. [*11.*] — WEDEMEYER, G. (1829): Untersuchungen über den Kreislauf des Blutes. Hannover. [*3.*] — WEIL, A. J. (1924): Über die Nachwirkung thermischer Reize. Z. klin. Med. **101**, 195—204. [*8, 11.*] — WEISS, E. (1916): Beobachtung und mikrophotographische Darstellung der Hautcapillaren am lebenden Menschen. Dtsch. Arch. klin. Med. **119**. [*A.*] — WERNÖE, TH. B. (1920): Aestesioscopia abdominalis. (Dänisch.) Ugeskr. Laeg. (dän.) **82**, 1415. [*7.*] — WERNÖE, TH. B. (1925): Viscero-cutane Reflexe. Pflügers Arch. **210**, 1—34. [*7.*] — WERNÖE, TH. B. (1926): Über den Verlauf und die Verteilung präganglionärer sympathischer Bahnen bei Fischen. Physiol. papers. Dedicated to Prof. A. Krogh, Levin and Munksgaard, Copenhagen 290—307. [*7.*] — WERNÖE, TH. B. (1927): Le reflexe naso-oculaire vasodilatatoire et sa valeur diagnostique. Acta psychiatr. (København.) **2**, 385, 398. [*7.*] — WENTZEL, N. C., and Y. ZOTTERMAN (1926): On differences in the vascular colouration of various regions of the normal human skin. Heart **13**, 358—370. [*2.*] — WHITE, H. L. (1924): On glomerular filtration. Amer. J. Physiol. **68**, 523—530. [*12.*] — WHITE, H. L., and J. ERLANGER (1920): Blood analysis following acacia-glucose injections. Amer. J. Physiol. **54**, 1—29. [*13.*] — WIEDHOFF, O. (1923): Wirkung der periarteriellen Sympathektomie. Bruns' Beitr. **130**, 399. [*5.*] — WITH, C. (1920): Studier over Lysets Virkning ved Vitiligo. (Dänisch.) Hosp.tid. (dän.) **1920**. [*10.*] — WOLF, E. P. (1921): Experimental studies on inflammation. I. The influence of chemicals upon the chemotaxis of leucocytes in vitro. J. of exper. Med. **34**, 375—396. [*15.*] — WOLF, E. P. (1923): Experimental studies on inflammation. II. Experimental chemical inflammation in vivo. J. of exper. Med. **37**, 511—524. [*15.*] — WOLF, E. P. (1924): Local changes of colour in the skin deprived of its normal blood supply. Heart **11**, 327—335. [*11.*] — WOODLAND, W. (1911): On the structure and function of the gas glands and retia mirabilia . . . of some teleostean fishes. Proc. zool. Soc. Lond. **1911**, 183—249. [*2.*] — WOLLARD, H. H. (1926): The innervation of the blood vessels. Heart **13**, 319—336. [*5.*] — WORMMÜLLER, J. (1873): Die Abhängigkeit des arteriellen Blutdruckes von der Blutmenge. Verh. sächs. Ges. Wiss., Math.-physik. Kl. **1873**, 172. [*11.*]

ZAK, E. (1922): Über vasomotorische Zonen bei Erkrankungen der Aorta. Wien. Arch. inn. Med. **4**, 209—234. [*7.*] — ZIMMERMANN, K. W. (1923): Der feinere Bau der Blutcapillaren. Z. Anat. **68**, 29—109. [*4.*] — ZONDEK, H. (1921): Die Bedeutung kolloidaler Nährlösungen für die Funktion des normalen, erschöpften und vergifteten Herzens. Biochem. Z. **116**, 246. [*15.*] — ZSIGMONDY, R. und BACHMANN (1918): Über neue Filter. Z. anorg. Chem. **103**, 119—128. [*A.*]

Sachverzeichnis.